Collection « **HORIZONS SPIRITUELS** »
*(dirigée par Marie-Béatrice Jehl) :*

---

Lilla Bek : *Vers la lumière. L'éveil de vos centres énergétiques.*
Alexander Berzin : *L'Initiation de Kalachakra.*
Otto Betz : *Le Monde du symbole.*
Ellen Breindl : *Hildegarde de Bingen. Une vie, une œuvre, un art de guérir en âme et en corps.*
Père François Brune : *Pour que l'homme devienne Dieu.*
Père François Brune : *Christ et karma. La réconciliation ?*
Paul Brunton : *Méditations pour les temps difficiles.*
Mantak Chia : *Énergie vitale et autoguérison.*
Tenzin Choedrak : *Introduction à la médecine tibétaine.*
J.-C. Cooper : *La Philosophie du Tao.*
Dr Rüdiger Dahlke : *Mandalas : comment retrouver le Divin en soi.*
Dalaï-Lama (Tenzin Gyatso) : *Le Sens de la Vie. Réincarnation et Liberté.*
V.-R. Dhiravamsa : *La Voie du non-attachement.*
V.-R. Dhiravamsa : *L'Attention, source de plénitude.*
Souad Filal : *Les Papillons du désert. Journal d'une quête.*
Susanne Fincher : *La Voie du mandala.*
Khalil Gibran : *La Voix de l'éternelle sagesse.*
Helmut Hark : *Cheminer avec les anges.*
Jean-Paul II : *Un instant de paix. Paroles d'encouragement.*
Annie Jeanneret : *Partager l'essentiel.*
Patrick Levy : *Contes de Sagesse.*
Albert Low : *La Pratique du zen.*
Henri J. M. Nouwen : *Invitation à la vie spirituelle.*
André Protin : *Aïkido, un art martial, une autre manière d'être.*
Swami Sivananda Radha : *Hatha Yoga : le langage caché.*
Mouni Sadhu : *La Maîtrise du mental.*
Jean-Claude Sapin : *L'Art du T'ai-chi chuan.*
Jean-Philippe Schlumberger : *Yi king : principes, pratique et interprétation.*
René Sidelsky : *Le Pouvoir créateur de votre pensée.*
G. Scott Sparrow : *Rencontres avec Jésus.*
David Steindl-Rast : *Le Cœur à l'écoute.*
Wighard Strehlow : *Hildegarde de Bingen. Prévention et guérison des maladies.*
Adhe Tapontsang : *Ama Adhe. Voix de la mémoire.*
Thich Nhat Hanh : *La Sérénité de l'instant.*
Thich Nhat Hanh : *La Plénitude de l'instant.*
Thich Nhat Hanh : *Entrer dans la liberté.*
Thich Nhat Hanh : *Toucher la vie.*
Khènchèn Thrangou : *La Méditation bouddhique tibétaine.*
Jean-Michel Varenne : *Repères de Sagesse. Les mille nécessaires.*
Alan Wilson Watts : *L'Esprit du zen.*
Dr Josephine Zöller : *Qi Gong : exercices énergétiques de santé.*

# QI GONG :

## exercices énergétiques de santé

Collection « **Horizons spirituels** »

**L'AUTEUR :**

Josephine Zöller est née en Allemagne en 1915. En 1934, pour des raisons politiques, elle se vit tout d'abord refuser l'accès à l'université. Néanmoins, en 1941, elle put entreprendre des études de mathématiques et de physique puis, en 1944, des études de médecine pour se spécialiser dans la chirurgie complexe. Jusqu'en 1977, elle exerça la médecine dans son propre cabinet.

Se rendant compte, au fur et à mesure, des insuffisances de la médecine enseignée en faculté, elle reprit, en 1978, le chemin de l'université (à Berlin) où elle étudia la mythologie, la science religieuse et le chinois. Puis elle fit un long séjour en République populaire de Chine, à Xi'an, où elle enseigna l'allemand à des scientifiques chinois.

C'est durant ces années qu'elle rencontra et étudia intensément le Qi Gong (le tao de l'autoguérison). Elle appliqua alors cette thérapie sur des malades de toutes sortes, notamment atteints de cancers, obtenant de très bons résultats.

Le docteur Zöller vit et travaille actuellement à Berlin, tout en conservant de nombreux contacts avec des enseignants chinois.

**Docteur Josephine Zöller**

# QI GONG :

## exercices énergétiques de santé

Traduit de l'allemand par le docteur Christian Rempp,
en collaboration avec Marie-Béatrice Jehl.

19e mille

**Éditions Dangles**

18, rue Lavoisier
45800 ST-JEAN-DE-BRAYE

Titre original allemand :

**DAS TAO DER SELBSTHEILUNG**

*Édition originale allemande :*



*Traduction française :*

ISSN : 0397-4197
ISBN : 2-7033-0347-5

# Préface

L'ouvrage devant vous est un précis d'exercices chinois, vieux de quelques millénaires, ayant la vertu de maintenir la santé, de prolonger la vie et de traiter les maladies chroniques. Ces exercices sont déjà exposés dans d'anciens textes taoïstes, confucianistes et bouddhistes, ainsi que dans le plus vieux traité médical chinois, le *Huang Di Nei Jing (Canon de la médecine interne de l'Empereur Jaune).* L'ouvrage, qui date de la dynastie des Zhou (XI$^{e}$-VII$^{e}$ siècle avant Jésus-Christ), a été complété par des apports successifs jusqu'au II$^{e}$ siècle avant notre ère.

Les pratiques décrites peuvent être regroupées sous le terme générique de « Qi Gong » (Ch'i Kung) (1). Le Qi Gong, tout comme les autres aspects de la médecine traditionnelle chinoise, est tombé en discrédit au milieu du XIX$^{e}$ siècle, au moment de l'irruption en Chine de la médecine occidentale officielle. En 1949, date de la proclamation de la République populaire, ces techniques continuaient d'être fortement sujettes à controverse et le restèrent jusqu'à la fin de la « Révolution culturelle ». On est surpris de constater l'extrême rareté des textes sur le Qi Gong dans les années 60, alors qu'ils sont redevenus abondants après 1976.

L'impulsion du présent livre m'a été donnée par des événements étonnants dont j'ai été témoin en Chine. Lorsqu'on a été édu-

---

1. La transcription-romanisation des termes chinois utilisée jusqu'à récemment en Occident, la transcription Wade-Giles, écrit « Ch'i Kung » ; entre-temps, la République populaire de Chine a introduit une nouvelle transcription standardisée, nommée « Pinyin », qui est progressivement utilisée dans tous les pays et que nous utiliserons également dans ce livre (sauf dans le cas de noms dont la francisation est consacrée par l'usage, comme « Pékin », etc.). (N.d.A.)

qué dans la culture occidentale et qu'on est persuadé que rien ne surpasse la raison et la logique occidentale, on peut considérer ces événements comme une aberration des sens. Après la lecture de cette préface, certains seront sans doute tentés de les qualifier de « parapsychologiques » ou d' « occultes », et donc d'arrêter là leur lecture. Ce faisant, ils se priveraient sans doute de la rencontre avec un art de guérir qui, en d'innombrables occasions à travers les siècles, a prouvé son efficacité.

En août 1979 des maîtres de Qi Gong, membres d'une même famille, firent une démonstration dans la halle des sports de Pékin, devant près de 10 000 spectateurs. Le père, de taille moyenne, d'âge moyen, pas particulièrement robuste (un homme dont on ne pouvait pas dire que sa musculature fût très développée) ; la mère, jolie, gracile, petite ; l'enfant, un garçonnet d'environ huit ans. Comme matériel ils utilisèrent de grandes meules de pierre, de nombreuses tuiles, des plaques de béton, des barres de fer massif, une masse à manche long, une fine cordelette. Au cours de cette représentation, qui dura deux heures, on vit des choses étonnantes : l'enfant, par exemple, prit une tuile dans les mains et la brisa en deux sur sa tête, sans effort aucun. On vit aussi la femme poser sa joue droite sur quatre tuiles empilées, l'homme empiler encore quatre autres tuiles sur l'autre joue (la femme avait auparavant lacé la cordelette autour de son cou). Le père saisit la lourde masse, prit son élan et fracassa d'un coup les huit tuiles, sans que sa femme en fût le moins du monde incommodée. On vit encore l'homme frapper et briser de son genou une barre de fer épaisse de 8 cm (au préalable il avait lacé la cordelette autour de sa cuisse). Je ne décrirai pas cette représentation dans le détail. On peut bien sûr se dire qu'elle était truquée de bout en bout. J'ai moi-même eu cette pensée mais je me suis ravisée. C'est ce soir-là en effet que j'ai entendu parler pour la première fois du « Qi » (ancienne écriture : Ch'i), c'est-à-dire d'un terme que je devais mettre longtemps à comprendre. Mon voisin m'expliqua : *« Il peut, d'un orteil, fracasser une pierre ; il envoie tout son Qi dans son orteil. »*

Je ne manquerai pas de rapporter une autre expérience très troublante, parce qu'elle aussi met sans doute en jeu le Qi. Le 9 mars 1981, je participais avec deux collègues américains à une démonstration en petit groupe dans un hôpital de Xi'an. Les protagonistes étaient ce jour-là huit enfants âgés de dix à quinze ans, sept filles et un garçon. Les enfants étaient réputés avoir « des dons extraordinaires ». Ils pouvaient, par exemple, lire avec la peau, ce qu'ils nous prouvèrent. Nous inscrivîmes à leur insu des idéogrammes chinois, des lettres latines ou de petites esquisses d'animaux sur de petits morceaux de papier. Ces papiers furent roulés en boulettes et on plaça une boulette dans l'oreille de chaque enfant. Tous dirent presque instantanément ce qui était inscrit sur le papier. « *Quand nous le voulons, une lumière froide s'allume dans notre tête. Dans cette lumière nous voyons le papier se déplier, de sorte que nous pouvons voir ce qui est inscrit dessus* », expliquèrent-ils. Comme ils ne connaissaient pas les lettres latines, ils décrivirent ce qu'ils voyaient.

En outre ils séparèrent, par la seule imposition des mains, des aiguilles d'acier que nous avions placées dans un verre scellé. Ils voyaient à l'intérieur du corps humain, apparemment avec un agrandissement de près de cent fois, et y décelaient des défectuosités. Une fillette de dix ans découvrit de suite que mon œil gauche était très malade alors qu'il présente un aspect extérieur tout à fait normal. Elle dit : « *L'œil gauche est malade ; le sang n'y circule que très lentement.* » Dans cet hôpital, l'anatomie est enseignée aux enfants en sorte qu'ils puissent aider au diagnostic des maladies difficiles à identifier. Ce ne sont là que quelques exemples de ce que nous avons pu voir lors de cette démonstration.

Les spécialistes chinois des sciences naturelles émettent l'idée que les perceptions se font non seulement par les cinq sens, mais également par l'intermédiaire du Qi en d'autres endroits du système nerveux. Les scientifiques, là-bas, ne méprisent plus ce phénomène depuis que plus de mille enfants ont été signalés dans le pays comme ayant de tels dons, et que la véracité et la qualité de ces capacités ont été contrôlées. Un congrès axé sur ces phénomènes eut lieu du 11 au 15 août 1981. « *Elles sont effectivement étonnantes, mais pas douteuses. Elles ne sont liées ni à la superstition, ni à la magie, mais mettent en jeu des lois naturelles que nous ne savons pas encore analyser. Elles sont en rapport avec des forces naturelles dont nous percevons les effets, mais dont nous ne connaissons pas la nature.* » (Citation du physicien atomiste Qian Xue-sheng, connu par les spécialistes occidentaux sous le nom de H.S. Ch'ien.) Le symposium permit de rassembler des milliers de cas incroyables. Les personnes testées voyaient et lisaient sans l'aide des yeux ; elles pouvaient amener une branche d'arbre à se rompre rien qu'en la fixant du regard ; elles pouvaient voir les viscères avec un agrandissement de l'ordre d'une centaine de fois et faire « voler » des objets à travers des corps ou des murs.

On sait, par la littérature chinoise ancienne, qu'il y a toujours eu dans ce pays de grands maîtres de Qi Gong doués de tels pouvoirs. Par exemple Bian Que, dans la période Printemps et Automnes (770-476 av. J.-C.), pouvait voir dans l'être humain ses méridiens et la qualité de son Qi, et distinguer les foyers de maladie. N'en déduisons pas que le Qi et les pouvoirs non habituels de l'homme sont l'affaire des seuls peuples asiatiques. Les chercheurs chinois, du reste, le confirment. Le Qi, disent-ils, est une *« force naturelle »*, donc universelle, au même titre que la gravitation. Le Qi Gong, en tant que thérapeutique, peut donc considérablement enrichir le monde occidental.

Dans ce livre il sera question de Qi, de méridiens, de maladie et de santé, de psychosomatique et de vision globale. Il est bon de donner ici un exemple de l'utilité du Qi dans la Chine moderne. En 1980, on vit à la télévision chinoise une série d'émissions intitulées *Qi Gong* ayant pour thème le traitement des maladies cancéreuses. Les séquences n'avaient à première vue rien de spectaculaire. Il n'y eut ni pierres fracassées, ni « artistes ». Il n'y eut que des patients qui, par un entraînement obstiné et accompli dans un esprit de confiance, « fracassèrent » leur tumeur. On vit des patients atteints de carcinomes pulmonaires trop avancés pour pouvoir encore être opérés, mais dont les radiographies avaient indubitablement révélé une régression de la tumeur après une pratique du Qi Gong. Lors des interviews, ils confirmèrent que leur état général s'était notablement amélioré. La méthode thérapeutique présentée, une forme modifiée de l'ancien Qi Gong, est l'œuvre d'une femme médecin, Mme Guo Lin.

Dans l'ancien traité médical *Huang Di Nei Jing,* on peut lire : *« Si on veut guérir la maladie, il faut aller jusqu'à sa nature. »* Aussi le Qi Gong est-il également une méthode de la globalité, à laquelle la médecine traditionnelle chinoise revient aujourd'hui certainement en partie grâce à l'action du maître qu'est Mme Guo Lin. Les médecins chinois formés à la médecine occidentale sont incités à l'utiliser, à en tester les résultats et à en mesurer les effets sur l'organisme. En outre, le Qi Gong est la seule méthode thérapeutique où le malade n'a en principe pas besoin d'un médecin pour l'assister dans le rétablissement de sa santé.

Le présent ouvrage expose **neuf exercices complets de Qi Gong** tels qu'ils sont pratiqués actuellement en Chine. La partie technique du livre s'inspire de près des textes chinois originaux, mais j'y ai, de plus, inséré ma propre expérience. Les figures ont toutes été empruntées aux textes originaux, une grande partie d'entre elles sont de la main de M. Xing Zhi-ping. Je remercie cordialement MM. Tang Song-yang, Jiao Huai-xi et Mlle Hu Qiu-hua pour leur aide dans l'étude des textes chinois.

Josephine Zöller
Docteur en médecine
Xi'an, printemps 1984

# Introduction

La Chine, comme d'autres pays asiatiques, a une conception de la vie, de la santé et de la maladie très éloignée de celle des pays occidentaux. En Occident, par une sorte d'asservissement à la science, on ne reconnaît que ce qui est saisissable, mesurable, et refuse ce qui ne l'est pas. Les capacités de perception de l'Homme en sont notablement réduites, d'où une image étriquée de l'existence. De même, la médecine occidentale — qui n'a d'ailleurs été élevée au rang de science qu'au siècle dernier — n'offre-t-elle qu'une vision fragmentaire de l'Homme. Le savoir relatif aux différents fragments est devenu affaire de spécialistes, si bien que la question des points communs, de l'unité, demeure sans réponse. La mise en œuvre de la technologie dans l'établissement du diagnostic — jusqu'à l'ordinateur — n'est pas en mesure d'atténuer le désenchantement dû à cette absence de réponse, de sorte que la demande d'une médecine de l'homme global se fait de plus en plus entendre.

En Chine, la médecine est une science vieille de plus de 2 500 ans. Elle avait été précédée par la magie. On supposait alors que les démons provoquaient les maladies et on utilisait déjà des techniques d'aiguilles pour se débarrasser d'eux (et avec eux des maladies). La croyance aux démons recula devant les courants de pensée issus du taoïsme (la philosophie de la nature) et le confucianisme (la philosophie de l'État). Le livre intitulé *Huang Di Nei Jing,* dont nous avons déjà parlé, en est le témoignage écrit. Ce livre s'est constitué peu à peu au fil des siècles — à partir de la période des « Royaumes Combattants » — grâce à des apports successifs d'auteurs différents, les uns connus, les autres inconnus. Les courants de pensée n'étaient pas homogènes mais la conception médicale, actuellement désignée par le terme de « Système des Correspondances », est restée un bloc inchangé de son origine jusqu'à nos jours. Par analogie avec l'organisation de l'état confucéen, où chaque province était dotée de greniers servant de centres d'approvisionnement et de voies de transport servant de canaux de répartition, on a vu dans le corps douze viscères ayant une réalité anatomique, qui servaient de greniers, et des voies servant au transport, mais dont l'existence anatomique n'a jamais été établie.

La logique occidentale tient pour non existant ce dont elle ne peut prouver l'existence. En revanche, la logique de la pensée et de la langue chinoises admet parfaitement l'existence de ce qui n'est pas démontrable. Notre logique, analytique et causale, n'est pas la seule logique possible dans le domaine de la pensée et du pouvoir de déduction de l'Homme. Dans la recherche occidentale, l'interrogation porte avant tout sur *« telle chose, c'est quoi ? »*, la réponse étant : *« C'est ceci ou cela. »* Ce « est », présent dans toutes les langues européennes, n'existe pas en chinois ancien. Il représente un signe d'égalité, ce qui fait dire aux philosophes chinois que notre logique est une logique fondée sur l'identité. Le Chinois, lui, ne se demande pas tellement *« telle chose, c'est quoi ? »*, mais plutôt *« comment se comporte telle chose, quelles relations a-t-elle avec telle ou telle autre chose ? »* , exprimant ainsi une logique fondée sur la corrélation. Manfred Porkert parle de « synthèse inductive », par opposition à l' « analyse causale » de la pensée européenne. La philosophie médicale chinoise procède d'une synthèse et d'une mise en relation de tout ce qu'il est possible de vivre, d'expérimenter. Or les voies de transport (méridiens) et le Qi sont choses expérimentables.

A l'Européen qui se pose avec droit la question : *« Le Qi Gong, c'est quoi ? »*, les dictionnaires répondent : *« une thérapeutique fondée sur la gymnastique respiratoire »*. En fait, c'est bien plus que cela. On pourrait présenter le Qi Gong comme une combinaison de méditation, de respiration et de mouvements corporels. Mais même le mot « combinaison » doit être considéré avec circonspection, puisque dans la pratique, la méditation (c'est-à-dire le rassemblement, la concentration de l'esprit), la respiration et le mouvement deviennent un. En pratiquant le Qi Gong on apprend à activer le Qi, une des trois forces fondamentales du vivant, et à le faire circuler dans l'organisme par l'imagination et les mouvements du corps. Le Qi Gong présente beaucoup d'aspects communs avec diverses pratiques de médecines naturelles proposées et utilisées isolément en Occident. Ces aspects sont :

1) La **méditation.** Dans le Qi Gong, l'esprit est rassemblé grâce à une représentation mentale unique.

2) La **thérapie par la respiration.** Pendant les exercices de Qi Gong, rythme et mode respiratoires sont exécutés conformément à des lois dont la médecine chinoise connaît depuis des millénaires l'action bienfaisante.

3) La **gymnastique corporelle.** Le Qi Gong recherche la parfaite souplesse des muscles et articulations. Les raideurs sont débloquées, les contractures et les mollesses cèdent devant la succession harmonieuse de tension et détente à chaque mouvement.

4) La **psychothérapie.** Pour le Qi Gong, corps et esprit, corps et âme, sont un. La thérapeutique par le Qi Gong n'est pas assimilable à la psychanalyse, parce que celle-ci procède de la pensée analytique et fait courir le danger de considérer les mouvements de l'esprit indépendamment du corps et de les disséquer. Elle serait plutôt assimilable à la *psychosynthèse* puisque, pour la médecine chinoise traditionnelle, la correspondance entre l'émotion et les fonctions viscérales est un fait essentiel.

5) L'**acupuncture.** Dans les exercices du Qi Gong le pratiquant parvient à conduire le Qi, le dirigeant d'endroits où il est en excès vers des endroits où une activité plus intense de Qi est nécessaire d'urgence.

L'idéogramme chinois « Qi » désigne une force naturelle dont on peut empiriquement faire l'expérience, et en l'absence de laquelle il ne peut y avoir de vie. La nature de cette force n'est pas encore scientifiquement connue. Mais qu'importe, nous vivons bien avec la force de gravitation sans en connaître la nature ! La science ne connaît pas non plus la nature de la conscience, par laquelle pourtant nous enregistrons toutes nos expériences. En fait, pour percevoir le Qi, il suffit d'exercer par le Qi Gong l'organe des sens approprié.

Une sentence centrale de Laozi (ancienne écriture : Lao-tzu, Laotse ; V^e^ siècle avant Jésus-Christ) a été développée par les commentateurs de la manière suivante : « *Le Qi est matière que l'on ne peut voir, comme l'air est matière qu'on ne voit pas.* » Dans les siècles derniers la science européenne a expliqué les constituants matériels de l'air par des modèles de pensée analytique, et l'expérience n'a jusqu'à présent pas démenti la justesse de ces modèles. La science chinoise ne s'est pas interrogée sur la matière du Qi. Elle sait qu'il fournit l'énergie pour tous les processus de synthèse et de dégradation ayant cours dans l'organisme vivant : il y a corrélation entre matière et énergie, et celle-ci est connue depuis des siècles en Chine. C'est là un mode de pensée qui nous est encore assez étranger, vers lequel nous ne progressons que depuis quelques décennies, vers lequel nous sommes en train de « faire retour » pourrait-on dire.

Le *Huang Di Nei Jing* décrit le Qi comme « influence », « rayonnement », les radicaux *flu* (comme dans « fleuve ») et *rayon* portant déjà en eux l'aspect énergétique. L'idéogramme « Qi », comme beaucoup d'idéogrammes chinois anciens, n'est pas traduisible par un terme qui soit sans ambiguïté. Qi peut aussi bien signifier Vent, Respiration, Souffle ou Esprit universel. L'exposé de la théorie de la médecine chinoise ne précise pas combien Qi et respiration sont liés. Des textes transmis, datant du VIe siècle avant notre ère, nous apprennent cependant que grâce à certaines techniques respiratoires l'homme devient capable d'exploits non explicables par l'application de la seule force musculaire.

Dès lors, que signifie Qi Gong ? On désigne par Qi Gong les exercices par lesquels on apprend à ressentir, à multiplier, à renforcer et à conduire le Qi. Il existe deux sortes de Qi Gong, le Qi Gong « dur » et le Qi Gong « mou ». La méthode d'apprentissage du Qi Gong dur est préservée encore de nos jours par les familles comme un bien, un monopole. Dans les romans et récits de jadis, on peut lire l'histoire de personnes condamnées à périr par le sabre, mais dont l'exécution était déjouée : le sabre se brisait, laissant le condamné indemne. Des généraux, qui avaient appris le Qi Gong dur pour rester invaincus, ont transmis leur art à leurs fils comme une science secrète. De nos jours encore, à l'occasion des grandes foires annuelles ou de démonstrations spéciales, on peut voir des hommes agir sur la matière ou même défier les phénomènes naturels. On rapporte que certains mettent l'eau d'une fontaine en ébullition uniquement en plaçant leur main au-dessus ; d'autres laissent un chariot lourdement chargé leur passer sur le corps, puis se relèvent, essuient la poussière sur leurs vêtements et s'en vont, indemnes. Le « Wu Shu », un art martial, est actuellement enseigné dans les universités de sport chinoises comme un dérivé du Qi Gong dur. Même les artistes de l'Opéra de Pékin ne peuvent effectuer leurs performances artistiques que par un entraînement au Qi Gong dur.

Le présent ouvrage ne traite que du Qi Gong mou utilisé par la médecine chinoise. Les sources écrites proviennent pour la plupart de monastères taoïstes.

Le *Huang Di Nei Jing* décrit les effets du Qi sur les viscères, le déséquilibre du Yin et du Yang responsable de la maladie, et le traitement de celle-ci par l'immersion dans l'harmonie naturelle. Yin et Yang sont des notions importantes de la pensée taoïste et confucianiste. Les taoïstes, observateurs de la nature et philosophes, contemplèrent la dynamique des phénomènes naturels et la manière dont ils étaient liés entre eux. Ils constatèrent que des éléments apparemment opposés passent de l'un à l'autre ; ainsi jour et nuit, nouvelle lune et pleine lune. Ces oppositions, qui tiennent de l'abstraction, ne sont pas des oppositions ; pour la pensée chinoise, il n'y a pas de dualisme. Les opposés sont des compléments qui, ensemble, constituent un tout et dont l'équilibre fluctuant maintient sa dynamique au cours de la nature. Le Yin représente l'intérieur, l'ombre, l'obscurité, la lune, la féminité. Le Yang représente l'extérieur, la lumière, le soleil, la masculinité.

Le Qi Gong traditionnel peut s'exécuter de diverses façons, mais les différences ne portent que sur la forme extérieure. Le contenu et le but des exercices visent invariablement à la multiplication du Qi dans l'organisme et son transport vers les endroits du corps où il doit agir. Nous absorbons le Qi, omniprésent, par la respiration et l'alimentation, mais aussi par les points d'acupuncture. Sans Qi, pas d'échanges tissulaires, sans Qi, pas d'élimination. Chaque méthode de Qi Gong a pour résultat essentiel l'enrichissement de l'organisme en Qi.

D'autres aspects de l'action du Qi Gong doivent au moins être évoqués dans cette introduction pour nous permettre d'en acquérir une vue d'ensemble. Grâce aux exercices, on apprend à diriger le Qi par l'imagination vers une sorte de « centrale énergétique ». De là, le Qi se répand multiplié dans les diverses parties de l'organisme le long de voies de conduction déterminées, vers les endroits précis où il est indispensable. Ensuite il reflue de nouveau vers la centrale énergétique. La fraction de Qi qui participe à l'évacuation des résidus est éliminée. On sait que certains maîtres de Qi Gong actuellement encore en vie parviennent en outre à « envoyer » hors de leur corps leur Qi concentré, obtenant ainsi des effets à distance.

Au début des années 70, près de la ville de Changsha (province du Hunan), on découvrit dans une tombe de la dynastie des Han de l'Ouest une peinture sur soie. Cette peinture, trouvée à côté de « livres » écrits sur une multitude de feuilles de bambous, représente sans équivoque 43 personnages effectuant des mouvements de Qi Gong. Plusieurs inscriptions, comme celle indiquant *« cette personne calme les douleurs »*, laissent apparaître qu'il s'agit de personnages s'exerçant à une technique de guérison. Dans cette province s'est d'ailleurs transmise une forme particulière de Qi Gong, la forme Jingang (exercices « Demantene ») sans doute originaire des Indes. Cette forme est elle aussi décrite dans le présent ouvrage.

Les différentes méthodes réunies dans ce livre ne représentent que quelques échantillons parmi toutes celles transmises par la tradition. Le Taiji Quan (ancienne écriture : T'ai Chi Ch'uan), très estimé en Occident et connu sous le terme de « boxe contre son ombre », n'y a pas été inclus. Le Taiji Quan est également une forme de Qi Gong — avec déplacement corporel — alors que d'autres exercices de Qi Gong en position debout avec mouvement corporel se pratiquent debout, assis ou couché sans mouvements corporels. La littérature européenne comporte déjà d'excellentes présentations du Taiji Quan, tant dans le domaine de l'exécution des mouvements que dans celui de la circulation du Qi induite par la respiration et les mouvements du corps. Lesdits mouvements étant des gestes d'autodéfense, on pourrait ranger le Taiji Quan parmi les arts martiaux (1).

Le mouvement « au ralenti » permet de faire couler lentement le Qi du haut vers le bas, de l'intérieur vers l'extérieur et de l'extérieur vers l'intérieur. La pratique fait progressivement prendre cons-

---

1. Voir, dans la même collection, l'ouvrage de Jean-Claude Sapin : *L'Art du T'ai-chi chuan* (Éditions Dangles).

cience que le corps ne s'arrête pas à sa limite matérielle visible, mais qu'il est entouré d'une sorte de « manteau de Qi » à l'intérieur duquel il se meut dans un équilibre parfait de Yin et de Yang. Cette harmonie n'est cependant atteinte que par un entraînement quotidien, c'est-à-dire persévérant. Au bout d'un certain temps on accède au « Gong-fu » et, avec la maîtrise, au « Gong-fu Shen » (terme qui signifie technique brillante obtenue par la persévérance). Ce qui vient d'être dit de l'action du Taiji Quan est vrai pour tous les exercices de Qi Gong, d'où le grand intérêt qu'il y a à utiliser toutes ces méthodes pour maintenir la santé : connaître le bien-être du corps et de l'âme, mais aussi pour améliorer de façon très significative les maladies chroniques.

Le monastère du Shao Lin est le berceau du Gong-fu (ancienne écriture : Kung fu), aujourd'hui célèbre dans le monde entier. Cette technique non plus ne sera pas exposée ici. Seul le « souffle du Dragon » fait partie de notre choix car, avec ses techniques respiratoires particulières, il peut être considéré comme une forme thérapeutique.

Le Qi Gong est une méthode prenant en compte **l'homme dans son ensemble.** Ses bases étant comprises, chacun peut travailler activement à sa propre guérison, même les personnes âgées. Le calme et la disponibilité (pour ce qui est des exercices de prise de conscience), plus une excellente technique, rendent le pratiquant capable de performances mentales et physiques étonnantes. Ne plus se sentir un sujet séparé des objets, c'est avoir atteint ce qu'on nomme le « Wu Wo », le non-moi. Or la puissance mentale ne résulte pas de la compréhension du « Wu Wo » mais de l'expérience dans laquelle on se vit comme relié à l'univers entier au moyen du Qi. Les deux idéogrammes « Wu Wo » figurent encore actuellement dans tous les temples taoïstes. Le « Wu Wo » est cependant difficile à intérioriser dans nos sociétés industrielles, car il nécessite de se mettre en résonance avec la nature. Et la Chine n'y fait pas exception ; les écrits rédigés et diffusés depuis 1978 ne font pas allusion à cette attitude vis-à-vis de la nature ; la société chinoise moderne, d'orientation marxiste, a une vision matérialiste de l'univers. Le Qi Gong y est de nouveau propagé depuis peu, mais dans l'optique d'une réelle utilité pour la santé du peuple.

Des scientifiques (physiciens, médecins, physiologistes, psychologues) pas seulement chinois mais aussi japonais, suisses, français, américains et soviétiques, s'efforcent d'approcher les mécanismes d'action du Qi Gong par le biais de la technologie moderne. Le Qi Gong influence de manière mesurable les courants d'action aux muscles, au cœur et au système nerveux central. De même il agit très fortement sur le fonctionnement du système neurovégétatif et des glandes endocrines. Il influence l'ensemble du mécanisme cybernétique. L'Institut de recherche sur l'hypertension artérielle de Shanghai a publié en 1978 un travail exposant les modifications de l'électrocardiogramme et de l'électroencéphalogramme produites par la pratique du Qi Gong. Nous ne pouvons citer ici tous les effets du Qi Gong, car ce serait trop long. Disons tout de même qu'ils sont très largement bénéfiques et devraient encourager celui qui les a *expérimentés* à diffuser le Qi Gong thérapeutique.

Il n'est pas question de présenter le Qi Gong comme une alternative exclusive aux autres méthodes de traitement médical, mais d'utiliser avec reconnaissance les anciennes et empiriques connaissances des médecins chinois, car elles nous permettent de découvrir les corrélations entre les événements de notre vie, d'élargir le champ de nos connaissances et de pratiquer une médecine basée sur les corrélations. Les écoles de médecine occidentales ne tiennent pas encore compte du fait que le Qi et ses voies de répartition font de l'organisme humain une unité fonctionnelle. Un précepte de sagesse chinois dit : « *Un médecin ignorant tout des corrélations est comme quelqu'un qui traverse une rue de nuit, sans lanterne.* »

PREMIÈRE PARTIE

# Les bases théoriques

# 1. La substance du vivant

> *« L'homme doit sans cesse veiller à lui-même, pour ne pas perdre la bonté innée. Grâce au contrôle de sa respiration, il doit inspirer et expirer le souffle de l'univers. »*
>
> Mengzi (372-289 av. J.-C.).

Erwin Rousselle écrit : « *La physiologie et la psychologie chinoises voient en l'homme trois flux ou courants : les germes Jing, le souffle Qi et le génie Shen. Ces trois courants ne sont pas identiques à leurs équivalents corporels mais ils agissent en eux et sont en même temps leur représentation psychologique. Les germes portent en eux l'impulsion de pousser vers l'extérieur, d'agir de manière créative et autonome, et de contrôler les forces supérieures de l'âme.* »

Que signifient ces trois notions centrales ? Selon Laozi, le *Qi* est matière qu'on ne peut voir. Le Qi est présent partout et agit comme support énergétique aux effets sensibles, expérimentables, perceptibles. *Shen* est souvent traduit par « esprit », mais cette traduction est source d'erreurs compte tenu de ce que nous avons l'habitude de comprendre par le terme « esprit ». Alors que le *Jing* représente le potentiel externe de l'aspect externe des processus ayant cours dans la matière vivante fine (comme la synthèse et la dégradation des protéines), le Shen, lui, englobe une forme supérieure d'énergie, qui permet au Jing d'assurer ses fonctions. Le Shen recouvre les fonctions de la conscience, mais aussi celles de l'inconscient, lequel gouverne l'ensemble des processus dans l'organisme. La pensée rationnelle ne représente qu'une petite partie du Shen, en quelque sorte le sommet de l'iceberg.

Aucun être, qu'il soit unicellulaire ou groupe de cellules hautement organisé, ne peut vivre s'il ne possède pas de Jing, de Qi et de Shen. Que l'un d'eux disparaisse et l'organisme n'est plus viable. Le Qi donne au Jing l'énergie indispensable à ses fonctions et à sa diversification. Shen est l' « âme » des fonctions exprimées par le Jing. Chacun de ces trois trésors de vie a des tâches spécifiques, mais ensemble ils constituent une unité indivisible. Le Jing est le logis du Shen. Si celui-ci est blessé, Shen et Qi fléchissent. La vie s'éteint. Si le Qi est contrarié dans ses fonctions, le Jing et le Shen meurent. Qi est la force originelle, la force vitale. Il donne à la matière vivante, détentrice des plans de construction de la vie, la capacité de réaliser ces plans. Shen (âme, esprit ou tout terme analogue par lequel on pourrait traduire cette notion) commande l'exécution de ce plan.

Dans le *Su Wen Shang Gu Tian Zhen Lun,* livre médical classique, on peut lire : « *Le Jing vient du Ciel. C'est le Jing originel. Il est attelé au Qi originel. Il est la source de la vie.* » Pour employer un langage moderne, on pourrait dire que le plan de construction de la vie est contenu sous forme de code dans le Jing originel. La matière a pour fonction de faire naître d'elle la vie humaine, toute vie, d'en être le support ; le Qi en fournit l'énergie, le Shen qui anime la matière en a la direction « interne ».

Au cours de la vie s'accomplissent les « dix mille mutations ». La substance vitale à la fois s'use sans arrêt et se reconstitue sans arrêt. La substance usée doit être évacuée, éliminée, processus dont l'énergie est fournie par le Qi. Il y a donc sans arrêt déperdition de Qi, de sorte qu'il faut constamment puiser le complément à la « Grande Nature ».

Le Qi, dont on dit qu'il est présent partout, est puisé dans l'air par les organes de la respiration et la peau, dans la nourriture par les organes digestifs, si bien qu'il se renouvelle sans cesse. La circulation sanguine en fait parvenir une partie aux cellules. Le reste de Qi est libéré des substances qui le contiennent et circule sous forme de « Qi pur » le long de ses voies de transport (méridiens). L'embryon, qui ne respire pas d'air et n'absorbe pas d'aliments, ne fonctionne qu'avec deux méridiens : le Vaisseau Gouverneur (Du Mai) et le Vaisseau Conception (Ren Mai) (fig. 1 et 2), dont nous faisons mention ici parce qu'il en sera question dans un des exercices, la « circulation embryonnaire du Qi ».

Après la naissance, le Qi remplit sa fonction spécifique en chaque endroit du corps et dans chaque viscère. Il livre l'énergie de croissance, de construction, et assure l'évacuation de l'inutilisable. Si les processus d'apport ou d'évacuation sont perturbés dans un viscère, celui-ci devient malade. Les perturbations de l'apport ou de l'évacuation du Qi sont provoquées par une déviation ou une modification des voies de transport. Dans ce cas le Qi nouvellement absorbé s'accumule en amont de l'endroit défectueux du méridien, il peut irradier dans les environs, causant des dommages ; le Qi utilisé pour l'élimination des résidus rend malade le viscère correspondant. Santé et voies de transport perméables vont de pair. Recouvrer la santé, cela implique d'ouvrir les voies de transport obstruées, d'amener dans le corps du Qi frais, « chargé » d'énergie puissante, d'évacuer et éliminer le Qi usé. Pour rester sain ou le redevenir, le mieux est de pratiquer le Qi Gong, si possible en plein air.

Le Qi pur, celui libéré de la substance qui le transporte, oxygène de l'air ou nourriture absorbée, circule inlassablement à travers l'organisme et, finalement, parvient là où le besoin s'en fait sentir. Le rôle et les particularités du Qi changent suivant les viscères, comme du reste son nom. Dans les organes urogénitaux féminins il prend le nom de « Yin-Qi originel », dans le foie « Qi du Foie », dans le cœur « Qi du Cœur » et ainsi de suite. Le Qi qui assure l'apport énergétique indispensable à l'évacuation des métabolites inutilisables est appelé « Qi de lutte ».

Les chemins empruntés par le Qi dans l'organisme sont appelés voies de conduction ou de transport, ou méridiens. La force qui fait mouvoir le Qi dans ces méridiens est la respiration.

## 2. Le Qi et ses voies de conduction

Les méridiens sont une partie importante de la théorie du Qi. Ils font l'objet de recherches en physiologie et sont en partie responsables de l'influence morbide exercée par un viscère malade sur tout l'organisme.

Les méridiens, nous venons de le dire, sont les voies sur lesquelles se déplace le Qi. Ils courent aussi bien verticalement qu'horizontalement, aussi bien en profondeur que tout près de la surface du corps, et ils sont reliés les uns aux autres par de multiples ramifications. Le Qi se déplace dans les méridiens de haut en bas et de bas en haut, de l'intérieur vers l'extérieur et de l'extérieur vers l'intérieur, de droite à gauche et de gauche à droite, si bien qu'il pénètre chaque cellule du corps. S'il ne restait du corps humain que les vaisseaux sanguins, ces vaisseaux reproduiraient encore la forme du corps. S'il ne restait du corps que les nerfs, sa forme serait préservée. S'il ne restait du corps que les méridiens, sa forme serait également préservée.

Cependant, alors que les nerfs et les voies sanguines sont visibles, les méridiens sont, selon les connaissances actuelles, dénués de tout substrat anatomique, ce qui ne veut pas dire qu'ils soient une fiction. Dans les temps anciens déjà on s'est efforcé de prouver leur existence. Ils ne sont absolument pas assimilables aux courants d'action dans les nerfs, les muscles et les vaisseaux sanguins. Seraient-ils en rapport avec la pulsation du milieu colloïdal dans le tissu conjonctif dont parlent les biochimistes ? Une telle hypothèse concorderait avec l'expérimentation d'après laquelle le Qi circule dans les méridiens de façon optimale en cas de détente optimale, où muscles, capsules articulaires et tendons sont parfaitement relâchés. Car une détente insuffisante détériore l'état du tissu conjonctif, entravant, voire bloquant, la circulation du Qi.

On pourrait comparer les méridiens à des tunnels ou des canaux parcourant la matière physique et permettant au Qi de pénétrer dans toutes les cellules de l'organisme. Dans le *Nei Jing* on peut lire : *« Grâce aux méridiens tout dans l'homme est lié ensemble, formant une unité. Ce sont eux qui décident de la vie et de la mort. Ils maintiennent l'équilibre du Yin et du Yang. Ils triomphent des maladies, égalisent le " vide " et le " plein ", le disponible et le non-disponible. »*

L'hypothèse des biochimistes selon laquelle les voies de conduction sont en rapport avec les modifications phasiques de l'état colloïdal du tissu conjonctif vient également confirmer une opinion moderne : l'homme, dit-on, a l'âge de son tissu conjonctif. Quoi qu'il en soit, une chose est prouvée : la qualité de ce tissu est améliorée par les exercices de Qi Gong et les voies de conduction non perméables sont rendues perméables grâce à la multiplication et l'intensification des séances d'entraînement.

Comment un méridien peut-il perdre sa perméabilité au Qi ? Par des influences mécaniques, comme des blessures ou des interventions chirurgicales, mais aussi par des comportements psychiques perturbés. Chaque attitude de détente ou de crispation se reflète dans la colonne vertébrale. Une colonne tendue, rigide, donne lieu à des tensions dans le tissu conjonctif, les muscles, les tendons et les capsules articulaires. Et les tensions provoquent à leur tour des modifications du comportement des colloïdes. Si cette attitude perturbatrice dure, qu'elle devient chronique, elle entraîne des modifications chroniques du tissu conjonctif. Les fréquentes contrariétés figurent parmi les causes des maladies : *« l'énervement nuit à la santé »*.

## a) La petite circulation énergétique

Le Qi circule sans arrêt par des voies bien déterminées et dans des sens précis. Les figures 1 et 2 représentent schématiquement

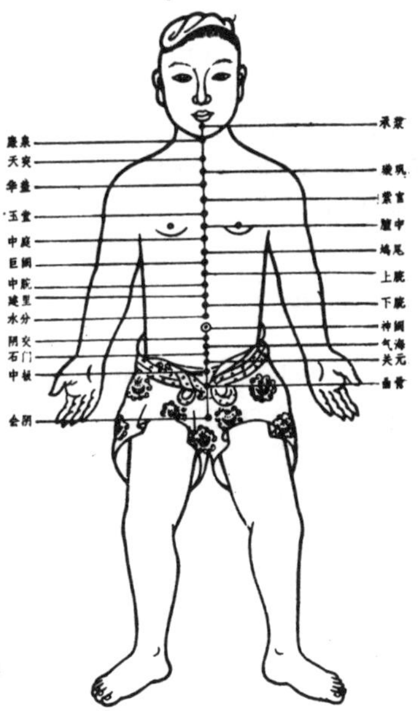

Figure 1.
**Ren Mai** ou Vaisseau Conception.

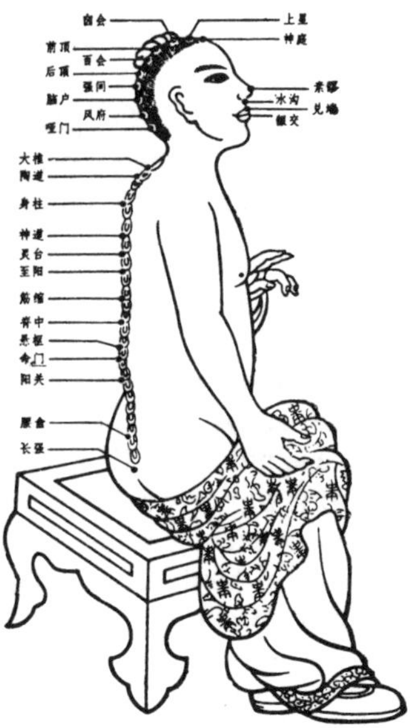

Figure 2.
**Du Mai** ou Vaisseau Gouverneur.

deux méridiens, le **Ren Mai** ou « Vaisseau Serviteur (1) » et le **Du Mai** ou « Vaisseau Gouverneur (2) ». Le Vaisseau Gouverneur émerge au périnée, au point Huiyin (pour les hommes entre l'anus et les testicules, pour les femmes entre l'anus et le vagin). Il suit la ligne médiane du dos, de la nuque, de la tête, jusqu'à la lèvre supérieure et le milieu du palais. Le Vaisseau Conception émerge lui aussi au point Huiyin, suit la ligne médiane du ventre, du thorax, du cou, du menton, jusqu'à la lèvre inférieure et le milieu de la mâchoire inférieure. Certains auteurs font continuer son trajet selon deux ramifications, l'une à droite, l'autre à gauche, allant jusqu'au milieu des rebords orbitaires inférieurs (cf. Han Qiu-seng).

Une branche du Vaisseau Conception traverse la paroi abdominale, puis rejoint au bas-ventre le Dantian ou « Champ de Cinabre ». Le Qi se déplace dans ces deux méridiens à l'état de Qi pur, non lié à des substances organiques. Pendant l'expiration le Qi pur descend de la lèvre inférieure au Dantian. Pendant l'inspiration il remonte du Dantian dans le bas-ventre qu'il traverse, rejoint le Vaisseau Gouverneur, qu'il longe jusqu'à la lèvre supérieure et derrière les incisives. Ce mouvement se nomme « petite circulation du Qi pur » (cf. Li Shao-po). Dans certains exercices taoïstes de méditation on fait circuler le Qi, par l'imagination, dans ces deux méridiens, en sens inverse. Cependant, pour Li Shao-po la circulation embryonnaire se fait comme décrite précédemment.

## b) La grande circulation énergétique

La circulation énergétique appelée grande circulation s'accomplit en même temps que la petite circulation. Pour la comprendre il faut connaître le trajet des 12 méridiens principaux. On distingue 12 méridiens principaux (de trajet vertical) et 8 autres méridiens appelés « vaisseaux extraordinaires » (également de trajet vertical (3)) qui, à leur tour, relient les méridiens principaux entre eux. Le trajet de ces méridiens est surtout superficiel. Bien que leur nom et leur tra-

1. Le terme français consacré par l'usage étant « Vaisseau Conception », c'est ainsi que nous traduirons ce terme désormais, ou aussi V.C. en abrégé. (N.d.T.)
2. Ou encore V.G. en abrégé. (N.d.T.)
3. Sauf le méridien extraordinaire appelé Dai Mai dont le trajet est horizontal. (N.d.T.)

jet soient décrits dans tous les livres enseignant l'acupuncture, il est indispensable de les exposer ici car ils devront être utilisés isolément dans certains exercices de Qi Gong. Il faudra se souvenir de leurs trajets et de leurs sens.

Les 12 méridiens principaux sont reliés aux 12 viscères (4). Ceux-ci sont divisés en deux groupes : 6 sont dits « organes-greniers » (Zang) et 6 « organes-ateliers » (viscères creux, Fu) (5). Les organes-greniers sont des viscères Yin, les organes-ateliers, creux, sont Yang et ont pour fonction d'être des centres de collecte et de distribution. Les 6 greniers sont le Cœur, le Maître du Cœur, le Poumon, le Rein, la Rate et le Foie. Les viscères creux sont l'Intestin Grêle, le Gros Intestin, le Triple Réchauffeur, la Vessie, l'Estomac et la Vésicule Biliaire. Le Triple Réchauffeur n'a pas de réalité anatomique ; la médecine chinoise entend par ce terme trois parties de l'organisme. Le premier Réchauffeur (ou Réchauffeur Supérieur) comprend le cou, la cage thoracique avec les poumons (organes de la respiration). Le deuxième Réchauffeur (ou Réchauffeur Moyen) comprend la partie supérieure de l'abdomen et les organes digestifs, le troisième Réchauffeur (ou Réchauffeur Inférieur) la partie inférieure de l'abdomen et les organes d'élimination.

Les figures 3 à 5 représentent les trois méridiens Yin, qui partent de la partie supérieure du thorax, suivent la face de flexion du bras et de la paume de la main, et se terminent à la racine des ongles :

**Méridien du Poumon :** il commence sur la face latérale du thorax, dans le creux en avant de l'épaule, et finit à la racine de l'ongle du pouce (fig. 3).

**Méridien du Cœur :** il commence aussi en avant du creux de l'épaule et se termine à la racine de l'ongle du petit doigt (fig. 4).

---

4. Les viscères étant divisés en organes (ou viscères pleins) appelés « zang », et en entrailles (ou viscères creux) appelés « fu ». Pour ne pas provoquer de confusion, nous traduirons par « organes » les termes allemands correspondant à la notion chinoise « zang », par « entrailles » ceux qui correspondent à la notion « fu », et par « viscères » ceux qui sont plus généraux et englobent « zang » et « fu » comme c'est le cas ici ; à moins que le texte ne précise la notion « atelier » ou « grenier » comme c'est le cas dans la phrase suivante. (N.d.T.)

5. Dans les textes français on retrouve souvent le terme « trésor » plutôt que celui de « grenier ». Les « organes-trésors » sont donc les organes proprement dits, les « organes-ateliers » sont en fait les entrailles, ou viscères creux. (N.d.T.)

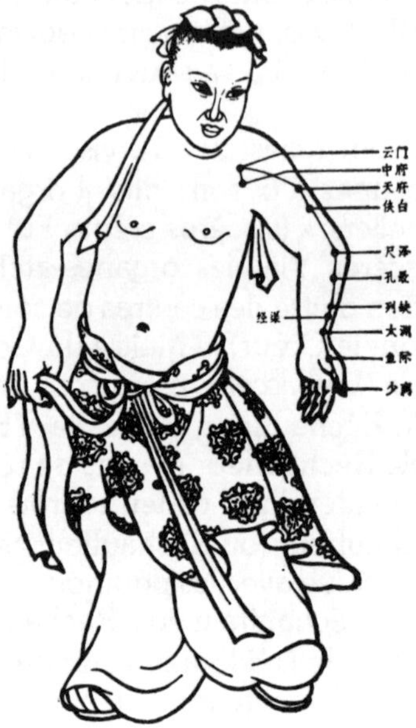


Figure 3.
Méridien du Poumon.

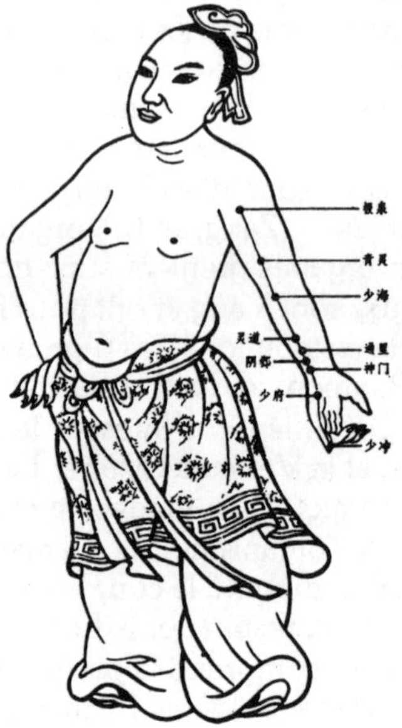


Figure 4.
Méridien du Cœur.

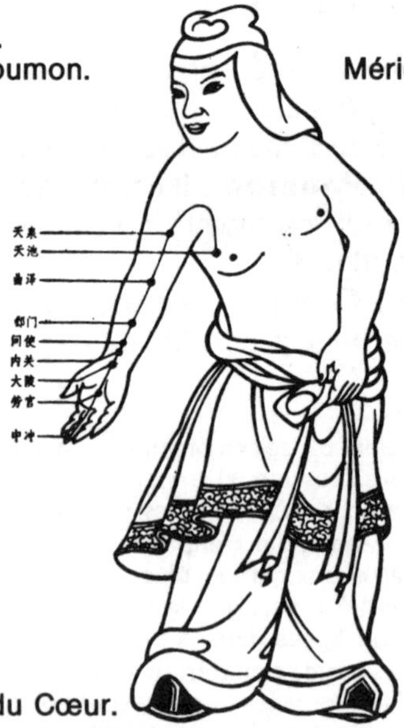


Figure 5.
Méridien du Maître du Cœur.

**Méridien du Maître du Cœur :** il commence à côté du mamelon, décrit une courbe par-dessus le creux de l'épaule, passe au milieu du pli du coude, au milieu de l'avant-bras puis de la paume et se termine à la racine de l'ongle du majeur. C'est seulement pendant l'expiration que le Qi circule dans ces voies jusqu'au bout des doigts (fig. 5).

Les figures 6 à 8 représentent les méridiens Yang du membre supérieur. Ils partent du bout des doigts et vont rejoindre les organes des sens au visage :

**Méridien du Gros Intestin :** il commence à la base de l'ongle de l'index et longe la face dorsale de l'index, de la main et du bras. Puis il franchit l'épaule, le cou, et se termine de part et d'autre du nez (fig. 6).

**Méridien de l'Intestin Grêle :** il commence à la base de l'ongle du petit doigt, longe la face dorsale du petit doigt, de la main, du bras, de l'épaule, du cou et se termine en avant de la base du lobe de l'oreille, à sa partie cartilagineuse (fig. 7).

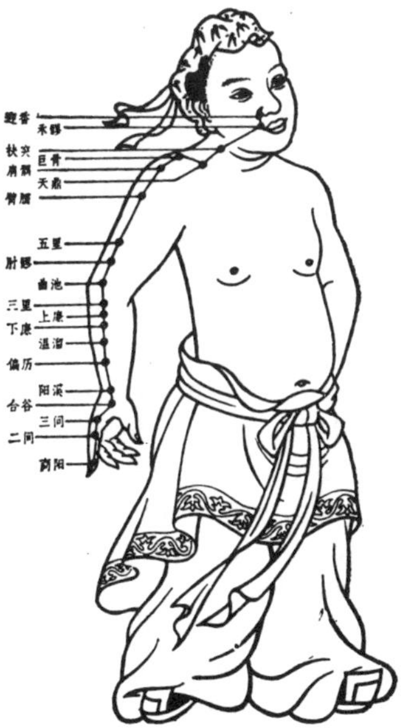

Figure 6.
Méridien du Gros Intestin.

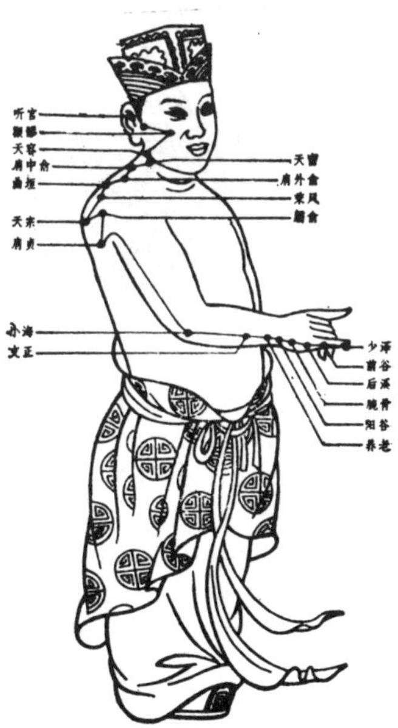

Figure 7.
Méridien de l'Intestin Grêle.

**Méridien du Triple Réchauffeur :** il commence à la racine de l'ongle du 4e doigt, suit la face dorsale de la main, du bras, franchit l'épaule et le cou, traverse de l'arrière vers l'avant le pavillon de l'oreille pour s'achever en un point situé à l'extrémité du sourcil (fig. 8).

Le Qi circule dans ces trois méridiens pendant l'inspiration, de l'extrémité des doigts jusqu'aux derniers points au visage.

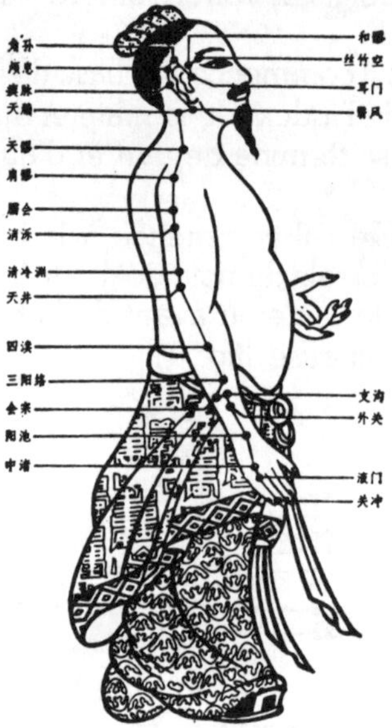


Figure 8.
Méridien du Triple Réchauffeur.

Les figures 9 à 11 représentent les trois méridiens Yang de la jambe, qui vont du visage jusqu'au bout des doigts de pied :

**Méridien de l'Estomac :** il commence au milieu du rebord inférieur de l'orbite, croise la face latérale du visage, le cou, la poitrine, l'abdomen, la cuisse, longe le bord externe du genou et se termine à la racine de l'ongle du 2e orteil (fig. 9).

**Méridien de la Vésicule Biliaire :** son point d'origine se situe à l'angle externe des paupières ; de là il va vers l'oreille, qu'il contourne vers l'arrière en un premier crochet vers la zone occipitale, puis en un deuxième crochet de la zone occipitale en avant vers le milieu du front. De ce point, il revient en angle aigu vers

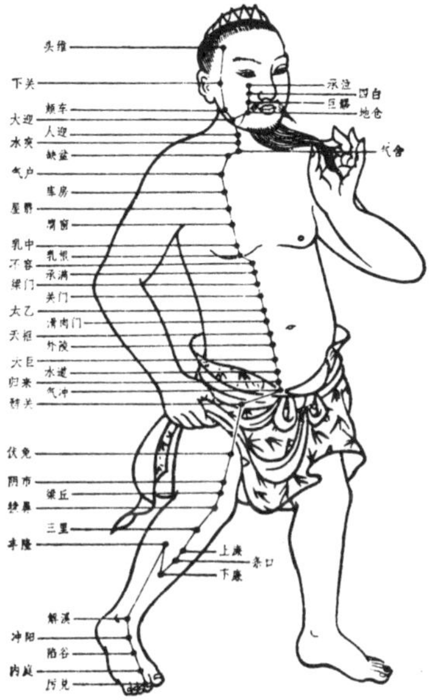

Figure 9.
Méridien de l'Estomac.

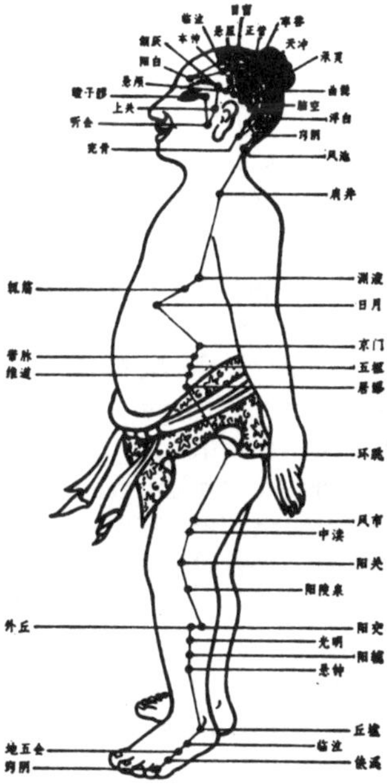

Figure 10.
Méridien de la Vésicule Biliaire.

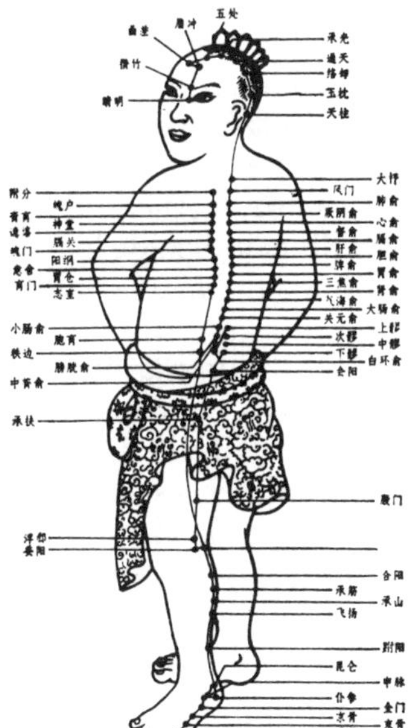

Figure 11.
Méridien de la Vessie.

l'arrière jusqu'à la nuque, descend aux épaules qu'il traverse ; puis le méridien décrit deux angles aigus sur la face latérale du thorax, passe sur la face externe de la hanche, de la jambe, jusqu'à la racine de l'ongle du 4e orteil (fig. 10).

**Méridien de la Vessie :** son point d'origine se situe à l'angle interne des paupières ; ensuite, il monte par le front et le milieu de la tête et arrive à la nuque où il se divise en deux branches. L'une suit de près la colonne vertébrale, longe la face arrière de la cuisse jusque dans le creux du genou. L'autre s'incline obliquement vers l'extérieur, puis longe le dos parallèlement à la première branche et à l'extérieur de celle-ci ; ensuite il contourne la fesse, croise la face arrière de la cuisse et rejoint la première branche dans le creux du genou. Il n'y a plus alors qu'un seul méridien qui se prolonge vers le bas, le long de la face externe de la jambe, la malléole externe, qu'il contourne. Le méridien se termine à la racine de l'ongle du petit orteil (fig. 11).

Les figures 12 à 14 représentent les trois méridiens Yin du membre inférieur :

**Méridien de la Rate :** il commence à l'angle médial de l'ongle du gros orteil, longe le bord interne de la voûte plantaire, la face interne du membre inférieur, le côté de l'abdomen et du thorax, et se termine en un point situé sur la ligne axillaire, à la hauteur de la 7e côte (fig. 12).

**Méridien du Foie :** il commence à l'angle latéral de l'ongle du gros orteil, suit un trajet parallèle à celui du méridien de la Rate, qu'il croise à la jambe, et se termine sous le mamelon à la hauteur de la 6e côte (fig. 13).

**Méridien des Reins :** il commence à la « Source jaillissante » sous la plante du pied, longe la face interne de la cheville et de la jambe jusqu'au pubis, puis suit de près la ligne médiane de l'abdomen au thorax et se termine dans l'angle formé par les extrémités internes de la clavicule, de la première côte et par le sternum. Au pubis s'en détache une branche qui va en profondeur vers le petit bassin et le Dantian (fig. 14).

C'est pendant l'inspiration que le Qi circule dans ces trois méridiens, en remontant du pied vers le haut du thorax.

La circulation du Qi dans ces douze méridiens est appelée grande circulation énergétique. Pendant l'inspiration le Qi se déplace

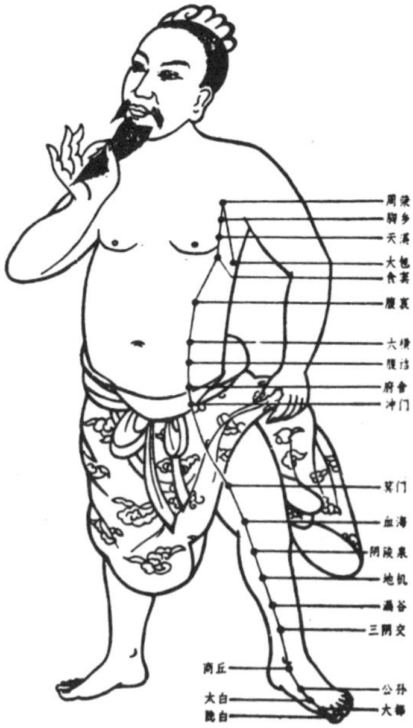

Figure 12.
Méridien de la Rate.

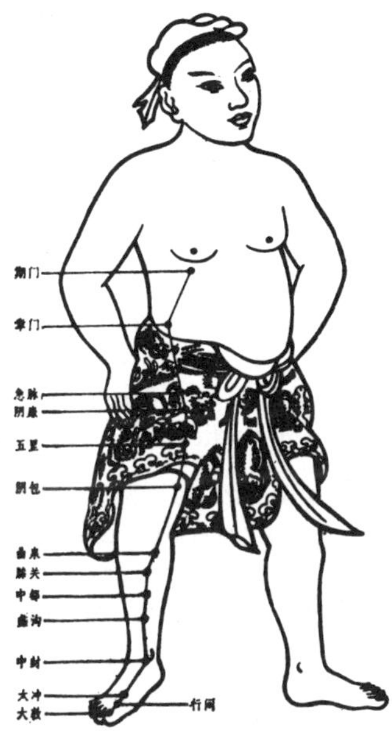

Figure 13.
Méridien du Foie.

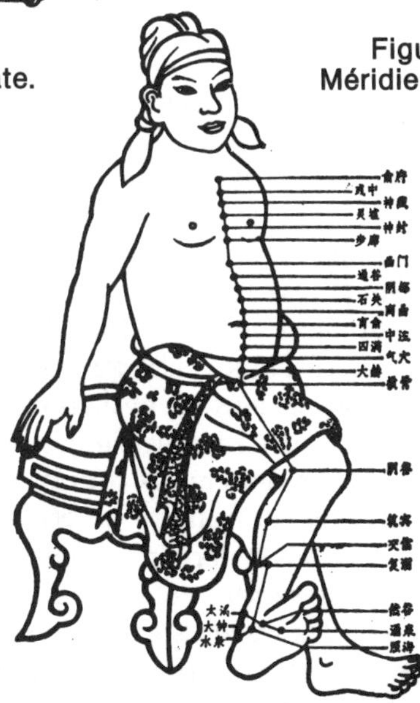

Figure 14.
Méridien des Reins.

dans les méridiens Yin du membre inférieur en montant du pied vers l'épaule, et dans les méridiens Yang du membre supérieur en montant des extrémités des doigts jusqu'au point de terminaison au visage. A l'expiration, le Qi suit les méridiens Yin du membre supérieur, depuis le thorax jusqu'au bout des doigts, et les méridiens Yang du membre inférieur, depuis leurs points d'origine (au visage) jusqu'aux orteils. Les deux méridiens médians déjà décrits dans la petite circulation énergétique (Vaisseau Gouverneur et Vaisseau Conception) sont les seuls conducteurs du Qi fœtal avant la naissance, mais remplissent aussi une fonction importante après la naissance : tous les méridiens Yin sont reliés au Vaisseau Conception, tous les méridiens Yang le sont au Vaisseau Gouverneur.

Connaître le trajet des douze méridiens Yin et Yang est chose très utile. Lorsqu'on a acquis une certaine maîtrise du Qi Gong, il devient possible de diriger volontairement le Qi dans l'ensemble des méridiens ou seulement dans certains d'entre eux. Connaître le sens du mouvement du Qi est donc indispensable.

Les méridiens Yang commencent ou se terminent tous à proximité des organes des sens. Il est indispensable de le savoir pour traiter les maladies des yeux, des oreilles ou du nez.

Pour être complet, il nous faut encore mentionner les 8 « vaisseaux extraordinaires » qui, à la différence des 12 méridiens principaux, portent le nom générique « Mai », vaisseaux. Deux d'entre eux nous sont déjà connus : le Ren Mai et le Du Mai. Les six autres se nomment : Chong Mai, Dai Mai, Yinwei Mai, Yangwei Mai, Yinchiao Mai et Yangchiao Mai.

A ces 19 méridiens verticaux (plus le Dai Mai) viennent s'ajouter 15 vaisseaux en réseaux (Luo) qui constituent des liaisons transversales. Les différentes liaisons et divisions des voies énergétiques forment dans le corps comme un filet très dense. Les points d'acupuncture marquant les principaux nœuds de ce filet à la surface du corps sont à eux seuls au nombre de 669. Faire de l'acupuncture, c'est placer des aiguilles à certains points des voies de conduction du Qi, de telle manière que celui-ci se déplace des viscères où il y a trop de Qi vers les viscères où il n'y en a pas assez. Tout cela est véritablement un art, nécessitant naturellement un long temps d'étude, de pratique et d'expérience.

## 3. Le Qi et l'heure du jour

L'ancienne Chine déterminait les heures du jour à l'aide d'une horloge à eau. Cette horloge comportait douze baquets placés les uns sous les autres, légèrement décalés latéralement les uns par rapport aux autres. Après chaque fraction de deux heures un baquet débordait et son eau se déversait dans le baquet suivant, placé au-dessous. Les unités de deux heures n'étaient pas identifiées au moyen de chiffres, mais dénommées selon les douze signes des « branches terrestres ». Déjà en ce temps-là il était connu que le Qi a une fonction spécifique selon les heures du jour. Bien que le Qi se déplace sans arrêt, l'intensité de son mouvement est spécifique dans un viscère donné en une période déterminée. Le Qi se meut ainsi d'une manière particulièrement forte :

| Dans le méridien du : | Entre : | Période dite : |
|---|---|---|
| Poumon .................. | 3-5 heures | Yin |
| Gros Intestin .............. | 5-7 heures | Mao |
| Estomac ................ | 7-9 heures | Chen |
| Rate .................... | 9-11 heures | Si |
| Cœur .................... | 11-13 heures | Wu |
| Intestin Grêle ............ | 13-15 heures | Wei |
| Vessie .................. | 15-17 heures | Shen |
| Rein .................... | 17-19 heures | Yu |
| Maître du Cœur ........... | 19-21 heures | Xu |
| Triple Réchauffeur ......... | 21-23 heures | Hai |
| Vésicule Biliaire ........... | 23-1 heures | Zi |
| Foie .................... | 1-3 heures | Chou |

L'alternance du jour et de la nuit module aussi l'activité du Qi. La nuit est une phase de restauration. Celui qui ne la respecte pas comme telle invite le malaise et nuit à sa santé. Les patients alités, s'ils s'observent bien, peuvent souvent indiquer l'heure d'apparition d'un symptôme ou l'heure à laquelle leurs troubles augmentent ou s'atténuent. Une telle information représente pour le médecin une très bonne aide au diagnostic. De même, les points d'acupuncture correspondants peuvent être influencés, de façon particulièrement efficace, par les aiguilles à des heures déterminées. La vieille sagesse chinoise suscite depuis quelque temps un grand intérêt chez les scientifiques occidentaux. Au point actuel de la recherche scientifique, il est possible d'affirmer que les êtres vivants ont en eux une « horloge biologique ».

## 4. Qi et respiration

L'action du mouvement respiratoire sur le Qi est comparable à celle d'un moteur. Nous avons vu plus haut que le Qi circule à chaque respiration par les méridiens dans tout l'organisme. Mais ce qu'on entend par respiration, en Qi Gong, est bien plus que ce que nous comprenons en physiologie sous ce même terme.

La physiologie nous apprend qu'à chaque respiration le thorax et la paroi abdominale sont mis en mouvement à l'aide des muscles striés. Les muscles striés se tendent ou se détendent sous l'effet de la volonté et de la conscience. Nous pouvons donc, par notre conscience, influencer la respiration. Le diaphragme, la grande membrane musculaire séparant le thorax de l'abdomen, joue un rôle essentiel dans celle-ci. A l'inspiration on fait pénétrer de l'oxygène dans l'espace pulmonaire ; à l'expiration on élimine de l'oxyde de carbone. Pendant l'inspiration le diaphragme se tend et s'abaisse, la cage thoracique augmente de volume, les poumons se dilatent ; en même temps les muscles du ventre se détendent et la paroi abdominale se soulève. La cavité abdominale, qui avait diminué par l'abaissement du diaphragme, se modifie donc et retrouve son volume. Les viscères abdominaux sont déplacés vers la profondeur. A l'expiration les côtes s'abaissent, le diaphragme se détend et remonte, la cavité thoracique se rétrécit, les poumons diminuent de volume et l'air qui doit être expiré peut s'écouler vers l'extérieur. La paroi abdominale s'abaisse, légèrement tendue. Les viscères abdominaux se redéplacent vers le haut.

Quand la respiration est négligée, le diaphragme ne se tend ni ne se détend suffisamment ; c'est le début de toutes nos maladies de civilisation. Pendant nos activités en position assise nous l'utilisons avec économie. Quand nous avons mal nous le contracturons, car il ne se contracture pas automatiquement. Lorsque nous sommes pressés ou stressés, notre inspiration n'est pas suffisamment ample, et encore moins notre expiration, ce qui provoque un déséquilibre du système neurovégétatif, car l'inspiration stimule le sympathique et l'expiration le parasympathique. En cas de tensions psychiques nous n'expirons pas assez profondément. La deuxième composante du système neurovégétatif, le parasympathique, est donc insuffisamment excitée. Les douleurs contracturent aussi le diaphragme. En cas de crampes abdominales on peut diminuer celles-ci en tendant et détendant très fort le diaphragme. Les excitations psychiques excessives peuvent toutes être réduites par la respiration diaphragmatique, en sorte qu'elles cessent d'être préjudiciables à la santé.

Une colonne vertébrale contracturée est elle aussi un empêchement à la respiration diaphragmatique profonde. La hâte, la précipitation, et le travail derrière un bureau où l'on est constamment assis, rendent la respiration trop superficielle, le diaphragme n'étant pas assez mobile. L'air inspiré ne parvient pas dans toutes les parties du poumon et l'air censé être expiré n'est pas complètement expulsé. D'où la nécessité de réapprendre dans des « écoles de respiration » cette fonction naturelle de notre organisme. Il est étonnant de constater combien de maladies disparaissent avec le réapprentissage de la « vraie » respiration.

Dans la pratique du Qi Gong la respiration ne signifie pas seulement absorption d'air atmosphérique chargé de Qi dans les poumons et rejet de gaz produits par les échanges tissulaires. Pendant une respiration lente, calme et profonde, descendant jusque dans le petit bassin, on accompagne et conduit le Qi par l'imagination dans les méridiens à travers tout le corps. L'attention est entièrement rassemblée sur la respiration et l'on oublie complètement son entourage. Cette attitude méditative influence également la respiration cellulaire, car la « présence » à la respiration ne se réduit pas à l'activité physique des muscles respiratoires : on est présent avec son organisme tout entier, dans son unité ternaire, c'est-à-dire le Jing, le Qi et le Shen. Dans tout exercice de Qi Gong l'attention est portée exclusivement à la respiration et, par là, à la conduction du Qi. C'est ce qu'on appelle l'aspect méditatif du Qi Gong. Dans ce type de méditation l'esprit est pleinement en éveil, toutes les zones du cortex cérébral étrangères à la respiration sont mises au repos et leur aptitude à augmenter la force de résistance de l'organisme peut ainsi jouer. Des recherches toutes récentes nous ont appris que la méditation est susceptible de modifier l'ensemble de l'état immunitaire d'un organisme. Il est donc aisément compréhensible que la respiration méditative soit inséparable des exercices de Qi Gong.

Diverses techniques respiratoires nous sont connues par les monastères taoïstes et bouddhistes. Elles ont de tout temps servi à mobiliser le Qi ou à le concentrer d'une manière bien précise. Le Qi Gong « mou », le plus courant en thérapeutique, utilise ces techniques. A savoir : 1. la respiration naturelle, 2. la respiration régulée, 3. la respiration-Qi, et 4. la respiration-Vent. A ces modes respiratoires il convient d'ajouter la respiration avec participation de la voix.

Nous respirons en moyenne seize à dix-huit fois par minute. Pendant la pratique du Qi Gong le pratiquant ne respire que dix fois au maximum, six fois seulement pendant certains exercices. Durant l'exercice « mouvement du Qi pur dans les Vaisseaux Gouverneur et Conception », on peut arriver sans mal (il suffit d'un peu d'entraînement) à ne respirer que trois fois par minute. Au cours de cet exercice le métabolisme de base est tellement diminué qu'une quantité relativement faible d'oxygène suffit à l'organisme. Mais pendant ce temps le Qi circule, riche en quantité, en qualité et en intensité, et se renouvelle sans cesse dans le Dantian.

## a) La respiration naturelle

La respiration « naturelle » est ronde, douce, lente et profonde. « Ronde » signifie qu'elle vient et va comme le jour et la nuit. Le passage de l'inspiration à l'expiration est imperceptible, jamais brutal. Un peu avant la fin de l'inspiration on se prépare déjà lentement à l'expiration ; celle-ci croît puis diminue, se transforme imperceptiblement en une nouvelle inspiration. On respire sans que les muscles respiratoires aient à fournir d'effort, et jamais jusqu'à la pleine capacité pulmonaire.

On inspire et on expire par le nez. Certains exercices (par exemple *« la méthode à dix-huit facettes »*, cf. p. 193) mettent sous tension certains groupes musculaires pendant l'expiration ; il convient néanmoins de veiller à ce que le mouvement respiratoire descende profondément dans l'abdomen. Il est important d'utiliser le temps de repos entre deux exercices pour respirer avec rondeur et dans une détente optimum. Ce mode respiratoire rééquilibre un système neurovégétatif hyperexcité.

### b) La respiration régulée (Tiaoxi)

Il s'agit de rentrer le ventre pendant l'inspiration, ce qui tend la musculature abdominale. Le diaphragme, en se tendant et s'abaissant davantage, diminue plus encore le volume de la cavité abdominale, comprimant ainsi les viscères abdominaux et en « exprimant » le sang veineux. Mais un tel mode respiratoire réduit aussi le volume de diffusion du Qi, de sorte qu'il est poussé hors du Dantian vers les méridiens, à l'intérieur et à la périphérie du corps. La cage thoracique conserve en revanche le même volume que lors d'une respiration diaphragmatique naturelle. A l'expiration, la paroi abdominale se détend et se soulève. Le volume abdominal est augmenté de manière optimale. Le Qi peut se répandre en grande quantité dans le Dantian. Le mouvement respiratoire parcourt la paroi abdominale à la manière d'une grosse vague.

Ce mode de respiration est utilisé quand il s'agit de conduire consciemment le Qi pur dans tous les méridiens (ou seulement dans certains méridiens bien précis) et d'amener le Qi en très grande quantité dans le Dantian. Cette technique, appelée « Tuna », sert à « nourrir » et entretenir le Qi. Dans le traitement des cancers elle est utilisée comme méthode « de réarmement », tout comme dans l'exercice dit « *des Cinq Animaux* » et l'exercice intitulé « *mobiliser le Qi pur dans la petite circulation* ». Le but de ces exercices est essentiellement d' « entretenir » le Qi. A chaque circulation le Qi doit parvenir au Dantian pour y être « rechargé » et ainsi être mis à la disposition de l'organisme avec d'autant plus de force et de puissance.

Le bâillement est ce qui intensifie le plus la respiration régulée. Aucune autre activité respiratoire ne met autant le diaphragme sous tension ; la paroi abdominale est rentrée à l'extrême, les poumons dilatés au maximum. Les muscles de la tête, du visage, du cou et de la nuque sont tendus, ainsi que l'anneau musculaire du gosier. Il s'ensuit une agréable sensation de détente dans tout le corps. La tension musculaire inhabituellement forte provoque, dans toute la tête et tout le cou, le massage de points d'acupuncture autrement inaccessibles. Chacun devrait se laisser aller de tout cœur à ce réflexe à tout moment.

## c) La respiration-Qi

Cette respiration consiste à inspirer par le nez et expirer par la bouche. A l'inspiration la langue se place derrière les incisives supérieures, ce qui relie le Vaisseau Gouverneur et le Vaisseau Conception. A l'expiration la pointe de la langue s'abaisse pour se placer derrière les incisives inférieures, ce qui rompt la liaison entre ces deux méridiens. Le Qi lié à des substrats à éliminer peut ainsi quitter l'organisme par la bouche en quantité optimale. Cette technique est proposée par Mme Guo Lin dans les exercices d'ouverture et de conclusion, et les exercices auxiliaires. La respiration-Qi sera décrite en détail dans chacun des exercices correspondants.

## d) La respiration-Vent

Cette respiration a été introduite par Mme Guo Lin dans le traitement des cancers. On inspire une, deux ou trois fois de suite par le nez, puis on expire lentement, en abaissant profondément la paroi abdominale. La respiration-Vent est une forme modérée de la respiration régulée et sera décrite en détail dans le chapitre consacré au traitement des cancers.

## e) La respiration avec participation de la voix

Les exercices avec participation de la voix sont avant tout des exercices vocaux qui font vibrer des zones bien déterminées du diaphragme. Les viscères proches du diaphragme (comme le cœur, la rate, les poumons, le foie, l'estomac, les reins), mais aussi le plexus solaire entrent en vibration lorsque certaines voyelles sont chantées. Le Qi circule alors multiplié dans les méridiens qui passent dans le diaphragme. De même, on peut mettre en résonance n'importe quelle partie du corps par l'émission de voyelles ou/et de consonnes. On peut même faire vibrer les viscères individuellement par l'imagination, en pensant certains sons. Il est surprenant de constater que la pensée du son « OMMM » fait vibrer l'oreille moyenne droite et pas la gauche. Ces exercices vocaux ne doivent pas être sous-estimés dans leur vertu de guérison et d'entretien des viscères correspondants ; ils mènent en effet à une harmonisation du Yin et du Yang.

Il existe quelques exercices, qui ne font d'ailleurs pas directement partie du Qi Gong dur, où la respiration se fait comme en un mouchage puissant par le nez (cf. le Jingang Qi Gong et les exercices respiratoires Demantene), ce qui effectue en quelque sorte un massage de points d'acupuncture, non accessibles aux aiguilles, dans le pharynx et les fosses nasales. En outre, la pression abdominale induite par le rejet de l'air est suivie d'un relâchement d'autant plus grand du diaphragme et de la paroi abdominale, ainsi que de la musculature lombaire.

Chacun de nous devrait observer sa manière de respirer pendant son travail quotidien et apprendre à connaître et à neutraliser les tensions qui entravent sa respiration. Ce travail est un premier pas vers l'objectif suivant : ne pas se laisser emporter par ses émotions, diminuer et finalement voir disparaître les peurs et les inhibitions qui en découlent. On ménage ainsi ses viscères, car *« l'excès de joie nuit au Cœur, la trop grande peur au Rein, le souci au Poumon, trop de pensées nostalgiques blessent la Rate, la colère nuit au Foie »*, comme cela est déjà écrit dans le *Huang Di Nei Jing*.

### f) Difficultés pouvant survenir pendant la respiration

Les marques distinctives de la « respiration naturelle » (c'est-à-dire rondeur, douceur, lenteur, régularité) sont bien sûr relatives. La musculature respiratoire ne doit jamais être mise en action avec force ni même par force. Au début le pratiquant peut avoir des difficultés à respirer « lentement » et « profondément », surtout s'il souffre de maladies du cœur ou des poumons. Chacun commencera avec *sa* respiration et développera progressivement, à partir de ses possibilités propres, une respiration abdominale profonde. On ne doit jamais se sentir mal à l'aise pendant les exercices. Le malade souffrant d'asthme ou d'emphysème peut se faciliter la tâche en plaçant ses mains à plat de part et d'autre du thorax pour le comprimer à l'expiration, mais sans mettre sous tension la paroi abdominale. Il peut ainsi rejeter une partie de l'air restant dans les poumons, le tissu conjonctif pulmonaire peut se recréer et retrouver peu à peu son élasticité.

Prolonger l'expiration dans certaines limites présente des avantages pour les pratiquants souffrant d'hypertension, d'emphysème pulmonaire ou d'épuisement nerveux — à condition toutefois que l'expiration se fasse sans aucun effort de la part de la musculature respiratoire. La mise sous tension de celle-ci provoquerait en effet une compression contrainte du thorax ; il s'ensuivrait une sensation de tension dans la tête pouvant aller jusqu'à la douleur. Ce conseil est valable pour le malade comme pour le bien-portant : **il faut toujours éviter l'impatience dans les exercices** ; ne jamais vouloir appliquer coûte que coûte ce qu'on connaît par la théorie ! Certains débutants se plaignent de palpitations, de tension thoracique. La raison en est toujours une inspiration trop profonde et une expiration trop forte. C'est pourquoi il convient de revenir sans cesse à la respiration naturelle, puis de nouveau lentement à la respiration profonde.

## 5. Qi et Dantian

La théorie de la médecine traditionnelle chinoise fait du Dantian à la fois la centrale du Qi et son lieu de régénération. *Dantian* peut se traduire par « Champ de Cinabre ». *Dan* signifie le cinabre en tant que substance. Dans les temps anciens, les empereurs, les hauts fonctionnaires et les médecins utilisaient des préparations médicinales contenant du cinabre, dont il était dit qu'il avait la vertu de prolonger la vie. Le remède était comprimé en boulette sphérique et enveloppé de cire. Tout médicament en boulette est encore de nos jours appelé *Dan* par les Chinois. Dan, dans le langage médical, veut dire aussi « le meilleur, l'excellence, le noyau du médicament ». Les empereurs exigeaient de leurs fonctionnaires, médecins et moines guérisseurs, le meilleur *Dan* pour pouvoir vivre éternellement et devenir des dieux. Aujourd'hui encore le cinabre est réputé d'une « efficacité miraculeuse ».

*Tian* signifie champ ou refuge. Ce mot apparaît également dans la mythologie, où il est décrit comme suit : « *Derrière les monts enneigés à l'ouest il y a un " Tian ", non accessible aux hommes. Il constitue le royaume des dieux — le royaume du bonheur.* » *Dan* et *Tian* ensemble désignent le lieu le plus précieux dans le corps humain. L'enseignement biologique traditionnel parle du Dantian comme de quelque chose de mystérieux. Dans la tradition des arts martiaux (Wu Shu) il est dit : « *Quand ton Qi originel est mêlé au Qi de la grande nature dans le respect de la Règle, quand il se régénère sans cesse dans le Dantian, aucun ennemi sous le ciel ne peut te nuire.* » Le Dantian joue également un rôle primordial dans l'art du chant et dans les prodigieuses performances acrobatiques de l'Opéra de Pékin.

De tout temps les initiés ont refusé de dévoiler le secret du Dantian. C'est la raison pour laquelle on trouve des indications très différentes sur sa localisation. De nos jours, on enseigne trois localisations : le Dantian supérieur, le Dantian moyen et le Dantian inférieur. Le Dantian supérieur coïncide avec le « Baihui » (cf. fig. 20). Baihui, qui veut dire « 100 réunions » ou « 100 rencontres », est le point le plus haut du corps humain. Il est situé sur le Vaisseau Gouverneur, à l'endroit où celui-ci est croisé par une ligne verticale imaginaire partant du sommet de l'oreille. Le Dantian moyen se situe entre 2 et 3 travers de doigt sous le nombril, à environ 5 cm de profondeur, dans l'abdomen, sous la paroi abdominale. Le Dantian inférieur se situe entre la vessie et le rectum. Le Dantian auquel nous avons affaire dans nos exercices est le Dantian moyen.

Une pratique juste et régulière permet au Qi de couler de tous les méridiens Yin dans le Vaisseau Conception et de là dans le Dantian. Le Qi se déverse dans le Dantian comme les fleuves dans la mer. Le point d'acupuncture correspondant au Dantian se nomme Qihai (fig. 34), « mer du Qi » ; il est situé sur le Vaisseau Conception. Dans son passage du Dantian au Vaisseau Gouverneur, le Qi franchit la liaison Rein-Cœur et coule déjà partiellement vers le haut par cette liaison (équilibre entre Eau et Feu). Du méridien du Rein il doit rejoindre le Vaisseau Gouverneur d'un bond, comme s'il franchissait un seuil. Pour faire ce bond, il lui faut une impulsion ; celle-ci est de nature mentale et constitue un maillon important de la chaîne des exercices. La médecine chinoise enseigne que l'énergie est sans cesse amenée dans le Dantian par le Qi originel Yang et le Qi originel Yin.

## 6. « Mouvement et repos » du Qi

Mouvement et repos forment une unité dans le cosmos. Le mouvement se détermine relativement au repos, le repos se détermine relativement au mouvement. Il n'y a pas de dualisme dans la pensée chinoise. En observant la nature, les philosophes chinois ont découvert que rien n'y est absolu, que tout y est relatif. Le Qi a des potentialités de repos et des potentialités de mouvement. On parle des potentialités de repos du Qi lorsque le corps est complètement au repos. A l'intérieur d'un corps immobile et détendu il se passe beaucoup de choses. Pendant les exercices de méditation « avec repos corporel » (décrits dans la partie consacrée aux exercices), le cerveau retrouve en particulier sa fonction de contrôle du « paysage intérieur » (c'est ainsi que la théorie chinoise dénomme la capacité de l'organisme de se défendre contre les maladies).

Pendant le Qi Gong avec « mouvement corporel » l'esprit est relativement au repos. Autrement dit, dans l'exécution des mouvements il faut se déconnecter de toute pensée étrangère au déplacement du Qi dans les méridiens. Aussi, pendant que le corps est en mouvement, le cerveau accède-t-il également au repos et toutes les activités sont-elles dirigées sur sa fonction de protection de la vie. En méditation — que ce soit avec repos corporel ou avec mouvement du corps — ce processus est appelé *« accès au calme intérieur »*. Il n'est pas difficile de bien effectuer les mouvements, mais harmoniser le mouvement et la respiration nécessite bien plus d'entraînement.

Un environnement calme est la condition indispensable à toute méditation. *« L'accès au calme intérieur »* s'apprend difficilement, surtout dans nos sociétés industrielles. *« Les pensées sont comme mille nœuds et dix mille fils »* dit un dicton de l'ancienne sagesse chinoise. Elles sont trop inconstantes et nous échappent à l'improviste. Il faut un certain temps de pratique pour arriver à porter toute son attention sur le Qi, sur l'endroit où il se trouve en un instant précis, ou sur le Dantian. Dans les chapitres consacrés aux exercices nous en indiquerons quelques-uns qui y aideront, et qui sont éprouvés par l'usage. Par ces exercices on apprend à ne s'occuper que d'une seule représentation, d'un seul objet. Avant tout exercice de Qi Gong, on recommande un *« Gong de repos »* (dont la description figure dans la partie technique de cet ouvrage). Ce dernier « désamorce » les problèmes individuels, trop chargés d'émotions, qui ainsi ne viennent plus perturber la pratique.

Bien que l' *« accès au calme intérieur »* soit une étape difficile, il ne faut pas se laisser décourager. L'effort en vaut la peine, car la détente parfaite de tout le corps non seulement est indispensable à une circulation du Qi sans entraves mais aide à détendre le cerveau. Même l'attention portée sur un seul objet n'est plus alors tendue, mais détendue. On atteint à la tranquillité qui, ensuite, nous accompagne dans le quotidien. Les émotions trop fortes qui — nous le savons — peuvent rendre malade, ne se produisent plus.

La connaissance du Qi n'est pas née des expériences d'une seule époque ; aux expériences anciennes se sont toujours ajoutées de nouvelles. C'est pourquoi la littérature ne fournit pas toujours des interprétations univoques. Il y a cependant une expérience commune aux pratiquants de toutes les époques, des origines du Qi Gong à nos jours : le Qi, s'il est conduit dans tout le corps, a le pouvoir d'entraîner des modifications biologiques. Est aussi commune à toutes les époques la notion selon laquelle les maladies apparaissent quand l'esprit n'est pas en éveil.

Ce bref regard jeté sur une partie de la science médicale chinoise permet de pratiquer les exercices qui suivent en préservant tout leur contenu. C'est ce contenu d'ailleurs qui les distingue de la simple gymnastique. Les mouvements de Qi Gong, une fois assimilés, se déroulent comme d'eux-mêmes. L'alternance de tension et de détente des articulations et muscles concernés renforce le flux de Qi. Un Qi renforcé ouvre les méridiens obstrués. Le flux est régi par l' « esprit », le Shen. Le Qi coule aussi dans le « logis du Shen », le cerveau. On peut donc dire : de même que le Shen prend influence sur le Qi, ainsi le Qi agit sur le Shen dans le cerveau. Tous deux manifestent leur fonction dans le Jing. La grande unité ternaire de l'organisme est donc constituée d'une action en constante alternance entre Shen, Qi et Jing.

L'homme occidental qui pense en termes de catégories mécanistes peut ne pas voir cette connexion. Il demandera que preuve lui en soit faite selon les méthodes scientifiques utilisées jusqu'ici en Occident. Ce qui sera peut-être possible bientôt puisque dans les instituts de recherche en Chine, aux U.S.A. et en d'autres pays, des travaux sont effectués dans ce sens.

Le siècle des Lumières a posé en Europe le fondement de la science et de la technologie occidentales. Celles-ci suivent actuellement une voie triomphante à travers tous les pays de la Terre, y compris la Chine. En revanche, on voit aujourd'hui se développer en Occident l'opinion que l'homme doit payer un prix bien trop élevé l'étroite vision scientifique du monde et aux débordements de la technologie. Assujettir la Terre, cela ne signifie-t-il pas perdre de vue que l'Homme est lui-même Nature, partie de cette Terre ? Dans notre monde industriel l'homme prend de mieux en mieux conscience de cette dégradation et le souhait mûrit en lui de retrouver ce qu'il a perdu. Nous entendons parler de la vieille sagesse chinoise. Nous voudrions apprendre à la connaître, à la comprendre et à l'intégrer dans notre vie. Une voie nous est offerte dans ce sens : la connaissance du Qi et son application au moyen du Qi Gong.

DEUXIÈME PARTIE

# Exercices avec repos du corps

# 1. Conditions préliminaires à la réussite du Qi Gong

Il n'est pas obligatoire pour le pratiquant de connaître et de comprendre les théories exposées jusqu'à présent. Il doit, en revanche, impérativement garder à l'esprit les conditions d'exécution des exercices qui vont suivre. Cette partie technique est composée d'un choix d'exercices de Qi Gong réparti en trois groupes, les uns transmis par la tradition, les autres remaniés récemment :

1. Qi Gong avec repos corporel complet.
2. Exercices avec mouvement (en position debout).
3. Exercices avec déplacement corporel (en marchant).

Certains exercices sont exposés dans leur forme simplifiée, c'est-à-dire celle actuellement utilisée dans les cliniques chinoises (dirigées d'ailleurs par des médecins orientés vers les techniques de soins occidentales). Les résultats de la thérapie par le Qi Gong, comparés à ceux des techniques de soins habituelles, sont tout à fait étonnants, surtout dans le cas des maladies chroniques et des maladies cancéreuses.

Certains exercices n'ont pour but que de « nourrir et entretenir » le Qi (Yangfa), alors que d'autres consistent à conduire le Qi par la volonté (Daoyinfa).

## a) La détente avant l'exercice

Nous avons déjà parlé de la nécessité d'un repos relatif de l'esprit et fait allusion à l'exigence d'une totale détente du corps pendant les exercices. Mais que signifie la détente du corps ? Pour comprendre clairement ce qu'elle implique il faut apprendre à connaître le corps, à le ressentir en chacune de ses parties. La détente peut être réalisée en trois positions différentes : couchée, assise ou debout.

La détente en position couchée est la plus facile à obtenir. Les personnes jeunes devraient s'étendre directement sur le sol. Les personnes âgées, dont les os sont douloureux, devraient utiliser un support, pas trop mou de préférence. Les zones du corps que nous négligeons et maltraitons le plus, inconsciemment d'ailleurs, sont la nuque, les épaules et la région de la colonne lombaire.

S'allonger sur le dos et bien étirer les orteils (le plus loin possible). Allonger les bras le long du corps, paumes vers le haut. S'abandonner à la sensation de pesanteur et prendre conscience de tout son corps, de la tête aux pieds. Derrière les paupières fermées, le regard se perd dans le lointain, sans chercher à reconnaître quoi que ce soit, ce qui permet à la musculature du globe oculaire de bien se détendre. Paupières et lèvres sont fermées, sans être serrées, et comme empreintes d'un léger sourire. Le menton est un peu incliné vers la poitrine. Ressentir la peau du crâne et la nuque. Les épaules et les omoplates sont lourdes, mais reposent délicatement au sol, relâchées. Vérifier si les bras sont complètement relâchés, si les épaules reposent au sol avec le même poids de chaque côté et si le corps à cet endroit est bien en équilibre. Sentez si son poids est également réparti de chaque côté de la colonne dorsale. S'il y a asymétrie des épaules et du thorax, il y a également asymétrie du bassin ; autrement dit, le bassin ne repose pas au sol avec le même poids et la même surface de chaque côté.

Placer les mains aux hanches (sur les crêtes iliaques), pouces vers l'arrière, index vers l'avant, et sentir si les bords du bassin sont à la même hauteur. Chez certains une crête iliaque sera plus haute que l'autre, auquel cas ils souffrent d'une légère torsion du bassin (qui, jusque-là, peut être passée inaperçue). Cette torsion est consécutive à une différence de tonus des muscles du bassin, des muscles qui soutiennent et assurent la mobilité de la colonne lombaire, ainsi que des muscles de la cuisse. Un tel déséquilibre de tonus musculaire provoque des courbures de la colonne lombaire, souvent minimes mais décisives, et s'accompagne toujours d'une torsion correspondante de la colonne cervicale.

Ressentir ensuite la position et le tonus des cuisses, du creux du genou, des mollets et des pieds. Ceux qui constatent un déséquilibre dans une de ces parties de leur corps ne doivent pas s'en inquiéter. Les asymétries se réduiront au fur et à mesure de la pratique du Qi Gong. Il est néanmoins bon de garder à l'esprit qu'elles jouent un rôle important dans la genèse et la persistance des maladies chroniques. Enfin, poser les mains sur le ventre pour sentir si les parois abdominales au-dessus et au-dessous du nombril se soulèvent et s'abaissent simultanément.

## b) La détente en position assise ou debout

On peut aussi s'exercer à la détente corporelle totale en position assise ou debout. C'est cependant plus difficile, de mauvaises habitudes pouvant la contrarier. La position jambes croisées et dos appuyé au dossier d'une chaise ne permet pas la détente car elle engendre des tensions dans certains groupes musculaires et la compression des méridiens du dos et des jambes. Quand le dos est appuyé, la colonne vertébrale n'est pas droite. Quand les avant-bras sont posés sur quelque chose, les épaules ne sont pas détendues. Et si la colonne, en particulier la colonne lombaire, n'est pas droite, la respiration abdominale ne peut être ample ; en outre, un tel maintien peut bloquer, voire ralentir le flux de Qi dans les méridiens sur et le long de la colonne vertébrale.

La position debout est dite relâchée quand les pieds sont fermement posés au sol comme s'ils y avaient pris racine et que le poids du corps est réparti avec égalité entre le talon et la balle du pied. Toute la pesanteur est envoyée vers le bas ; dos, bras, épaules et tête deviennent légers comme des branches dans le vent. En position debout les pieds sont placés parallèlement, écartés l'un de l'autre de la largeur des épaules, pointes légèrement tournées vers l'intérieur. Genoux et hanches sont relâchés et un peu fléchis, en sorte que l'angle formé par la plante du pied et le mollet soit de 90°. La position du bassin et des hanches est correcte quand, à partir d'elle, on peut imaginer être en train de s'asseoir. Les genoux sont un peu tournés vers l'extérieur, en sorte que les mollets soient verticaux et les cuisses en arceaux. La colonne vertébrale dans son ensemble forme une ligne droite.

L' *« accès au calme intérieur »* est chose difficile, et la détente corporelle l'est tout autant. Mais il n'y a pas de calme sans détente, ni de détente sans calme. Pour ressentir ce qu'est la détente complète, on peut faire ce petit exercice que m'a enseigné un maître japonais d'aïkido : les pieds fermement posés au sol, secouer mains et bras vers le bas, dans un mouvement rapide et rythmé. Les secousses gagnent peu à peu tout le corps, y compris les jambes. Au bout de quelques instants, s'interrompre. On sent alors une agréable chaleur envahir le corps, surtout les muscles et les articulations qui, auparavant, étaient contractés. On est tout à fait détendu.

Ensuite, toujours en position debout, s'employer à ressentir si l'un et l'autre pied touchent le sol avec la même force, si l'un et l'autre gros orteil pressent pareillement contre le sol. Abandonner en toute confiance les plantes des pieds et tout le corps à la terre. Puis inspirer en tirant les épaules vers le haut, vers les oreilles, et expirer en les relâchant et en les abaissant doucement ; simultanément, imaginer la respiration descendant comme une caresse jusqu'au bas du dos. Pour détendre le thorax inspirer profondément par l'abdomen ; à l'expiration imaginer que le mouvement respiratoire s'enfonce dans le sternum à un point situé à quatre travers de doigt au-dessus du niveau des mamelons. Ce mode respiratoire aide le thorax à se détendre complètement.

Les bras pendent, relâchés, de part et d'autre du thorax, mais sans le toucher. Imaginer qu'une petite balle est logée dans le creux de l'aisselle. Les coudes sont légèrement fléchis, le dos des mains dirigé vers l'avant. Cette position ne doit pas être prise ou maintenue de force. Nombre de personnes ont la mauvaise habitude de faire porter le poids des bras à la ceinture scapulaire. C'est là un maintien à éviter car il induit une tension permanente de la musculature de la nuque et des épaules. Laisser plutôt pendre les bras de toute leur pesanteur naturelle.

Imaginer la tête comme une boule reposant sur une spirale élastique détendue (la colonne vertébrale). Son point le plus élevé, Baihui (cf. fig. 20), est comme suspendu au ciel par un fil de soie.

La colonne vertébrale doit rester droite et élastique pendant les exercices. En conséquence, faire basculer le bassin légèrement en avant pour que le sacrum soit vertical. La surface de contact entre le sacrum et la 5e vertèbre lombaire est alors horizontale et la colonne vertébrale peut s'élever verticalement au-dessus du sacrum comme une spirale élastique. Les personnes souffrant d'une bascule du bassin, donc d'une asymétrie de tout le corps, auront quelque difficulté au début à prendre la position correcte. La pratique régulière (en particulier de l'exercice dénommé *« méthode à dix-huit facettes »*, cf. p. 193) va peu à peu corriger cette asymétrie. Dans la vie quotidienne, on sera attentif aux tensions, en vue de les maîtriser et de les neutraliser. Nombreux sont ceux qui, au moindre effort, contractent la musculature de la nuque et des épaules, alors que les efforts minimes s'exécutent bien plus facilement nuque relâchée et grâce à une expiration abdominale profonde. Se surveiller quand on lit ou quand on réfléchit à un problème, que celui-ci soit d'ordre émotionnel ou intellectuel. Car combien souvent ne contractons-nous pas la nuque pour « penser » ? Combien souvent ne tirons-nous pas les épaules vers le haut ? En « changeant » d'attitude dans nos activités corporelles et intellectuelles, en les « mettant sur pied », pour ainsi dire, grâce à un centrage du corps dans le bas-ventre, nous aidons la colonne vertébrale à adopter une autre posture et la détente devient facile, aussi bien dans notre vie quotidienne que durant la pratique des exercices.

## 2. Respirer neuf fois et rassembler le Qi dans le Dantian

L'exercice exposé ci-dessous s'apprend et s'exécute facilement. L'attention est entièrement rassemblée sur les voies à parcourir en pensée de sorte qu'aucune autre pensée ne peut naître. Créé par des moines taoïstes-bouddhistes, cet exercice continue d'être pratiqué dans les monastères tibétains. Les pratiquants imaginent qu'ils expirent la haine, l'envie, la cupidité et d'autres énergies perturbatrices de la conscience, les conduisant ainsi hors de l'organisme. La littérature chinoise moderne ne fait plus mention de cet état d'esprit. L'exercice y est seulement conseillé comme technique de détente et de concentration, en vue de mettre au repos le cortex cérébral et de libérer davantage les défenses contre les maladies.

L'exercice se pratique allongé sur le dos, ou assis (en position du lotus, ou sur une chaise dont le siège n'est pas trop dur), ou debout. Imaginer trois conduits parallèles passant dans le dos et sur la tête (ligne médiane) et convergeant au sacrum et au point Yintang (entre les sourcils). Celui du milieu a l'épaisseur d'un doigt, il est rouge à l'intérieur et bleu à l'extérieur ; celui de gauche est blanc et celui de droite noir.

Avec l'annulaire de la main gauche boucher la narine gauche, inspirer par la narine droite et conduire le souffle en pensée dans le conduit noir (de droite) vers le bas, jusqu'à la jonction des trois conduits. A cet endroit, l'attention passe dans le conduit blanc, qu'elle remonte jusqu'au point Yintang. Expirer par la narine gauche. L'expiration par la narine gauche représente la composante mécanique du mouvement respiratoire car, en fait, par la pensée on conduit le souffle dans le Dantian par le Vaisseau Conception. Cette séquence est à exécuter trois fois.

Boucher ensuite la narine droite avec l'annulaire de la main droite. Le même mouvement de pensée et de souffle parcourt alors le conduit blanc jusqu'à la jonction des trois conduits, et de là passe dans le conduit noir. L'air inspiré est rejeté par la narine droite, alors qu'en imagination on respire à nouveau profondément dans le Dantian. A exécuter trois fois également.

Puis inspirer par les deux narines à la fois. Tandis que le souffle descend dans le corps, suivre, en pensée, son cheminement le long des deux conduits latéraux ; ensuite, en continuant d'inspirer, le faire remonter par le conduit médian (rouge à l'intérieur, bleu à l'extérieur) jusqu'au point Yintang, puis le laisser s'écouler hors du corps par les deux narines. On expire mécaniquement par les deux narines, alors que la pensée conduit le souffle profondément dans l'abdomen, dans le Dantian, par le Vaisseau Conception. Le mouvement vers le bas (par les deux conduits latéraux), puis vers le haut (par le conduit médian), est également à exécuter trois fois.

Si le mouvement thoracique n'est pas assez ample à l'inspiration, on peut bloquer la respiration jusqu'au moment où la pensée aura fait retour au point Yintang. Expirer ensuite, conduisant en imagination le souffle jusque dans le Dantian. Avec le temps la fermeture des narines par les doigts deviendra superflue.

A lui seul cet exercice a déjà sur le pratiquant les effets suivants : il arrête les mouvements de son intellect dans le cortex cérébral, désenfle les émotions et les graves problèmes, rééquilibre son système neurovégétatif. Yin et Yang sont ainsi harmonisés. Mais les moines taoïstes et bouddhistes spécifient que cet exercice entraîne un changement bien plus vaste et plus global de la conscience. Ils « exhalent » la haine (noire) et l'envie (blanche), qu'ils remplacent par des états de conscience de qualité différente. Ils les qualifient d'énergies négatives, qui nuisent tant à leur auteur qu'aux autres.

Chacun peut trouver l'harmonie grâce à cet exercice, à condition de le pratiquer régulièrement et sur un temps assez long. (Nul n'est besoin pour cela d'être adepte du taoïsme ou du bouddhisme, ou de projeter de le devenir.) L'harmonie a des effets bienfaisants, tant sur le pratiquant que sur son entourage.

## 3. Mobilisation du Qi dans la petite circulation énergétique

Cet exercice est de loin plus difficile que le précédent. Pour lui, comme pour l'ensemble des techniques de Qi Gong, seule la pratique quotidienne permettra l'obtention d'effets durables sur l'organisme.

Une question m'est souvent posée : combien faut-il de temps pour accéder à un certain savoir-faire dans le maniement du Qi ? Disons qu'en moyenne il faut compter « cent jours ». Les jeunes ont besoin de moins de temps que les personnes âgées, les malades de plus de temps que les personnes saines, les femmes progressent habituellement plus vite que les hommes. Il faut du calme, du temps et de la confiance ; il faut s'exercer avec ténacité et régularité. Les conditions préliminaires sont essentiellement un corps et un esprit détendus.

L'exercice peut être pratiqué allongé, assis ou debout (également en marchant), d'après les descriptions ci-dessous.

## 4. Préparation

### a) Exercice exécuté en position assise

La position idéale est la position du lotus, décrite du reste dans de nombreux manuels de méditation : le pied gauche posé sur la cuisse droite, et le pied droit sur la cuisse gauche. Cette posture étant difficile à prendre pour les personnes âgées, il est proposé une version simplifiée, la position assise à la turque, dans laquelle les jambes sont pliées sans effort et les mains croisées sur le haut des cuisses, paumes contre le bas-ventre (fig. 15 et 16). Les hommes posent d'abord la main gauche (main Yang) et la main droite par-dessus ; les femmes font l'inverse. Le bas du dos (colonne lombaire/sacrum) doit être maintenu droit, s'ériger comme un pistil du cœur d'une fleur.

Si la position du lotus, ou la position turque, est fatigante, inconfortable, voire douloureuse, ne pas s'entêter à vouloir la maintenir. Utiliser plutôt une chaise dont la hauteur devra être telle que les cuisses soient horizontales et les jambes verticales. Les genoux sont écartés de deux largeurs de pied, les pieds parallèles et à plat sur le sol. Les paumes des mains sont posées, relâchées, sur les cuisses ; les épaules pendent, relâchées, ni trop en avant, ni trop en arrière. Le bas du dos est étendu, mais non tendu. Ne pas bomber la poitrine ni voûter le dos (fig. 17).

## b) Exercice exécuté en position debout

Les pieds sont écartés de la largeur des épaules, les genoux légèrement fléchis ; le bassin est légèrement basculé vers l'avant, les hanches relâchées, pour éviter les courbures exagérées de la colonne lombaire et les tensions à cet endroit (fig. 18, 19). Le centre de gravité du corps est ainsi placé dans le bassin. La bascule du bassin vers l'avant permet à l'ensemble de la colonne vertébrale de s'élever verticalement. Le dos n'est pas voûté ni la poitrine tendue vers l'avant.

La tête repose comme une boule sur la colonne vertébrale **(ces indications sont valables pour toutes les postures décrites)**. Elle est maintenue en position par le jeu des ligaments et des capsules articulaires. Les muscles de la nuque et les deux muscles rotateurs du cou (sterno-cléido-mastoïdiens) sont entièrement relâchés et n'ont aucun effort à fournir pour soutenir la tête ; dans la position de méditation, celle-ci doit se soutenir toute seule.

## Exercice en position assise

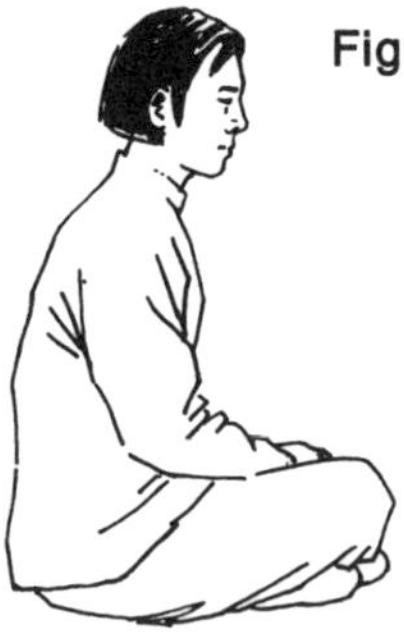

Figure 15.

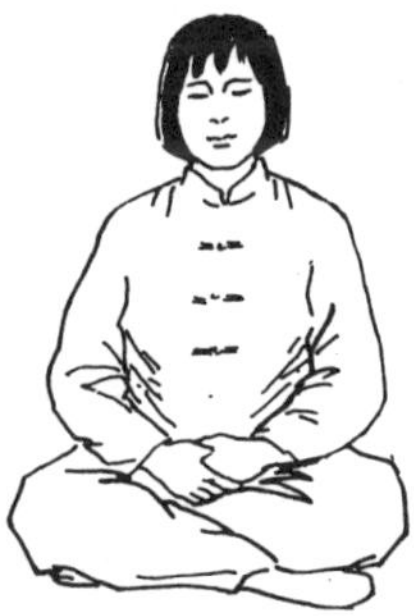

Figure 16.

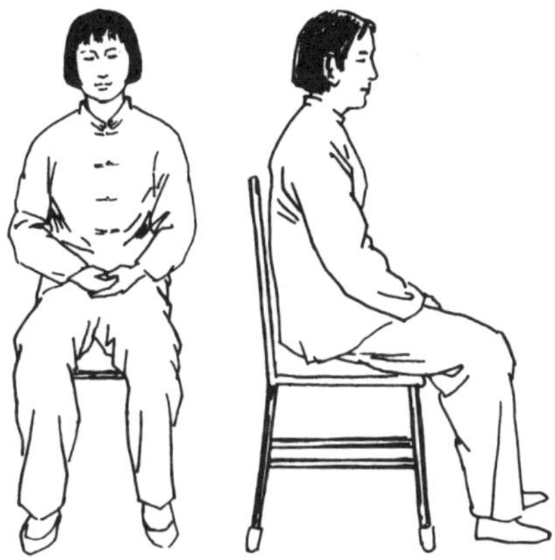

Figure 17.

## Exercice en position debout

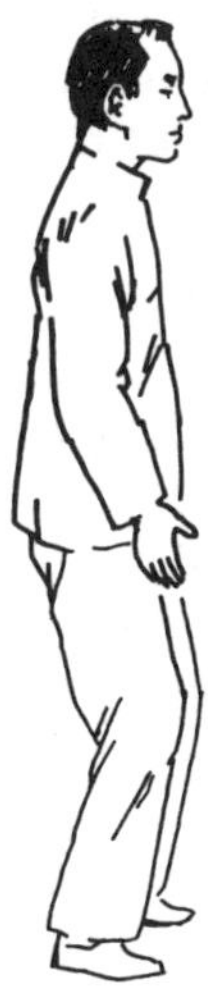

Figure 18.

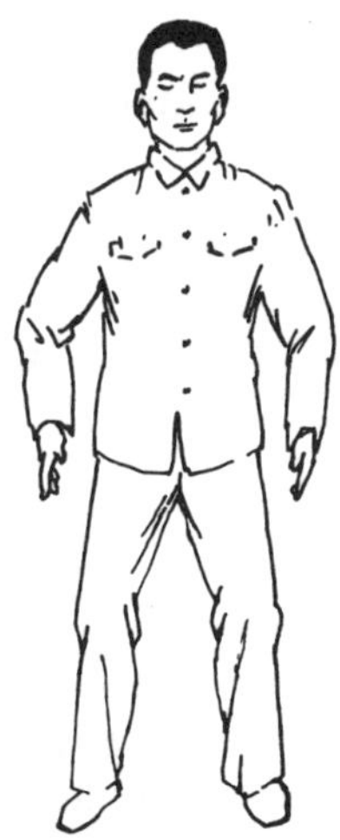

Figure 19.

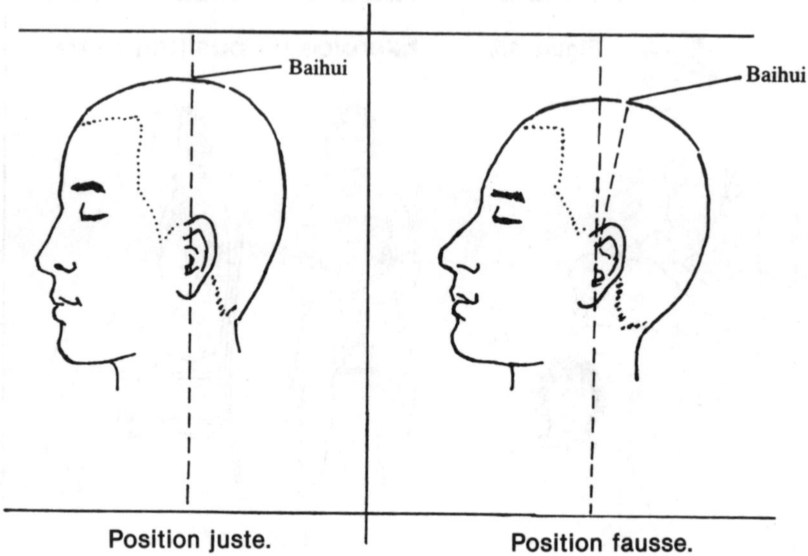


Figure 20.

Le point d'acupuncture Baihui (fig. 20), ou vertex, est le point le plus haut de la tête. Imaginer celle-ci fixée par ce point à un fin fil de soie. Elle est alors dans la position juste, et la colonne vertébrale ainsi que la musculature de la nuque sont détendues. Tirer légèrement le menton vers l'arrière, en s'efforçant de le garder relâché. Les lèvres se touchent, le bout de la langue est légèrement appuyé contre la racine des incisives supérieures.

Les bras pendent de part et d'autre du thorax, mais sans le toucher (ce qui évite la compression des méridiens passant dans l'épaule et permet l'ouverture des principaux points d'acupuncture de l'aisselle correspondant à la réunion des méridiens Yin (fig. 19) ; mais on peut aussi placer les mains relâchées devant le ventre (l'angle formé par le pouce et l'index de l'une et l'autre main entourant le nombril), ou élever les avant-bras relâchés devant le corps, paumes vers le bas, comme si elles maintenaient une balle sous l'eau à la hauteur des hanches (fig. 21).

Dans toutes les postures décrites jusqu'ici les paupières sont closes mais, derrière elles, le regard est dirigé à l'horizontale vers le lointain.

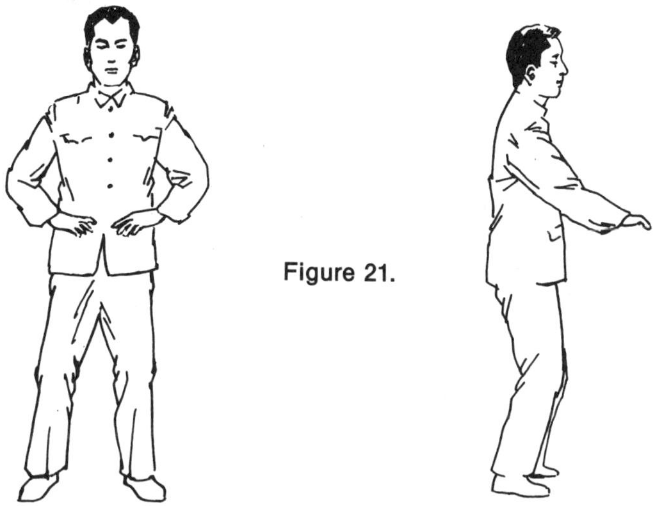

Figure 21.

## c) Exercice exécuté en position allongée

Si l'on choisit cette position, par goût ou parce qu'on ne peut actuellement se maintenir en position debout ou assise, s'allonger sur le côté droit, la tête dans l'alignement du dos (fig. 22).

Poser le dos de la main droite à côté de la tête et la paume de la main gauche sur la cuisse légèrement fléchie. L'exercice peut aussi être exécuté couché sur le dos.

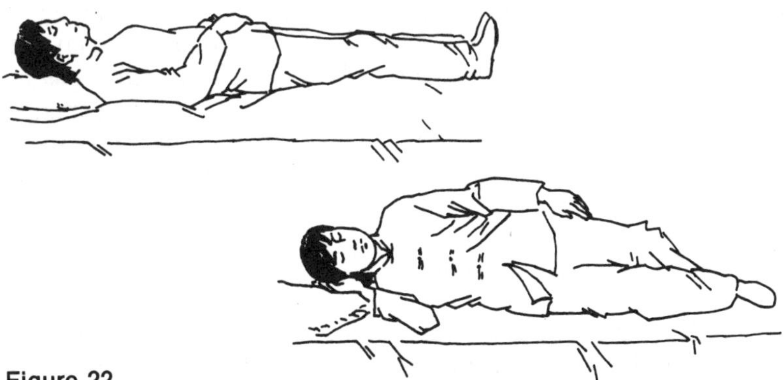

Figure 22.

## d) Exercice exécuté en marchant

Marcher les yeux ouverts, regardant le sol trois à cinq pas devant soi. Les sens « perçoivent sans percevoir ». Faire deux pas en inspirant et deux pas en expirant, ou éventuellement trois pas en inspirant et trois pas en expirant. Avec un peu d'entraînement il est possible de marcher longtemps sans fatigue. Durant cet exercice, les yeux sont fermés, sauf s'il est exécuté en marchant. Lorsque les pensées s' « échappent », ouvrir les yeux et loucher sur le bout du nez. C'est là un moyen de se libérer des pensées fugitives. L'ouïe ne doit enregistrer que le bruit de la respiration ; la laisser devenir très douce et presque silencieuse. Le passage de l'inspiration à l'expiration doit être imperceptible. Quand la respiration va et vient à la manière d'un fin fil, on est léger et tranquille, et on ne retient plus sa respiration, en quelque endroit du corps que ce soit.

## e) La respiration

La respiration est la clé du succès de cet exercice, dont le premier but est de conduire le Qi dans le Dantian par le Vaisseau Conception (Ren Mai, fig. 1). C'est pourquoi, dans un premier temps, on n'aura besoin de s'occuper que de l'expiration, l'inspiration pouvant se faire au gré de chacun. Des détails précis sur le remplissage du Dantian de Qi pur seront donnés au fur et à mesure. Lorsque le Dantian est rempli de Qi pur, il devient possible de rendre perméable également le Vaisseau Gouverneur (Du Mai, fig. 2). Le Qi peut alors monter par le Vaisseau Gouverneur jusqu'au point Baihui (fig. 20) et, de là, rayonner dans le cerveau. Une fois que l'inspiration et l'expiration se succèdent sans interruption, l'attention à la respiration devient inutile. On peut alors se concentrer entièrement sur le Qi et les différents points qu'il imprègne et franchit.

## f) Conditions du succès

Le Qi ne peut exercer sa fonction (Gong) que si le pratiquant a confiance dans le Qi Gong, s'il est *assuré* de son efficacité et s'il persévère dans sa pratique. Sans la confiance, on ne peut accéder à la sensation du Qi. Il convient de ne pas se hâter : ne pas vouloir brûler les étapes ; tout doit arriver naturellement : ne jamais rien forcer. Éviter de s'abandonner à des humeurs ou à des dispositions perturbatrices. Pendant l'entraînement, toute chose étrangère au Qi Gong doit être considérée sans importance, être laissée de côté et oubliée. Seuls importent le Qi et sa progression vers le Dantian. Ne jamais forcer, car la contrainte ne peut amener la réussite ; il convient de suivre attentivement le Qi, d'être sans cesse présent à lui. Plus on s'abandonne aux processus se déroulant dans son corps, plus l'expérience de ceux-ci devient nette.

Il est important de s'exercer dans *un endroit calme*, à l'abri de toute perturbation extérieure. La pluie, la tempête ou l'orage peuvent également être des facteurs de perturbation. Il est inutile de vouloir pratiquer après un repas copieux.

« Les *pensées* volent jusque dans le Dantian » représente pour le débutant un exercice préparatoire protecteur, le Dantian étant le lieu de rassemblement du Qi. Et quand il « regorge », quand il « déborde » de Qi, celui-ci fait infailliblement un bond jusqu'au Mingmen, la « Porte de la Vie » (point situé sur le Vaisseau Gouverneur entre la 2e et la 3e vertèbres lombaires). Le « nid du Cœur » (Xinwo), situé sur la partie moyenne du sternum, est, lui, un lieu important du Vaisseau Conception. Le premier degré de l'exercice ci-après éveille à cet endroit une agréable sensation de chaleur. De ce point au lieu de rassemblement du Qi, il n'y a pas loin. C'est au deuxième degré de l'exercice que le Qi atteint le Dantian, d'où il doit couler par le Vaisseau Gouverneur vers le haut, jusque dans le cerveau.

Quand toutes les liaisons du Vaisseau Gouverneur avec les méridiens périphériques sont ouvertes, le Qi peut circuler sans arrêt, se régénérer dans le Dantian et redonner au corps de la force.

## 5. Les exercices

### Premier degré : porter uniquement son attention sur l'expiration et le « nid du Cœur »

La zone appelée en chinois « nid du Cœur » (Xinwo) est, nous l'avons dit plus haut, située dans la partie moyenne du sternum.

Toutes les conditions préliminaires énoncées plus haut doivent être remplies : lieu calme, corps détendu, etc. Après une pratique de respiration naturelle et calme, l'agitation doit céder à l'indispensable tranquillité.

Pendant cet exercice on ne doit entendre que son souffle, à vrai dire l' *« entendre et en même temps ne pas l'entendre »*. Il faut respirer suivant une courbe sinusoïdale, mais dont la partie descendante est moins abrupte que la partie ascendante ; autrement dit, l'expiration doit être un peu plus longue que l'inspiration. De même que dans une sinusoïde les sommets et le creux sont arrondis, ainsi le passage de l'inspiration à l'expiration, comme celui de l'expiration à l'inspiration, doit être arrondi. A l'expiration, garder sa pensée sur le « nid de Cœur ». Si l'esprit vagabonde, compter les mouvements respiratoires, allant jusqu'à dix inspirations et expirations. Arrivé à « dix », recommencer à « un », jusqu'à disparition des pensées parasites. Le débutant a besoin d'une ou deux semaines pour s'affranchir des pensées vagabondes et pouvoir se passer du comptage des respirations.

**Quand pratiquer ?** Il est préférable de toujours pratiquer aux mêmes heures, afin de donner à l'organisme un rythme stable et augmenter l'efficacité des exercices. L'idéal est de s'exercer 30 mn trois fois par jour : matin, midi et soir.

**Quels sont les phénomènes qui peuvent apparaître ?** Après environ une semaine de pratique régulière on ressent à l'expiration une agréable sensation de chaleur au milieu du sternum, au « nid du Cœur ». Il serait prématuré de vouloir diriger sa pensée sur le Dantian dès ce premier degré. Si la sensation de chaleur n'apparaît pas, il ne faut ni renoncer ni chercher à forcer son apparition. Continuer tranquillement de s'entraîner, l'arrivée du flux de chaleur naîtra immanquablement.

Au début, très souvent le corps perd le maintien correct. Aussi faut-il sans cesse s'examiner, vérifier si toutes les articulations et tous les muscles sont bien relâchés. Que l'entraînement se fasse assis, debout immobile ou en marchant, il est très utile de s'imaginer suspendu au ciel par un fil de soie attaché au point Baihui (ce qui permet de maintenir et corriger la position corporelle). La position de la langue doit aussi être vérifiée et, s'il le faut, corrigée. Les lèvres sont censées être jointes et le bout de la langue placé à la racine des incisives supérieures ; la langue constitue alors un pont entre le Vaisseau Gouverneur (Du Mai) et le Vaisseau Conception (Ren Mai). Une fois les difficultés surmontées, passer au deuxième degré.

## Deuxième degré : la pensée suit le Qi ; le Qi accompagne la pensée au Dantian

Une fois le flux de chaleur ressenti au « nid du Cœur », on peut, par l'attention, laisser le Qi se déplacer librement vers le bas dans le Vaisseau Conception (fig. 1). Cet exercice est également à pratiquer 30 mn trois fois par jour. Après une dizaine de jours on ressent le flux de chaleur au milieu du bas-ventre.

**Effets :** le Qi dans le Dantian a pour effet de stimuler tous les viscères abdominaux. L'appétit et les selles sont régularisés et l'on constate une amélioration dans les cas d'impuissance ou de troubles fonctionnels des organes sexuels.

## Troisième degré : porter son attention sur le Dantian

Pendant les deux premiers degrés on aura veillé de très près à l'activité respiratoire. L'extension de la cavité abdominale étant devenue automatique, cette attention n'a plus de raison d'être. L'attention ira désormais au Dantian, où le Qi pur devient toujours plus abondant, acquiert toujours plus de force, et où il naît constamment une douce chaleur. Si l'on continuait de veiller à l'expiration, la chaleur y deviendrait excessive. S'exercer à ce degré trois fois 30 mn par jour, pendant dix jours. Si la chaleur devient trop forte, pratiquer quelques respirations naturelles afin de la réduire.

**Effets :** quand le Dantian est rempli de Qi, le Qi pur parvient aussi aux Reins, et de là au Cœur. Selon la théorie de la médecine traditionnelle chinoise, cela signifie qu'Eau et Feu s'équilibrent. Le sommeil est calme et profond, la nervosité diminue. La littérature ancienne parle, elle, d'une « colline de Qi » sensible sous le nombril, qui descend progressivement dans le bas-ventre.

L'expérience prouve que les organes chargés de la digestion et des échanges tissulaires tirent un meilleur profit des aliments à la suite de cet exercice. Les malades reprennent du poids : trois ou quatre livres en trente à quarante jours. La fonction d'élimination des reins est améliorée, l'impuissance chez l'homme et l'irrégularité menstruelle chez la femme sont favorablement influencées. De même, il est prouvé que la fonction hépatique s'améliore grâce à cet exercice, même chez les cirrhotiques.

## Quatrième degré : mobiliser le Qi pur dans la petite circulation énergétique

Lorsque le Qi prospère dans le Dantian, il se déverse dans le Vaisseau Gouverneur (fig. 2). Accompagné par l'attention, il peut alors monter dans ce méridien. Si l'attention se fixe en un point du Vaisseau Gouverneur, le Qi s'immobilise lui aussi en ce point. A l'inverse on peut dire : *« Si la pensée s'immobilise là, c'est parce que le Qi ne peut monter plus haut. »* Il ne faut alors pas vouloir contraindre l'attention à progresser, la force accumulée dans le Dantian n'étant pas encore suffisante pour permettre au Qi de s'élever plus haut dans le Vaisseau Gouverneur.

Imaginer le Qi dans le Vaisseau Gouverneur comme une colonne de mercure dans un tube capillaire : quand le Dantian sera à nouveau rempli, le Qi recommencera à monter. Quand la pensée cherche à forcer le Qi à monter plus haut, alors qu'il n'y a pas de réserve dans le Dantian, la « colonne de mercure » se rompt. Les effets qu'on pouvait attendre de cette fraction du Qi sont alors perdus pour l'organisme. Une métaphore chinoise dit : *« Le paysan stupide se met à tirer sur les plants pour les aider à pousser, et ainsi détruit par avance sa récolte. »*

Si le Qi reste bloqué au « Coussin de Jade » (Yuzhen, cf. la description page 90), porter son attention au sommet de la tête ; cela suffit pour permettre au Qi de continuer sa progression vers le haut.

Pour cet exercice, augmenter le nombre des séances quotidiennes et leur durée (s'exercer chaque fois entre 40 et 60 mn). Une semaine suffit habituellement pour rendre perméable l'ensemble du

Vaisseau Gouverneur. (Il advient que ce résultat s'obtienne dès le premier essai chez des sujets jeunes et en bonne santé.)

**Phénomènes susceptibles de se produire pendant l'exercice :** le passage du Qi du Dantian dans le Vaisseau Gouverneur, au point d'acupuncture « Porte de la Vie » (Mingmen), se fait pour ainsi dire par bonds. Le Dantian a toutefois besoin de force pour faire franchir ce seuil au Qi. Ce franchissement réchauffe tout le système uro-génital. Il se produit là encore de la chaleur à la « Porte de la Vie », et celle-ci monte comme un courant le long de la colonne vertébrale. Mais là où elle s'immobilise, il faut également immobiliser son attention tout entière. Chez certains pratiquants le Qi monte plus haut à chaque séance. Certains réussissent à le faire monter tout de suite, d'autres plus tard. Certains réagissent si violemment qu'ils se sentent comme tirés en arrière.

Lorsque le Qi coule sans encombre dans le Vaisseau Gouverneur jusqu'à son point terminal au palais (derrière les incisives supérieures), sa conduite par le Vaisseau Conception jusque dans le Dantian ne présente plus de difficultés. Séance après séance, la quantité de Qi pur dans le Dantian s'accroît et le Qi originel confère à ce Qi pur un potentiel et une force augmentés.

La littérature ancienne décrit le quatrième degré comme le plus important des cinq. Le Qi pur, extrait des substances absorbées avec la nourriture et l'air, circule à présent dans la « circulation embryonnaire », c'est-à-dire dans les Vaisseaux Gouverneur et Conception. Ce faisant, il approvisionne l' « esprit » (Shen) de force issue du Qi originel du sujet (ou de ses cellules reproductrices). En retour, le Shen (esprit, âme, conscience), amené au repos grâce au rassemblement mental, peut agir sur le Qi. Il se produit donc une action réciproque du Qi et du Shen.

**Effets :** une pratique réussie des quatre degrés peut améliorer de nombreuses maladies, par exemple l'insuffisance rénale ou certains troubles dus à une insuffisance d'élimination du rein : bourdonnements d'oreilles, vertiges, insomnies, manque de mémoire, pensée confuse, troubles de l'humeur, fatigue des lombes et des pieds, troubles du rythme cardiaque, troubles respiratoires, troubles hormonaux (glandes surrénales et génitales), et beaucoup d'autres maladies chroniques difficilement guérissables.

## Cinquième degré : action sur la matière corporelle

A présent, il convient d'imaginer le Qi « volant » de haut en bas et de bas en haut entre le Dantian et le Baihui (le « Dantian supérieur »). Il n'est plus besoin de le conduire par le Vaisseau Gouverneur et le Vaisseau Conception. Les deux centres : Dantian et Baihui, débordent d'énergie. L'énergie du Dantian est une énergie Yin, née de la confluence des méridiens Yin dans le Vaisseau Conception. Le point Baihui est, lui, plein d'énergie Yang car tous les méridiens Yang se jettent dans le Vaisseau Gouverneur.

En laissant monter et descendre le Qi entre ces deux centres énergétiques, le Qi se déverse au Baihui dans le cerveau, logis de la conscience (Shen). Il en résulte une action de l' « esprit » sur la composante matérielle du vivant. Aux trois premiers degrés, le Qi de la matière agit sur le Qi pur (Qi originel). Au quatrième degré le Qi pur agit sur l' « esprit », tandis qu'au cinquième degré l' « esprit » réagit en retour sur les composantes matérielles du vivant. Ainsi se reconstitue l'unité ternaire des principes de la vie.

Cette cinquième étape est la plus difficile. La moindre perturbation génère une gêne extrême. S'y exercer trois fois par jour de 30 à 40 mn pendant au moins quarante jours. C'est après ce temps seulement qu'on peut espérer une action en retour de l'esprit sur le corps. Cette action ne doit cependant pas être attendue avec impatience. Dans le *Daodejing* (Taoteking) Laozi dit : *« C'est avec convoitise qu'on observe le visible, mais c'est sans convoitise qu'on observe le mystère. »*

*

* *

**Conclusion de l'exercice :** placer les mains l'une par-dessus l'autre sur le Dantian, les hommes posant d'abord la main gauche, les femmes d'abord la main droite. Décrire 36 mouvements spiraliques allant en s'élargissant vers l'extérieur, puis intervertir la position des mains et décrire 24 mouvements spiraliques en sens inverse, c'est-à-dire se rétrécissant vers l'intérieur — le centre.

Les mouvements en spirale peuvent aussi être imaginés comme se déroulant dans la cavité abdominale : 36 mouvements s'élargissant vers l'extérieur et 24 mouvements se rétrécissant vers l'intérieur.

En pratiquant ce cinquième degré il arrive qu'on ressente les dix premiers jours comme un continuel courant électrique le long de la colonne vertébrale. En outre, les sensations et impressions les plus diverses peuvent se produire : fourmillements, démangeaisons de la peau, tension sourde aux ailes du nez et aux lèvres, corps alternativement froid et chaud, peau comme tirée vers le haut à l'inspiration et vers le bas à l'expiration (dans des proportions minimes bien sûr) ; sensation d'être tantôt léger comme une feuille, tantôt pesant comme une montagne, tantôt immensément grand, tantôt infiniment petit. Les théoriciens de l'ancien temps disent que ce sont là des signes indiquant que des méridiens s'ouvrent à nouveau sous l'effet du flot de Qi.

Ces sensations ne se produisent assurément pas de la même manière chez tous les pratiquants. Et si elles n'apparaissent pas, il ne faut pas vouloir les obtenir de force. En revanche, tous les pratiquants disent (rares sont les exceptions) qu'ils perçoivent un « flux animé » irradiant du Baihui. On peut mesurer à cet endroit des élévations de la température cutanée et enregistrer des potentiels d'action dérivés. La liaison fluctuante entre les deux pôles, induite par la pensée, conduit à une harmonie du corps et de l'esprit. Et plus on est pris en profondeur par cet exercice, plus cette harmonie devient grande et rayonnante.

## 6. Action de l'ensemble du cycle

Dans cet exercice, chaque degré conditionne le suivant et, durant chaque degré, le pratiquant s'apercevra de certains changements en lui :

**Du premier au troisième degré :** la respiration devient douce, profonde et régulière, ce qui génère du Qi pur dans le Dantian, où il s'enrichit et acquiert une force neuve. Dans les livres anciens cette phase est dénommée : « *Conduire le Qi pur dans la petite circulation énergétique* (antérieurement circulation embryonnaire). »

Au **quatrième degré** le Qi pur est rassemblé en abondance dans le Dantian et envoyé vers le haut, directement dans le cerveau, afin de renforcer ses fonctions de protection. Cette phase fut dénommée : « *Transformer le Qi pur en conscience* (Shen). » La conscience équivaut, selon cette conception, à une forme transformée dans le cerveau de l'énergie Qi. Pendant ce degré on ne se concentre plus que sur l'approvisionnement du cerveau en Qi frais et rechargé. Le Qi ainsi « entretenu » va pouvoir accomplir ses transformations énergétiques avec une intensité d'autant plus grande.

Au **cinquième degré** les deux grandes voies du Qi ne doivent plus « s'ensabler ». Tel est l'objectif à atteindre. L'homme entre dans la zone de silence ; en lui tout est calme comme le miroir d'une eau dormante. Ce degré est dénommé : « *Laisser la conscience accéder au vide.* »

Celui qui a atteint ce haut degré de perfection par une pratique persévérante et patiente, et dont le calme intérieur est si parfait qu'il devient prédominant et protège des agitations extérieures, celui-là est entré dans un nouveau paysage mental et spirituel. Il ne se préoccupe plus de lui-même et ne s'identifie plus à ses connaissances, ses projets et activités. La notion taoïste *Wu Wo*, le « non-Moi », s'est pour lui chargée de sens. La description ci-dessus n'est qu'une introduction, une indication de programme d'action. Pour ce qui est du *vécu*, celui-là seul peut en témoigner qui a l'expérience des cinq degrés de l'exercice.

## 7. Phénomènes pouvant apparaître pendant l'exercice

Au cours de l'exercice on peut être amené à constater sur soi toutes sortes de phénomènes inhabituels, mais dont on n'a pas à avoir peur. Ces sensations sont signes de l'ouverture des méridiens en périphérie. Quelques-uns d'entre eux sont rapidement décrits ci-dessous, résumés d'abord en un seul mot :

1. **« Grand »** : on se sent plus grand que d'habitude, toutes les parties du corps sont imprégnées de chaleur. La fonction défensive du cerveau est en pleine action : le Qi pur coule sans arrêt.
2. **« Léger »** : inspirer et expirer correctement produit à la longue la sensation d'être léger comme une feuille flottant sur l'eau d'un

lac. On a l'impression de « monter et descendre » ; dans les ouvrages anciens il est écrit qu'on *« s'élève et retombe comme une hirondelle »*.

3. **« Lourd »** : le Qi, en coulant vers le bas, peut créer l'illusion qu'on devient lourd comme une pierre. (L'art martial appelé Wu Shu utilise ce processus, de sorte que le pratiquant expérimenté devient capable de soulever les poids les plus lourds.)

4. **« Frais »** : on peut être pris d'une sensation de fraîcheur que les théoriciens expliquent ainsi : lors du passage du Qi dans les Reins, le Yin des Reins descend et l' « Eau des Reins » reste en surface.

5. **« Chaud »** : c'est la sensation la plus fréquente. On ressent d'abord de la chaleur au « nid du Cœur », puis dans le Dantian, puis dans les bras et les jambes, et finalement dans tout le corps. La température du corps, comme celle du point Baihui, peut s'élever de 1 ou 2°C. L'augmentation de la température va de pair avec un accroissement des défenses contre les maladies infectieuses.

6. **« Démangeaisons »** : signe de l'ouverture des méridiens, cette sensation disparaît habituellement après une dizaine de jours.

7. **« Fourmillements »** : sensation fréquente, en rapport avec une refermeture des méridiens.

Il peut y avoir d'autres manifestations encore, comme par exemple l'apparition soudaine de tics musculaires. Certains témoignages parlent de cercles de lumière (vus par l'œil intérieur) apparaissant puis disparaissant au point Baihui. (Dans la préface, ce phénomène a été évoqué par les enfants ayant des « dons extraordinaires ».)

## 8. Effets physiologiques de l'exercice

### a) Effets sur le système nerveux central

La mise au repos du cortex cérébral provoque des modifications visibles du tracé électrique de l'électroencéphalogramme. L'amplitude des ondes alpha est augmentée et leur rythme ralenti. Les potentiels cutanés ont des courbes plus aplaties et les potentiels d'action des muscles se ralentissent. Le « repos » de pensée agit donc sur les ondes alpha, action qui est cependant différente de celle du sommeil naturel et radicalement différente de celle des calmants et des somnifères.

L'aptitude à mettre le cortex cérébral au repos vient avec l'entraînement : plus elle est grande, moins les émotions ont de prise sur le cerveau et plus le cortex cérébral devient apte à assurer ses fonctions de défense contre les maladies, notamment en cas d'hypertension artérielle ou d'instabilité nerveuse, ce qui, à son tour, influence la régulation des fonctions des viscères.

## b) Effets sur le système neurovégétatif

Le système neurovégétatif est la partie du système nerveux qui gouverne tous les mécanismes de l'organisme non soumis directement à la volonté. Il régularise la tension artérielle, les battements du cœur, l'activité des organes digestifs et le métabolisme, la fonction rénale, etc. On peut dire, de façon imagée, qu'il a deux « rênes », le sympathique et le parasympathique. Tantôt c'est l'un qui est davantage sous tension, tantôt c'est l'autre. L'inspiration est surtout gouvernée par le sympathique, l'expiration par le parasympathique. Chez l'homme sain, l'action de ces deux rênes est dans un équilibre fluctuant.

Quand le sympathique est très tendu la tension artérielle monte, le cœur bat plus vite, les viscères digestifs s'affaiblissent. Quand le parasympathique est davantage tendu, la tension artérielle baisse, le cœur bat lentement, l'estomac et l'intestin peuvent se contracter jusqu'à provoquer des crampes. Ce n'est là qu'une petite partie de l'influence du système neurovégétatif. Santé et bien-être n'existent que s'il y a équilibre du système neurovégétatif.

La respiration à elle seule exerce déjà une influence sur le système neurovégétatif. Et l' « accès au calme » contribue de son côté à l'harmonisation du système neurovégétatif. Comme on pouvait s'y attendre, le Qi Gong participe nettement au rétablissement de cet équilibre. A l'électrocardiogramme, la durée P-Q et la durée de la dépolarisation sont normalisées. Et les influences externes, dont on aurait pu attendre qu'elles provoquent de fortes réactions psychiques, ne rencontrent plus que de l'impassibilité chez le pratiquant.

## c) Effets sur la respiration et les échanges tissulaires

La respiration Tiaoxi, fine et douce, soulage la musculature respiratoire. La fréquence respiratoire est réduite, le volume respiratoire relativement bas. Simultanément, on assiste à une réduction de 20 % du métabolisme de base et de 30 % du besoin d'oxygène. Une telle action a d'heureuses répercussions sur la consommation du corps malade, les forces mentales sont élaborées plus facilement, le besoin énergétique est manifestement abaissé. De plus, la musculature diaphragmatique est renforcée par l'abaissement du métabolisme de base. L'élévation et l'abaissement du diaphragme sont trois ou quatre fois plus importants qu'avant la thérapeutique par le Qi Gong.

## d) Effets sur les viscères digestifs

La respiration régulée rend plus ample le mouvement du diaphragme, ce qui le fortifie, et les viscères voisins qui se meuvent en même temps que lui en sont massés. L'inspiration exerce une pression sur les viscères abdominaux, laquelle en exprime le sang. A l'expiration la cavité abdominale s'agrandit au maximum ; les viscères ont de la place, ils peuvent se dilater et être abondamment perfusés de sang frais chargé de Qi. La sécrétion de salive est augmentée, ce qui stimule l'appétit, et l'état général en est amélioré. La joie de vivre grandit.

## e) Autres effets

Sur la peau, on ne constate pas seulement une élévation de la température mais aussi une multiplication des influx électriques. Celui qui, angoissé par ces manifestations, va consulter un médecin ignorant que ces mouvements du Qi sont naturels, risque de ressortir de chez ce dernier plus angoissé encore. Quant à celui voulant impatiemment éprouver les sensations décrites, qui les attend, il devient nerveux, de sorte que sa pratique ne peut être couronnée de succès.

Il ne faut pas éprouver de peur, mais pas non plus d'impatience et de curiosité à l'égard de ce qu'on va vivre et ressentir.

## 9. « Les six sons sacrés »

Les « *six sons sacrés* » sont un exercice avec utilisation de la voix qui vise à stimuler la circulation du Qi dans les « cinq organes ». A chaque organe correspond un certain son. L'exercice tire son origine d'une très ancienne tradition taoïste ; du reste, dans son utilisation actuelle en République populaire de Chine, il est fait explicitement allusion à cette origine. Il est actuellement enseigné dans les hôpitaux et diffusé par la télévision (dans une nouvelle description, dont l'auteur est maître Ma Li-tang).

Cet exercice est du Nei Gong pur, c'est-à-dire pratiqué pour amplifier la circulation du Qi interne des organes. Chaque son émis fait vibrer le larynx, les cordes vocales, les sinus et le diaphragme. Puis la vibration, nettement perceptible, se transmet aux méridiens internes qu'elle parcourt jusqu'aux points périphériques de la tête, des pieds et des mains, se propageant ainsi aux méridiens périphériques.

Afin de rester en conformité avec le circuit correspondant des Éléments, l'exercice doit être nécessairement accompli dans l'ordre suivant : Foie, Cœur, Rate (1), Poumon, Rein. Triple Réchauffeur et Vésicule Biliaire sont ajoutés dans un sixième exercice, uniquement pour stimuler les méridiens Yang.

**Préparation :** se tenir debout, entièrement détendu, les articulations des genoux relâchées, les plantes des pieds fermement posées au sol par la balle du gros orteil et celle du petit orteil. Les épaules pendent, les creux des aisselles sont ouverts comme s'ils logeaient une balle de tennis. Le Baihui, le point le plus élevé du corps, est amené dans l'alignement du sacrum par un léger mouvement de retrait du menton, en sorte que l'axe de la colonne soit perpendiculaire à la terre.

---

1. Le terme « pi » désigne en médecine traditionnelle chinoise l'ensemble de ce que nous avons l'habitude de nommer « Rate et Pancréas ». L'usage fait que les ouvrages occidentaux traduisent « pi » par « Rate » ou par « Rate-Pancréas ». Nous avons choisi, dans cet ouvrage, le terme Rate, mais rappelons toutefois qu'il recouvre une notion plus large. (N.d.T.)

## a) Foie

Utiliser le son HSU... la voyelle « U » n'est pas à prononcer lèvres en pointe, selon l'habitude dans nos langues européennes, mais avec les lèvres relâchées, largement ouvertes, langue posée sur le plancher de la bouche.

A l'inspiration, lever latéralement les bras jusqu'à la hauteur des épaules, paumes vers le bas. Tourner ensuite les paumes vers le haut, conduire les mains devant la poitrine, extrémités des doigts se faisant face ; puis abaisser les mains et poser les paumes l'une par-dessus l'autre sur le Dantian (les hommes posant d'abord la main gauche, les femmes d'abord la main droite). Les points du milieu des paumes doivent très exactement se superposer, de sorte à être placés très exactement dans l'alignement du point Qihai (à environ 4 cm sous le nombril), juste devant le Dantian.

Suivent quelques respirations durant lesquelles on doit sentir les muscles lombaires et abdominaux se dilater pendant l'inspiration ; à l'expiration, les mains appuient légèrement sur le ventre. A l'inspiration, incliner le corps légèrement vers l'avant, de tout son poids ; à l'expiration, émettre le son HSU... tout en pressant la balle et le bout du gros orteil contre le sol. Puis le corps se fléchit légèrement vers l'arrière, si bien que son poids est juste un tout petit peu reporté sur les talons.

A exécuter six fois ou plusieurs fois six fois.

## b) Cœur

Les traductions européennes transcrivent le son correspondant de diverses façons : par HA, mais aussi par HO. Maître Ma Li-tang le transcrit par KHO. Ces divergences reposent sur le fait que les sons HO... et HA... sont représentés par le même idéogramme, lequel sert en outre à transcrire les sons Ko et Ke. Ouvrir grand la bouche, dents écartées de deux travers de doigts. Les lèvres sont largement écartées de sorte qu'aucune voyelle précise ne peut être formée ; c'est un son entre « a », « o » et « e » qui est émis. On respire donc KHO..., le bout de la langue replié sur le plancher buccal, à l'arrière de la bouche.

Cet exercice est accompagné de mouvements des bras. A l'inspiration, élever les bras à hauteur d'épaule, paumes vers le bas. Puis tourner les paumes et conduire les mains devant la poitrine. Dans cette position les paumes sont de nouveau tournées vers le bas, le bout des doigts de l'une et l'autre main se touchant presque. Pendant l'expiration émettre le son KHO... Les mains s'abaissent devant le corps jusqu'au Dantian, puis à côté des cuisses. Les muscles de la nuque et du cou restent relâchés, le son doit être régulier, sans tremblements dans la voix ni modification de tonalité, cela étant le signe que les muscles sont tous détendus.

A exécuter six fois ou plusieurs fois six fois.

## c) Rate

Utiliser le son HOU... Les lèvres sont semblables à l'orifice d'un étroit tuyau. A l'inspiration, conduire les mains devant le corps, paumes vers le haut, jusqu'à la hauteur du point « milieu de la poitrine » entre les mamelons. Ensuite, arrondir légèrement les mains, tourner les paumes vers l'extérieur et conduire la main droite dans cette position vers le haut, la gauche vers le bas à côté de la hanche, tout en expirant le son HOU...

Les pratiquants atteints d'hypertension artérielle lèveront la main droite jusqu'à la hauteur du front, alors que ceux dont la tension artérielle est normale ou basse la lèveront un peu au-dessus de la tête. Pendant une nouvelle inspiration, tourner les paumes avec souplesse, descendre la droite par le milieu du visage jusqu'à la poitrine et élever la gauche jusqu'à la poitrine. La paume gauche est alors placée devant la poitrine, paume droite devant la gauche.

Tourner de nouveau les paumes vers l'extérieur, tout en émettant le son HOU... Lever la main gauche, baisser la main droite jusqu'à côté de la hanche droite.

A exécuter trois fois à droite et trois fois à gauche.

## d) Poumon

Émettre le son SSSE... les dents presque serrées, le bout de la langue devant la fente dentaire. Le SSSE... sort de la bouche à droite et à gauche, au ras des dents, entre les lèvres. A l'inspiration, élever les mains, paumes vers le haut, jusqu'au point du milieu de la poitrine.

Tourner ensuite les paumes vers l'extérieur, pouces et index arrondis se faisant face ; les autres doigts sont aussi légèrement arqués. En émettant le son SSSE... écarter les mains jusqu'à l'horizontale, puis les abaisser, relâchées, à côté des cuisses.

A exécuter six fois ou plusieurs fois six fois.

## e) Rein

Émettre le son TCHOUI... A l'inspiration tirer le dos des mains le long des faces latérales du thorax, un peu en arrière d'elles, jusque sous les aisselles, puis les tirer vers l'avant, jusqu'à 40 cm en avant de la poitrine, comme si on tenait des bras et des mains un gros ballon. Expirer en émettant le son TCHOUI... les jambes se fléchissent et les mains s'abaissent jusque devant les genoux. Étant en position accroupie, veiller à garder le haut du corps droit. A l'inspiration, se redresser, les mains se plaçant à côté des cuisses, et tirer de nouveau les dos des mains vers le haut, le long des faces latérales du thorax.

A exécuter six fois ou plusieurs fois six fois.

## f) Triple Réchauffeur

Le son, ici, est CHIII... Certains pratiquants remarqueront qu'en prononçant le CH leur bouche est asymétrique, de sorte que le CH se forme plus dans sa partie gauche que dans sa partie droite. Ce défaut est à corriger, sans quoi il y aura stimulation asymétrique des méridiens de la Vésicule Biliaire.

A l'inspiration, élever les mains jusque devant la poitrine, comme décrit précédemment, puis tourner doucement les paumes vers l'extérieur. En émettant le son CHIII... lever les mains soit jusqu'au front, soit jusqu'au-dessus de la tête. Pendant l'inspiration suivante tourner les paumes et abaisser les mains devant le visage. A la hauteur de la poitrine tourner les paumes vers le bas ; expirer, sans émettre de son, tout en abaissant les mains à côté des cuisses.

La hauteur d'élévation des mains dépend de la tension artérielle du pratiquant.

A exécuter six fois ou plusieurs fois six fois.

### g) Shou Gong, récupérer le Qi

Élever les bras latéralement jusqu'à la hauteur des épaules, paumes vers le bas. Puis tourner les paumes, les avant-bras conduisent les mains devant la poitrine, où elles se réunissent, les extrémités des doigts se faisant face. Expirer en abaissant les bras. (Conduite à l'extérieur, fluidité à l'intérieur.)

A exécuter deux ou trois fois.

*

* *

Ces exercices peuvent également se pratiquer en position couchée, sans mouvement des bras. Le pratiquant peut ainsi arriver à des observations intéressantes, par exemple ressentir les méridiens des viscères correspondants ou sentir des picotements à certains points d'acupuncture du méridien du Poumon pendant l'exercice pour le Foie. Mais ce sont surtout les points terminaux des méridiens qui deviennent nettement sensibles. Pendant l'exercice pour le Triple Réchauffeur, il peut arriver que l'annulaire se mette à trembler. Ces sensations, très certainement variables d'une personne à l'autre, autorisent des déductions diagnostiques. Il arrive aussi qu'on prenne nettement conscience de ses viscères.

TROISIÈME PARTIE

# Exercices de Qi Gong avec mouvement du corps

# I. Préparation

Les exercices concernés s'exécutent pour la plupart en position debout. Cependant, certains requièrent la position assise, sur un tabouret ou à même le sol. Parmi les nombreuses formes connues, quelques-unes seulement ont été choisies, qui seront exposées dans les pages suivantes. Chacune d'elles, soutient-on, a la vertu d'entretenir la santé, de prolonger la vie, d'avoir une action favorable sur les maladies, quand elle ne les guérit pas carrément. Elles se distinguent les unes des autres par la séquence des mouvements, mais ont tout de même beaucoup de points communs.

Leur action est due à une absorption accrue de Qi, à une intensification de son flux et à l'ouverture des voies de conduction obstruées. Leur objectif est toujours le même : permettre au Qi, au potentiel augmenté, de parvenir dans toutes les parties du corps pour y favoriser les échanges métaboliques cellulaires et mieux éliminer les produits de dégradation. Une pratique réussie exige certaines conditions préalables, toujours les mêmes, c'est-à-dire des muscles et des articulations parfaitement relâchés, et un esprit parfaitement détendu.

Dans les chapitres précédents quelques explications ont déjà été données sur les méridiens, les voies de conduction du Qi. Toutes ces voies parcourent le même chemin que le tissu conjonctif, dans le tissu sous-cutané, le tissu conjonctif des muscles et des articulations, mais également dans les enveloppes des fibres nerveuses et le tissu comblant les espaces entre les cellules nerveuses du système nerveux central (névroglie). Le tissu conjonctif devrait être en très bon état, ce à quoi contribue la détente corporelle, mentale et psychique. Un Qi riche, au potentiel augmenté, agit également sur la qualité et la perméabilité des voies dans lesquelles il se déplace ; les deux facteurs : détente et richesse du Qi, agissent réciproquement l'un sur l'autre.

Assurer au Qi un potentiel augmenté est dénommé « entretien du Qi » ou méthode Tuna. Conduire le Qi avec plus d'intensité dans ses voies est une méthode ayant pour nom Daoyin. Certains exercices mettent en œuvre plutôt la première, d'autres plutôt la seconde.

Pour tous les exercices de Qi Gong avec mouvement corporel, respecter la préparation suivante : choisir un lieu calme, à l'air frais. L'idéal serait un bois ou un parc à eaux dormantes. Pratiquer de préférence aux premières heures du matin et/ou juste avant le crépuscule, les plantes dégageant beaucoup d'oxygène à ces moments de la journée.

Se préparer en égalisant son humeur, son esprit ; pour cela se mettre en position debout et se détendre ; les yeux fermés, inspirer et expirer plusieurs fois, profondément, naturellement, en se concentrant sur une seule pensée : *« Je suis tout à fait calme, je suis tout à fait calme. »*

## 1. Un corps détendu

Celui qui n'a jamais « travaillé » son corps aura quelque difficulté à ressentir la différence entre muscle tendu et muscle détendu. Il aura encore plus de difficulté à ressentir et à distinguer entre l'hypertonie et la tension, l'atonie et la détente, musculaire ou articulaire. Arriver à ressentir profondément son corps, le maintien de celui-ci, les os et les articulations ne va pas sans peine, mais cette sensation est également un plaisir.

**Détente en position debout :** debout, pieds écartés de la largeur des épaules, parallèles, extrémités des pieds légèrement tournées vers l'intérieur. Les genoux sont relâchés, un peu fléchis, un peu poussés vers l'extérieur. Cette position met légèrement sous tension les muscles externes des mollets. Le bassin, un peu basculé vers l'avant, évite les courbures exagérées de la colonne lombaire, si bien que la colonne vertébrale s'élève droit au-dessus du bassin jusqu'au cou. La plus grande difficulté sera de trouver un maintien qui permette la détente de la musculature des lombes et de la nuque. Du fait que nous avons négligé celui-ci dans nos activités quotidiennes, la tension s'est fixée dans notre corps, en particulier dans ces deux zones. Ces tensions peuvent être peu à peu libérées par des massages de type shiatsu et des étirements fréquents.

Un corps plein de contractures non seulement endommage les méridiens, mais entraîne la crispation mentale. Cette influence réciproque de la pensée et du maintien corporel a du reste déjà été évoquée. A ce sujet, nous pouvons dire que les exercices décrits un par un dans le chapitre *Le nouveau Qi Gong* ont une action très positive. Détendre le bas du dos (colonne lombaire/sacrum) est tout à fait indispensable, parce que c'est dans cette région que le Qi jaillit du Dantian vers le Vaisseau Gouverneur.

Les perturbations extérieures sont évitées grâce au choix d'un lieu calme d'entraînement. Pour ce qui est de l'éloignement des perturbations « intérieures », disons que celui-ci est partie intégrante de la pratique du Qi Gong. Les premiers chapitres de ce livre ont déjà fourni des informations à ce sujet et des indications complémentaires seront données dans les pages suivantes. Satisfaire à l'exigence d' *« un esprit détendu dans un corps détendu »* peut paraître difficile au débutant. Qu'il se rassure cependant, une pratique quotidienne, persévérante et assidue, lui fera très vite constater que les contractures fuient son corps.

## 2. La respiration

Le mode respiratoire varie suivant les formes de Qi Gong et sera indiqué au fur et à mesure des exercices. Il consiste tantôt en une respiration naturelle, fine, aussi fine que « le cocon du ver à soie au printemps » (le fil du cocon est plus grossier en été) ; tantôt en une violente expiration (ressemblant à un mouchage), comme dans l'exercice « le Souffle du Dragon », ou dans certaines phases du Qi Gong « Jingang » (exercice respiratoire Demantene).

Dans ces derniers exercices, l'aspect violent de l'expiration est renforcé par un coup sec des poings contre le thorax, ce qui constitue une technique particulièrement indiquée pour ceux souffrant d'emphysème pulmonaire. Il faut en tout cas éviter de trop tendre la musculature respiratoire en phase finale de l'expiration. Cela équivaudrait à vouloir forcer le Qi dans le Dantian, ce qui est impossible. *« Il faut être prudent comme quelqu'un qui franchit un fleuve à pied en hiver »*, dit Laozi dans le *Daodejing*. Gardons à l'esprit que la respiration n'implique pas simplement un apport d'air chargé en oxygène et une élimination d'air chargé en oxyde de carbone. Elle est le moteur du Qi, et celui-ci doit être conduit de façon intensive, avec conscience et attention.

## 3. Le mouvement corporel

Les mouvements corporels doivent être lents, souples et ronds, ce qui ne veut pas dire mous. Les Chinois distinguent dans le corps des parties « pleines » (lourdes) et des parties « vides » (légères). Tout ce qui est situé sous le Dantian doit être lourd, comme le tronc d'un arbre aux racines enfoncées dans le sol. Au-dessus du Dantian, tout doit être léger comme si cela faisait partie du « ciel », comme les branches et les rameaux d'un arbre. Les jambes doivent être comme les colonnes de soutien du corps. Qu'elles soient rendues lourdes par la pensée, la lourdeur assurant la stabilité, dans le sens propre comme dans le sens figuré. En même temps la conscience devient claire, vive et alerte.

Cette idée et cette attitude sont très importantes, surtout pour les personnes âgées. Les exercices de Qi Gong peuvent corriger une stature courbée par l'âge, un pas incertain, des jambes affaiblies et bien d'autres maux encore. Ceux prompts à la colère ont eux aussi avantage à rendre leurs jambes « lourdes » et le haut de leur corps « léger ».

## 4. Autres préparatifs importants

La durée et l'intensité des exercices du Qi Gong thérapeutique sont fonction des forces du malade ; chacun doit trouver pour soi-même la mesure qui lui convient. Il est très important de persévérer. L'entraînement doit être quotidien. Les méridiens qui viennent d'être dégagés pourraient de nouveau immédiatement s' « ensabler ».

La confiance dans l'action du Qi Gong est une condition préalable fondamentale. Du reste, elle joue un rôle, et même un rôle prépondérant, dans toutes les méthodes thérapeutiques : il faut avoir confiance dans son médecin, les conseils de celui-ci, sa prescription. Cependant, alors que nous, Occidentaux, nous nous déchargeons en grande partie de notre responsabilité, la déléguant au médecin et aux médicaments, dans la pratique du Qi Gong nous devons l'assumer entièrement. Le succès sera d'autant plus assuré que le pratiquant aura confiance, à la fois en lui-même et dans sa pratique. L'entraînement quotidien donne aux journées un nouveau rythme. Se fixer un programme d'exercices est donc indispensable pour que ce rythme devienne véritablement une habitude.

Les vêtements ne doivent pas être serrés, en particulier au cou et aux poignets. Il vaut mieux déposer les prothèses dentaires avant l'entraînement. Porter des chaussures sans talon. On doit pouvoir pratiquer les exercices sans gêne vestimentaire, même en hiver. Éviter les aliments lourds, fortement épicés, ainsi que le tabac et l'alcool. Il est recommandé de ne rien manger ou de peu manger avant la séance du matin et de ne prendre le petit déjeuner qu'une demi-heure après.

Il est préférable de s'exercer en plein air. La surface du sol sur laquelle on s'entraîne doit être plane. En l'absence d'une surface appropriée en plein air, choisir dans un appartement un emplacement qui soit suffisamment aéré.

## 5. Rond, souple, ample

**Rond :** en Taiji Quan (T'ai Chi Ch'uan) tous les mouvements sont censés être curvilignes ou ellipsoïdaux. Il en est de même des mouvements de Qi Gong ; ceux-ci doivent être exécutés sans intervention de changements brusques de direction — ne pas être angulaires.

**Souple :** ce qualificatif concerne les muscles et les articulations.

**Ample :** ce qualificatif se rapporte essentiellement au regard. Lorsqu'on s'exerce paupières fermées, porter le regard d'abord à l'horizontale dans le lointain puis le ramener vers soi, tout en préservant l'image mentale du lointain. Pour favoriser le rassemblement de l'esprit, on peut diriger le regard sur le bout de son nez. Le seul fait d'en avoir la pensée est souvent suffisant.

Le débutant ne doit pas chercher à porter son attention sur le Dantian. D'abord il n'y parviendrait pas, ensuite cela ne ferait que le crisper. Donc, même quand dans les descriptions des exercices qui suivent il est écrit « Esprit rassemblé sur le Dantian », on ne suivra cette indication qu'après un entraînement suffisant. Chacun saura reconnaître pour lui-même quand il y sera prêt. Des exercices préparatoires au rassemblement de l'esprit, la méditation, seront indiqués à certains moments considérés opportuns. Un de ces exercices est le comptage jusqu'à dix des respirations. La représentation mentale d'un souvenir agréable, d'une expérience visuelle, d'un parfum, d'un paysage calme favorise également le rassemblement mental. Par contre, la représentation de quelque chose d'éloigné peut la gêner, de même que le vent dans les arbres peut être facteur d'agitation.

Encore et encore la pensée voudra s'éloigner de l'objet de la représentation mentale. On s'examinera donc, afin de comprendre pourquoi certaines associations d'idées émergent de l'inconscient et font dévier la pensée. Ayant pris conscience du vagabondage mental et après en avoir découvert les raisons, on s'efforcera de les éliminer.

Chaque exercice de Qi Gong commence par Jie Gong, le « réveil du Qi » car, pour être efficace, le Qi doit être conduit dans le corps avec un potentiel augmenté et en quantité plus abondante. Jie Gong est l'exercice qui permet de faire jaillir le Qi plus abondamment dans le Dantian, puis de le conduire dans la petite et la grande circulations énergétiques. Grâce au mode particulier de respiration, le corps est rempli plus abondamment de Qi frais.

Les formes qui permettent « le réveil du Qi » sont diverses et variées. Chacun des exercices principaux de ce livre sera précédé de la description du Jie Gong qui lui est adapté. La phase finale des exercices a pour nom Shou Gong et permet de ramener le Qi de la périphérie dans le Dantian (cf. le « nouveau Jie Gong »). La phase Shou Gong permet de faire revenir dans le Dantian le Qi pur mobilisé et dispersé par l'exercice. Autrement dit, tout le Qi pur est ramené dans la petite circulation. Chaque mouvement du corps devra donc être en accord avec le sens dans lequel le Qi se déplace dans cette petite circulation.

Le retour du Qi dans le Dantian est primordial. Il est en quelque sorte le fruit de l'exercice. Le paysan laboure son champ, trie la semence, sème et, finalement, engrange la moisson. De la même manière, la dernière phase des exercices, Shou Gong, représente l'« engrangement ». Elle est en quelque sorte la moisson du pratiquant. Sans elle, le Qi pur (originel) ne peut être ramené à son lieu d'origine. En conséquence, non seulement les effets désirés ne seraient pas obtenus, mais la santé même pourrait en pâtir. On n'insistera donc jamais assez sur le fait que l'exécution des exercices prend un certain temps et qu'il faut savoir prendre ce temps. La préparation (Jie Gong) demande de 5 à 10 mn, l'exercice principal de 30 à 60 mn et Shou Gong de 10 à 15 mn.

## II. Dix méditations sur le mont Wu Dang

La série d'exercices qui suit, originaire du monastère du mont Wu-Tai, dans le sud de la Chine, est intitulée : « *Quand le Qi circule librement et de façon florissante, les fleurs s'épanouissent même dans la neige.* »

### Remarques préliminaires :

— *Mouvements :* souples mais assurés ; fluides, sans violence ; synchrones avec la respiration.

— *Respiration :* longue, profonde et régulière ; respiration abdominale naturelle. En cas d'essoufflement ou de respiration courte, établir son propre rythme d'exécution des mouvements.

— *Position :* pieds parallèles, écartés de la largeur des épaules, genoux relâchés. Se sentir comme suspendu à la « corde dorée ». Enraciné comme un arbre dont branches et feuilles se meuvent. Le Qi monte comme la sève et fait naître feuilles et fleurs.

— *Regard :* détendu ; dirigé sur un point situé dans le lointain, ou sur les mains dont il suit le mouvement.

— *Le Dragon Rouge :* langue contre le palais.

— *Répétition :* exécuter quatre fois chaque figure.

— *Conclusion :* chaque figure s'achève dans la position de départ.

— *Pause :* après chaque figure, chercher à en ressentir les effets.

### Noms et symboles :

— *Dantian :* Champ de l'Élixir ; Océan de l'énergie vitale ; Maison de l'Eau (point d'acupuncture 6 VC).

— *Plexus solaire :* Milieu de la Terre, Salle jaune.

— *Cœur :* Maison du Feu.

— *Tambour céleste :* tête.

— *Colonne céleste :* nuque (Tianzhu, 10 V).

— *Porte céleste :* point le plus haut du crâne, là où la « corde dorée » est fixée à la tête (Baihui, 20 VG).

— *Gueule du Tigre :* angle formé par le pouce et l'index.

— *Coussin de Jade :* endroit où tête et nuque se réunissent (Yuzhen, 9 V).

— *Méridiens Yin :* face interne du membre inférieur (méridiens qui y circulent).

— *Méridiens Yang :* face externe du membre inférieur (méridiens qui y circulent).

— *Dai Mai :* vaisseau horizontal au niveau de la ceinture (vaisseau ceinture).

Pour les exercices à venir, nous utiliserons les abréviations suivantes :

**(E) :** expiration.

**(I) :** inspiration.

## Première méditation : Conduire le Feu intérieur

**(E)** *Préparation :* mains jointes par les paumes, doigts pointant vers le haut, racines des mains placées devant le plexus solaire (à peu près au creux de l'estomac).

**(I)** Les mains s'ouvrent, paumes vers l'avant ; les pousser vers l'avant.

**(E)** Les mains décrivent un arc de cercle horizontal vers l'extérieur, doigts pointant vers le ciel.

**(I)** Lever les bras sur les côtés ; les mains étant maintenues en hyperextension, les doigts se croisent au-dessus de la tête, au-dessus de la « Porte du Ciel ». Porter alors le regard vers le haut, sur le dos des mains.

**(E)** Étirer le corps et les bras vers le haut, dans le « vide », décroiser les mains ; regarder droit devant soi.

**(I)** Abaisser les bras en arc de cercle (sur les côtés) jusqu'à la hauteur du plexus solaire.

**(E)** Réunir les paumes devant le plexus solaire.

## Deuxième méditation : Garder les cavernes du Dragon et du Tigre

**(E)** *Préparation :* fermer la main gauche en poing creux (pas tout à fait fermé), réunir le pouce et l'index de sorte qu'ils forment entre eux un cercle ; poser la main au milieu du dos, le centre du cercle devant se superposer au point « Porte de la Vie » (entre les 2e et 3e vertèbres lombaires). Placer la main droite, paume vers le haut, devant le bas-ventre, au-dessous du Dantian ; les doigts sont réunis et très légèrement fléchis. Les yeux sont posés sur la « Gueule du Tigre » pendant tout l'exercice.

**(I)** Conduire la main droite en arc de cercle au côté droit ; ce faisant, les doigts pointent progressivement vers l'avant.

**(E)** La main droite décrit un arc de cercle vers le haut, jusqu'au-dessus de la tête (au-dessus du point « Porte du Ciel ») ; les doigts pointent de nouveau vers la gauche. La tête accompagne le mouvement, en sorte que le regard puisse sans cesse être posé sur la « Gueule du Tigre ».

**(I)** La main revient à la hanche droite par le même trajet que tout à l'heure, mais effectué en sens inverse.

**(E)** La main droite se ferme en poing creux ; le cercle formé par le pouce et l'index réunis se place par son centre sur le point « Porte de la Vie ». Entre-temps, la main gauche s'est ouverte ; elle est à présent placée devant le ventre, au-dessous du Dantian, doigts pointant vers la droite. Les yeux regardent dans la « Gueule du Tigre » de la main gauche.

*Répétition :* à exécuter quatre fois.

## Troisième méditation : Déployer les ailes

**(E)** Tenir les mains légèrement fléchies au-dessus du Dantian, en avant du corps, paumes vers le haut (les majeurs placés l'un en face de l'autre se touchent presque).

**(I)** Les ailes s'ouvrent par écartement latéral des coudes et des omoplates. Les bras s'élèvent au-dessus des épaules, simultanément le corps se hausse sur la pointe des pieds. Les dos des mains sont joints au-dessus de la tête.

**(E)** Abaisser les talons ; les mains s'abaissent en même temps, sur les côtés, et se placent devant le corps en position de départ.

*Répétition :* à exécuter quatre fois.

## Quatrième méditation : Pousser à travers le Dai Mai

**(E)** *Préparation :* coudes à la taille, mains fermées en poings creux, cœurs des poings (paumes) vers le haut.

**(I)** Porter le poids du corps sur la jambe gauche. Le pied droit avance d'un demi-pas. Porter le poids du corps sur la jambe droite. Le pied gauche recule d'un pas ; le poser au sol par la balle.

*Important :* les pieds sont de nouveau parallèles, écartés de la largeur des épaules.

**(E)** Le poids du corps restant sur la jambe droite, enfoncer fermement le talon gauche dans le sol. Le corps est incliné en diagonale vers l'avant et se déplace, toujours en diagonale, jusqu'au-dessus du genou droit ; les mains sont en extension vers l'avant. Les paumes des mains se font face, séparées de la largeur des épaules. Le regard passe entre les mains en extension et se perd dans le lointain.

**(I)** Élever les mains en cercle et les écarter. Le poids du corps reste sur la jambe droite, le pied gauche avance d'un demi-pas.

**(E)** Le pied droit recule d'un pas, reprenant ainsi la position de départ ; les mains fermées en poings creux se placent à la taille, de part et d'autre du Dai Mai.

## Cinquième méditation : Envoyer la lumière à travers le Dai Mai

**(E)** Poings creux placés de part et d'autre du corps, à la hauteur du Dai Mai.

**(I)** La main droite s'ouvre et glisse vers le haut, par le milieu de la poitrine, jusque sous le menton, comme pour éclairer le visage (comme si elle tenait une lampe au-dessous du visage).

**(E)** Effectuer un mouvement tournant vers la gauche : le mouvement commence aux chevilles, gagne les genoux, puis la taille. La main droite reste juste au-dessous du menton.

**(I)** En un mouvement tournant, reprendre la position médiane. La main droite s'abaisse devant le milieu du corps et se pose en poing à côté du Dai Mai.

La main gauche entre-temps s'est ouverte et s'est élevée d'un mouvement continu jusqu'au-dessous du menton.

## Sixième méditation : La Fleur de Lotus s'épanouit

**(E)** *Préparation :* les paumes se joignent devant la poitrine. **(I)** Les mains s'ouvrent (d'abord aux racines, puis aux paumes, puis aux doigts), les mains se déplacent vers l'avant et vers le bas ; plier les genoux ; le corps descend vers le sol.

*Important :* garder le corps vertical, les talons au sol, et regarder droit devant soi.

**(E)** Les mains décrivent un arc de cercle autour des pieds et se touchent derrière les talons. Le poids du corps reste sur les pieds (ne pas le déplacer sur les mains). Les mains décrivent un arc de cercle autour des pieds, de l'arrière en avant.

**(I)** Commencer à relever le corps, lentement ; les mains suivent ce mouvement et se forment en lotus fermé : d'abord par les extrémités des doigts, ensuite par les paumes.

**(E)** Continuer de se relever, lentement. Les mains en lotus s'ouvrent : d'abord par les extrémités des doigts, ensuite par les paumes, finalement par les racines.

Les mains se séparent et vont se placer de part et d'autre du corps, paumes se faisant toujours face.

**(I)** Se redresser toujours plus. Les mains se tournent paumes vers l'extérieur, doigts pointant vers le haut. Les mains s'élèvent jusqu'à ce que les doigts se touchent, les doigts se croisent au-dessus de la tête (au-dessus de la « Porte du Ciel »). Porter alors le regard vers le haut.

**(E)** Les yeux sont posés sur le dos des mains. Étendre les mains vers le ciel (les bras conduisant le mouvement), tourner le corps vers l'arrière, étendre de nouveau les bras vers le haut.

**(I)** Les mains se séparent. Le regard est horizontal. Les mains s'abaissent de part et d'autre du corps.

**(E)** Les mains s'élèvent devant la poitrine, où elles se joignent : d'abord aux racines, puis aux paumes, finalement aux extrémités des doigts.

*Répétition :* à exécuter quatre fois.

## Septième méditation : La Paume de fer

Pendant toute la durée de cet exercice les mains sont très tendues, comme en train de pousser, les poignets formant avec les avant-bras un angle de 90° ; les doigts sont serrés.

**(E)** La main droite est placée au-dessus de la main gauche devant le Dantian, paumes vers le sol.

**(I)** La main gauche se déplace vers la gauche, jusqu'à côté de la hanche, en poussant vers le bas.

La main droite se déplace en poussant jusqu'au côté droit ; de là elle s'élève, en un mouvement curviligne, sur le côté, jusqu'au-dessus de la tête (au-dessus de la « Porte du Ciel »), la paume poussant vers le ciel.

**(E)** Le corps se tourne vers la droite, l'une et l'autre main se maintenant dans leur position et leur geste. Le mouvement tournant commence aux articulations des pieds, puis gagne les hanches et la taille.

**(I)** Par un mouvement tournant, revenir lentement en position médiane ; ce faisant, les bras se déplacent comme des ailes de moulin à vent : la main droite s'abaisse jusqu'à côté de la hanche droite, la main gauche s'élève jusqu'au-dessus de la tête. Les mains atteignent leur nouvelle position à l 'instant où le corps se retrouve en position médiane.

## Huitième méditation : Le Tigre s'étire

**(E)** *Préparation :* poings creux posés à la taille.

**(I)** Avancer le pied droit d'un pas, les pieds devant rester parallèles et écartés de la largeur des épaules. Le poids du corps est à droite. Les mains et le corps s'abaissent (se fléchissent) jusqu'au-dessus de la jambe droite, les doigts descendent au sol en « griffes du Tigre », écartés de la largeur des épaules, doigts de la main gauche en avant du pied droit.

**(E)** Lancer la jambe gauche en arrière et par-dessus la jambe droite, la poser au sol par la balle. Regarder la jambe gauche par-dessus l'épaule droite.

**(I)** Ramener le pied gauche vers la gauche et le poser, un demi-pas en arrière du pied droit, les pieds devant rester écartés de la largeur des épaules. Le corps se relève, son poids se porte sur la jambe gauche ; les bras accompagnent ce mouvement.

**(E)** Les bras décrivent une petite courbe et conduisent les mains de part et d'autre de la taille, tandis que les mains se ferment lentement en poings. Le pied droit recule d'un demi-pas ; répartir le poids du corps de manière égale sur les deux jambes.

*Répétition :* à exécuter quatre fois.

## Neuvième méditation : Faire franchir au Qi le point « Coussin de Jade » (Yuzhen)

**(E)** *Préparation :* croiser les doigts, poser les paumes sur l'arrière de la tête (celles-ci exerçant une pression sur la tête) de sorte que les faces palmaires des index appuient sur le point « Coussin de Jade » (au rebord arrière du crâne). Les coudes pointent vers l'avant, si bien que la tête est prise entre les avant-bras.

**(I)** Tirer des mains la tête vers le sol : la nuque résiste, ce qui provoque une forte sensation à la fois de tension et de traction à l'occiput, en particulier au point « Coussin de Jade ». Les coudes sont à la hauteur des genoux. Le dos est voûté jusque dans la colonne lombaire.

**(E)** Plier les genoux, redresser l'ensemble de la colonne vertébrale, la pression de la tête contre les mains devenant plus forte que la pression des mains. La tête tire avec force le haut du corps vers le haut, jusqu'à la verticale. (La poussée vers le haut est accomplie à la fois par le Dantian et la nuque.)

*Conclusion :* maintenir quelques instants la pleine pression des mains, puis la relâcher progressivement.

Terminer l'exercice en abaissant lentement les mains par les côtés.

## Dixième méditation : Tourner la Roue de la Loi

**(E)** *Préparation :* élever les mains devant la poitrine, paumes jointes.

**(I)** Abaisser les mains, croiser les doigts, paumes vers le sol. Le corps s'incline vers l'avant ; la tête pend, relâchée.

**(E)** Séparer les mains ; les extrémités des doigts effleurent le sol tout autour des pieds, les doigts se croisent derrière les jambes, paumes des mains vers l'arrière, dos des mains vers le corps.

**(I)** Tirer les mains vers le haut, le long de la face arrière des jambes, par-dessus les fesses, jusqu'à ce que le corps soit revenu à la verticale.

**(E)** Le corps est maintenant redressé ; les mains se séparent et, paumes à la verticale, se placent de part et d'autre du corps.

**(I)** Doigts pointant vers le ciel, élever les mains en arc de cercle sur les côtés, jusqu'à ce que les extrémités des doigts se touchent au-dessus de la tête ; croiser les doigts, paumes vers le ciel. Le regard se porte vers le haut.

**(E)** Regarder le dos des mains, étendre les bras, étirer les mains dans le vide. Fléchir le corps vers l'arrière, à partir de la colonne lombaire, puis le redresser et l'étirer dans le « vide ».

**(I)** Séparer les mains, regarder vers l'avant. Abaisser les bras de part et d'autre du corps jusqu'à la hauteur du plexus solaire.

**(E)** Conduire les mains dans le dos, les y croiser, dos des mains vers le corps (à la hauteur du point « Porte de la Vie »).

**(I)** Incliner le corps vers l'avant, conduire les mains vers le bas par-dessus les fesses, puis le long des jambes ; la tête pend, comme désarticulée.

**(E)** Séparer les mains, les doigts effleurent le sol tout autour des pieds, d'abord vers l'avant, puis vers l'arrière ; les doigts se croisent de nouveau derrière les talons.

*Répétition :* à exécuter quatre fois.

*Conclusion :*

**(I)** Lorsque les bras ont poussé contre le ciel pour la quatrième fois, ils s'abaissent en arc de cercle sur les côtés, jusqu'au-dessous des épaules (à la hauteur de la « Maison de Feu »).

**(E)** Les mains effectuent un mouvement tournant en sorte de diriger les paumes l'une vers l'autre. Les paumes se réunissent de nouveau. Les pieds s'écartent, se posant à une largeur d'épaules l'un de l'autre. Abaisser les mains de part et d'autre du corps, la « Gueule du Tigre » contre les cuisses.

# III. Les « Huit exercices élégants » (Ba Duan Jin)

## A. SÉRIE D'EXERCICES EN POSITION ASSISE

Cette forme de Qi Gong est vieille de mille ans et ne requiert que peu de temps ; on peut la pratiquer avant de s'endormir ou le matin après le réveil, confortablement assis sur son lit ou à même le sol. Employer la respiration naturelle jusque dans la phase de conclusion (Shou Gong).

### 1. Accéder au calme

S'asseoir en lotus ou en tailleur sur son lit. Celui pour qui cette position est inconfortable s'assiéra sur un tabouret, pieds posés au sol et écartés de la largeur des épaules. La tête est droite (comme suspendue à un fil de soie), les épaules abaissées, relâchées. Le dos s'élève, droit au-dessus de la colonne lombaire relâchée. La main gauche est posée sur le haut des cuisses, paume vers le haut, dos de la main droite sur la paume gauche (cela pour les femmes, les hommes posant d'abord la main droite et la gauche par-dessus) (fig. 23). Respirer par le nez, calmement, doucement. Laisser la res-

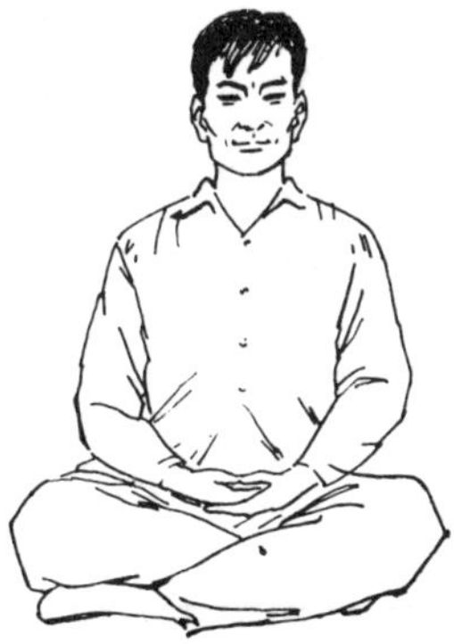

Figure 23.

piration se ralentir et devenir plus profonde, jusqu'au moment où les respirations n'excéderont plus dix par minute. Porter la pensée sur le Dantian. Après quelques minutes, une agréable sensation de chaleur naît dans le ventre, le bassin, les mains et les pieds.

## 2. Kun Lun, la « Montagne de l'Univers »

**(I)** Élever les mains croisées, des cuisses jusqu'au-dessus de la tête.

**(E)** Poser les paumes (les mains restant croisées) sur l'arrière de la tête en sorte que la base des index appuie sur le point d'acupuncture « Porte du Cerveau » (Naohu, fig. 24), comme indiqué par la figure 25.

**(I)** Étirer légèrement le haut du corps et presser la tête contre les paumes.

**(E)** Relâcher la pression.

*Répétition :* à exécuter quinze fois. A l'inspiration, la base des index masse légèrement le point d'acupuncture Naohu.

*Indications :* maux de tête, douleurs dans les yeux et à la nuque, vertiges.

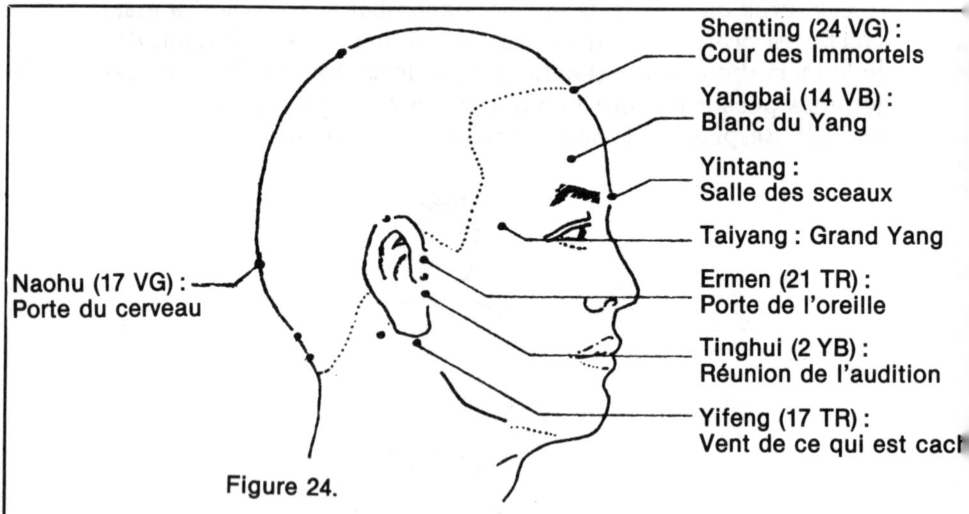


Figure 24.

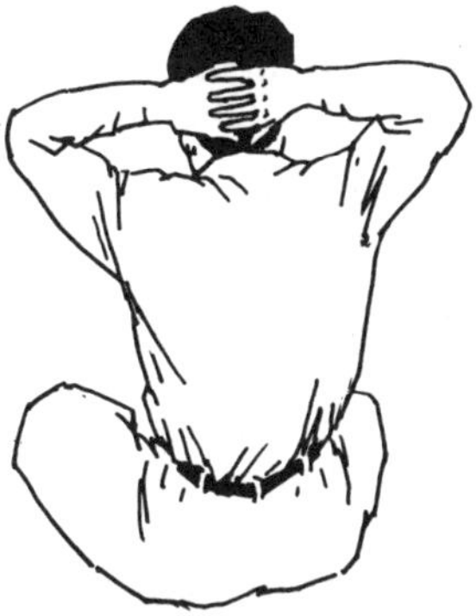

Figure 25.

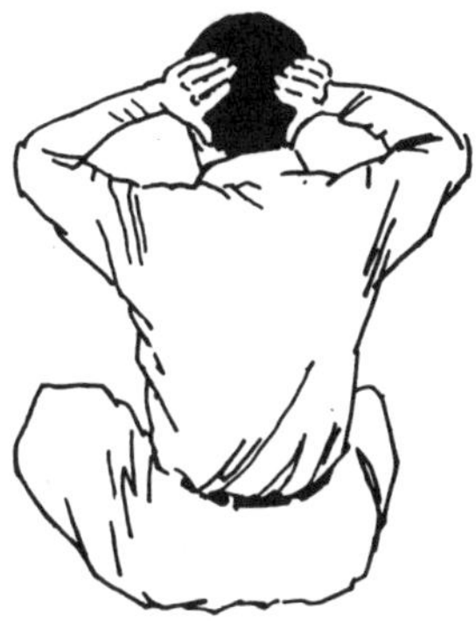

Figure 26.

## 3. Percuter le point « Coussin de Jade »

En palpant l'arrière du crâne, on peut ressentir, de part et d'autre du point Naohu, une éminence osseuse. Le point « Coussin de Jade » (Yuzhen) est situé sur cette éminence.

**(I)** Poser les paumes sur les oreilles, doigts étendus vers l'arrière, extrémités des majeurs se touchant.
**(E)** Poser les index sur les majeurs.
**(I)** Rester un instant dans cette position.
**(E)** Faire sauter les index vers le bas, comme dans une chiquenaude, de sorte qu'ils percutent le point « Coussin de Jade » (fig. 26).
**(I)** Poser de nouveau les index sur les majeurs.

*Répétition :* à exécuter quinze fois.
*Indications :* irrigation du cerveau et des yeux.

## 4. Laisser derrière soi les Cinq Soucis et les Sept Afflictions

Le point Fengchi (« Étang du Vent », fig. 27) est situé à l'insertion du muscle « long rotateur du cou » (sterno-cléido-mastoïdien)

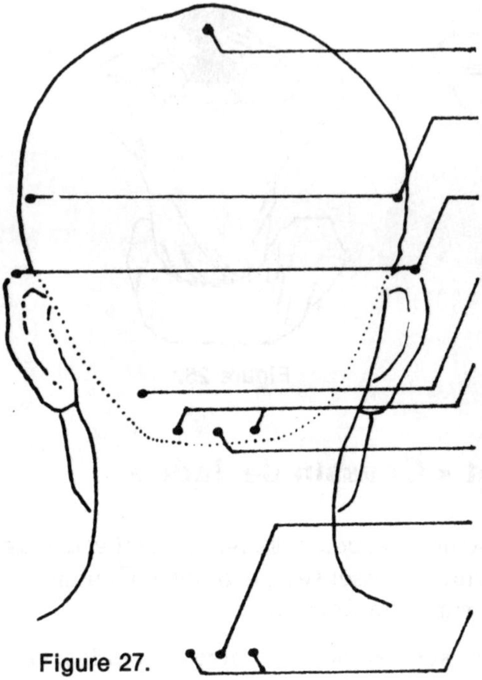


Figure 27.

à l'occiput, derrière l'oreille. Le muscle de la nuque (le trapèze) s'étend vers le bas, largement à droite et à gauche du milieu de la zone occipitale.

Au milieu de la ligne d'insertion des cheveux est situé le point Yamen (« Porte de la Mutité », fig. 27). De part et d'autre du point Yamen est situé le point Tianzhu (« Colonne du Ciel », fig. 27). Adopter la position assise, comme indiqué par la figure 28, mains posées sur le haut des cuisses, menton légèrement rentré.

**(I)** Tourner largement la tête vers la gauche.
**(E)** Ramener la tête en position médiane.
**(I)** Tourner largement la tête vers la droite.
**(E)** Ramener la tête en position médiane.

*Répétition* : à exécuter vingt fois.

*Indications :* les mouvements tournants de la tête vers la droite et vers la gauche massent les points d'acupuncture ci-dessus, à la manière de l'acupressure. Ce massage est bienfaisant en cas d'affections des yeux et de maladies de la colonne cervicale.

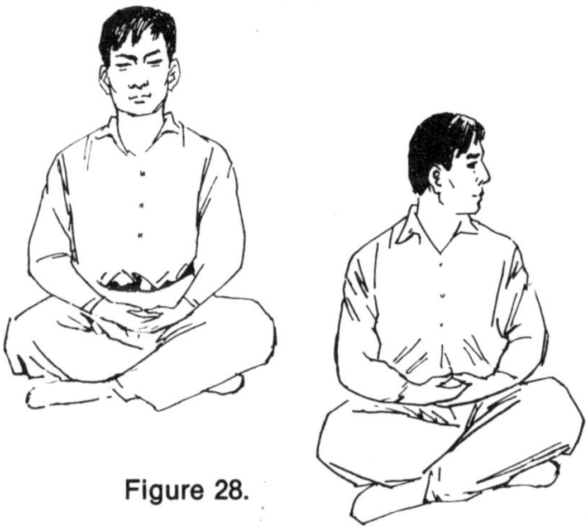

Figure 28.

## 5. **Masser les points du rein** (Senshu, 23 V)

Ces points sont situés à droite et à gauche de la colonne lombaire, près du point « Porte de la Vie », donc de part et d'autre de celui-ci, entre la 2e et la 3e vertèbres lombaires sur la branche interne du méridien de la Vessie. Poser les paumes, doigts pointant vers le bas, l'une à droite de la colonne lombaire, l'autre à gauche et parallèle à elle ; respirer profondément plusieurs fois. L'attention est portée sur le Dantian.

**(E)** Ramener les mains devant le ventre et, là, les frotter vigoureusement l'une contre l'autre.

**(I)** Placer les mains, l'une sur le point du rein à gauche, l'autre sur le point du rein à droite, et masser puissamment. Ce faisant, l'attention ne doit pas quitter le Dantian (fig. 29).

*Répétition :* à exécuter vingt fois.

*Indications :* effet bénéfique dans les cas de maladies du système uro-génital, mais également sur les insomnies, l'insuffisance de mémoire, les douleurs lombaires et dans les jambes.

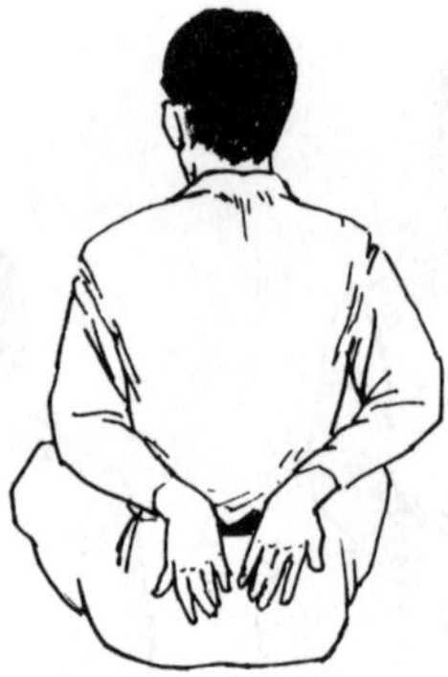

Figure 29.

## 6. Tourner le volant

Cet exercice se pratique assis, jambes étendues et bas du dos bien droit. Les mains sont placées près du bassin, doigts écartés et légèrement fléchis. Les paumes des mains se font face (les mains sont comme placées entre des rayons de roue).

**(I)** Élever les mains sur les côtés (écartées de la largeur des épaules) jusqu'au thorax, puis les mouvoir en un cercle horizontalement vers l'avant.

**(E)** Les mains achèvent le mouvement circulaire en se déplaçant vers le bas, jusqu'à côté du bassin (fig. 30).

*Répétition:* à exécuter trois fois. Les mains se meuvent vers le haut, puis vers l'avant, puis vers le bas, puis vers le bassin, trois fois de gauche à droite et trois fois de droite à gauche, ce qui implique quinze changements de sens au total.

*Indications :* cet exercice est bienfaisant en cas de maladie de la colonne lombaire et d'endommagement des disques intervertébraux. Il renforce la musculature du dos et de l'extension des jambes. De même, il allonge les tendons de l'articulation des genoux.

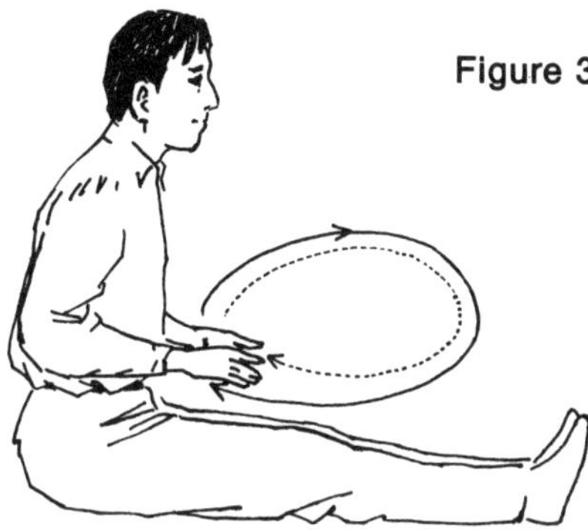

Figure 30.

Il produit un massage des méridiens de la Vessie, du Rein et de la Vésicule Biliaire.

## 7. Enserrer les pieds des mains

Cet exercice se pratique lui aussi en position assise, à même le sol. Les genoux doivent rester dépliés et le bas du dos droit pendant tout l'exercice. Les pointes des pieds sont à la verticale et les talons poussés vers l'avant (aussi loin que possible).

**(I)** Placer les mains croisées devant la poitrine, conduire les bras vers le haut.

**(E)** Poser le dos des mains croisées sur la tête.

**(I)** Redresser la tête, presser du dos des mains contre la tête.

**(E)** Relâcher la colonne cervicale, relâcher la pression des mains.

*Répétition :* à exécuter deux fois. Inspirer et expirer profondément.

**(I)** Élever les bras jusqu'à l'extension complète et décroiser les mains. Bien étendre la colonne lombaire (jusqu'à l'hyperextension) ; en même temps écarter légèrement les bras et les conduire vers l'arrière (le corps est ainsi fléchi vers l'arrière).

**(E)** Incliner le haut du corps (en extension) vers l'avant à partir de l'articulation de la hanche (bas du dos en extension !). Enser-

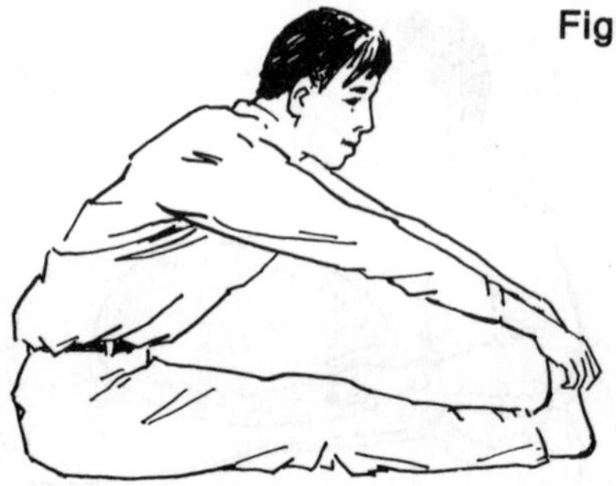
Figure 31.

rer des mains les orteils de sorte que les majeurs soient posés sur le point « Source jaillissante » l'un au pied droit, l'autre au pied gauche (Yong-quan, 1 R) (fig. 31 et 32). C'est à ce point que commence le méridien Yin des Reins.

**(I)** Redresser le haut du corps.

**(E)** Poser le dos des mains croisées sur la tête.

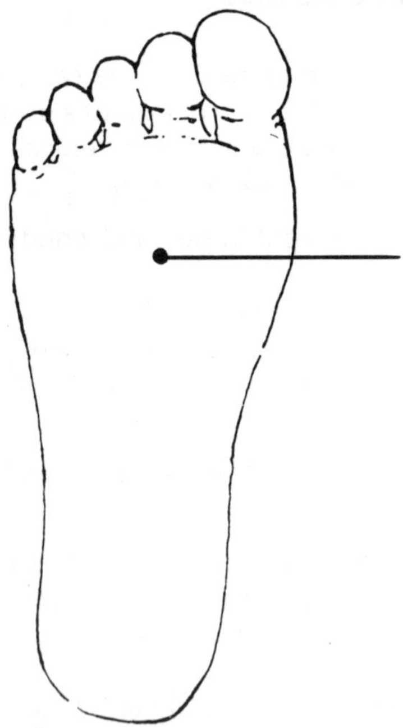

Figure 32.

**(I)** Bien redresser la tête, presser du dos des mains contre la tête.

**(E)** Redresser le haut du corps.
**(I)** Poser le dos des mains croisées sur la tête.
**(E)** Relâcher la pression des mains.
**(I)** Élever les mains au-dessus de la tête.

*Répétition :* à exécuter dix fois.

*Indications :* cet exercice est déjà efficace rien que dans son aspect gymnique, car il renforce les muscles et assouplit les capsules et les ligaments articulaires. En tant qu'exercice de Qi Gong, il a de plus une action bénéfique sur les yeux, les reins et les poumons.

## 8. Shou Gong : Faire circuler le Qi dans la petite circulation énergétique. Ramener le Qi dans le Dantian

Les exercices précédents ont pour objet de masser les points d'acupuncture indiqués au fur et à mesure, mais leur objet essentiel est la reconstitution de l'équilibre du Yin et du Yang.

Pour conclure cette série d'exercices, s'asseoir comme indiqué par la figure 33 et laisser le Qi circuler vingt fois dans la petite circulation énergétique, tout en inspirant et expirant (cf. p. 57 et suivantes).

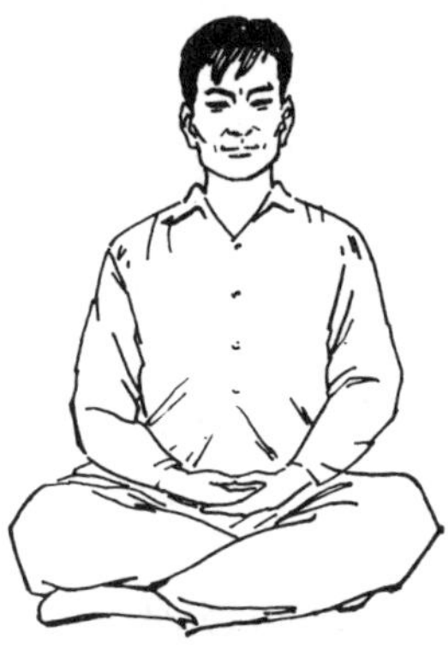

Figure 33

Le débutant n'y parviendra pas. Il se contentera de placer les mains sur le Dantian et de respirer vingt fois, yeux fermés, en inspirant par le nez et expirant par la bouche.

Ensuite, poser la paume gauche sur le point « Mer du Qi » (Qihai, fig. 34) et la main droite par-dessus (cela est valable pour les hommes, les femmes feront l'inverse). Décrire avec les mains des mouvements spiraliques allant en s'élargissant vers l'extérieur, puis décrire des mouvements spiraliques vers l'intérieur, c'est-à-dire se rétrécissant (fig. 34). Inspirer pendant le mouvement ascendant des mains, expirer pendant leur mouvement descendant. Ensuite, respirer plusieurs fois encore yeux fermés, puis ouvrir les yeux. Après quoi, il est conseillé de s'allonger et de se reposer quelques minutes.

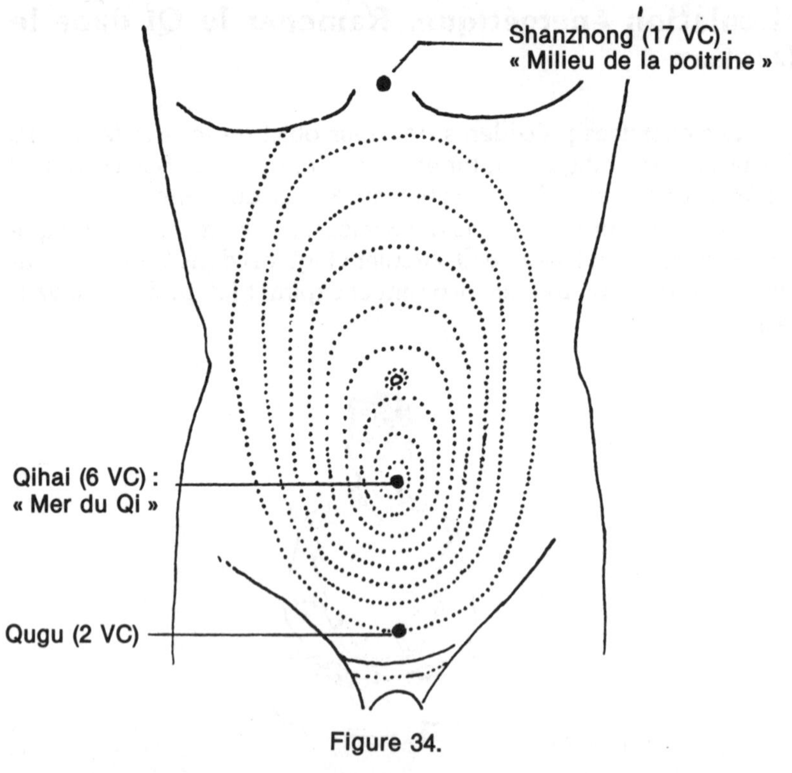


Figure 34.

**B. SÉRIE D'EXERCICES EN POSITION DEBOUT**

## Exercice préparatoire (Jie Gong)

Selon les textes anciens, le Jie Gong de cette série d'exercices consiste à conduire le Qi dans le Dantian par le méridien des Reins. Dans la mesure où cela pourrait réserver des difficultés au débutant, je proposerai à son intention l'exercice préparatoire suivant :

*Position de départ :* pieds parallèles, écartés de la largeur des épaules, genoux légèrement fléchis et poussés vers l'extérieur. Articulation de la hanche relâchée, bassin légèrement basculé vers l'avant, colonne vertébrale bien droite. Jambes « pleines » (lourdes), haut du corps « vide » (léger). Bras de part et d'autre du corps, épaules abaissées. Paumes vers l'avant, pouces écartés.

**(I)** Lever les mains, paumes vers le haut, devant le ventre (à la hauteur du Dantian), les extrémités des majeurs se touchant.

**(E)** Tourner en souplesse le dos des mains l'un vers l'autre (le mouvement tournant est commandé par les bras), les doigts pointant vers le bas.

**(I)** A la hauteur du Dantian, les bras conduisent lentement les mains de part et d'autre du corps, jusqu'à ce qu'elles soient écartées l'une de l'autre de la largeur des épaules.

**(E)** Commandées par les bras, les mains effectuent un lent mouvement tournant de sorte à diriger les paumes l'une vers l'autre. Puis les bras conduisent les mains devant le ventre, jusqu'à ce qu'elles soient distantes l'une de l'autre d'environ 10 cm.

**(I)** Tourner les paumes vers le haut, élever les mains devant le corps jusqu'au point « Milieu de la Poitrine » (sur le sternum à la hauteur de la 5$^{e}$ côte).

**(E)** Paumes vers le corps, doigts pointant vers le haut, élever les mains jusqu'à ce que les racines des paumes soient à la hauteur du front, en face du point Yintang.

**(I)** Tourner les mains jusqu'à ce que les dos soient dirigés vers la tête. Les bras conduisent les mains de part et d'autre du corps. Ce faisant, les paumes se tournent latéralement vers l'extérieur (lorsque les mains sont distantes l'une de l'autre d'un peu plus de la largeur des épaules).

**(E)** Tourner les paumes l'une vers l'autre ; les bras les conduisent devant le front.

**(I)** Les paumes sont de nouveau dirigées vers le visage, elles s'abaissent jusqu'à la poitrine et, là, sont placées à l'horizontale, paumes vers la poitrine. Les majeurs se touchent.

**(E)** Abaisser les mains, paumes vers le bas, devant le Dantian.

*Répétition :* à exécuter trois fois.

*A bien surveiller :* les personnes à tension artérielle basse doivent abaisser les mains non pas devant le visage mais sur les côtés, de part et d'autre de la tête. En abaissant ensuite les mains au Dantian, les paumes sont dirigées vers le haut.

A la fin de cet exercice préparatoire on se retrouve en position de départ, mains à côté des cuisses, dos des mains vers l'avant, épaules abaissées, relâchées. La tête est placée de telle sorte que le point Baihui est le point le plus haut du corps.

## 1. Porter le Ciel des deux mains (fig. 35)

**(I)** Tourner les mains aux poignets, de 90° vers le haut. Les doigts pointent vers l'avant.

**(E)** Tourner les bras dans l'articulation de l'épaule de sorte que les doigts de l'une et l'autre main pointent vers l'extérieur.

**(I)** Conduire les mains devant le ventre, paumes dirigées vers le haut et extrémités des majeurs se touchant.

**(E)** Croiser les mains et les tourner, paumes vers le bas.

**(I)** Élever les mains croisées, bras étendus, bien au-dessus de la tête. Envoyer en pensée la force dans les paumes. Étirer la nuque. Rester quelques instants dans cette position.

**(E)** Détendre la nuque et les bras, décroiser les mains, écarter latéralement les bras.

**(I)** Abaisser les bras sur les côtés ; conduire de nouveau les mains devant le ventre en sorte que les paumes se tournent vers le haut et que les extrémités des majeurs se touchent.

**(E)** Croiser les mains, tourner les paumes vers le bas.

*Répétition :* à exécuter quinze fois.

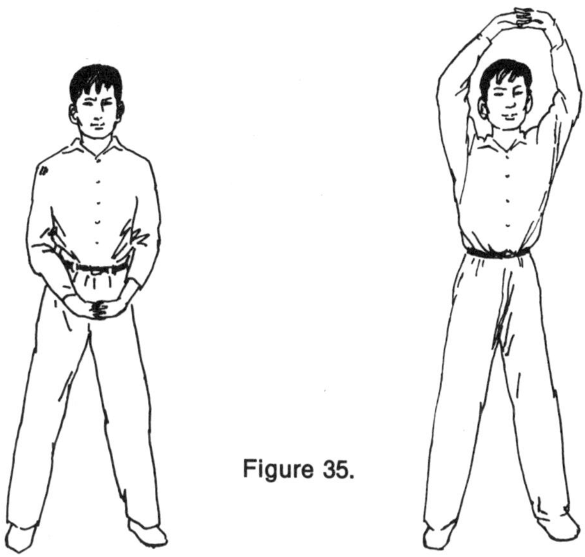

Figure 35.

## 2. Tirer avec l'arc sur le grand oiseau (fig. 36)

Après le dernier abaissement des bras de l'exercice précédent, conduire les mains de part et d'autre des cuisses pour prendre la position de départ ; respirer trois fois, lentement et profondément. Déplacer latéralement le pied gauche d'un pas vers la gauche et plier les genoux, prenant ainsi une position dans laquelle les jambes sont plus écartées. Pousser légèrement les genoux vers l'intérieur, comme pour s'asseoir à califourchon sur un cheval.

**(I)** Fermer les mains en poings creux (comme si chacune d'elles se refermait sur un objet cylindrique), pouces posés sur la 3e phalange des index. Élever les poings en creux devant la poitrine, les mains se plaçant un peu plus haut que les coudes.

**(E)** Élever le coude droit à la hauteur de l'épaule, le poing creux droit et le coude droit se plaçant sur une même ligne horizontale. Simultanément, étendre le bras gauche horizontalement à gauche. Le pouce, l'index et le majeur sont en extension, l'annulaire et l'auri-

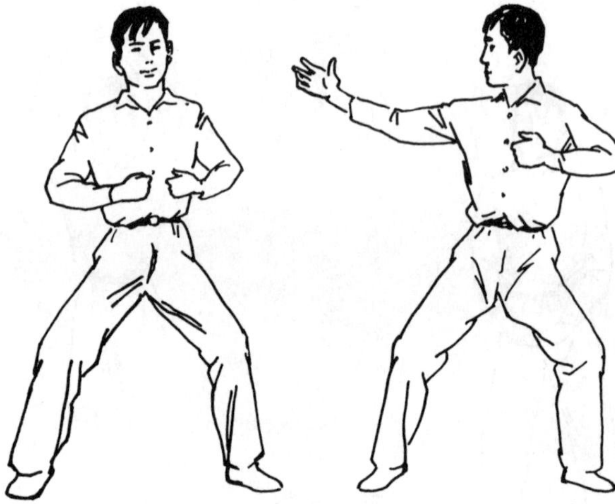

Figure 36.

culaire sont recourbés (la main forme ce qu'on appelle une « flèche »). La paume est dirigée vers l'avant. Tourner la tête de 90° vers la gauche, envoyer mentalement toute la force dans la plante du pied droit.

*A bien surveiller :* pendant l'extension du bras et le mouvement tournant de la tête, garder le tronc vertical. Le poids du corps doit reposer avec égalité sur les deux pieds.

**(I)** Fermer de nouveau la main gauche en poing creux et la conduire devant la poitrine. Abaisser légèrement le coude droit, ramener la tête en position médiane.

**(E)** Élever le coude gauche à l'horizontale, étendre le bras droit à droite et, en même temps, former la « flèche » de la main droite. Pendant l'extension du bras droit, tourner la tête de 90° vers la droite. Envoyer mentalement toute la force dans la plante du pied gauche.

**(I)** Conduire la main droite en flèche devant la poitrine tout en la transformant en poing creux, abaisser le coude gauche, ramener la tête en position médiane.

*A bien surveiller :* pendant le mouvement tournant de la tête vers le côté, le regard suit la main en flèche et se perd dans le lointain.

*Répétition* : à exécuter cinq fois à gauche et cinq fois à droite, en alternance.

*Fin de l'exercice* : à l'expiration, rapprocher le pied gauche du pied droit, abaisser les mains de part et d'autre des cuisses.

## 3. Soutenir le Ciel, pousser contre la Terre (fig. 37)

**(I)** Tourner les mains aux poignets de 90° vers le haut. Les doigts pointent vers l'avant.

**(E)** Tourner les bras à partir de l'articulation de l'épaule en sorte que les doigts pointent vers l'extérieur.

**(I)** Conduire les mains devant le ventre, en sorte que les paumes se tournent vers le haut et que les extrémités des majeurs se touchent.

**(E)** Tourner les paumes vers le bas.

**(I)** Écarter les doigts. Conduire la main gauche en arc de cercle devant le corps jusqu'au-dessus de la partie gauche de la tête, paume vers le haut. Simultanément, déplier le coude droit ; ce faisant, abaisser (en poussant) la main droite à côté de la cuisse droite.

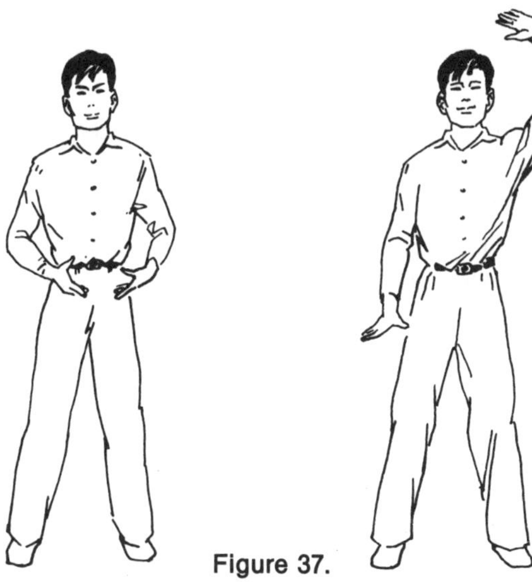

Figure 37.

**(E)** Pousser des paumes avec force, de la paume gauche vers le haut, de la paume droite vers le bas ; rester quelques instants dans cette position.

**(I)** Abaisser la main gauche devant le corps, paume dirigée vers l'avant, coude très légèrement fléchi dirigé et, en même temps, élever la main droite. Les deux mains se rencontrent devant le ventre, paumes vers le haut, extrémités des majeurs se faisant face.

**(E)** Tourner les paumes vers le bas.

**(I)** Écarter les doigts. A présent, conduire la main droite en arc de cercle devant le corps jusqu'au-dessus de la partie droite de la tête et abaisser la main gauche, en poussant, à côté de la cuisse gauche.

Répéter cette séquence de mouvements, tels qu'ils viennent d'être décrits, mais en inversant les côtés.

*Répétition :* à exécuter huit fois de chaque côté, en alternance.

*A bien surveiller :* pendant l'expiration, diriger son attention sur le Dantian.

*Effets :* maladies de l'estomac et de la rate.

*Pour terminer :* abaisser les mains de part et d'autre des cuisses.

## 4. Jeter un regard vers l'arrière, sur les Cinq Soucis et les Sept Afflictions (fig. 38)

De la position terminale ci-dessus, faire descendre mentalement le centre de gravité du corps dans le sol, comme l'arbre qui y enfonce ses racines.

**(I)** Tourner le dos des mains de 90° vers le haut. Les doigts pointent vers l'avant.

**(E)** Tourner les bras, à partir de l'articulation de l'épaule, en sorte que les doigts pointent vers l'extérieur.

**(I)** Conduire les mains devant le ventre. Les extrémités des majeurs se touchent, les paumes sont dirigées vers le haut ; les tourner vers le bas.

Figure 38.

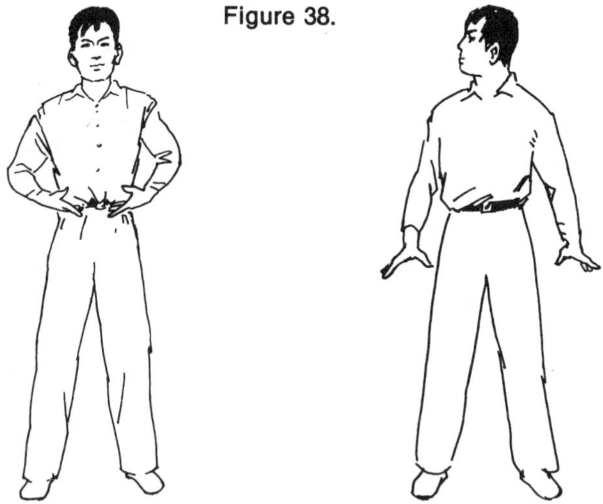

**(E)** Écarter les doigts, étendre les bras vers le bas de part et d'autre des cuisses. Simultanément, tourner la tête de 90° vers la gauche. Rester un moment dans cette position.

**(I)** Tourner les mains aux poignets vers le bas, dos des mains vers l'avant ; ramener la tête en position médiane.

**(E)** Rester quelques instants en position de départ, inspirer et expirer encore deux fois.

Répéter le même mouvement, mais en tournant la tête vers la droite.

*Répétition :* à exécuter vers la droite et vers la gauche, dix fois de chaque côté, en alternance.

*A bien surveiller :* pendant tout l'exercice se représenter la plante des pieds, leur position au sol. Réunion des mains à la hauteur du Dantian : les abaisser légèrement en tournant les paumes vers le bas.

## 5. Balancer la tête, remuer la queue (fig. 39)

**(I)** Déplacer la jambe gauche d'un pas à gauche ; plier les genoux pour prendre la position du cavalier basse.

**(E)** Prendre appui sur les cuisses par les mains, les pouces se posant sur la face externe des cuisses, les autres doigts sur la face interne.

**(I)** Tourner les épaules vers la gauche, à partir de la colonne dorsale ; en même temps, tourner la tête vers la droite, la pencher vers l'avant et regarder la pointe du pied droit par-dessus l'épaule droite.

**(E)** Maintenir cette position pendant quelques instants.

**(I)** Ramener épaules et tête en position médiane.

**(E)** Redresser le corps, ramener le pied gauche vers le pied droit, laisser pendre les mains à côté des cuisses.

Refaire le même mouvement, mais en inversant les côtés. A l'inspiration, déplacer le pied droit à droite, etc., comme décrit plus haut.

*Répétition :* à exécuter quinze fois de chaque côté, en alternance.

*A bien surveiller :* il faut conduire le Qi dans le Dantian par le méridien du Rein pendant l'inspiration, par le Vaisseau Gouverneur pendant l'expiration. Les yeux sont posés au loin, à l'horizontale, sans fixer quoi que ce soit. Les pieds sont comme les racines d'un arbre. L'inspiration doit commencer au point « Source jaillissante » (fig. 32).

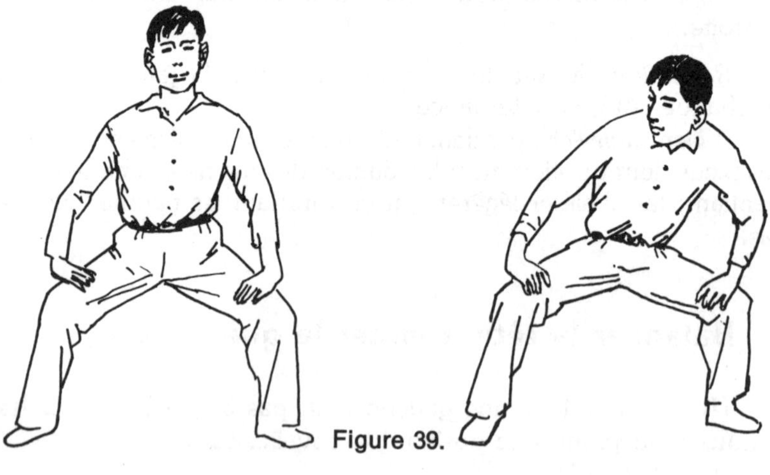

Figure 39.

## 6. Entourer les pieds avec les mains (fig. 40)

L'exercice précédent s'est terminé par le retour à la position de départ.

**(I)** Lever les bras (très légèrement fléchis) en un arc de cercle devant le corps jusqu'au-dessus de la tête. Fléchir les bras, la tête et la partie supérieure du thorax vers l'arrière, légèrement au-delà de la verticale.

**(E)** Le bas du dos (colonne lombaire/sacrum) étendu, fléchir le corps en avant, à partir de l'articulation des hanches (genoux pliés). Saisir les pieds avec les mains en sorte que l'extrémité des majeurs exerce une pression sur le point « Source jaillissante » (1 R, fig. 32).

**(I)** Se redresser. Fléchir légèrement le tronc vers l'arrière.

*Répétition :* exécuter ainsi quinze extensions et quinze flexions, en alternance.

Figure 32.

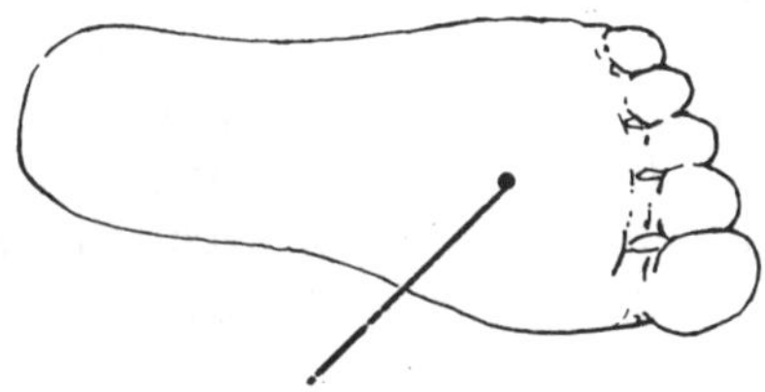

Yongquan (1 R) :
Source jaillissante

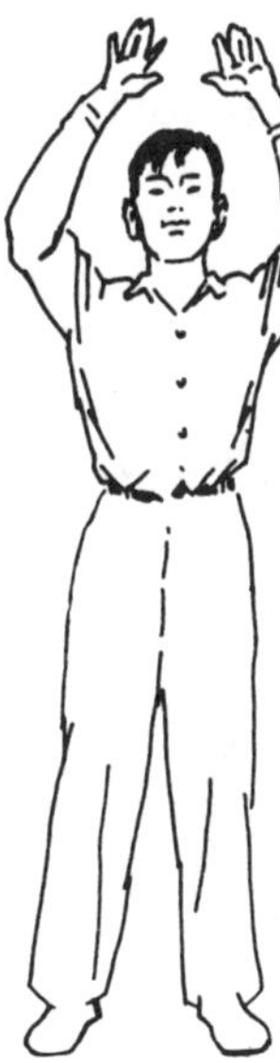

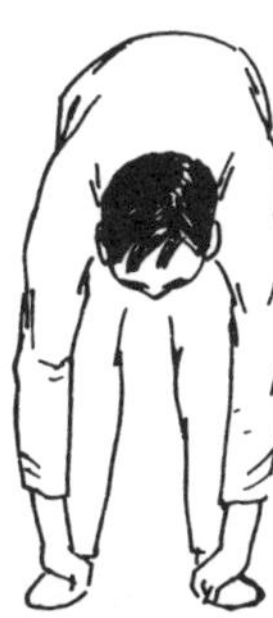

Figure 40.

## 7. Multiplier la force du Qi par l'ouverture du poing (fig. 41)

Commencer l'exercice en restant tranquillement debout en position de départ.

**(I)** Déplacer la jambe gauche d'un pas vers la gauche.

**(E)** S'accroupir en position du cavalier, le centre de gravité du corps placé dans le bassin (un peu basculé vers l'avant). Pousser les cuisses (les adducteurs) légèrement vers l'intérieur.

**(I)** Élever les mains en poings creux devant la poitrine. Les poings sont placés à environ 30 cm en avant d'elle et écartés l'un de l'autre d'environ 15 cm. Les bras et la face antérieure du thorax forment une ellipse. L'œil du poing (le cercle formé par le pouce et l'index) « regarde » vers le haut.

**(E)** Étendre le bras gauche à l'oblique, vers l'avant gauche. Tourner légèrement la tête vers la gauche, les yeux regardent au loin, par-dessus le poing. Abaisser légèrement le poing droit, tirer légèrement le coude droit vers l'arrière. Envoyer mentalement toute la force dans les poings. Rester un moment dans cette position.

**(I)** Ramener les poings devant la poitrine, les bras forment de nouveau une ellipse avec la face antérieure du thorax.

**(E)** Ouvrir les poings. Les extrémités des doigts se font face.

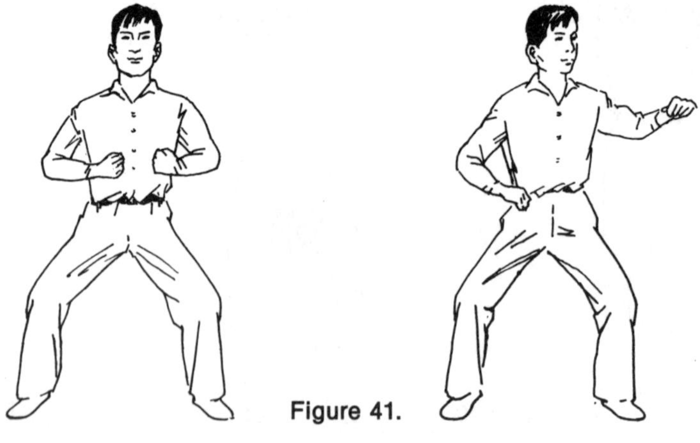

Figure 41.

**(I)** Élever lentement les bras devant le corps, bien au-dessus de la tête.

**(E)** Conduire les bras vers le bas en un arc de cercle latéral. Les bras étant abaissés, plier (d'un geste vif) les poignets en sorte de diriger le dos des mains vers le haut.

**(I)** Élever les mains formées en poings creux devant la poitrine, comme décrit précédemment.

Répéter cette séquence de mouvements, mais en inversant les côtés.

*Répétition :* à exécuter quinze fois à gauche et quinze fois à droite, alternativement.

## 8. Anéantir les Sept Afflictions et les Cent Maladies (fig. 42)

**(I)** Redresser le corps à partir de la position précédente.

**(E)** Placer la jambe gauche contre la jambe droite. Les talons se touchent, les pointes formant avec eux un angle de 60°. Le corps est fortement tendu ; les bras pendent de part et d'autre du corps.

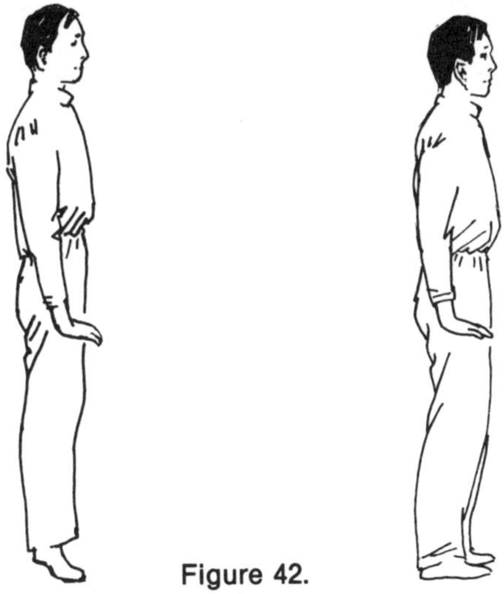

Figure 42.

**(I)** Bras étendus, plier les poignets de 90° vers le haut, les doigts pointent vers l'avant. Simultanément, étirer le corps, se dresser sur la pointe des pieds.
**(E)** Relâcher le corps, abaisser les talons (se laisser tomber sur les talons). Les mains pendent, relâchées.

*Répétition :* à exécuter quinze fois.

*Pour terminer :* porter son attention sur la zone épigastrique (plexus solaire), comme s'il y avait là un nœud à dénouer.

## IV. Le Souffle du Dragon

L'exercice ainsi dénommé appartient à la tradition du monastère Shao-Lin, dans la province du Henan. Ce sont des mouvements guerriers. Le souffle est vigoureux, puissant, le Qi est aspiré dans le corps puis conduit vers l'extérieur. Ne respirer que par le nez.

### Remarques préliminaires

**(I)** Serrer les ailes du nez ; la respiration part du bas-ventre puis monte jusque dans la pointe supérieure de la poitrine.

**(E)** Pendant les parties 1 à 4 de cet exercice, l'expiration est lente, vigoureuse, silencieuse ou accompagnée d'un SE... formé dans la partie arrière de la gorge (larynx).

Dans les parties 5 à 8, l'expiration est rapide, énergique, pareille à un mouchage.

*
* *

Les parties 1 à 3 sont à répéter chacune sept fois ; ce faisant, veiller aux points suivants :

*A l'inspiration :* se hausser sur la pointe des pieds, étirer les genoux, l'impulsion de l'élévation doit partir du point « Source bouillonnante », sous la plante du pied (fig. 32). Le mouvement d'élévation et d'étirement du corps doit se prolonger pendant toute la phase de l'inspiration.

*A l'expiration :* il ne faut abaisser les talons que progressivement ; les genoux se fléchissent profondément. L'abaissement du corps doit se prolonger pendant toute la phase de l'expiration.

*Mains :* les mains sont Yang, c'est-à-dire ouvertes ; les doigts sont étendus les uns à côté des autres.

## 1. Stimuler le Feu intérieur

**(I)** Élever les mains, paumes vers le haut, jusqu'à la partie supérieure de la poitrine ; les épaules et la nuque ne doivent pas être tendues. Se hausser sur la balle des pieds.

**(E)** Tourner les paumes vers le bas, conduire les mains, lentement mais avec vigueur, jusque sous le Dantian. Abaisser les talons.

*Répétition :* à exécuter trois fois.

## 2. Ouvrir le Dantian et la « Maison du Feu »

**(I)** Paumes vers le haut, élever les mains du Dantian jusqu'à la « Maison du Feu » (point « Milieu de la Poitrine ») ; de là, pousser les mains, paumes vers l'avant, devant le corps, jusqu'à ce que les bras soient presque entièrement étendus. On peut retenir son souffle ou déjà entamer l'expiration. Pendant l'inspiration, se hausser sur la balle des pieds.

**(E)** Abaisser les mains en un arc de cercle latéral et les réunir devant le Dantian. Abaisser les talons.

## 3. Conduire le Qi vers le Ciel, le guider vers la Terre

**(I)** Élever les paumes devant le corps en sorte que les extrémités des majeurs se touchent presque ; conduire les mains devant le ventre, la poitrine, le visage ; tourner les paumes de 180°, les conduire (en poussant) vers le ciel, dos des mains vers le bas (vers le point « Cent Réunions » : Baihui, fig. 20). Se hausser sur la balle des pieds.

**(E)** Bras étendus, paumes vers l'extérieur, conduire les mains vers le bas de part et d'autre du corps en sorte que les paumes, à partir des hanches, soient tournées (avec force) vers la Terre ; les réunir de nouveau au-dessous du Dantian. (Lorsque les mains arrivent à la hauteur des épaules, les talons s'abaissent au sol.)

## 4. Tirer sur le Tigre

**(I)** Écarter les pieds pour prendre la posture du cavalier en position large. Élever les mains de part et d'autre du corps jusqu'à la hauteur des épaules, paumes vers l'intérieur, doigts étendus pointant vers le ciel ; l'annulaire de chaque main est étendu et fléchi vers l'intérieur à la phalange de la racine du doigt.

**(E)** Conduire le Qi du Dantian au côté droit du corps ; fléchir le genou droit, porter le poids du corps sur la jambe droite. Étendre le bras droit en diagonale vers l'avant, parallèlement à la cuisse droite, paumes dressées et dirigées en diagonale vers l'extérieur. Regarder par-dessus la main droite.

**(I)** Paume vers le haut, tirer la main droite vers l'épaule droite, l'amenant ainsi en position de départ ; en même temps, porter le poids du corps sur la jambe gauche (les genoux restant fléchis) ; tourner la main gauche en diagonale vers l'extérieur, la préparant ainsi au mouvement du bras vers la gauche, c'est-à-dire le « tir » (les mouvements se suivent sans interruption, liés les uns aux autres).

*Répétition :* à exécuter dix fois.

## 5. Attiser le Feu

*Important :* garder le tronc vertical pendant toute la durée de l'exercice ; la tête est placée de telle sorte que le point Baihui soit le point le plus haut du corps.

**(I)** Bras étendus verticalement vers le haut, tête entre les bras, regard dirigé droit devant soi.

**(E)** Tout en lançant les bras étendus vers le bas, abaisser le corps en position du cavalier basse (genoux fortement fléchis) ; en même temps, faire une expiration par le nez, forte, énergique, audible. Les mains en poings sont placées contre la face interne des cuisses.

*Répétition :* à exécuter cinq fois, sept fois ou dix fois. Pendant la dernière expiration, s'affaisser complètement au sol, mais en gardant le tronc et la tête à la verticale. S'agenouiller, genoux largement écartés, talons réunis. On est assis sur les talons.

## 6. Tirer le Ciel dans la « Mer du Qi »

**(I)** Les bras sont étendus verticalement vers le haut. Regarder vers le haut.

**(E)** Lancer les bras devant la face interne des cuisses tout en fermant les mains en poings. En même temps la nuque se relâche, la tête s'affaisse, le dos se courbe légèrement mais sans que le tronc s'affaisse pour autant. Avoir la sensation de tirer le ciel tout entier dans la « Mer du Qi » (Qihai, fig. 34).

*Répétition :* à exécuter cinq fois, sept fois ou dix fois.

## 7. Saisir le Vent

**(I)** Mains à la hauteur des épaules, paumes se faisant face ; doigts dressés, regarder vers la droite.

**(E)** Lancer brusquement le bras droit à l'horizontale sur le côté ; au tout dernier moment, c'est-à-dire lorsque le bras est à son extension maximum, fermer la main, la mettant en position de saisir la force.

**(I)** Tourner le poing vers le haut, l'ouvrir doucement (la paume ne doit pas être tendue). Regard posé sur les extrémités des doigts, plier lentement le bras et conduire la paume de la main à côté de l'épaule droite, c'est-à-dire en position de départ. Tourner la tête vers la gauche.

**(E)** Refaire le même mouvement, mais avec la main gauche.

*Répétition :* à exécuter entre six et dix fois.

## 8. Le Dragon et la « Caverne du Tigre » font descendre le Ciel sur la Terre

**(I)** La main gauche, paume vers le haut, repose sur la cuisse gauche ; porter le regard sur la main droite, celle-ci s'élève en décrivant un arc de cercle très large (paume toujours vers les yeux) jusqu'au-dessus de la partie droite du crâne.

**(E)** La main droite s'abat et frappe le sol en avant du genou gauche, le regard suit la main, la tête et le haut du corps s'affaissent vers le sol.

**(I)** Poser la main droite, paume vers le haut, sur la cuisse droite ; les yeux suivent la main gauche qui s'élève bien au-dessus de la partie gauche de la tête.

*

* *

## Conclure la série d'exercices

**(I)** (Inspiration douce et lente.) Élever les mains vers le ciel, paumes vers le haut, regard dirigé vers le ciel, comme pour reconnaître sa puissance.

**(E)** Abaisser les paumes au sol, toucher du front le sol ; reconnaître la force de la Terre.

## V. Jingang Qi Gong (« série d'exercices dits Demantene »)

Le Jingang Qi Gong est une des grandes formes de Qi Gong transmise en même temps que le bouddhisme. Son objectif est de *« fondre ensemble tous les Qi, pour que muscles et tendons puissent acquérir de la force à profusion »*. La légende attribue cette méthode au premier patriarche du bouddhisme Chan (Zen) en Chine, Bodhidharma qui, venu des Indes, s'établit au monastère Shao-Lin. Elle était enseignée dans les monastères, en particulier dans la province du Hunan, pour donner aux paysans un moyen de se défendre contre les attaques de brigands ; mais pas uniquement dans ce but, car les moines en assurèrent aussi la transmission en tant que discipline médicale, s'en servant pour traiter des maladies, par exemple l'hypertension artérielle, les maladies de cœur et des poumons, la spermatorrhée nocturne, l'énurésie.

La tradition de Jingang Qi Gong a été maintenue jusqu'à nos jours. Yang Shao-qing, maître de Qi Gong âgé de plus de 90 ans, enseigne toujours cette méthode à Changsha, capitale de la province du Hunan. Sun Zhigao a couché par écrit ses indications et son enseignement, document qui fut publié en 1980 à Changsha, par l'Université des sports du Hunan. C'est cette brochure qui est à la source de la présentation ci-après.

Le Jingang Qi Gong utilise lui aussi en coordination la méditation, les mouvements respiratoires et les mouvements corporels. Par lui, l'esprit accède à une vigilance tranquille très grande. Le calme de l'esprit se transmet aux mouvements, les mouvements tranquilles entretenant à leur tour le calme de l'esprit. L'attention est entièrement portée sur le Qi, dans l'intention d'en conduire si possible une grande quantité dans les organes, l'ensemble des cellules et par tous les méridiens dans le Dantian. Comme dans tous les exercices avec mouvement corporel, on procède à une élévation et à un abaissement du Qi, on le conduit de l'extérieur vers l'intérieur et de l'intérieur vers l'extérieur.

Cette méthode de Qi Gong poursuit les mêmes objectifs que toutes les autres méthodes : maintenir un corps en bonne santé, le protéger des maladies ou, en cas de maladie, combattre celle-ci et rendre au corps la santé. Sa forme cependant diffère de celle d'autres méthodes de Qi Gong.

La différence la plus frappante est le *mode respiratoire*. La respiration naturelle et la respiration Tiaoxi (respiration régulée, cf. p. 41) y alternent avec régularité ; en outre, les mouvements ne sont pas toujours liés. Par exemple, de courtes et violentes respirations, de type Tiaoxi, font « fuser » le Qi dans les voies de conduction, alors que les mouvements de respiration naturelle, longue et profonde, font monter ou abaisser le Qi, ou bien le conduisent à la périphérie et aux extrémités, ou à nouveau au centre, dans le Dantian. L'expiration rapide est accompagnée de mouvements des bras rapides, brusques. Les respirations naturelles, longues et profondes, sont accompagnées de mouvements des bras lents et liés.

Mais le Jingang Qi Gong présente une deuxième particularité : la courte expiration nasale est audible, alors que l'expiration qui suit est longue et inaudible, donnant au pratiquant la certitude de ne pas voir de sitôt la fin du courant d'air à expirer. L'expiration (rapide) doit être aussi détendue que l'expiration (longue et lente). Ce mode respiratoire augmente la capacité pulmonaire. Il permet d'expirer un volume d'air plus grand que par la respiration naturelle pratiquée habituellement. Le thorax en est mieux vidé, ce qui permet ensuite d'inspirer une plus grande quantité d'air frais, porteur de Qi frais, avantage inappréciable dans des affections comme l'emphysème. Quand on ne commence pas par une expiration puissante et rapide, il se produit facilement un blocage d'air. L'emphysème ne peut qu'être entretenu si l'on commence autrement que par une expiration rapide et puissante, suivie d'une expiration lente de l'air restant, sans mise sous tension de la musculature respiratoire.

La fermeture du poing est un mouvement important de cette forme. Elle permet non seulement d'augmenter la force de la musculature de la main et du bras, mais d'amplifier le mouvement du Qi dans les organes internes, ce qui constitue déjà en soi un pas vers la guérison. Une sorte de « force interne » est utilisée dans le relâchement de la musculature. Le relâchement (la détente) porte en soi la tension, la souplesse porte en soi la dureté de l'acier. Souplesse et force ne s'excluent pas l'une l'autre.

Dans l'optique de la pratique du Qi Gong, prendre des repas légers et observer des pauses suffisantes pendant le travail. Se lever tôt et se coucher tôt. Vérifier sans cesse le relâchement de ses mouvements pendant le travail quotidien. Toute activité qui s'effectuait avec tension musculaire et articulaire devra désormais être effectuée sans tension, même psychique.

Avant les séances d'entraînement, se tenir tranquille quelques minutes (fig. 19). Ainsi l'esprit s'apaise, de sorte que les muscles et les articulations peuvent mieux se détendre. L'harmonie naît entre le corps et l'esprit.

Pendant la phase d'expiration violente et rapide, tendre la paroi abdominale, puis la détendre pendant la phase d'expiration lente ; la paroi abdominale effectue comme un mouvement de vague. La musculature respiratoire est ainsi renforcée, l'élasticité des bronches et des alvéoles augmentée, les sécrétions bronchiques éliminées en plus grande quantité.

Le Jingang Qi Gong décrit ici est constitué de quinze formes et de cent vingt figures au total. En s'y exerçant régulièrement, on arrive à apprendre une forme par semaine, peut-être même deux ; en 8 à 10 semaines on devrait donc pouvoir maîtriser toutes les figures. Plus tard, quand l'attention aux mouvements pourra se relâcher, il deviendra possible de la porter davantage sur la détente et, plus tard encore, sur le Qi et le Dantian. L'attitude du corps et de l'esprit à laquelle on accédera pendant la pratique du Qi Gong aura des effets qui se prolongeront pendant toute la journée.

Le pratiquant suivra désormais le guide que sont les figures de ce chapitre. Il s'exercera infatigablement et avec assiduité, chaque jour, matin et soir, sinon une heure du moins une demi-heure. Ne pas rechercher la beauté et l'élégance du mouvement, mais le relâchement et le rassemblement mental dans les mouvements. Après une courte durée d'entraînement sérieux, on pourra déjà ressentir les effets suivants : les personnes en bonne santé verront leur bien-être s'accroître, les personnes manquant de forces en acquerront, les malades verront leur état s'améliorer.

## Première forme : préparation (Jie Gong) et conclusion (Shou Gong)

Dans cette tradition Jie Gong et Shou Gong sont considérés comme constituant des formes en soi. En cas de pratique isolée d'une forme, celle-ci doit être introduite par Jie Gong et conclue par Shou Gong (tels que décrits ci-après).

Lorsque plusieurs formes sont pratiquées l'une à la suite de l'autre, la première de la série doit être Jie Gong et la dernière Shou Gong. Les mouvements des mains doivent se dérouler dans la lenteur, en rythme et avec rondeur (extrémités des doigts et des orteils toujours légèrement tendues).

### Exercice préparatoire (Jie Gong)

*Position de départ :* pieds parallèles, séparés de la largeur des épaules. Extrémités des pieds légèrement tournées vers l'intérieur, genoux et bas du dos (colonne lombaire/sacrum) relâchés, haut du corps et tête droits, redressés. Mains à la taille, pouces vers l'arrière, les autres doigts étendus vers l'avant (fig. 43).

Les yeux sont ouverts, le regard porté droit devant soi. Les lèvres sont closes mais relâchées. Effectuer plusieurs respirations naturelles, c'est-à-dire des respirations abdominales ni trop lentes ni trop profondes.

En un petit mouvement circulaire, conduire les mains devant la poitrine en sorte que les extrémités des majeurs se touchent. Les paumes sont tournées vers le bas (fig. 44).

**(I)** Étendre les bras latéralement, de sorte qu'ils forment entre eux une ligne droite (fig. 45). Tourner les mains de 90° et écarter les pouces de manière à ce que ceux-ci pointent vers le sol (fig. 46).

**(E)** Conduire les bras étendus devant le corps, jusqu'à ce que les dos des mains se touchent (fig. 47).

**(I)** Fermer les mains en poings (fig. 48), les tourner dans un mouvement lié, en sorte de diriger les cœurs (les paumes) vers le visage (fig. 49). En inspirant, conduire les poings devant le thorax (fig. 50), puis de part et d'autre du bord inférieur du thorax (fig. 51).

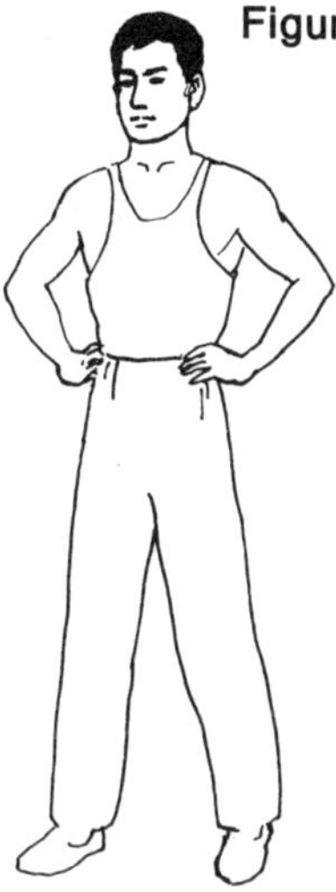

Figure 43.

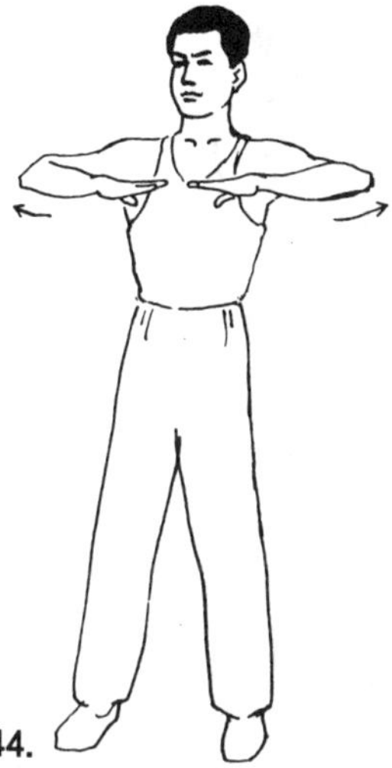

Figure 44.

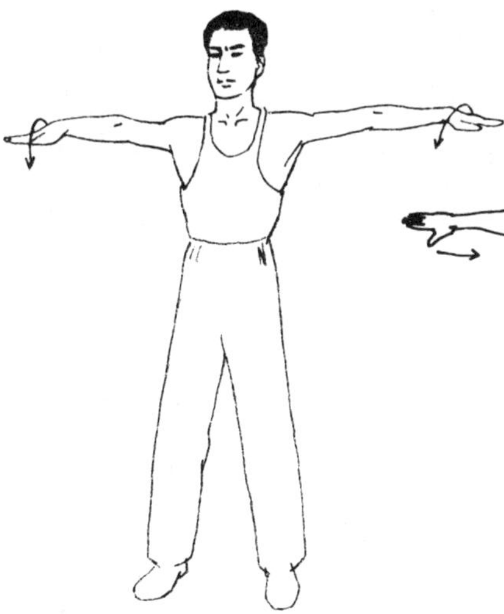

Figure 45.

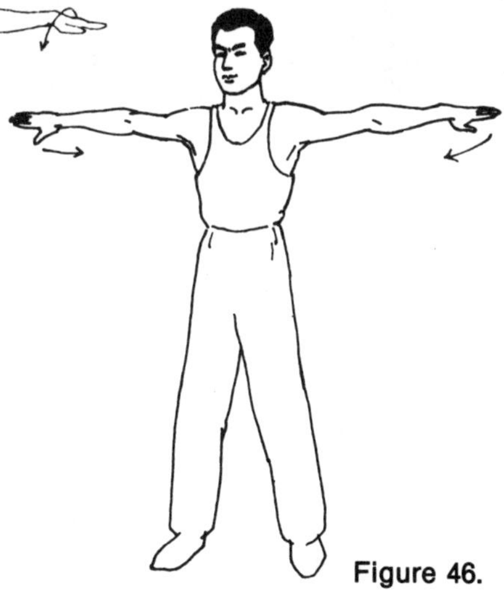

Figure 46.

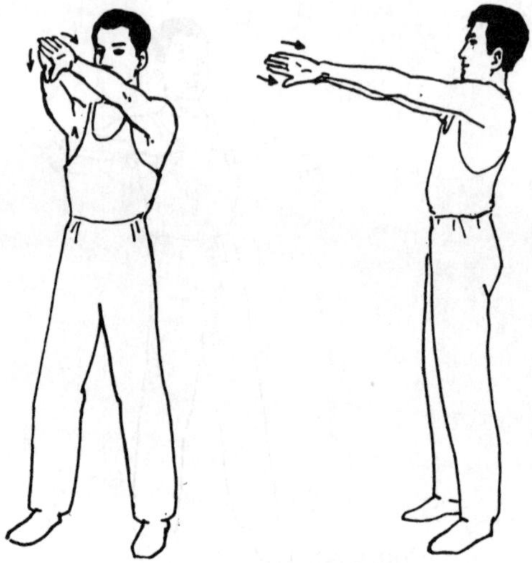

Figure 47.

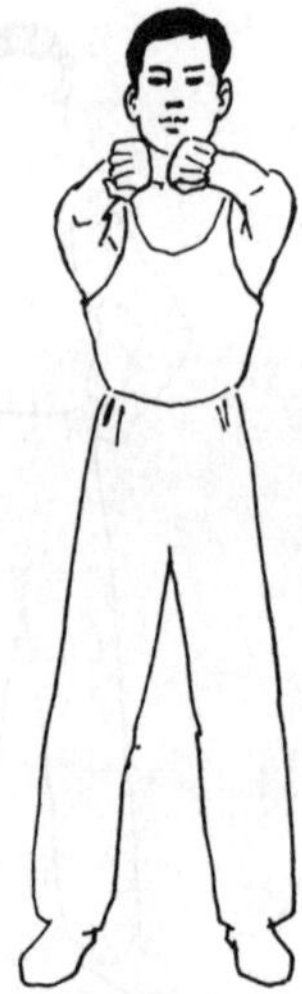

Figure 48.

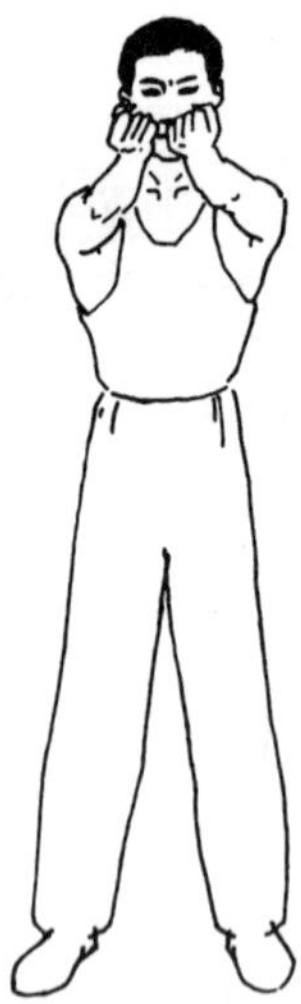

Figure 49.

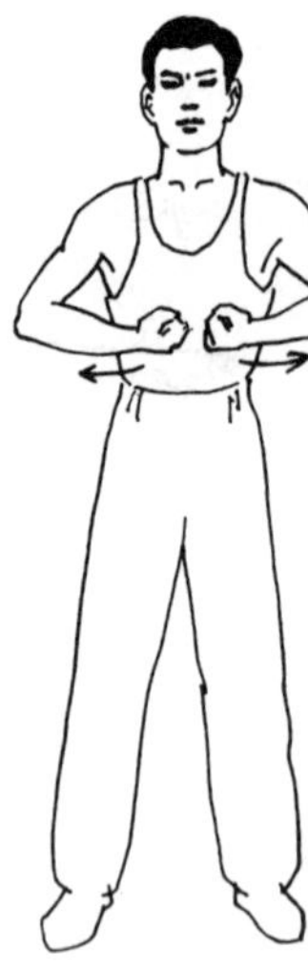

Figure 50.

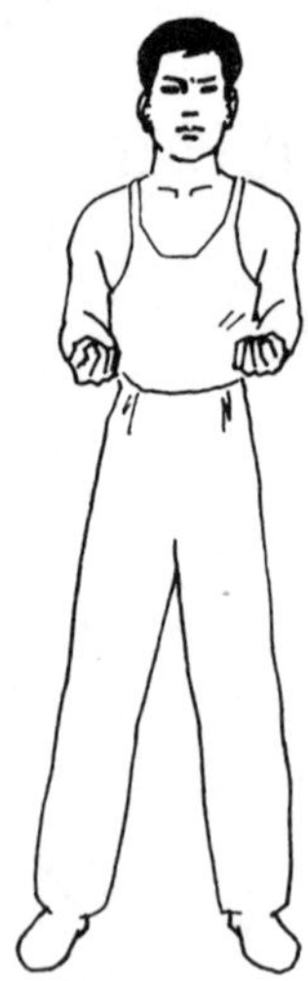

Figure 51.

**(E)** A présent, presser les poings contre le thorax, y donnant un coup bref ; relâcher aussitôt les poings. Le coup est accompagné d'une expiration violente (c'est-à-dire avec contraction de la paroi abdominale). Les poings restent placés au thorax, relâchés. Expirer par le nez l'air qui reste dans les poumons, lentement et doucement. Ce faisant, relâcher au maximum la paroi abdominale. Le mouvement respiratoire parcourt la paroi abdominale comme une vague de haut en bas, favorisant ainsi une entrée optimale de Qi dans le Dantian.

*A bien surveiller :* la première phase de cette expiration est rapide et violente, et suppose une contraction maximale de la paroi abdominale. Dans la deuxième phase de l'expiration, la tension de la paroi abdominale se relâche, la cavité abdominale se dilate ; le Qi parvient au Dantian sans effort.

**(I)** Laisser le bras gauche le long de la face latérale de la cage thoracique, poing fermé ; ouvrir le poing droit. Placer la paume de la main parallèlement à la face antérieure du corps, inspirer (fig. 52).

**(E)** Conduire la main droite devant la poitrine et jusqu'au côté gauche du corps, paume vers la gauche (fig. 53).

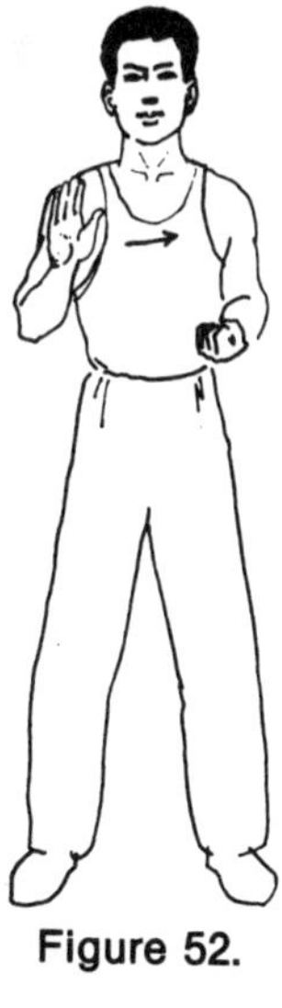

Figure 52.

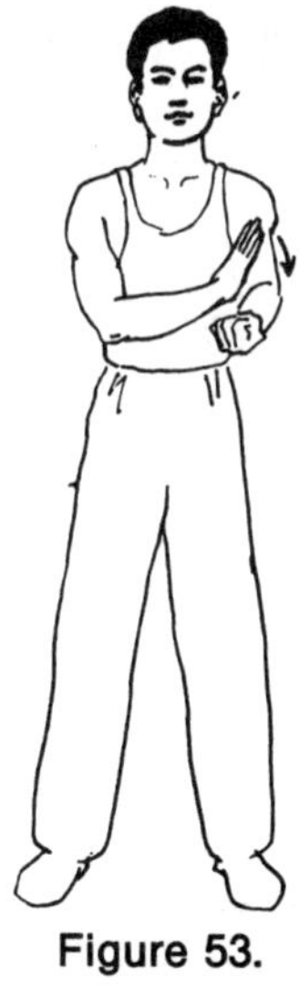

Figure 53.

**(I)** A présent, fermer la main droite, la mettant en position de saisir la force et, en inspirant, la conduire de nouveau au côté droit (fig. 54, 55 et 56).

**(E)** Presser de nouveau les poings contre le thorax, y donnant un coup bref ; expirer en même temps de façon rapide et violente. Expirer ensuite de façon régulée (lentement et profondément) ; autrement dit, la paroi abdominale se détend et son volume augmente (elle est comme parcourue d'un mouvement de vague). Le Qi parvient au Dantian.

*Répétition :* même séquence de mouvements, mais avec la main gauche. C'est le bras droit qui, cette fois, reste plié au côté de la cage thoracique. Le mouvement, tel que décrit par les figures 52 à 56, doit être répété quatre fois à droite et quatre fois à gauche, alternativement.

**Saisir avec la main droite ou la main gauche la force en bas et la ramener vers le haut.**

**(I)** Le poing gauche reste immobile, le poing droit s'ouvre ; la main droite s'élève, paume dirigée vers l'avant.

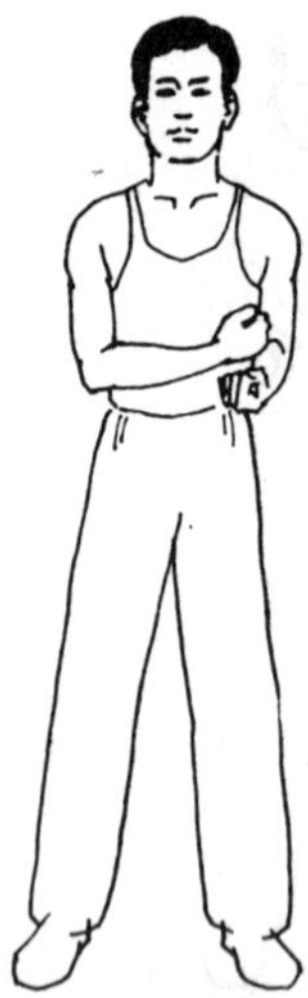

Figure 54.

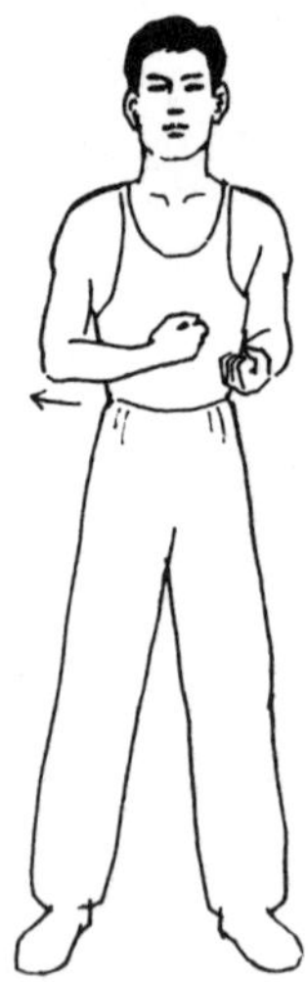

Figure 55.

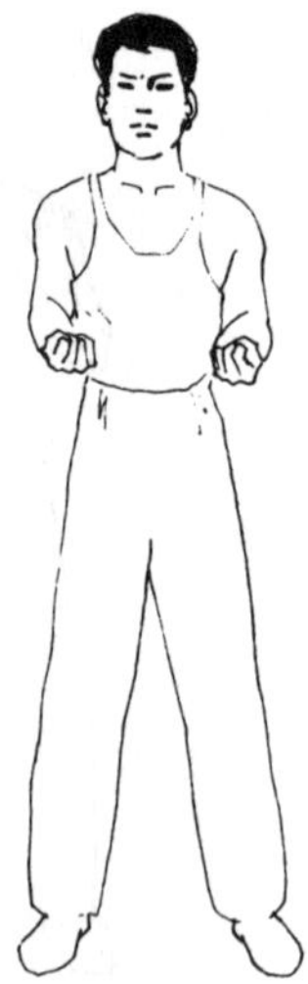

Figure 56.

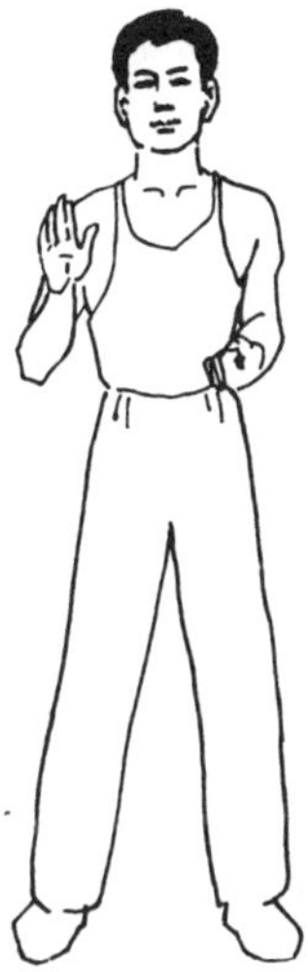
Figure 57.

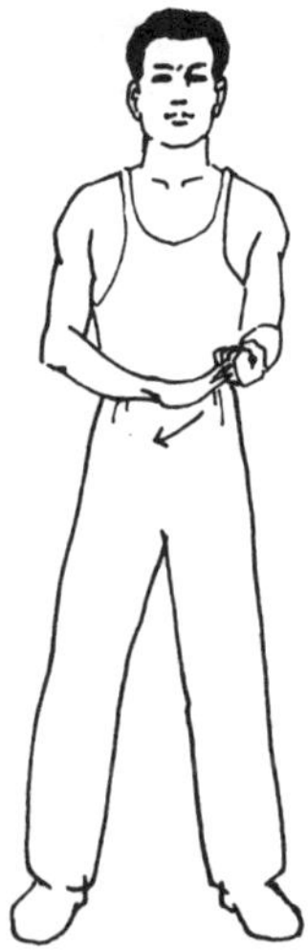
Figure 58.

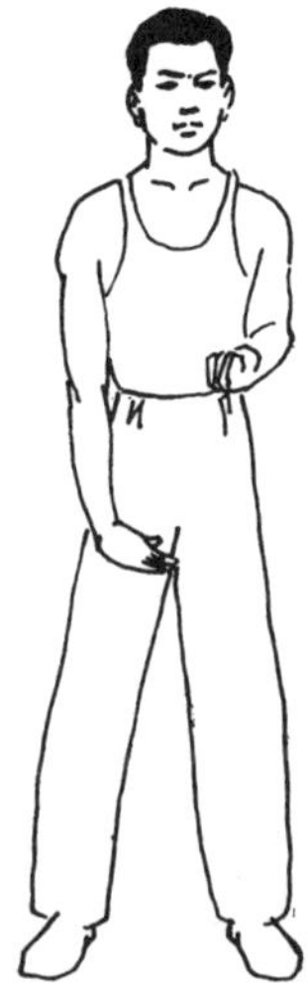
Figure 59.

**(E)** En un mouvement circulaire, la main droite se place à côté du poing gauche, puis, toujours en un mouvement circulaire, descend jusque devant l'aine droite (fig. 57, 58 et 59).

**(I)** Tout en inspirant, fermer la main en poing et la conduire selon le même trajet, mais effectué en sens inverse, jusqu'au côté droit du thorax (fig. 60, 61 et 62).

**(E)** Presser de nouveau des poings contre le thorax, y donnant un coup bref ; en même temps, expirer de façon rapide et violente ; relâcher aussitôt les poings. Expirer ensuite lentement, augmentant ainsi le volume abdominal. Les mouvements des bras doivent être extrêmement lents.

*Répétition :* exécuter le même mouvement à droite et à gauche alternativement, quatre fois de chaque côté.

## Exercice terminal (Shou Gong)

Conduire lentement les poings l'un vers l'autre devant la poitrine, phalanges se faisant face, pouces vers l'avant, cœurs des poings vers le haut (fig. 63). Lever les coudes, faire rouler les dos des mains

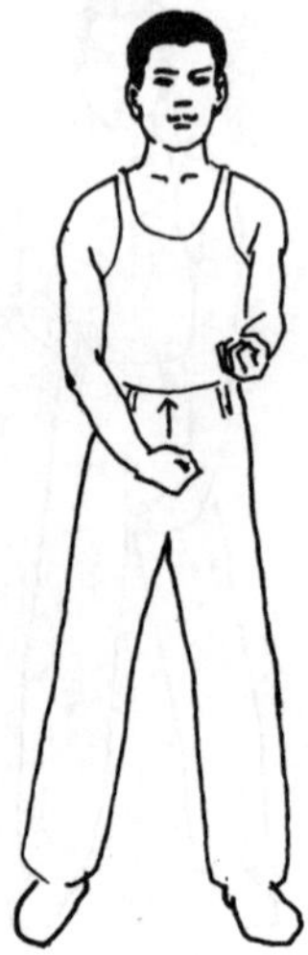
Figure 60.

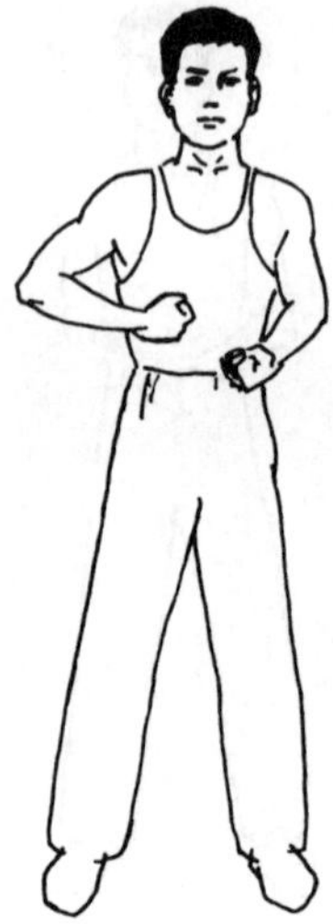
Figure 61.

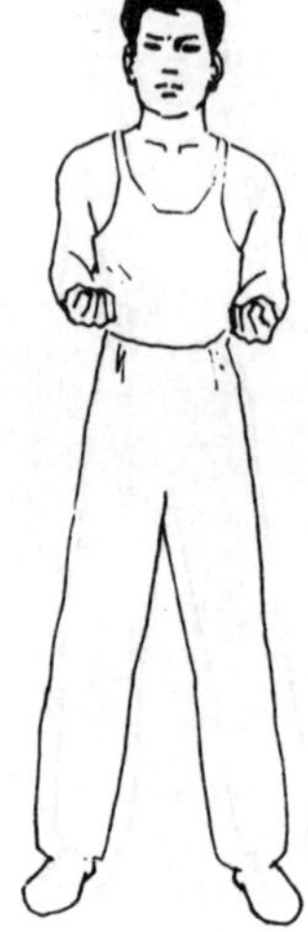
Figure 62.

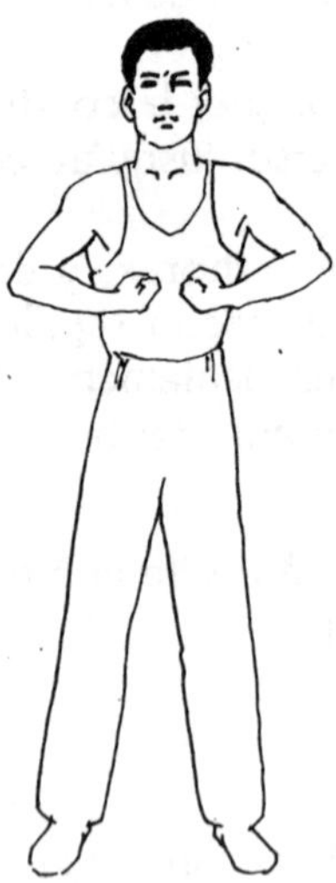
Figure 63.

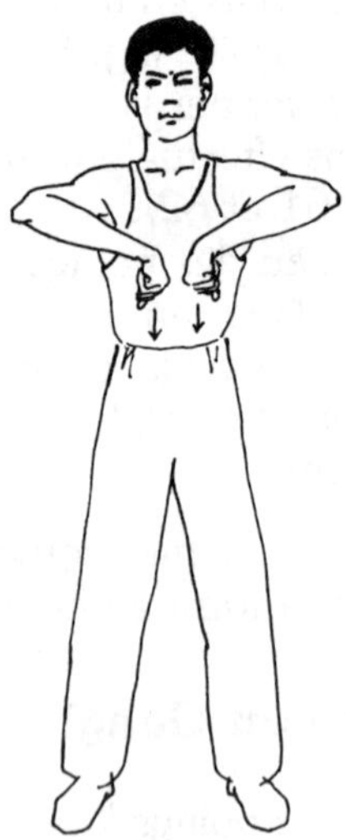
Figure 64.

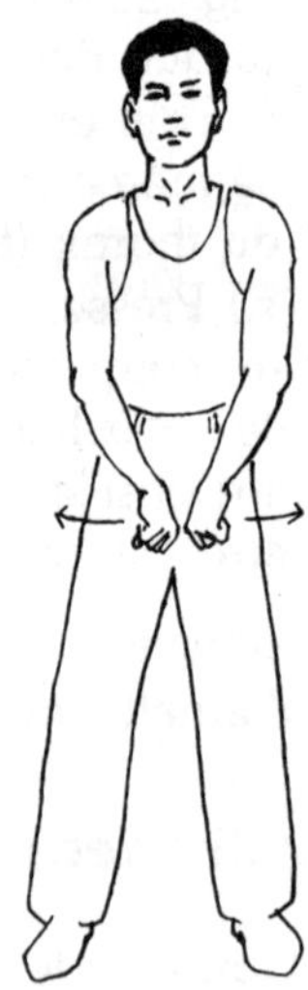
Figure 65.

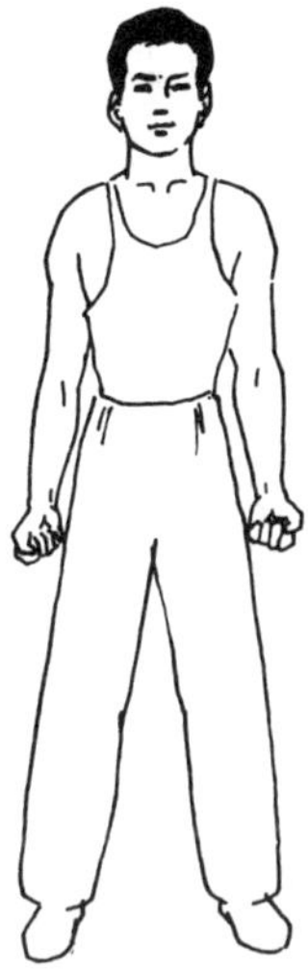

Figure 66.

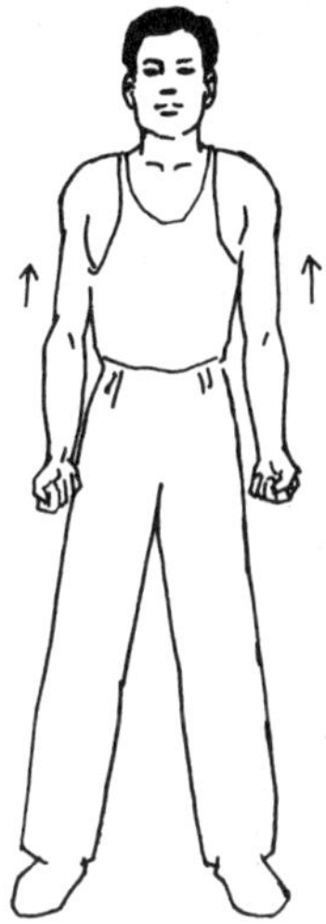

Figure 67.

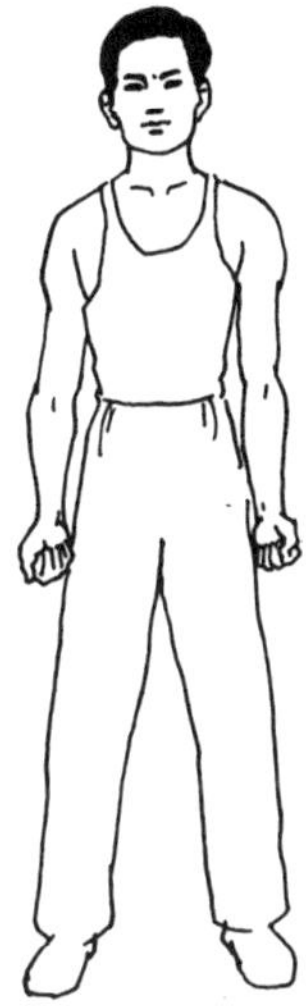

Figure 68.

l'un contre l'autre, inspirer (fig. 64). Pendant l'expiration, abaisser les poings (dos se touchant) au petit bassin (fig. 65). Ensuite faire rouler les poings d'un mouvement continu sur la face antérieure des cuisses (fig. 66). En inspirant, tirer les épaules vers le haut (fig. 67), puis les abaisser d'un coup (fig. 68) ; expirer ensuite de façon violente. Terminer par une expiration lente, comme déjà décrit plusieurs fois.

*Répétition* : à exécuter cinq fois.

## Deuxième forme : préparation et conclusion (variante en position assise)

Cet exercice est identique à celui de la première forme par son déroulement, seule la position change car, cette fois, il est à exécuter en position assise.

Utiliser un tabouret, de hauteur égale à la longueur des jambes. S'asseoir sur son bord, jambes étendues vers l'avant et formant

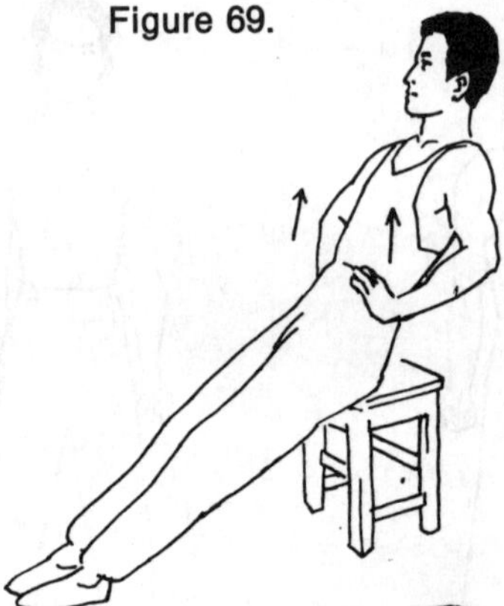

Figure 69.

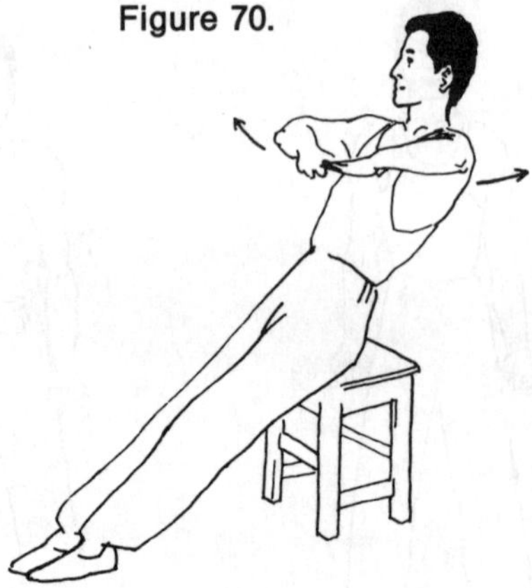

Figure 70.

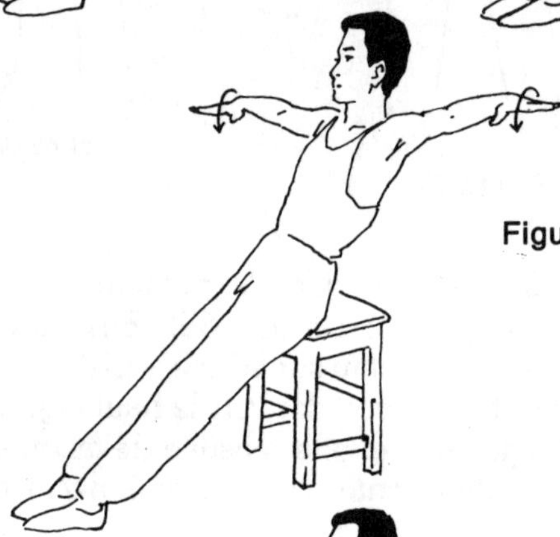

Figure 71.

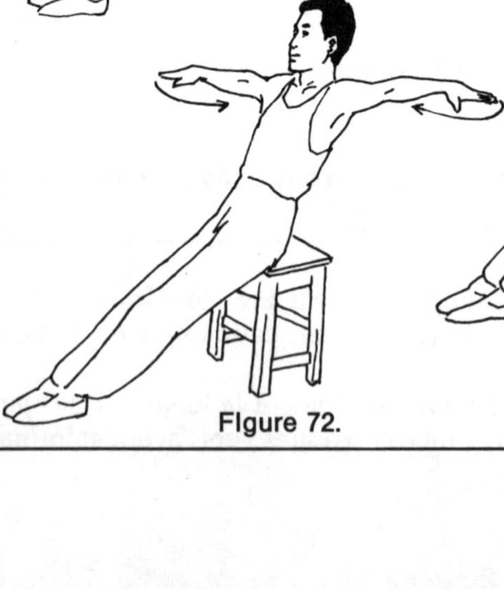

Figure 72.

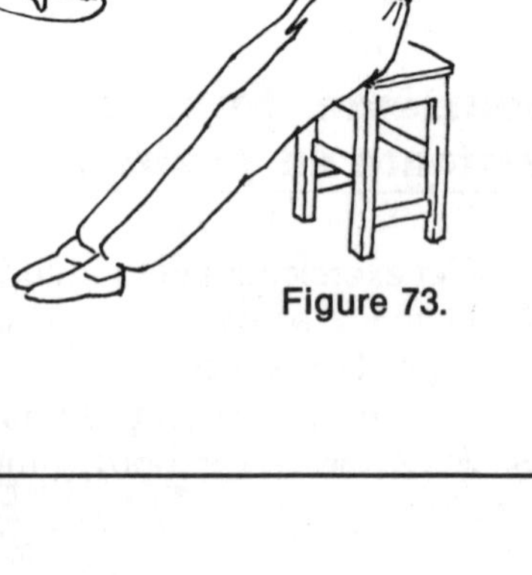

Figure 73.

un angle d'environ 45° avec le sol. Les pieds s'appuient au sol de toute la plante, pointes légèrement rentrées et écartées de la largeur des hanches. Les mains sont posées à la taille, pouces vers l'arrière (fig. 69).

## Exercice préparatoire (Jie Gong)

Étendre le haut du corps vers l'arrière en sorte que le corps tout entier forme, autant que possible, une ligne droite. Maintenir le corps relâché (ce qui sera difficile pour le débutant), diriger l'attention sur le Dantian.

A présent, conduire les mains l'une vers l'autre devant la poitrine (fig. 70). En inspirant naturellement, étendre les bras latéralement, paumes vers le bas (songer à garder les extrémités des doigts légèrement tendues) (fig. 71).

**(E)** Tourner les mains de 90° vers l'arrière, en sorte de diriger les pouces vers le bas (fig. 72). Conduire les bras devant le corps jusqu'à ce que les dos des mains se touchent (fig. 73).

**(I)** Fermer les mains en poings. Les tourner en sorte d'en diriger les cœurs vers le visage (fig. 74 et 75).

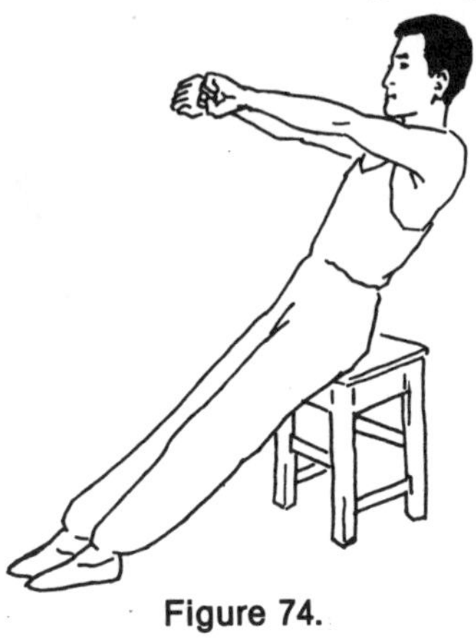

Figure 74.

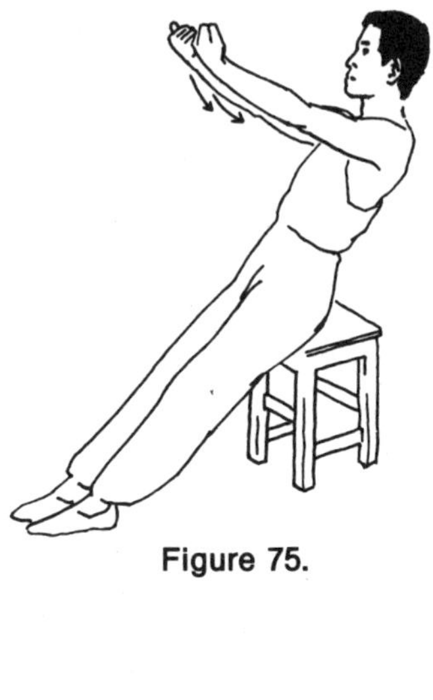

Figure 75.

**(E)** Tirer les bras vers le corps, en sorte que les poignets (les avant-bras) se placent de part et d'autre du thorax. Expirer d'abord de façon rapide et violente (avec contraction de la paroi abdominale), puis de façon longue, profonde et inaudible (avec relâchement de la paroi abdominale) (fig. 76 et 77).

**(I)** Garder le poing gauche au thorax.

**(E)** La main droite s'ouvre, elle est dressée ; le bras la conduit pendant l'expiration devant la poitrine et jusqu'au côté gauche du tronc.

**(I)** Là, pendant l'inspiration, elle saisit la force, se ferme en poing, et est de nouveau conduite au côté droit du thorax.

**(E)** Les poings donnent un coup bref contre le thorax ; expirer en même temps de façon rapide et violente. Relâcher les poings, détendre la paroi abdominale, expirer lentement et profondément (fig. 78 à 82).

*Répétition :* refaire l'exercice, mais avec la main gauche (l'exécuter quatre fois avec la main droite, quatre fois avec la main gau-

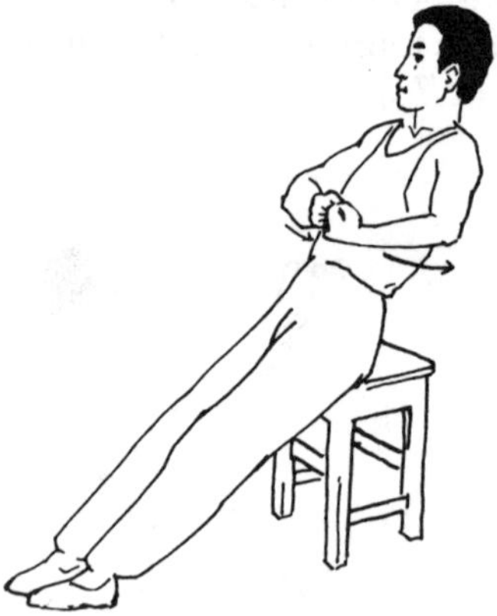

Figure 76.

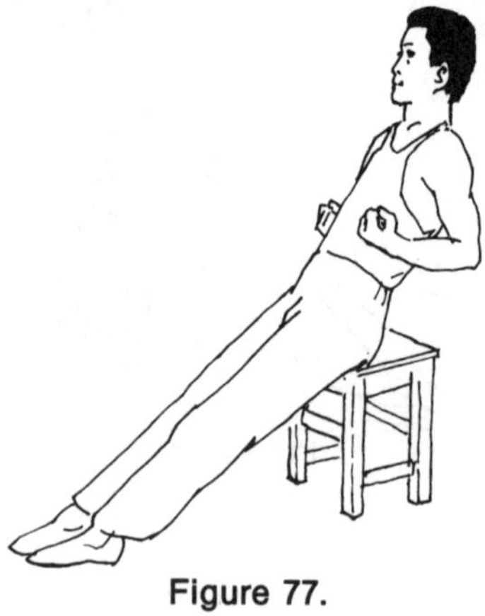

Figure 77.

Figure 78.

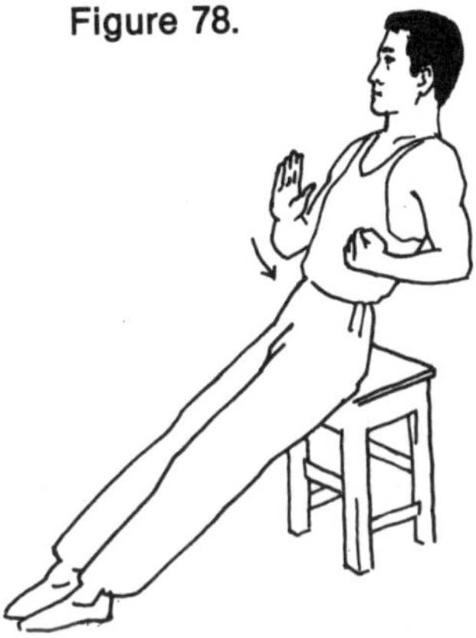

Figure 79.

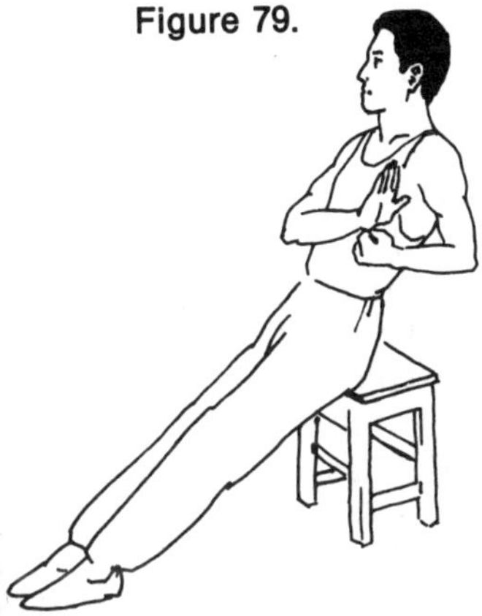

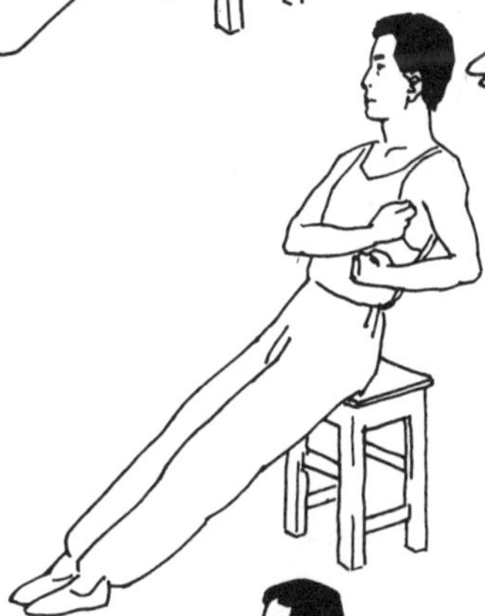

Figure 80.

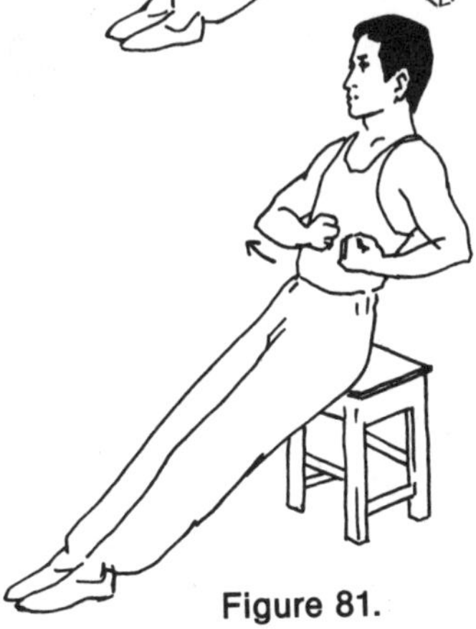

Figure 81.

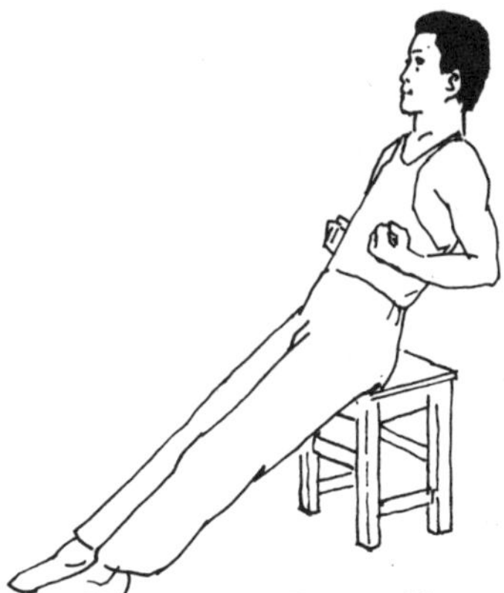

Figure 82.

che en alternance). Ensuite pratiquer l'exercice : « Saisir la force en bas et la ramener vers le haut » décrit en pages 134 et 135, mais cette fois en position assise.

**(I)** La main droite s'ouvre, elle est dressée.

**(E)** Pendant l'expiration, le bras droit la conduit devant la poitrine et jusqu'au côté gauche, de là vers le bas jusqu'à la main gauche, puis plus bas encore, jusqu'à l'aine droite.

**(I)** Pendant l'inspiration la main saisit la « force » ; elle se ferme et se déplace dans un mouvement circulaire jusqu'à la partie droite de la poitrine et, de là, au côté droit du thorax.

**(E)** Les poings donnent de nouveau un coup bref contre le thorax ; expirer en même temps de façon rapide et violente, avec contraction de la paroi abdominale ; puis expirer lentement, longuement et profondément (fig. 83 à 88).

*Répétition :* exécuter ce mouvement quatre fois avec la main droite, quatre fois avec la main gauche, en alternance.

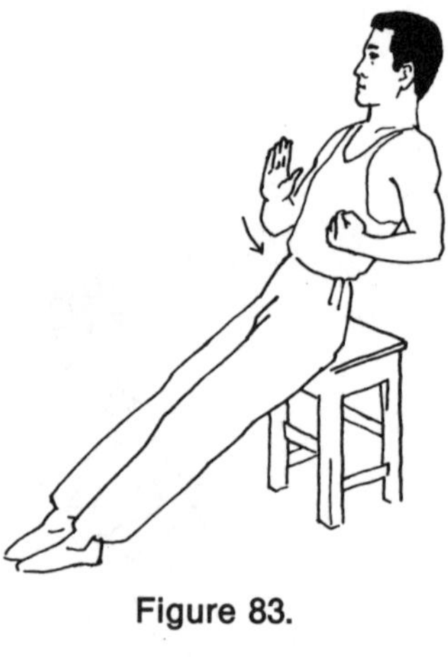

Figure 83.

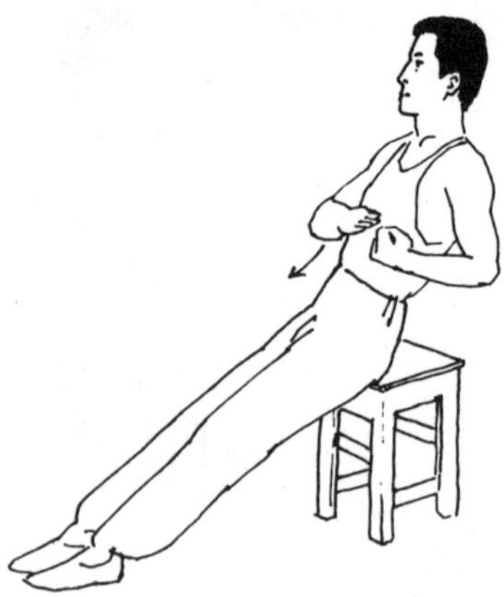

Figure 84.

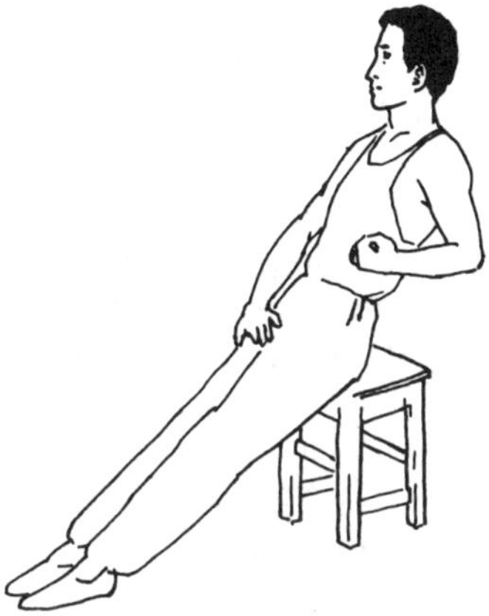

Figure 85.

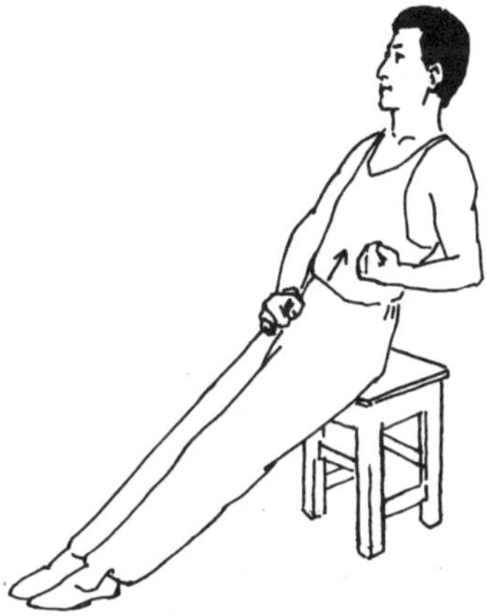

Figure 86.

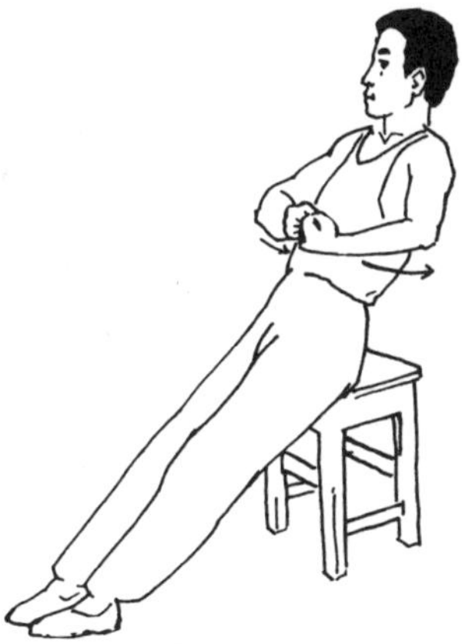

Figure 87.

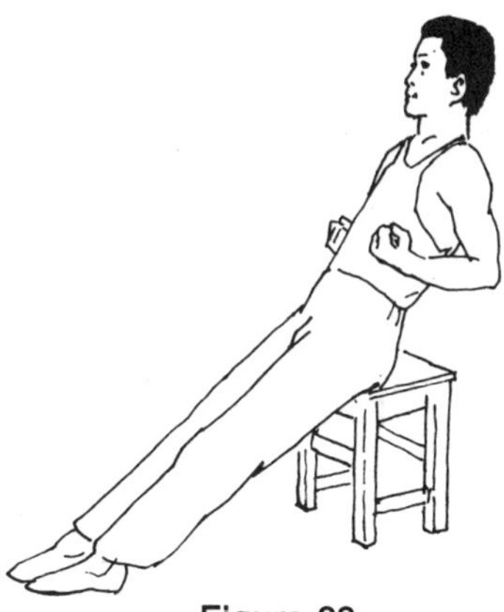

Figure 88.

## Exercice terminal (Shou Gong)

**(I)** Ôter les bras du thorax, ouvrir les mains. Paumes vers l'avant, étendre lentement les bras vers le haut, ce qui dirige les paumes vers le haut (fig. 89 et 90).

**(E)** Bras étendus, placer les dos des mains l'un contre l'autre.

**(I)** Fermer de nouveau les mains en poings, les faire rouler l'un contre l'autre ; plier lentement les coudes, conduire les mains en poings devant la poitrine (cœurs vers le corps) et, de là, de part et d'autre du thorax.

**(E)** Tout en expirant de façon rapide, violente et audible, donner un coup bref contre le bord inférieur du thorax avec les poings. Ensuite expirer lentement, la paroi abdominale détendue (fig. 91 à 95).

*Répétition :* exécuter l'exercice trois fois. En élevant les mains et en abaissant les poings manifester de la force, mais les bras, les épaules et la ceinture scapulaire restent entièrement détendus.

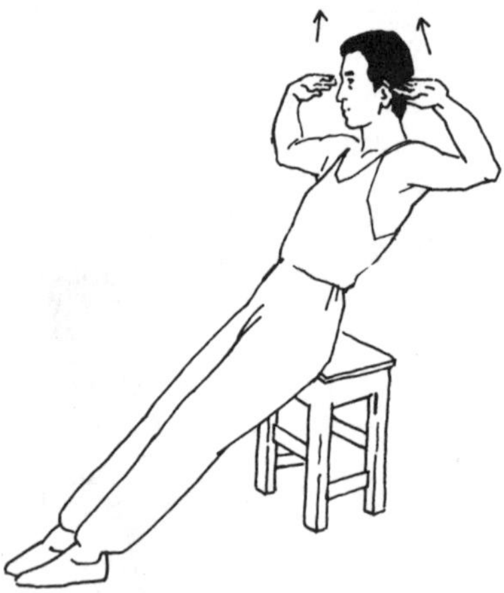

Figure 89.

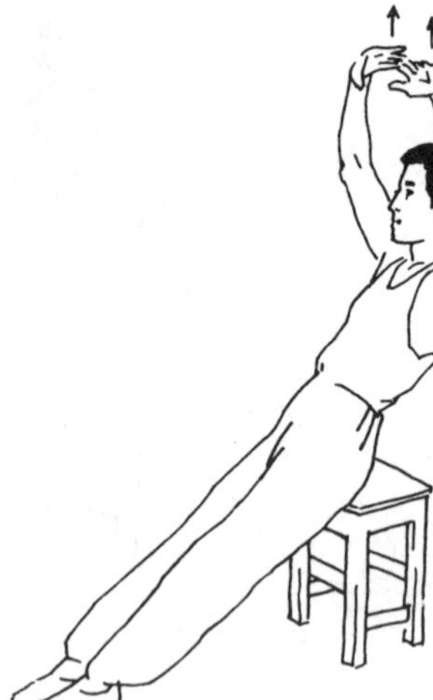

Figure 90.

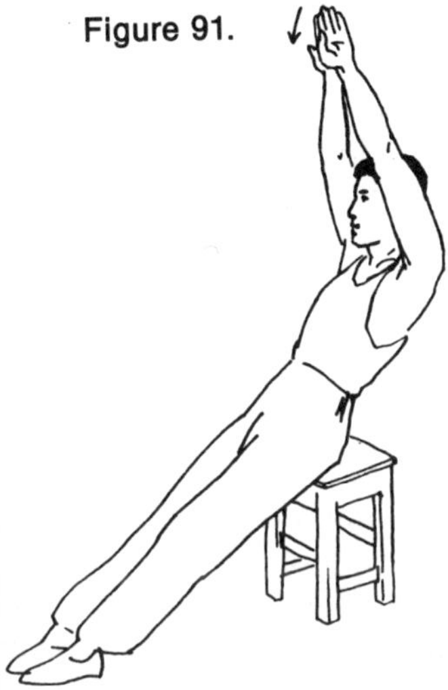

Figure 91.

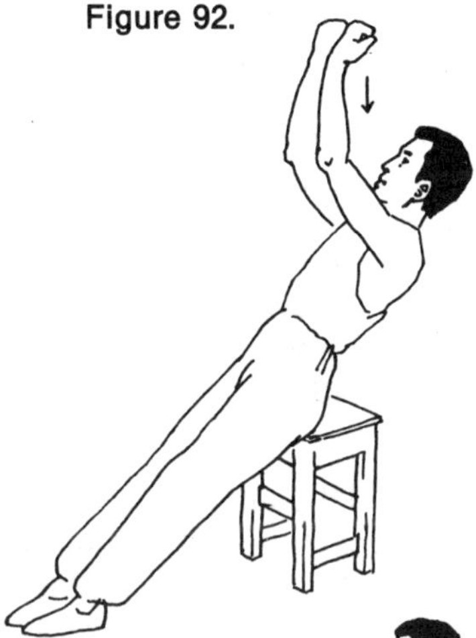

Figure 92.

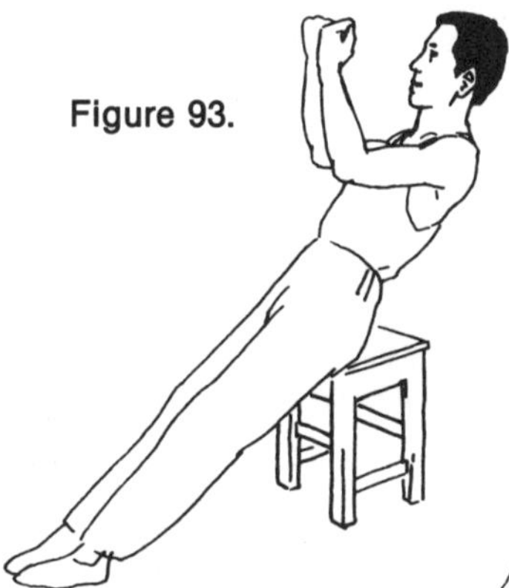

Figure 93.

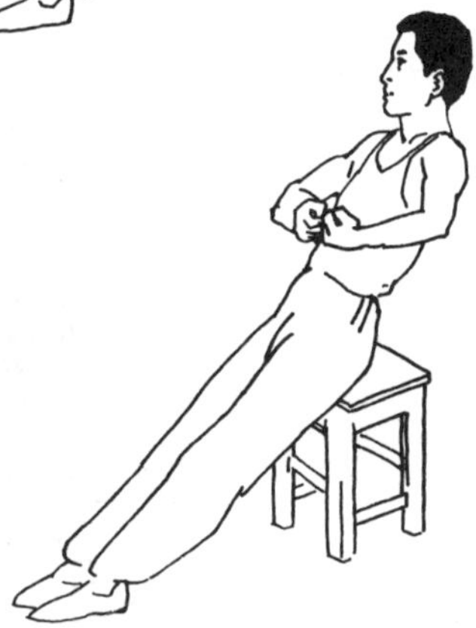

Figure 94.

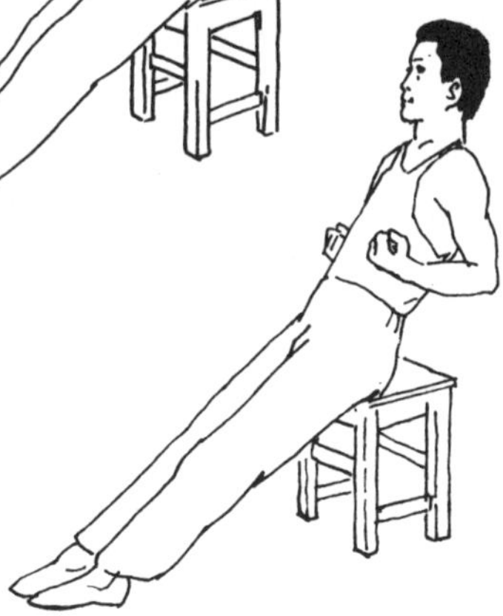

Figure 95.

**(I)** Conduire lentement les poings l'un vers l'autre devant le creux épigastrique (fig. 96).

**(E)** Faire rouler les poings l'un contre l'autre en sorte que les dos des mains viennent l'un contre l'autre (fig. 97), puis les pousser vers le bas jusqu'à ce que les bras soient complètement étendus (fig. 98). Séparer les poings et les faire rouler sur les faces externes des cuisses (fig. 99).

**(I)** Relever les épaules (fig. 100).

**(E)** Laisser tomber les épaules avec force (fig. 101), expirer de façon rapide et audible. Ne plus utiliser la technique Tiaoxi pour expirer.

Le débutant aura quelque difficulté à pratiquer l'exercice selon cette deuxième forme, mais après un certain temps d'entraînement la musculature de la paroi abdominale sera devenue suffisamment ferme pour que l'exercice puisse être exécuté en complète détente et avec souplesse.

Ceux qui souffrent de varices, d'hypertonie et de glaucome ne doivent pas pratiquer cet exercice.

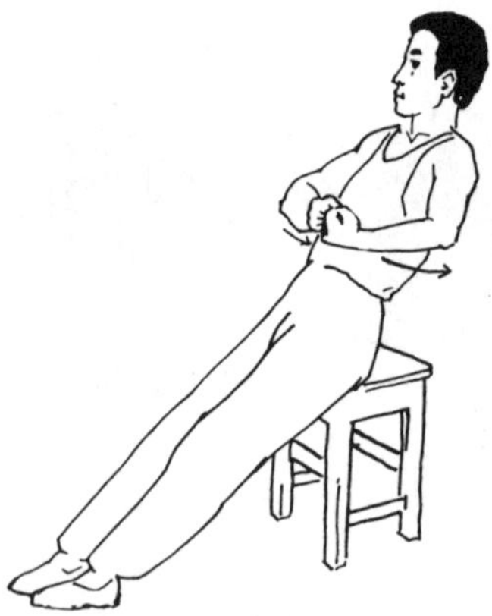

**Figure 96.**

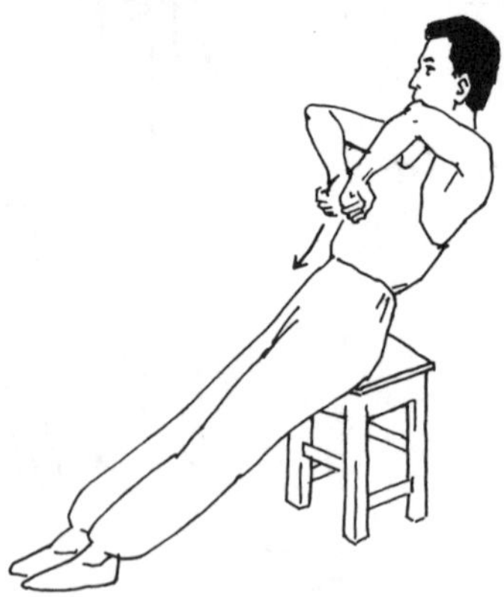

**Figure 97.**

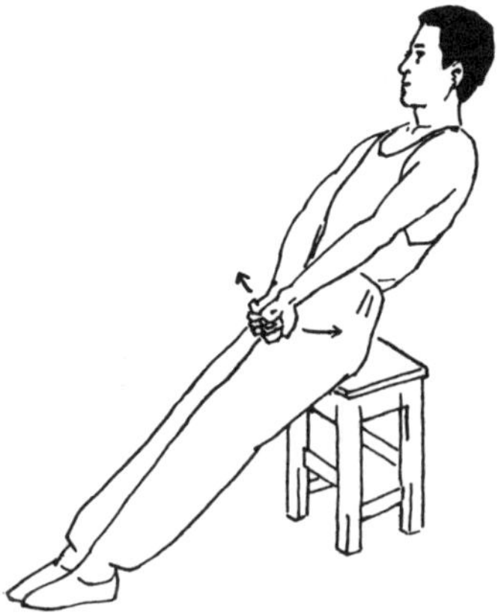

Figure 98.

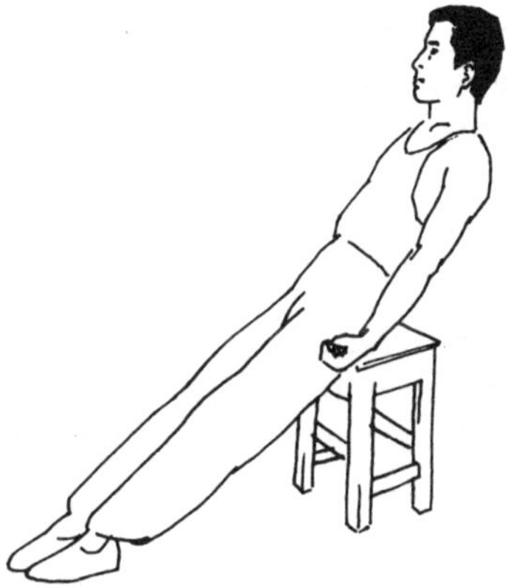

Figure 99.

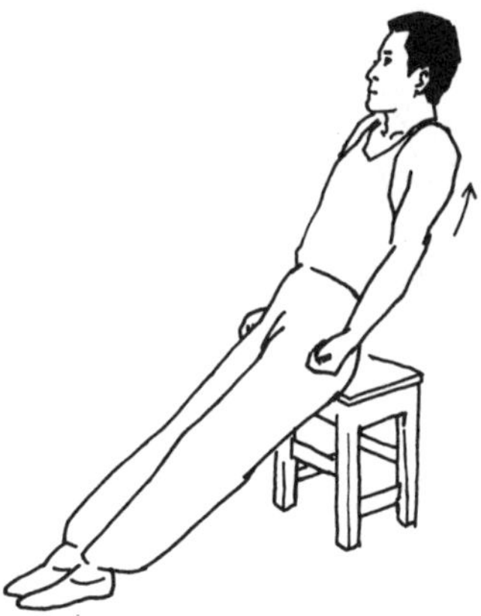

Figure 100.

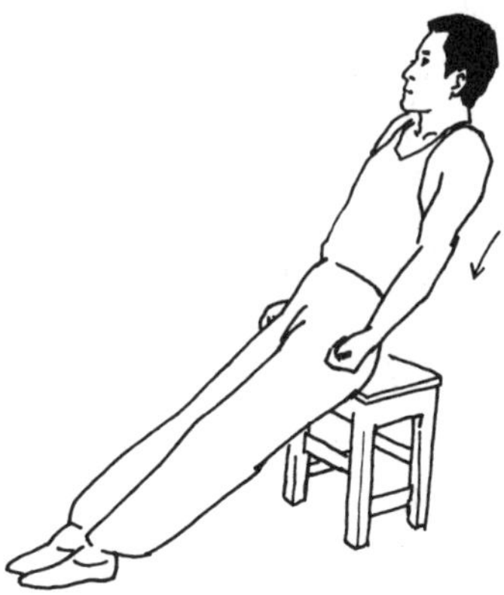

Figure 101.

## Troisième forme : la Lune croît, la Lune décroît

*Jie Gong :* comme pour la première forme. Position de départ identique à celle de la figure 62.

**(I)** Ôter les poings des cuisses, ouvrir les mains, paumes des mains vers le haut, extrémités des doigts se faisant face. Élever les mains jusqu'au-dessus de la tête en passant près des oreilles, jusqu'à ce que les bras soient complètement étendus. La main gauche saisit la main droite (fig. 102 et 103).

**(E)** Le haut du corps effectue un mouvement tournant, d'abord de 90° vers la gauche, ensuite lentement vers la droite.

Expirer pendant le mouvement tournant à gauche et à droite, inspirer pendant le retour du corps en position médiane (fig. 104 et 105). Après un mouvement tournant extrême vers la droite, effec-

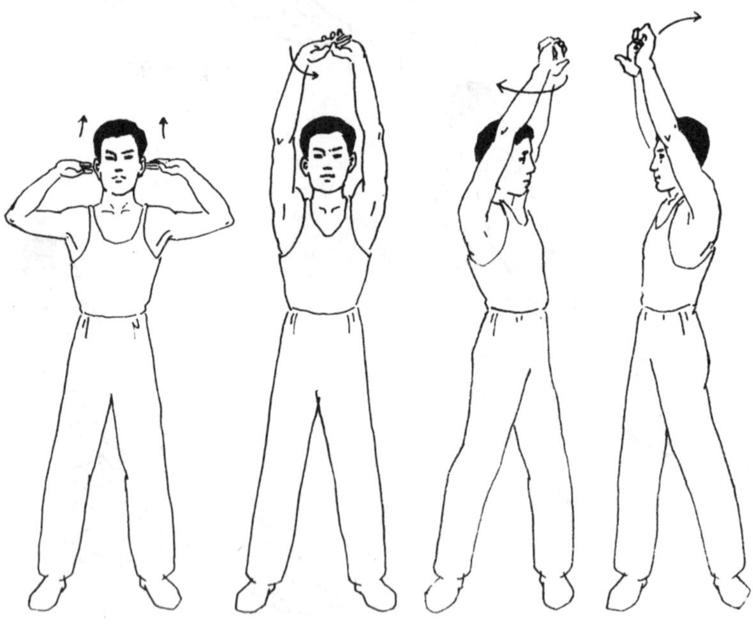

Figure 102. Figure 103. Figure 104. Figure 105.

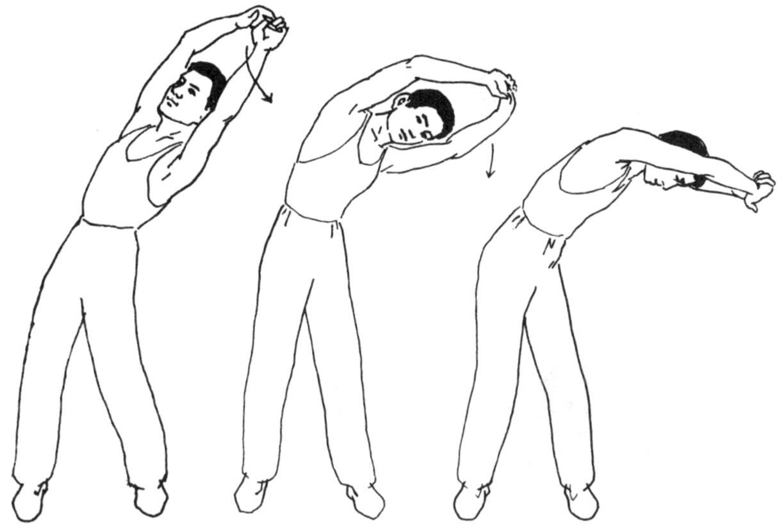

Figure 106. Figure 107. Figure 108.

tué en expirant, inspirer en fléchissant le haut du corps vers l'arrière (fig. 106). Le visage est tourné vers le ciel. Continuer l'inspiration en inclinant le haut du corps latéralement vers la gauche, à partir de la colonne lombaire (fig. 107). En expirant, laisser tomber le haut du corps sur le côté gauche (fig. 108) en sorte que les mains (réunies, doigts de la main gauche enserrant ceux de la main droite) se placent à côté du bord externe du pied gauche. Les genoux sont dépliés.

**(I)** Déplacer les mains autour du pied gauche, jusqu'en son milieu ; ce faisant, le haut du corps revient en position médiane par un mouvement tournant partant de la colonne lombaire. Les mains sont alors paumes vers le bas, extrémités des majeurs se touchant (fig. 108 à 110).

**(E)** A présent, plier les genoux, bas du dos (colonne lombaire et sacrum) et haut du corps à l'horizontale, paumes vers le bas, extrémités des doigts se faisant face (colonnes cervicale et dorsale sont étendues, fig. 111).

**(I)** Rester quelques instants dans cette position et inspirer.

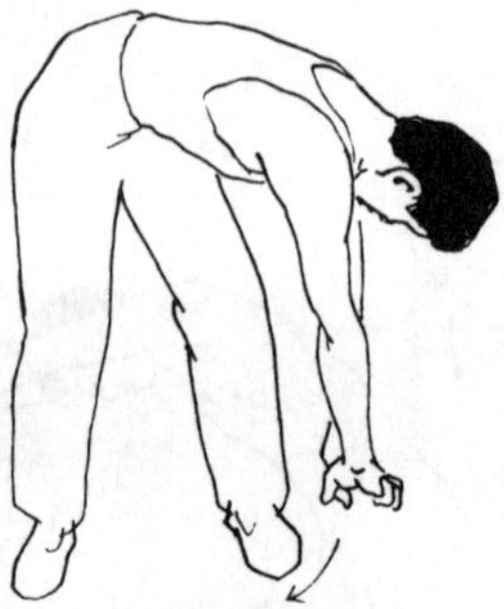

Figure 109.

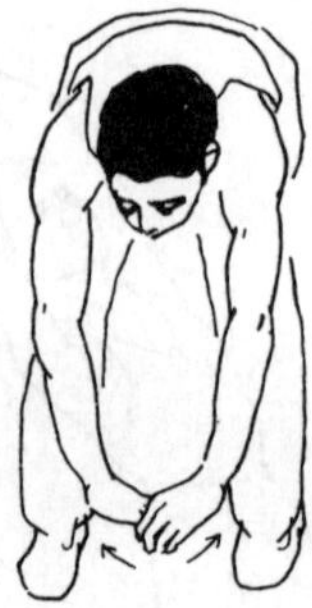

Figure 110.

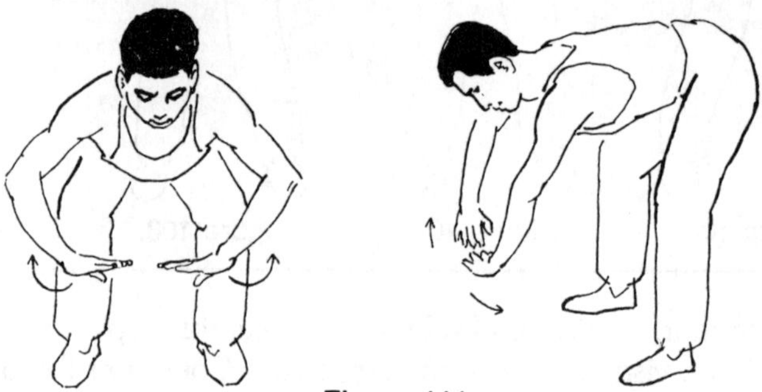

Figure 111.

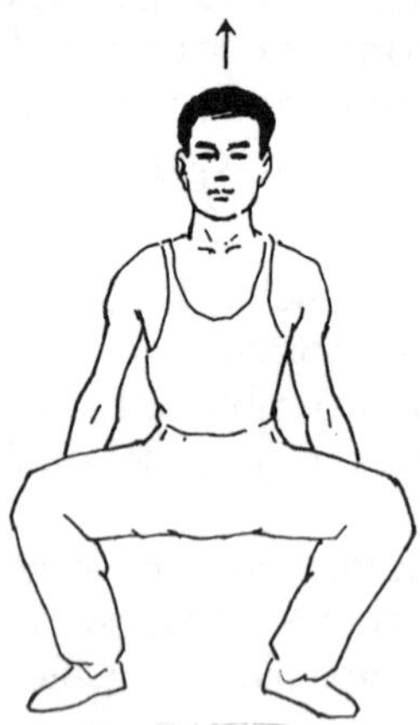

Figure 112.

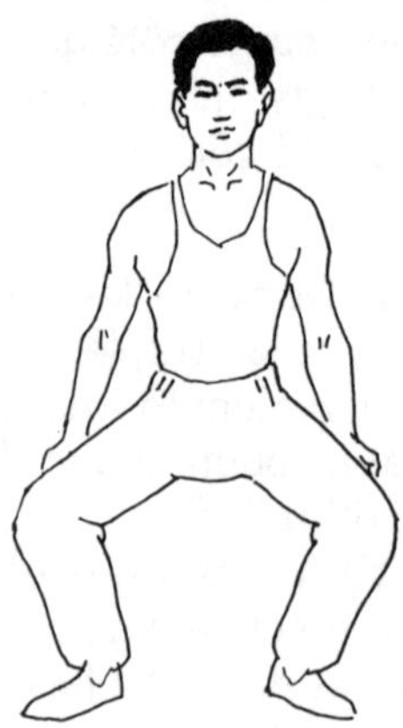

Figure 113.

**(E)** Écarter largement cuisses et genoux vers l'extérieur ; les pointes des pieds se tournent vers l'extérieur, les pieds pivotent sur les talons. Étendre d'un coup le bas du dos. Le haut du corps est vertical. Les bras s'étendent, les poings descendent derrière les genoux (fig. 112). L'ensemble du mouvement doit se faire brusquement et simultanément. Les genoux sont profondément pliés, comme si l'on était assis sur un tabouret bas.

**(I)** Le corps se redresse lentement (fig. 113). Les cœurs des poings qui, derrière les genoux étaient dirigés vers l'avant, se tournent pendant ce temps vers l'intérieur (fig. 114). Tourner en même temps les pointes des pieds vers l'intérieur. Élever alors lentement les poings devant le ventre jusqu'à la hauteur de la poitrine, cœurs vers le haut (fig. 115).

**(E)** Séparer les poings, les placer de part et d'autre du bord inférieur du thorax ; les presser d'un coup contre le thorax tout en expirant, de façon rapide et violente (fig. 116).

*Répétition :* exécuter la même séquence de mouvements, mais du côté opposé. A partir de la figure 103, se tourner non pas vers la gauche, mais vers la droite. Répéter six fois l'exercice tout entier.

*Shou Gong :* l'exercice terminal ou de conclusion est identique à celui de la première forme.

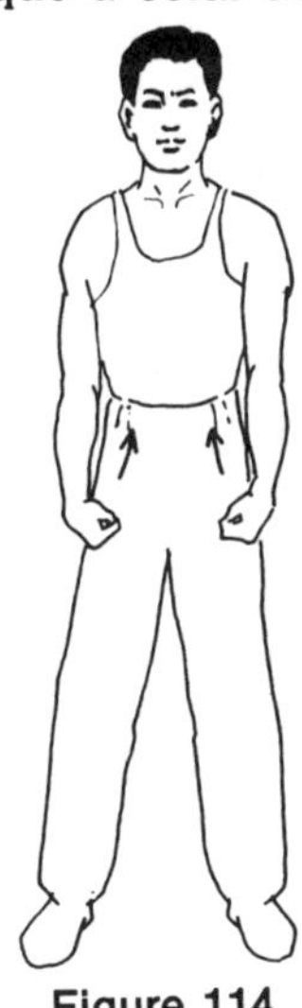

Figure 114.

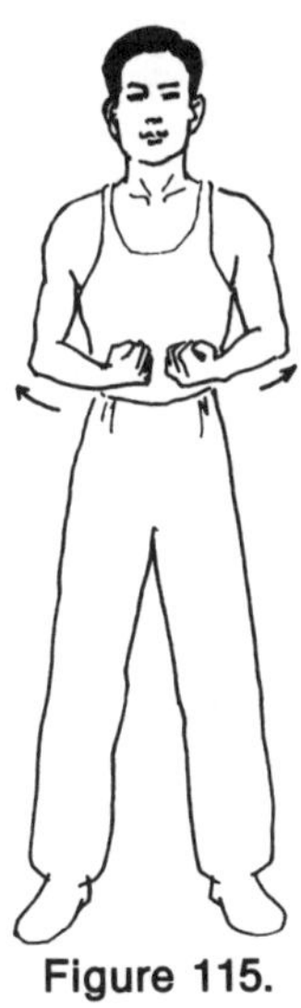

Figure 115.

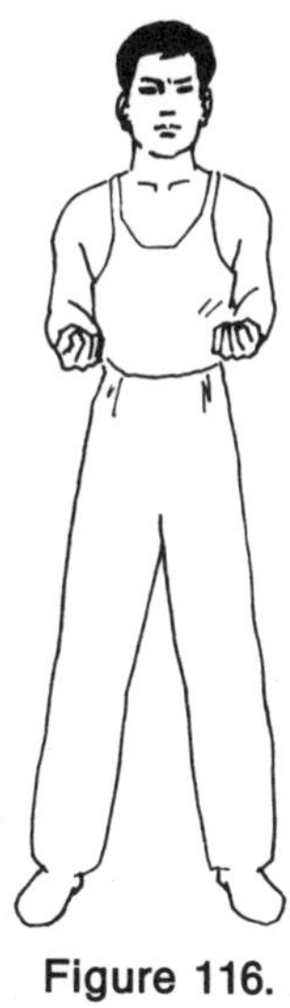

Figure 116.

*Particularités :* pratiquer le Jie Gong et le Shou Gong de la première forme, au début et à la fin de cette forme-ci et de toutes celles qui vont suivre. L'expiration rapide pratiquée pendant Jie Gong est sonore, alors que l'expiration qui suit est inaudible, longue et profonde, descendant jusque dans l'abdomen. Par contre, l'expiration rapide de Shou Gong, en conclusion de la troisième forme, n'est pas suivie d'une expiration lente.

## Quatrième forme : le Ciel saisit le Tigre terrestre

*Jie Gong :* comme pour la première forme.

**(I)** Le poing gauche reste au thorax. Tout en s'ouvrant, le poing droit s'élève jusqu'à la hauteur de l'épaule. Ensuite le coude se déplace vers l'extérieur, paume vers le haut, les extrémités des doigts passent près de l'oreille, à l'arrière d'elle (fig. 117). Le bras droit s'étend ; la main est placée au-dessus de la tête (fig. 118).

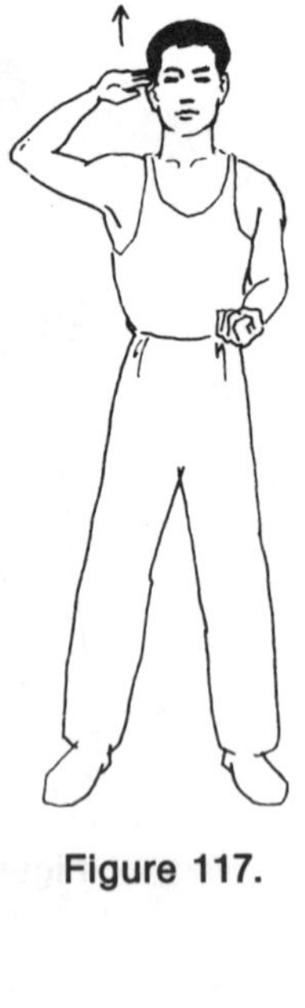

Figure 117.

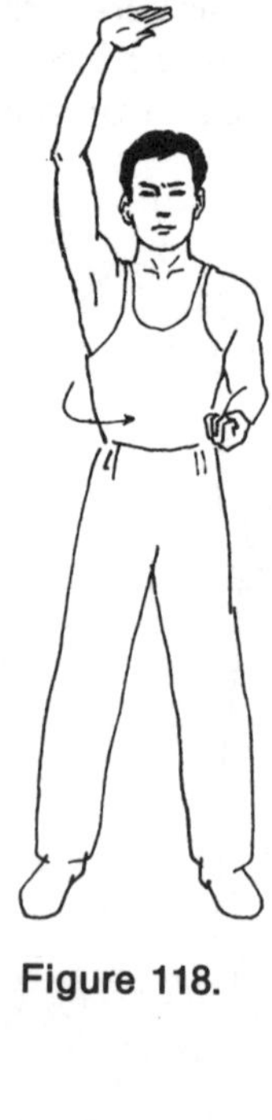

Figure 118.

**(E)** Les pieds restent immobiles. Le haut du corps effectue un mouvement tournant de 90° vers la gauche à partir de la colonne lombaire ; le visage est tourné vers la gauche (fig. 119).

**(I)** Tourner le haut du corps vers la droite (fig. 120).

**(E)** Tourner lentement le haut du corps vers la gauche à partir de la colonne lombaire.

**(I)** Fléchir le haut du corps vers l'arrière, le tourner vers la gauche à partir de la colonne lombaire. Le haut du corps se retrouve en position frontale, mais incliné vers la gauche. La main droite se maintient en hyperextension, formant un angle de 90° avec l'avant-bras. Le haut du corps effectue un mouvement tournant vers la gauche, à partir de la colonne lombaire, et s'incline déjà légèrement vers le bas (fig. 121).

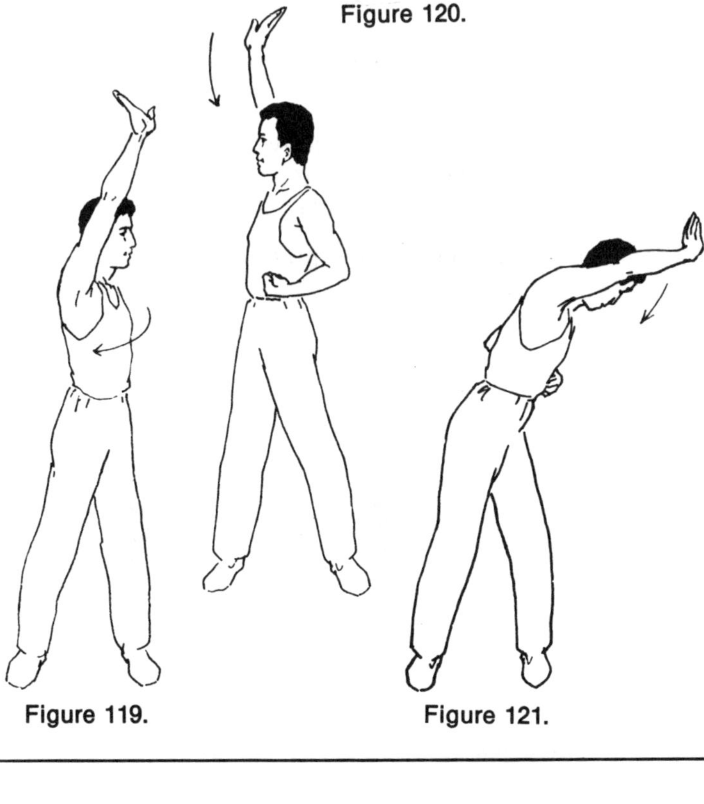

Figure 120.

Figure 119.

Figure 121.

**(E)** Laisser tomber le haut du corps vers la gauche, la main droite étendue se plaçant près du bord externe du pied gauche (fig. 122).

**(I)** En un mouvement tournant à partir de la colonne lombaire, faire revenir le haut du corps en position médiane ; la main droite contourne la pointe du pied gauche (fig. 123).

**(E)** D'un bond, tourner les pointes des pieds vers l'extérieur et plier profondément les genoux, prenant ainsi la position accroupie basse, et redresser promptement le haut du corps.

**(I)** La main droite s'est fermée, elle a saisi la force, bras étendu entre les jambes, poing au-dessous des genoux, cœur vers l'avant (fig. 124). Ensuite les genoux se déplient lentement, le corps entier se redresse ; en même temps, les pieds se replacent parallèlement l'un à l'autre, le poing droit remonte très lentement devant la poitrine (fig. 125).

**(E)** Placer de nouveau le poing droit contre le bord inférieur du thorax, donner des poings un coup bref contre le thorax tout en expirant de façon rapide et violente (fig. 126), puis expirer lentement.

*Répétition :* refaire le même mouvement, mais avec la main gauche et en inversant les directions (droite et gauche) des mouvements. Exécuter trois fois de chaque côté, en alternance.

*Shou Gong :* comme dans la première forme.

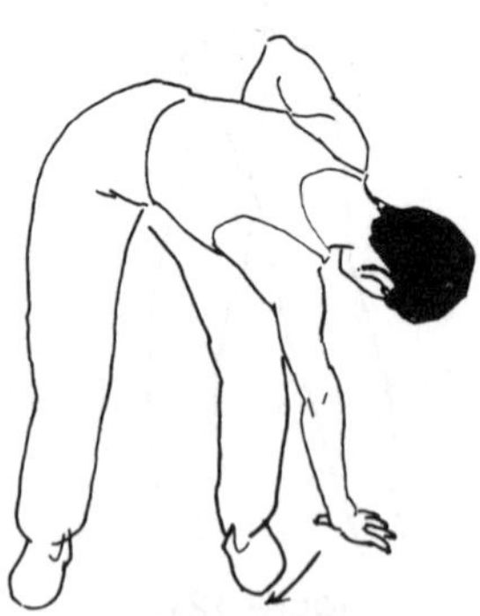

Figure 122.

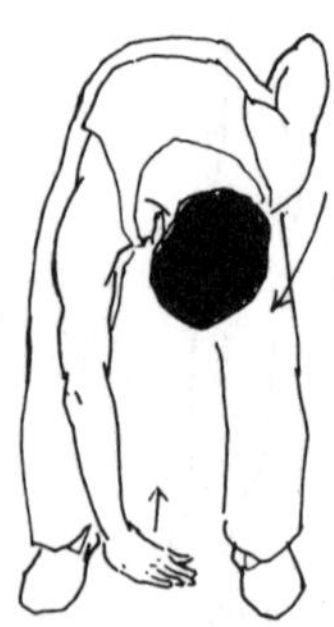

Figure 123.

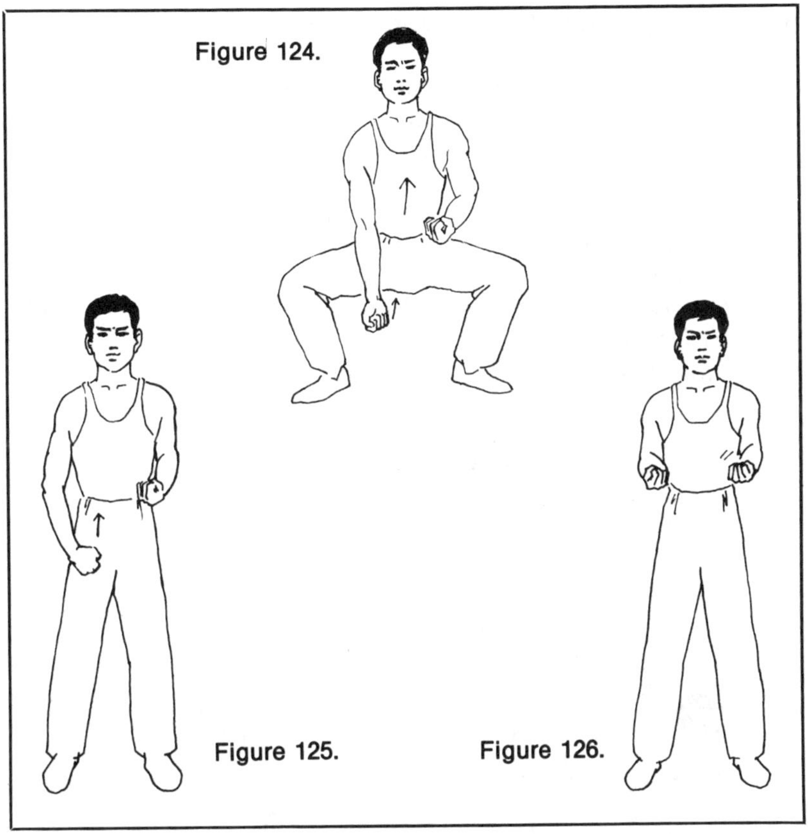

Figure 124.

Figure 125.

Figure 126.

*Particularités* : les mouvements tournants du corps, vers la gauche et vers la droite, s'exécutent rapidement dans cette forme (contrairement à ceux de la troisième forme). Il en est de même pour l'abaissement en position accroupie. Tous les autres mouvements doivent être lents, souples et ronds, rythmés par la respiration.

## Cinquième forme : tenir le Cheval par la bride pour le mener à la Montagne

*Jie Gong* : comme dans la première forme.

## Exercice préparatoire : simple fouet

**(I)** Ouvrir les poings posés au thorax, conduire les paumes tournées vers le bas, devant la poitrine en sorte que les extrémités des majeurs se touchent (fig. 127). Étendre latéralement les bras, à l'horizontale (fig. 128).

**(E)** Fermer les mains en poings (fig. 129), les tourner vers le haut (fig. 130). Plier lentement les coudes (fig. 131). Conduire tout aussi lentement les poings devant le thorax (fig. 132 et 133).

**(I)** Poser les poings de part et d'autre du thorax (fig. 134).

**(E)** Donner des poings un coup bref contre le bord inférieur du thorax tout en expirant d'un coup.

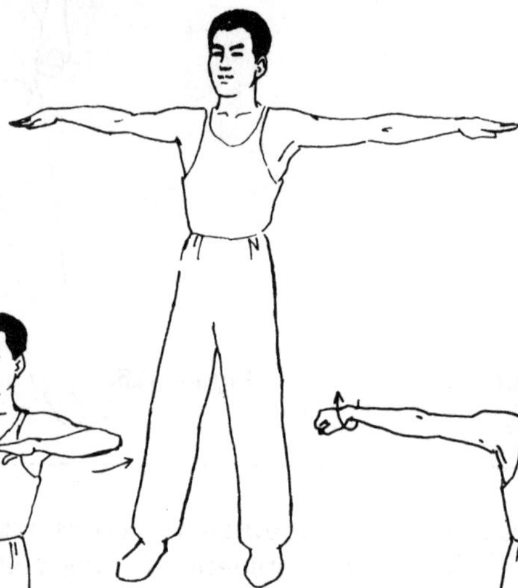

Figure 128.

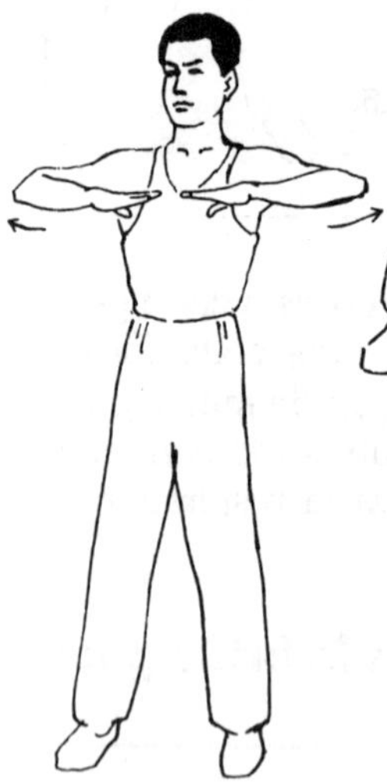

Figure 127.

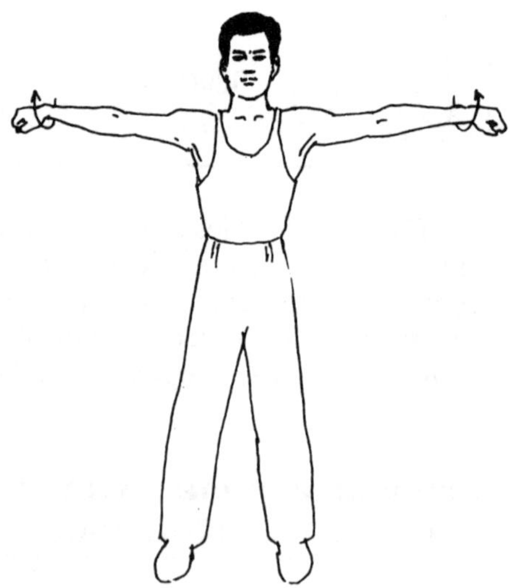

Figure 129.

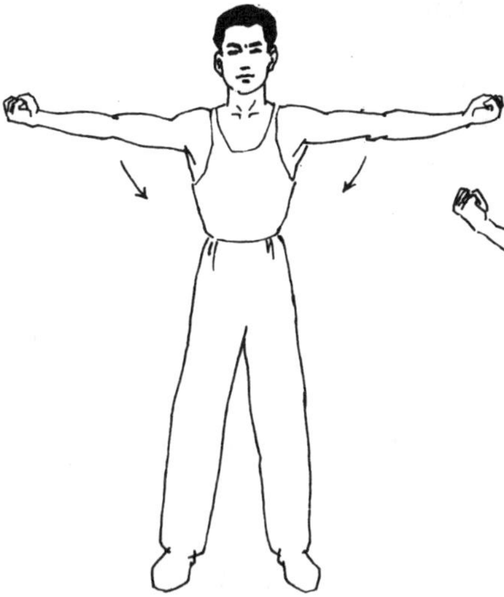

Figure 130.

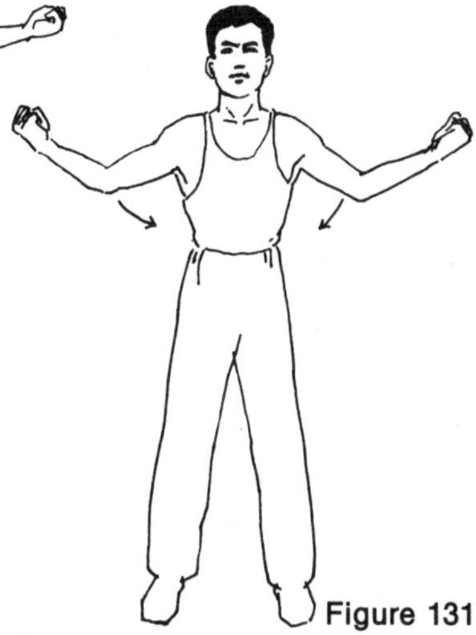

Figure 131.

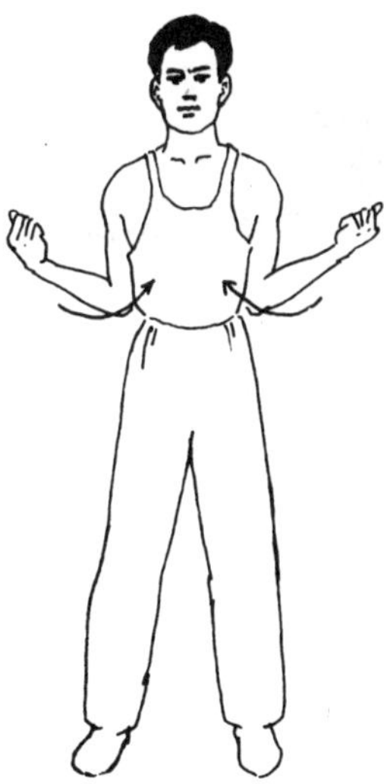

Figure 132.

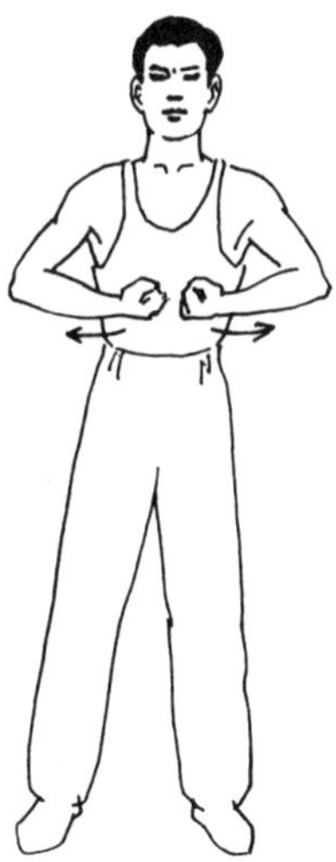

Figure 133.

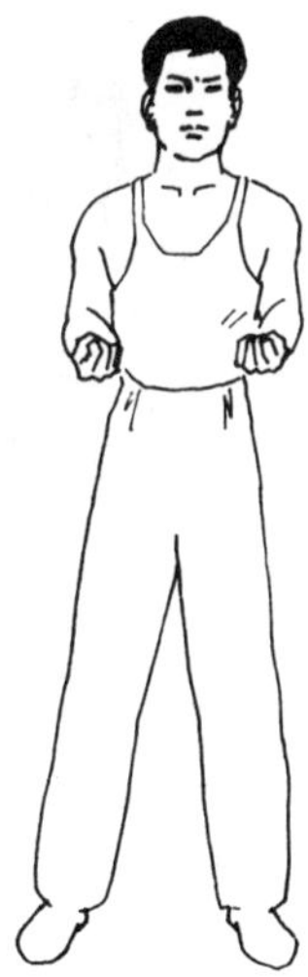

Figure 134.

## Exercice principal : conduire le Cheval à la Montagne

Tout en tournant le corps vers la gauche, ôter les bras du thorax. En même temps, ouvrir les mains et les conduire devant le thorax, paumes dirigées vers le bas, main droite par-dessus la main gauche, séparée d'elle d'environ 3 cm (fig. 135).

**(I)** Tourner le haut du corps vers la gauche tout en étendant le bras droit, à hauteur d'épaule, vers l'avant (« avant » signifiant par rapport au tronc tourné vers la gauche). Le coude droit et l'épaule droite doivent être à la même hauteur. Pendant ce temps, la main gauche, bras étendu vers le bas, s'est placée en arrière de la hanche gauche. La force est dans les doigts, la paume est dirigée vers le haut (fig. 136).

*A bien surveiller :* ne pas bouger les pieds pendant le mouvement tournant du corps. Expirer de façon rapide et audible pendant le mouvement des bras et le mouvement tournant de la colonne lombaire, puis une fois les bras à leur extrême extension (fig. 136).

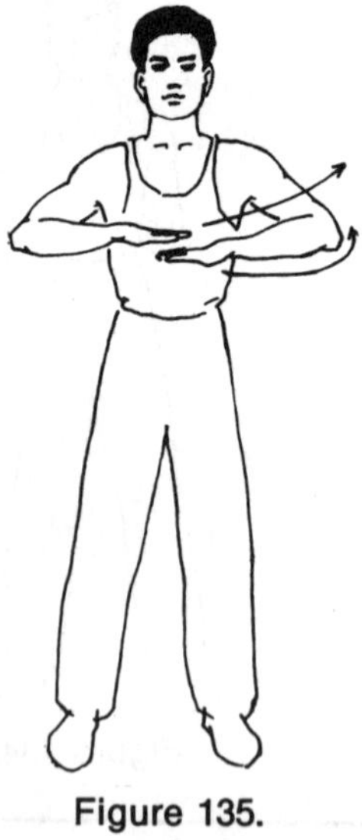

Figure 135.

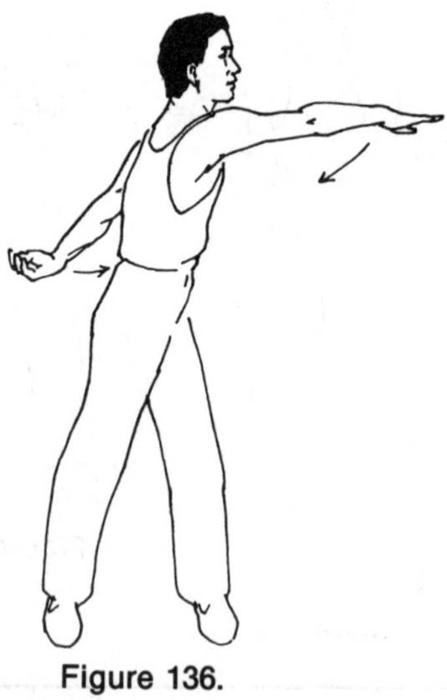

Figure 136.

**(I)** A présent, ramener lentement le haut du corps en position médiane et plier les coudes ; les mains étendues doivent se rencontrer devant la poitrine. Inspirer pendant ce mouvement (fig. 137). Les extrémités des doigts (paumes vers le bas) se font face, majeurs se touchant (fig. 138).

**(E)** Étendre lentement les bras ; ce faisant, les mains étendues (paumes un peu plus bas que les poignets) s'abaissent devant le ventre jusqu'aux aines. Les coudes sont dépliés (fig. 139). Fermer les mains en poings (fig. 140) et les tourner afin de diriger les cœurs vers le haut (fig. 141).

**(I)** Les poings se rapprochent l'un de l'autre, les monter jusqu'à la poitrine (fig. 142). Les poings se séparent ; les avant-bras se placent de part et d'autre du thorax.

**(E)** Donner des poings un coup bref contre le thorax, tout en expirant d'un coup (fig. 143).

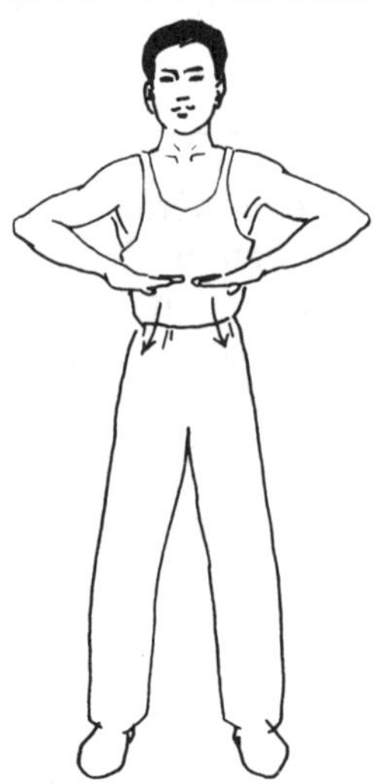

Figure 138.

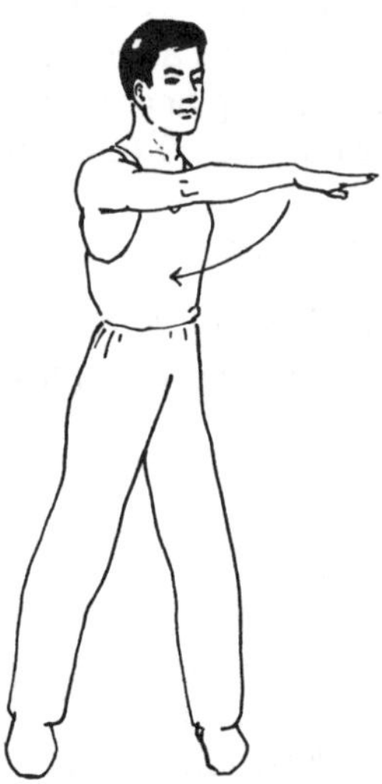

Figure 137.

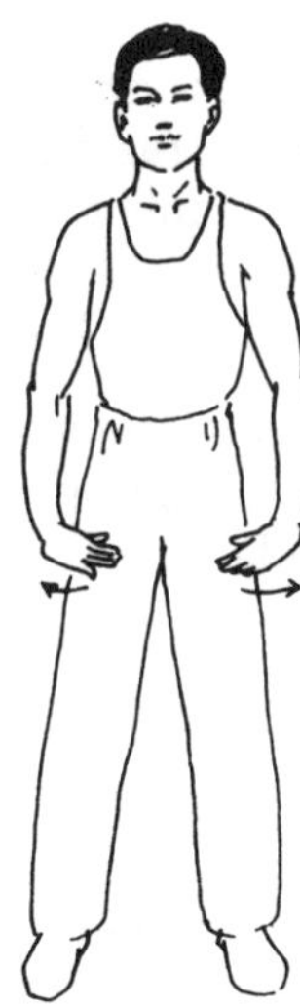

Figure 139.

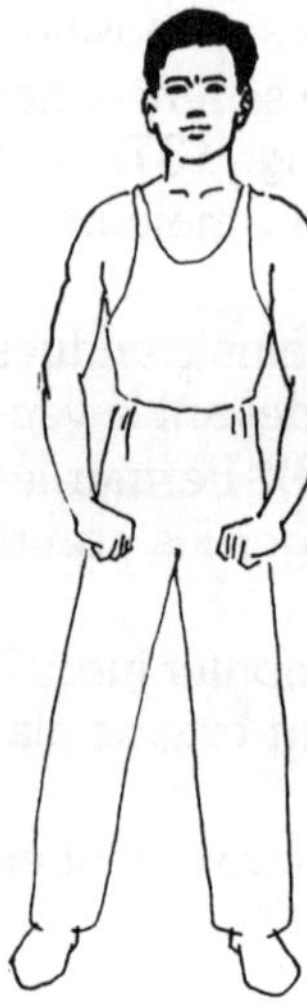

Figure 140.

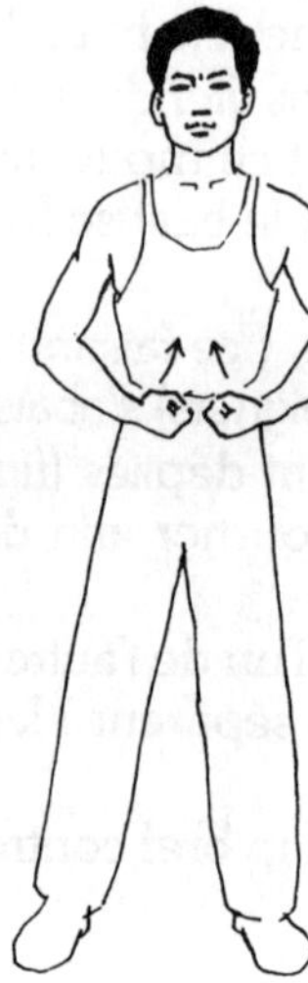

Figure 141.

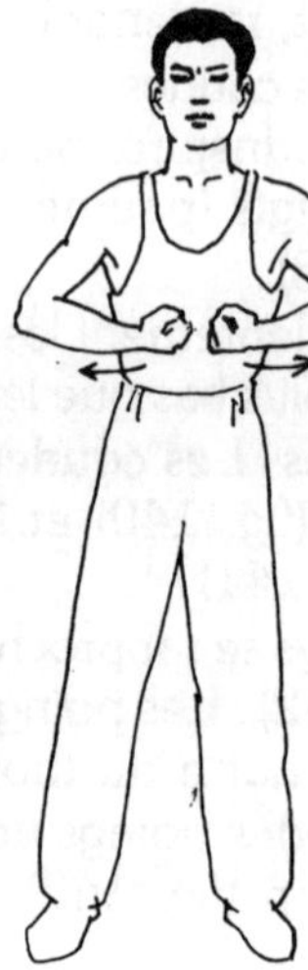

Figure 142.

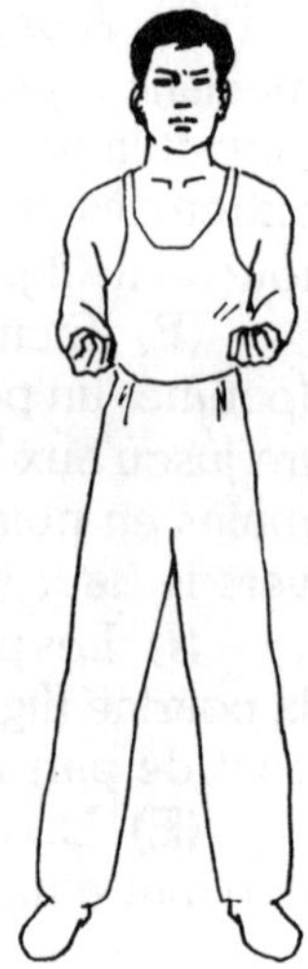

Figure 143.

---

*Répétition :* refaire le même exercice mais, cette fois, tourner le corps vers la droite, étendre le bras gauche vers l'avant, tandis que le bras droit (la force étant dans les doigts) se place en arrière de la hanche droite. A exécuter trois fois de chaque côté, en alternance.

*Shou Gong :* comme dans la première forme.

*Particularités :* l'extension des bras pendant le mouvement tournant du corps est rapide et a lieu en même temps qu'une expiration rapide.

*

* *

A partir de la septième forme, l'exercice « simple fouet » précède chaque exercice principal. Tendre la musculature de la face interne des cuisses (c'est-à-dire les adducteurs) pendant le mouvement tournant du corps vers la gauche ou vers la droite. Les pieds sont comme enracinés dans le sol.

## Sixième forme : le Phénix fait battre ses ailes l'une contre l'autre

*Jie Gong :* comme dans la première forme.

### Exercice préparatoire : la « Grande Ourse » (Sept Étoiles)

**(I)** Ôter les poings du thorax et les ouvrir ; une fois les mains élevées devant la poitrine (fig. 144), les paumes sont dirigées vers l'avant, pouces se faisant face.

**(E)** Pousser très lentement les mains vers l'avant, jusqu'à ce que les bras soient complètement étendus (fig. 145).

**(I)** A présent, saisir des mains vers l'extérieur, fermer les poings et les tourner en sorte de diriger les paumes vers le haut ; les poings sont placés très près l'un de l'autre (fig. 146). Amener alors lentement les poings devant la poitrine. Pendant ce mouvement, tour-

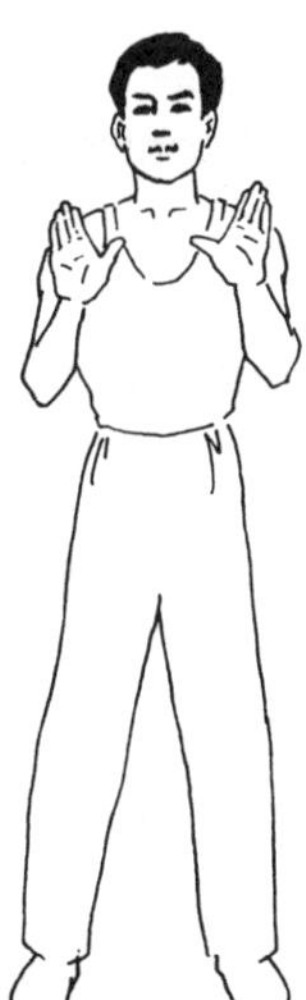

Figure 144.

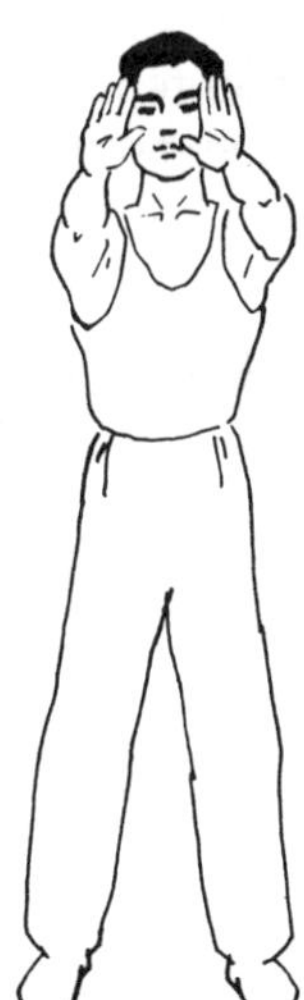

Figure 145.

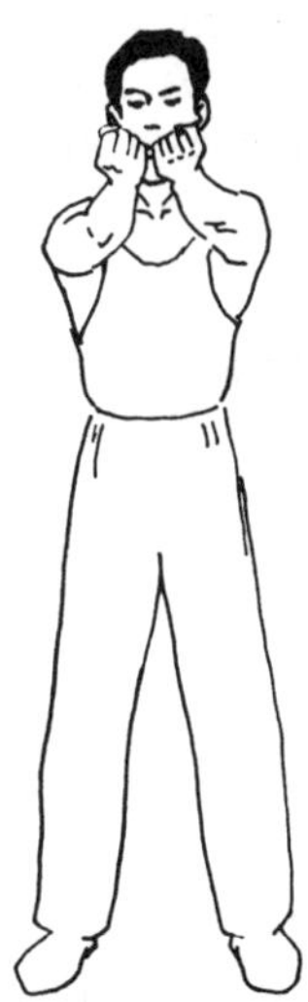

Figure 146.

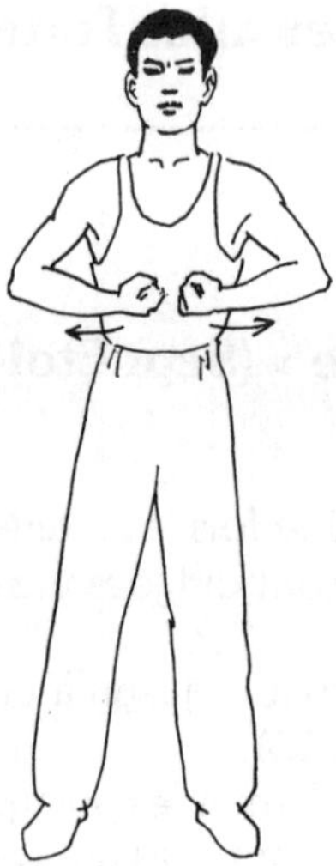

Figure 147.

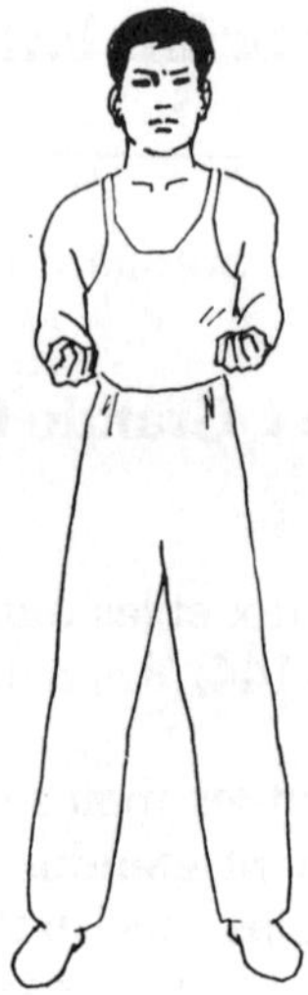

Figure 148.

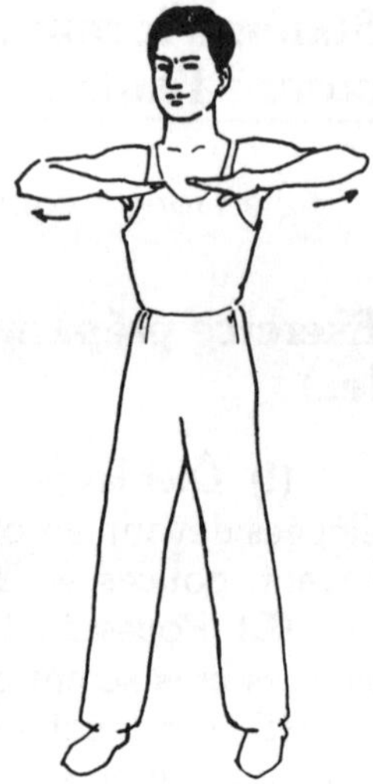

Figure 149.

ner les poings en sorte que les phalanges de la racine des doigts se placent les unes en face des autres (fig. 147).

**(E)** A présent, conduire lentement les poings de part et d'autre du thorax ; tout en donnant des poings un coup bref contre le thorax, expirer rapidement (fig. 148).

## Exercice principal : le Phénix fait battre ses ailes l'une contre l'autre

**(I)** Conduire les mains ouvertes devant la poitrine en sorte que les paumes se tournent vers le bas et que les majeurs se touchent (fig. 149). Étendre alors lentement les bras à la droite et à la gauche du corps, paumes vers le bas (fig. 150).

**(E)** Tourner les mains en sorte de diriger les paumes vers le haut (fig. 151).

**(I)** Élever les mains, dans un mouvement rappelant l'oiseau qui bat des ailes, les paumes venant à la hauteur du sommet de la tête (fig. 152).

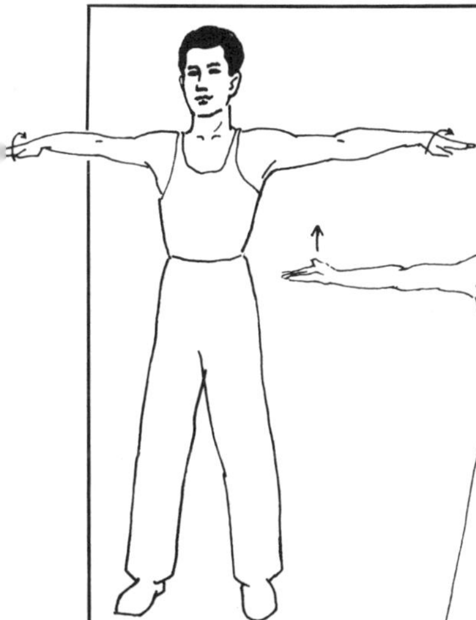

Figure 150.

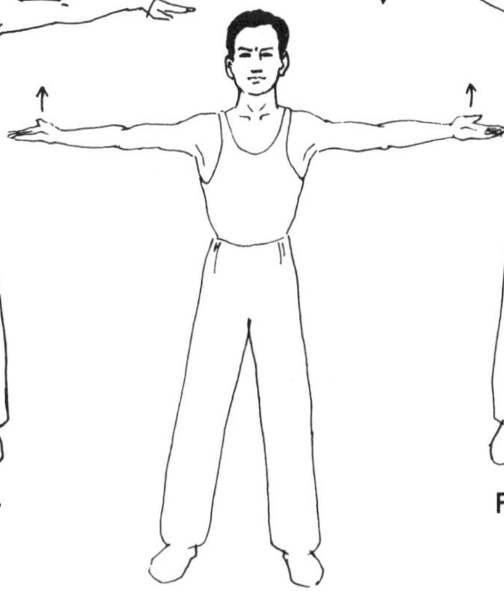

Figure 151.

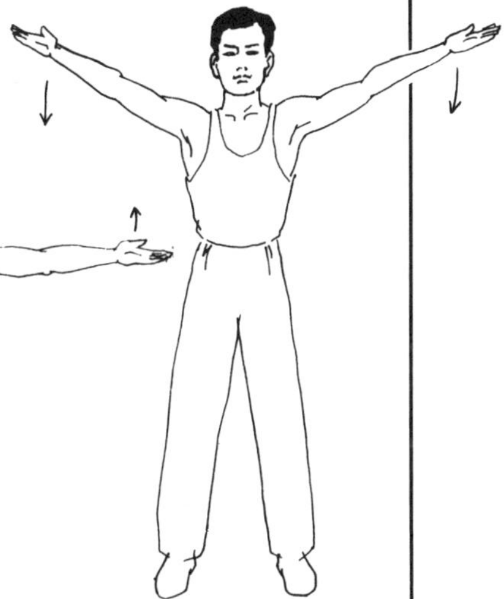

Figure 152.

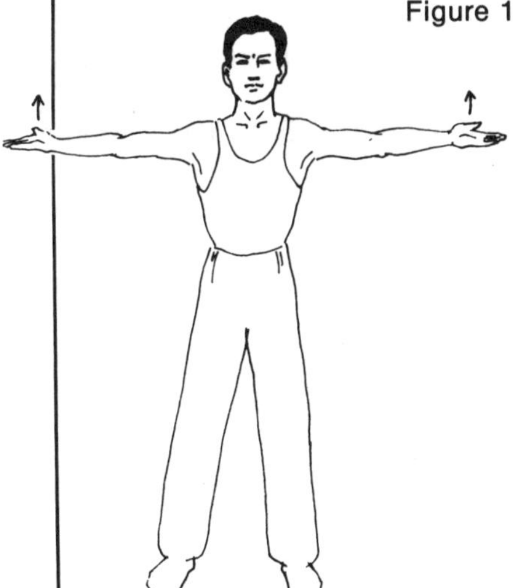

Figure 153.

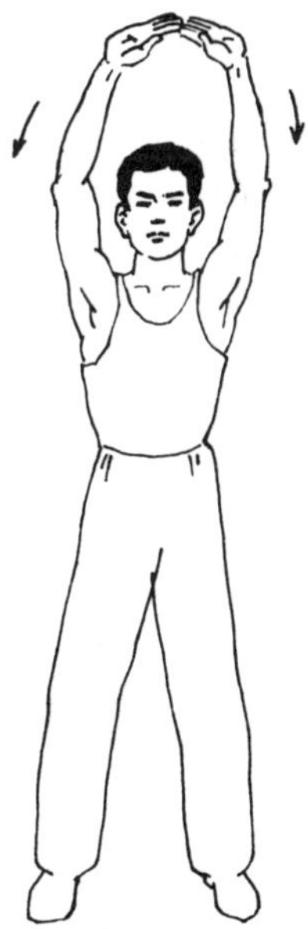

Figure 154.

**(E)** Tout en expirant rapidement, redescendre les mains à la hauteur des épaules (fig. 153). Élever et abaisser encore deux fois les mains, comme décrit ci-avant. Les mains doivent rester horizontales en s'élevant, comme si elles portaient une charge.

**(I)** Après le troisième abaissement des bras jusqu'à la hauteur des épaules, conduire avec la rapidité de l'éclair les bras complètement étendus au-dessus de la tête, tout en inspirant rapidement, quoique de manière détendue ; en même temps, tourner les mains de 180°, de sorte à diriger de nouveau les paumes vers le haut. Les extrémités des doigts se touchent (fig. 154).

**(E)** Ensuite, fléchir le haut du corps vers le bas, à partir de la colonne lombaire, paumes des mains maintenant dirigées vers le sol. La flexion doit se faire très lentement ; plus elle sera profonde, plus ses effets seront bénéfiques (fig. 155).

**(I)** A présent, relever la tête avec la rapidité de l'éclair ; les genoux se fléchissent légèrement, de même que les coudes ; le dos est creusé (position du crapaud au repos). Les mains étendues se touchent presque (fig. 156).

**(E)** En un mouvement aussi soudain que le précédent, genoux profondément fléchis, redresser le haut du corps ; les bras étendus conduisent les mains (qui se sont tout aussi rapidement fermées en poings) derrière les cuisses, dos vers le bas ; d'un bond, tourner les pointes des pieds vers l'extérieur (fig. 157).

**(I)** A présent, se redresser lentement (fig. 158) ; en un mouvement curviligne, amener lentement les poings devant le ventre (les pieds sont de nouveau parallèles) (fig. 159) puis devant la poitrine (fig. 160).

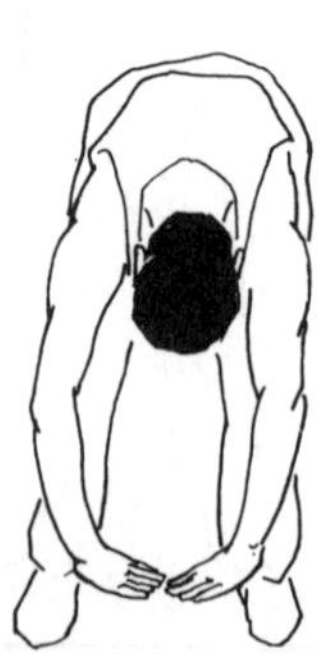

Figure 155.

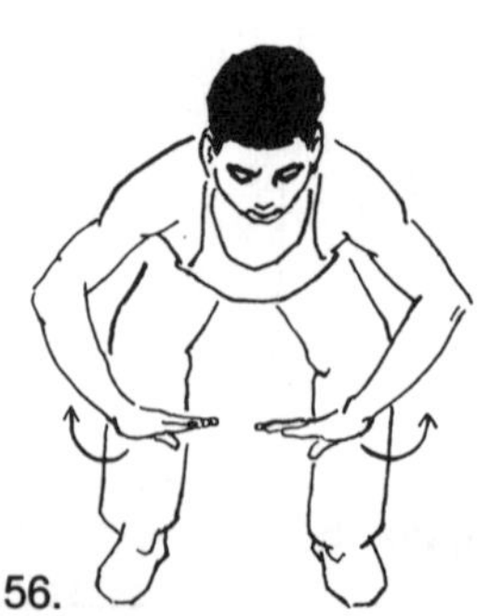

Figure 156.

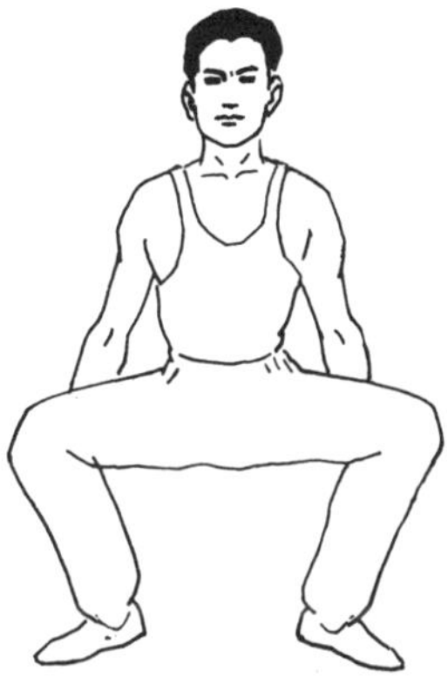

Figure 157.

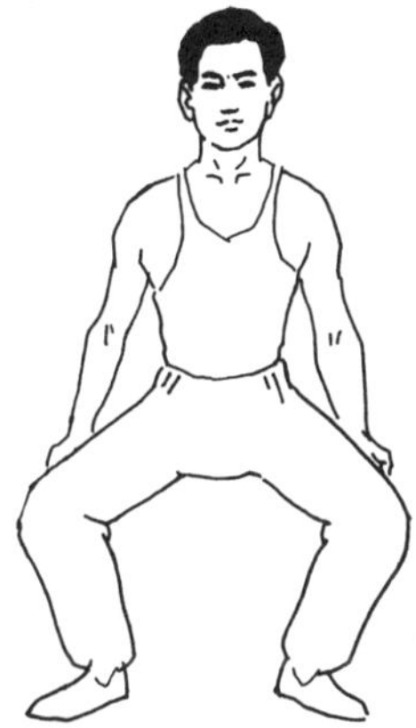

Figure 158.

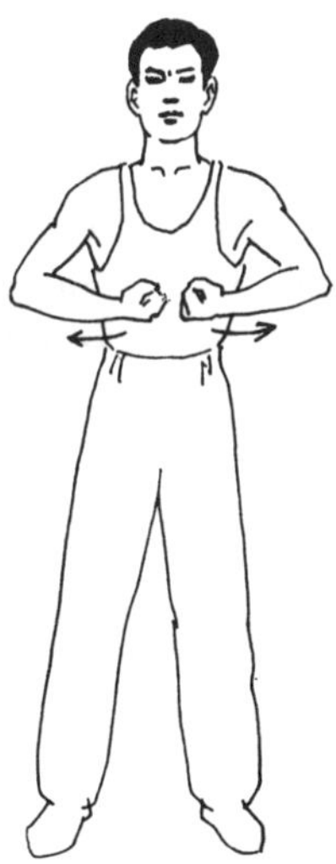

Figure 160.

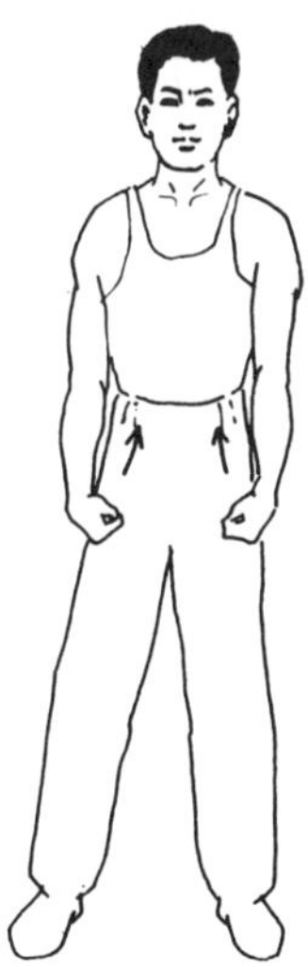

Figure 159.

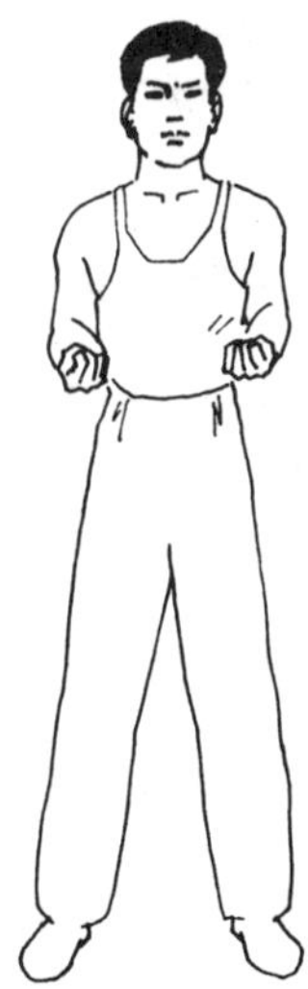

Figure 161.

**(E)** Placer les poings de part et d'autre du bord inférieur du thorax, donner avec eux un coup bref contre le thorax, tout en expirant d'un coup (fig. 161).

*Shou Gong :* comme dans la première forme.
*Particularités :* l'élévation des bras est lente (fig. 152), leur abaissement rapide (fig. 153).

*
* *

Désormais, on fera précéder chaque exercice principal de la figure dite la « Grande Ourse ».

## Septième forme : la « Grande Ourse » repousse la Montagne

*Jie Gong :* comme dans la première forme.
*Exercice préparatoire 1 :* « simple fouet » (fig. 127 à 134).
*Exercice préparatoire 2 :* la « Grande Ourse » (fig. 144 à 148).

### Exercice principal

Les mains sont placées au thorax, le corps exécute un rapide mouvement tournant vers la gauche, les pieds suivent le mouvement ; la jambe droite est étendue, la jambe gauche fléchie au genou (fig. 162).

**(I)** Les poings s'ouvrent, les bras conduisent les mains devant la poitrine ; les paumes se tournent vers l'avant, les doigts pointent vers le haut (fig. 163).
**(E)** A présent, étendre lentement les bras, les paumes des mains poussant avec force vers l'avant jusqu'à ce que les bras soient complètement étendus (fig. 164 et 165).
**(I)** Les mains se ferment en poings, les poings se tournent cœurs vers le haut (fig. 166). Les poings sont placés très près l'un

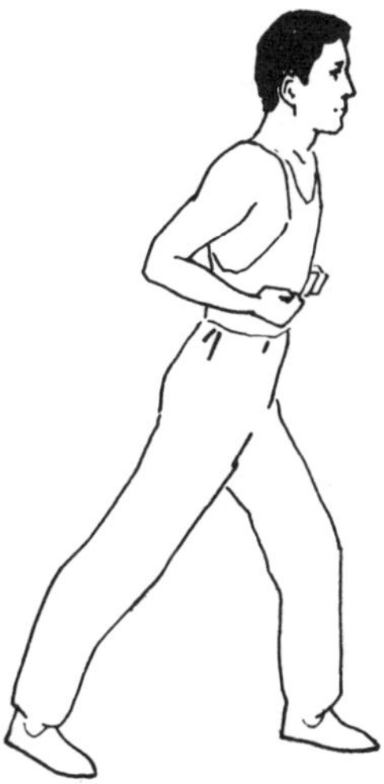

Figure 162.

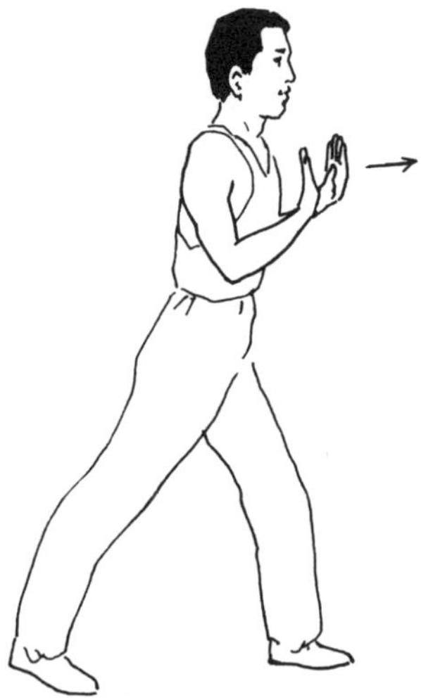

Figure 163.

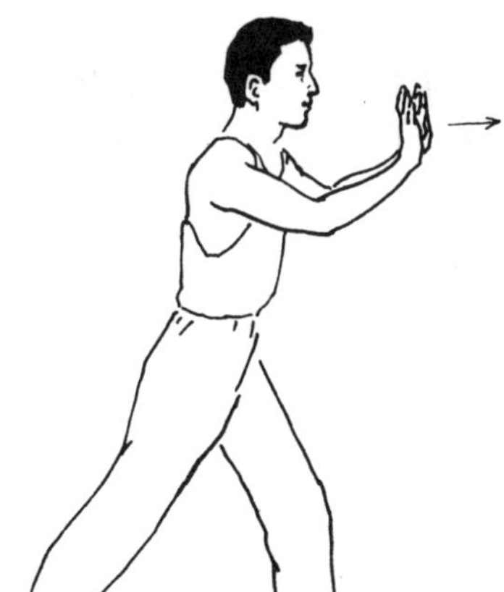

Figure 164.

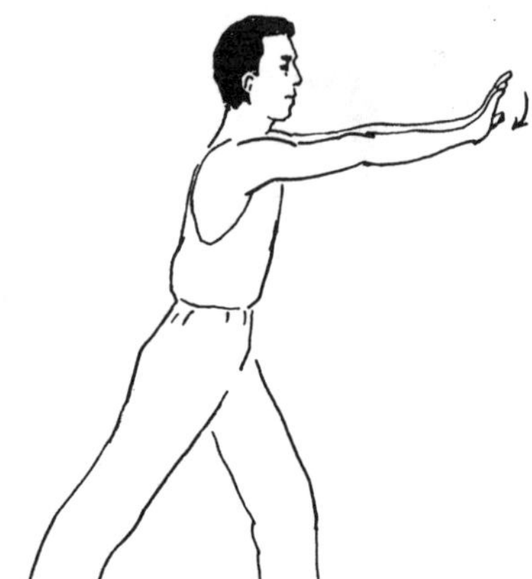

Figure 165.

de l'autre. Les amener alors devant la poitrine en les faisant rouler l'un contre l'autre, jusqu'à ce que les phalanges viennent en contact les unes avec les autres (fig. 167). Tirer les coudes vers l'arrière ; les poings se placent de part et d'autre du thorax.

**(E)** Les presser d'un coup contre le thorax, tout en expirant de façon rapide et audible (fig. 168).

*Répétition :* tourner rapidement corps et pieds vers la droite ; les mouvements suivants sont identiques à ceux qui viennent d'être décrits, mais les côtés sont à inverser.

Se tourner ainsi alternativement vers la droite et vers la gauche, sept fois de chaque côté. Ramener ensuite le corps en position médiane ; le pied gauche fait un demi-pas vers l'extérieur afin que les pieds se retrouvent en position de départ.

*Shou Gong :* comme dans la première forme.

*Particularités :* le mouvement tournant du corps, en vue du pas arqué à droite ou à gauche, se fait relativement rapidement. Le mouvement consistant à pousser les mains vers l'avant, les fermer en poings et les tirer vers le corps, est à exécuter assez lentement. « Repousser la Montagne » s'exécute avec beaucoup de force dans les doigts.

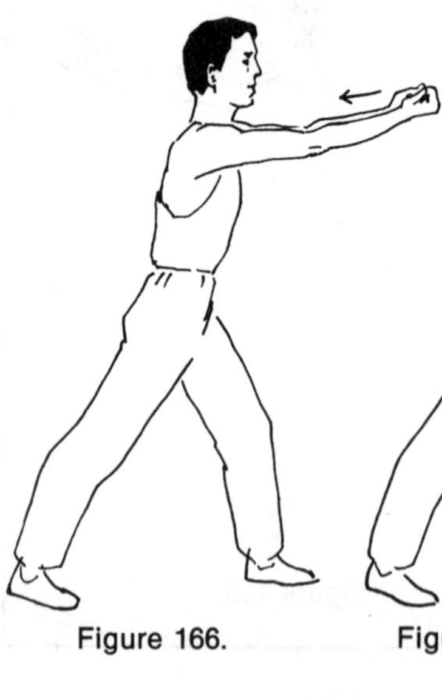

Figure 166.

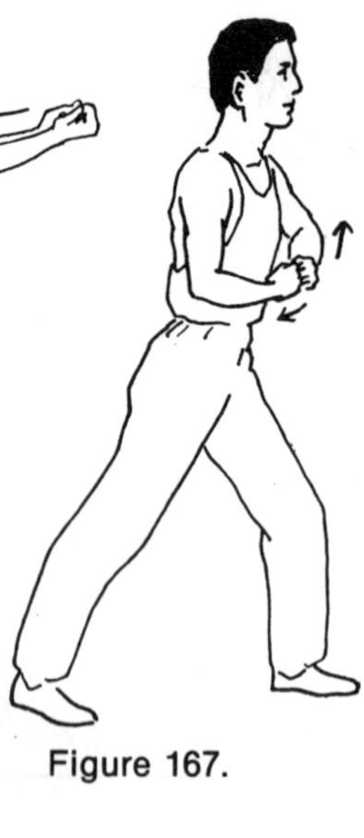

Figure 167.

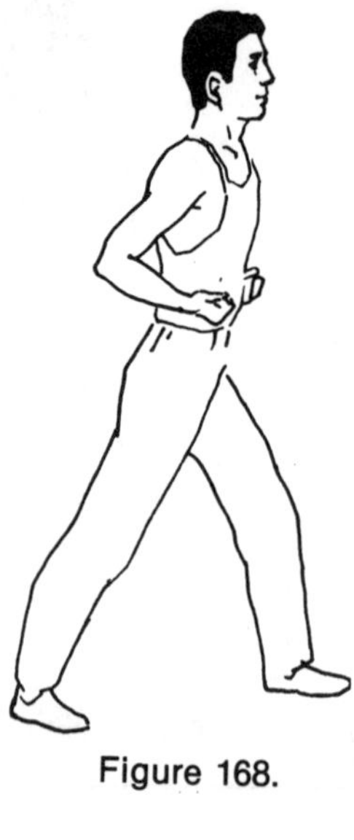

Figure 168.

## Huitième forme : tête au Ciel, pieds sur la Terre

*Jie Gong :* comme dans la première forme.
*Exercice préparatoire 1 :* la « Grande Ourse » (fig. 144 à 148).
*Exercice préparatoire 2 :* « simple fouet » (fig. 127 à 134).

### Exercice principal

**(I)** Les mains inversent leur position. La main droite étendue s'élève jusque près de l'oreille, paume vers le haut, extrémités des doigts vers l'arrière ; la main gauche s'abaisse sur le côté jusqu'à la hanche, paume vers le bas, extrémités des doigts vers l'avant. La force est dans les doigts (fig. 169).

**(E)** La main droite monte plus haut encore, comme si elle portait quelque chose, la main gauche descend encore plus bas (fig. 170 et 171). Rester dans cette position pendant quelques instants, avec de la force dans les mains.

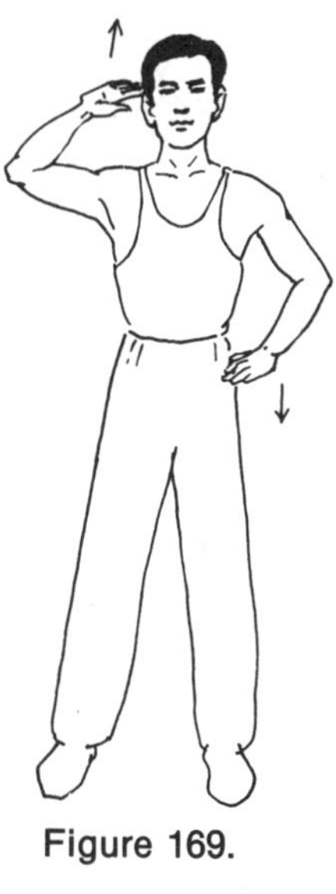

Figure 169.

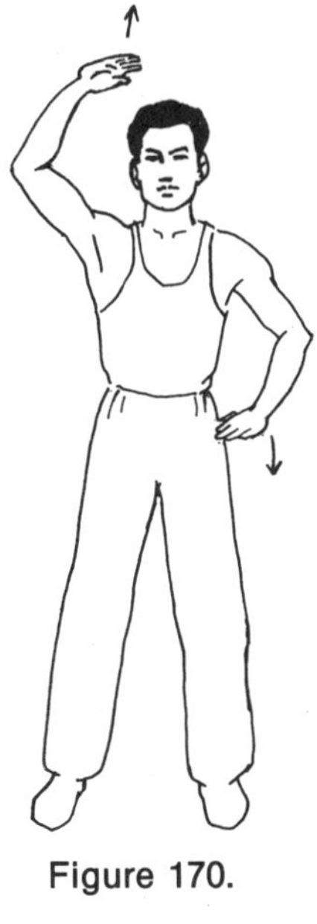

Figure 170.

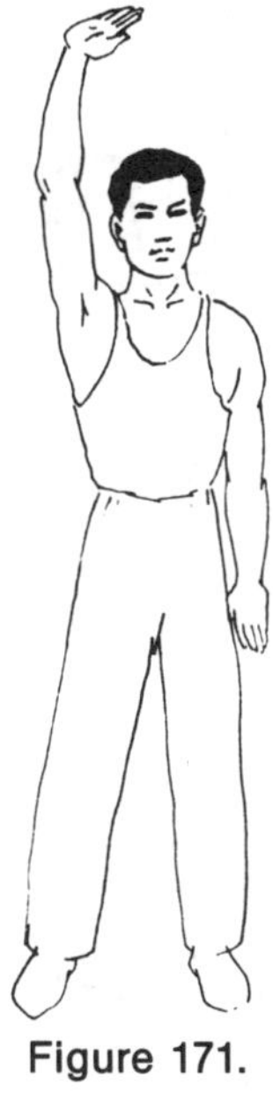

Figure 171.

**(I)** Relâcher mains et bras, conduire lentement la main droite jusqu'à l'oreille et la main gauche sur le côté gauche, à peu près jusqu'à la taille. Mouvoir deux fois encore mains et bras de la même manière ; à la troisième fois, la main droite s'abaisse lentement devant le côté droit, paume tournée vers l'avant et l'intérieur. La main gauche, qui jusqu'à présent avait poussé vers le sol, se relâche et se tourne, paume vers le haut ; la conduire devant la partie gauche du ventre (fig. 172). Continuer d'abaisser la main droite jusqu'à ce que les extrémités des doigts des deux mains soient face à face (fig. 173). Fermer les mains en poings (fig. 174). Par une flexion des coudes, les placer de part et d'autre du thorax.

**(E)** Presser les poings contre le thorax, y donnant un coup bref ; expirer rapidement, d'un coup (fig. 175).

*Répétition :* refaire les mêmes mouvements, mais du côté opposé : la main gauche soutenant le Ciel, la droite pressant vers le bas. A exécuter trois fois de chaque côté, en alternance.

*Shou Gong :* comme dans la première forme.

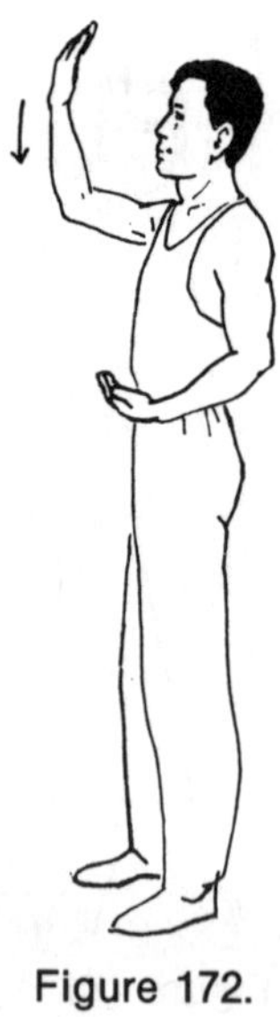

Figure 172.

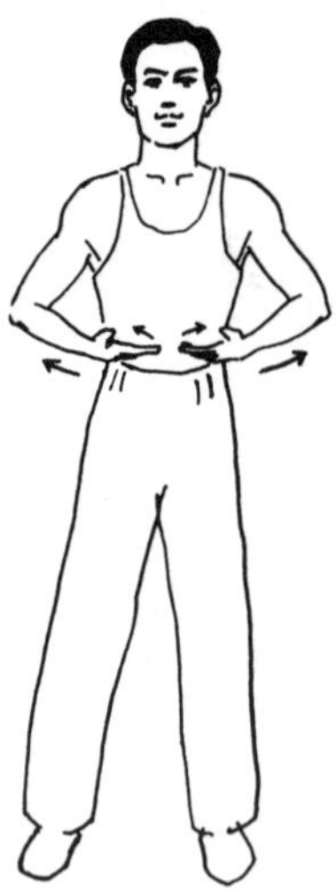

Figure 173.

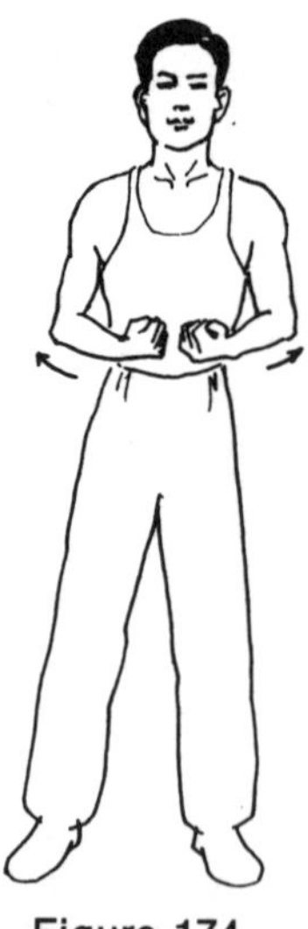

Figure 174.

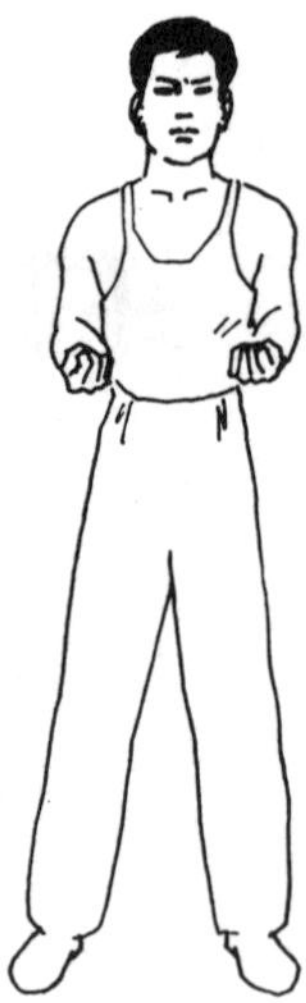

Figure 175.

*Particularités :* le mouvement d'élévation des mains et celui par lequel les mains pressent vers le bas doivent être un peu rapides ; il doit y avoir de la force dans les doigts (de la force, mais pas de la raideur). La respiration doit être accordée au rythme des mouvements. Le mouvement de retrait des mains, qui se fait lentement, est accompagné d'une respiration lente. Le mouvement tournant des mains est un peu plus rapide et accompagné d'une inspiration plus rapide également.

## Neuvième forme : deux Dragons sortent de la Caverne

*Jie Gong :* comme dans la première forme.
*Exercice préparatoire 1 :* « simple fouet » (fig. 127 à 134).
*Exercice préparatoire 2 :* la « Grande Ourse » (fig. 144 à 148).

### Exercice principal

**(I)** Les poings quittent le thorax, ils s'ouvrent ; les mains se tournent et se forment en griffes. Les bras sont placés de part et d'autre du thorax. Les avant-bras conduisent les mains en « griffes » vers l'avant, puis de part et d'autre du corps (fig. 176 et 177). Les doigts s'écartent lentement : pouces et index forment un cercle presque fermé, les autres doigts sont écartés et arqués.

**(E)** Déplier progressivement les coudes, jusqu'à ce que les bras soient complètement étendus à hauteur d'épaule de chaque côté du corps (fig. 178).

**(I)** Tourner lentement les mains en griffes d'environ 30° vers l'avant (fig. 179). Puis tourner avec force et rapidité les mains en griffes et les bras vers l'arrière (les mains effectuent un mouvement tournant aux poignets d'environ 60°).

**(E)** Expirer rapidement, d'un coup (fig. 180).

**(I)** Tout en inspirant, conduire lentement les griffes dans la position de départ (fig. 181). Les coudes sont alors de nouveau placés de part et d'autre du thorax, avant-bras vers l'avant et le haut (fig. 182) ; les mains en « griffes » pendent, relâchées.

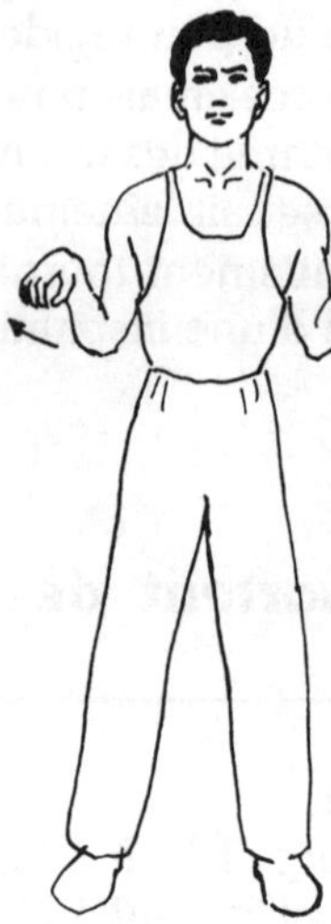

Figure 176.

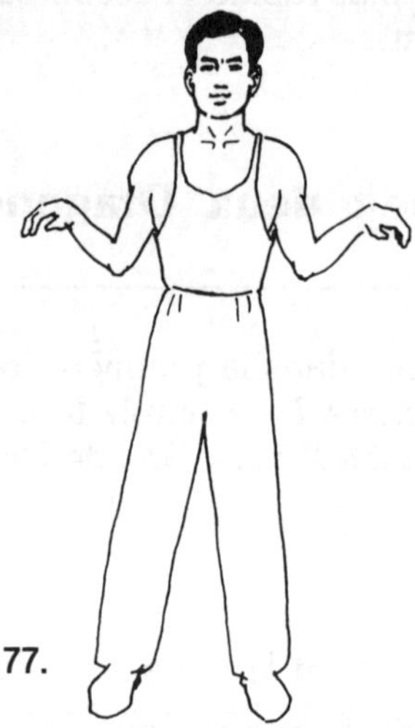

Figure 177.

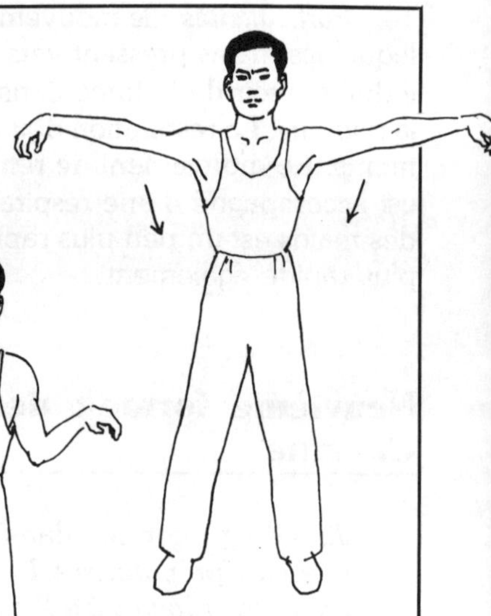

Figure 178.

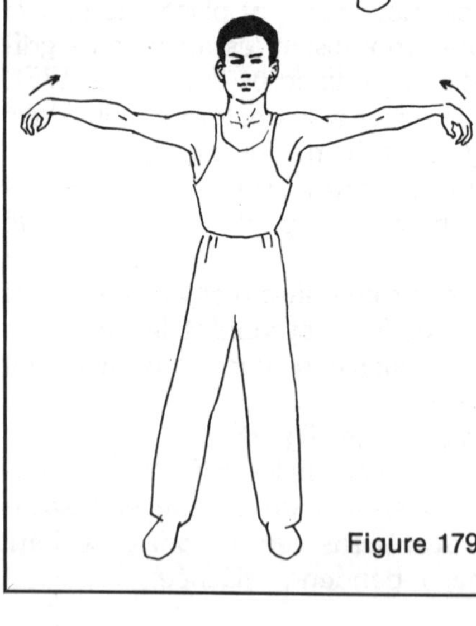

Figure 179.

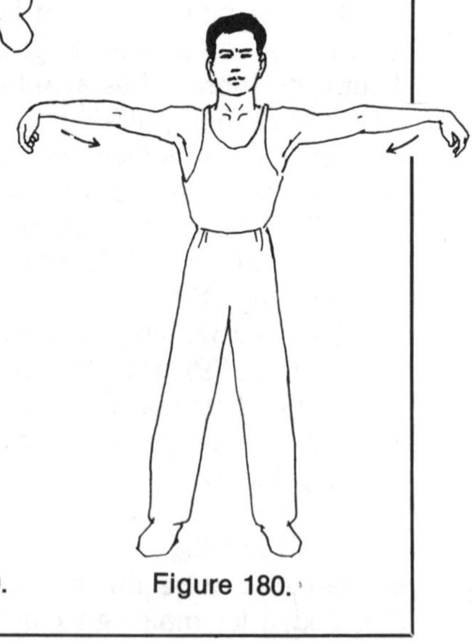

Figure 180.

*Répétition* : exécuter trois fois les mouvements des bras tels que représentés par les figures 176 à 182. Le mode respiratoire est le même que celui indiqué, à savoir : en conduisant lentement les bras de la position latérale en « T » vers l'avant, il convient d'inspirer lentement ; pendant le mouvement rapide des mains en arrière, expirer d'un coup.

Après la troisième élévation des bras et le troisième mouvement en arrière des mains, les mains se déplacent jusque devant la poitrine, les griffes se transformant en poings. Placer lentement les poignets de part et d'autre du thorax, puis les presser d'un coup contre le thorax tout en expirant d'un coup également (fig. 183 et 184).

*Shou Gong* : comme dans la première forme.

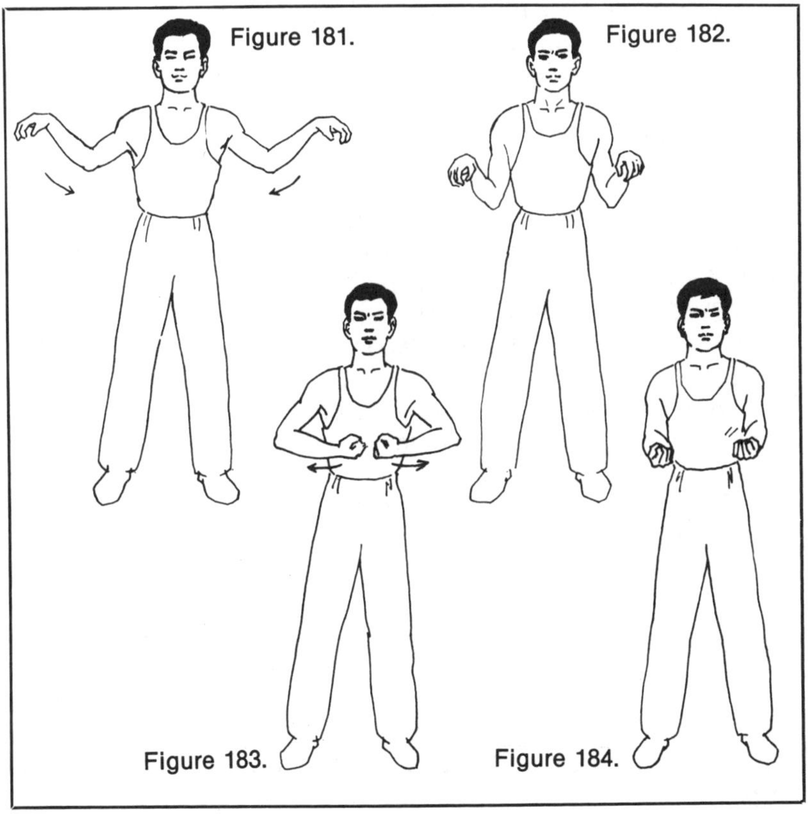

Figure 181. Figure 182. Figure 183. Figure 184.

## Dixième forme : le Dragon est seul et sort ses griffes

*Jie Gong :* comme dans la première forme.
*Exercice préparatoire 1 :* la « Grande Ourse » (fig. 144 à 148).
*Exercice préparatoire 2 :* « simple fouet » (fig. 127 à 134).

### Exercice principal

Garder la main gauche au thorax. Le poing droit se forme en griffe, l'avant-bras s'élève vers l'avant jusqu'à la hauteur de la poitrine. Le bras droit est placé au côté droit du thorax, poignet et dos de la main vers le haut (fig. 185). Le pouce et l'index forment entre eux un demi-cercle, les autres doigts sont recourbés. Chaque doigt a sa courbure propre, différente de celle du doigt voisin (fig. 186). La griffe droite sort latéralement à droite, le bras et l'épaule sont à la même hauteur.

**(I)** La main droite se tourne lentement de 30° vers l'avant ; inspirer lentement. La force est dans la « Gueule du Tigre » (demicercle formé par le pouce et l'index) (fig. 187).

**(E)** Tourner rapidement la main droite vers l'arrière sans bouger le bras, tout en expirant de façon rapide et audible (fig. 188).

**(I)** Relâcher rapidement la main droite tout en inspirant (fig. 189). Le coude droit s'abaisse lentement, jusqu'à ce qu'il pende vers le bas (fig. 190). Ramener la main droite devant la poitrine et la fermer en poing.

**(E)** Placer le poing au bord inférieur du thorax. Le presser d'un coup contre le thorax, tout en expirant rapidement (fig. 191).

*Répétition :* répéter le même mouvement mais en inversant les côtés ; l'exécuter trois fois de chaque côté, en alternance.
*Shou Gong :* comme dans la première forme.

*Particularités :* le principe de l'exercice est le même que celui de la neuvième forme. Pendant le mouvement tournant de 60° vers l'arrière (mouvement de la figure 188), veiller à ce que le haut du corps ne se meuve ni vers l'avant ni vers l'arrière.

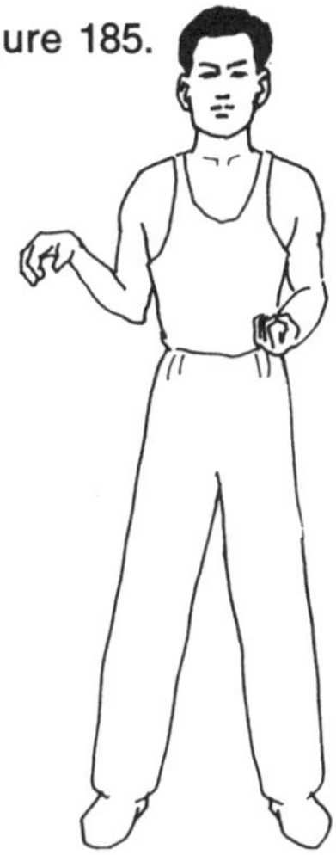

Figure 185.

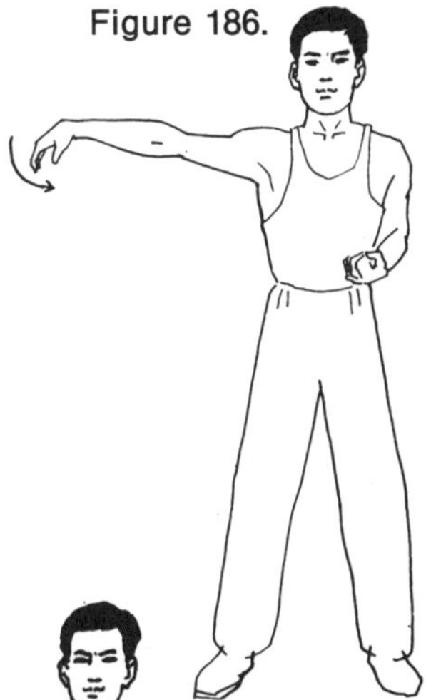

Figure 186.

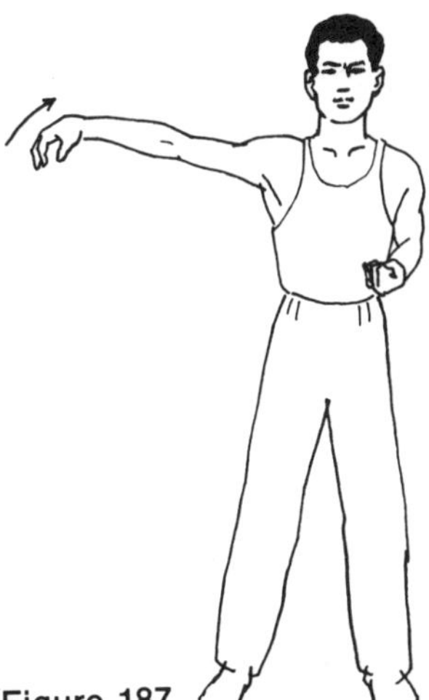

Figure 187.

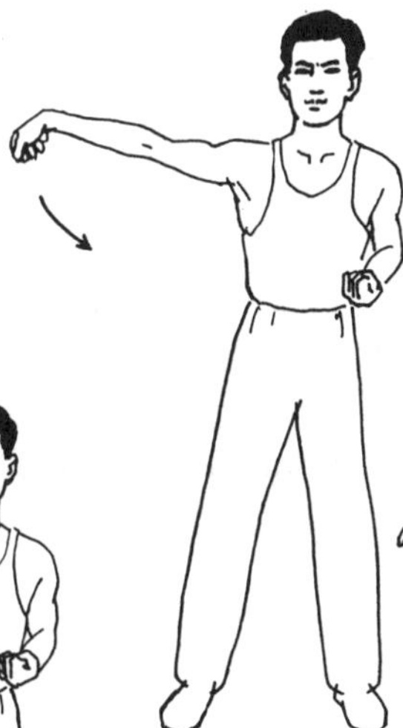

Figure 188.

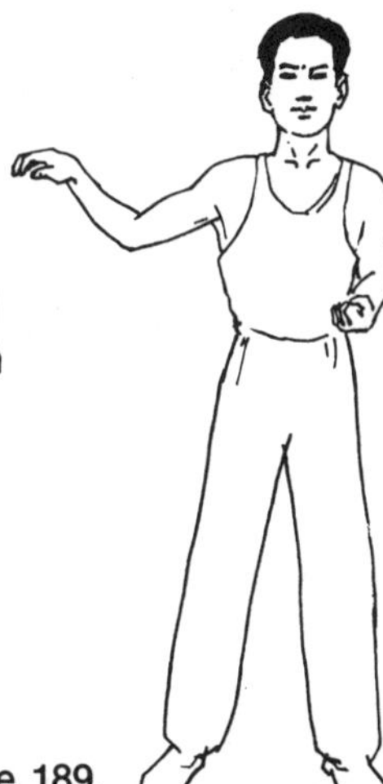

Figure 189.

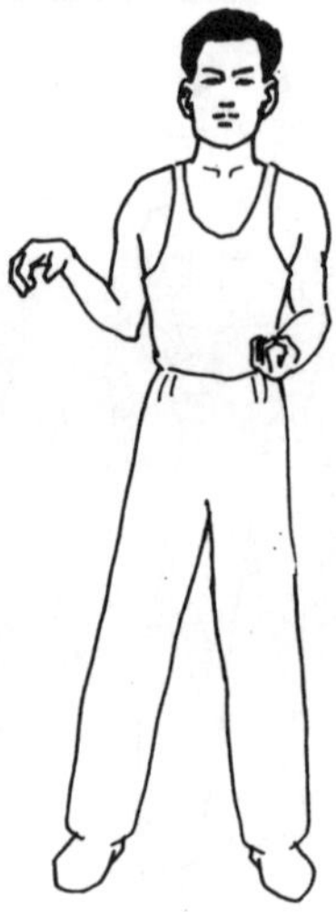

Figure 190.

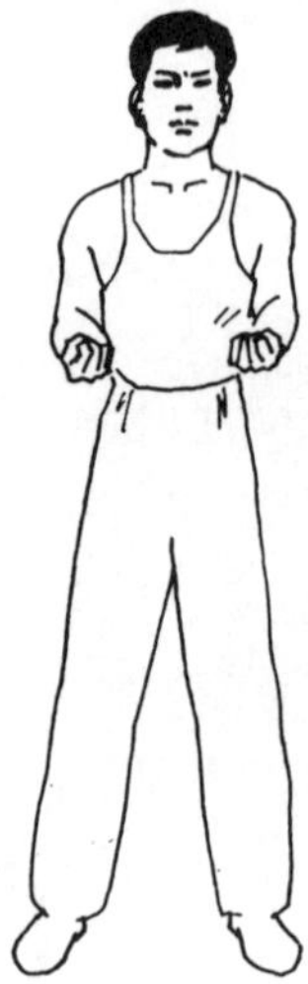

Figure 191.

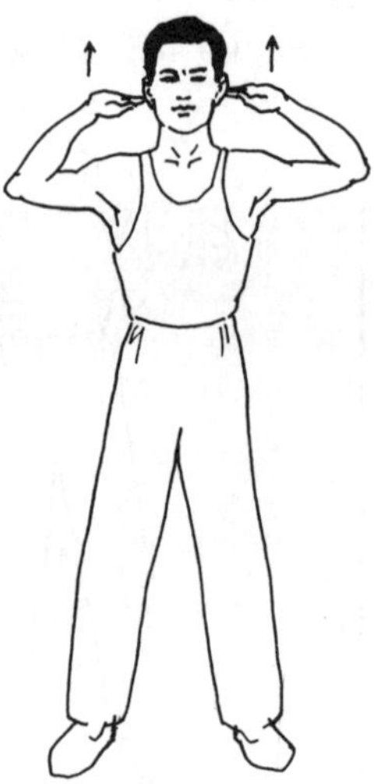

Figure 192.

## Onzième forme : élever au-dessus de la tête trois objets minces et pointus

*Jie Gong :* comme dans la première forme.
*Exercice préparatoire 1 :* « simple fouet » (fig. 127 à 134).
*Exercice préparatoire 2 :* la « Grande Ourse » (fig. 144 à 148).

### Exercice principal

**(I)** Les mains s'ouvrent, elles s'élèvent et passent près des oreilles, paumes vers le haut, extrémités des doigts dirigées vers les oreilles, coudes placés latéralement à la hauteur des épaules (fig. 192). Continuer d'élever les mains, jusqu'à quelques centimètres au-dessus de la tête (fig. 193).

**(E)** La main gauche reste maintenant immobile, la main droite s'élève plus haut — la force étant dans les doigts — jusqu'à ce que le bras soit presque complètement étendu. En même temps, expirer rapidement, d'un coup (fig. 194). Faire une courte pause.

**(I)** La main gauche se déplace avec force vers le haut.

**(E)** Abaisser la main droite, expirer de façon rapide, d'un coup (fig. 195). Faire une courte pause.

**(I)** Conduire la main droite vers le haut, abaisser la main gauche.

**(E)** Lorsque les mains se rencontrent, expirer rapidement, puissamment (fig. 196).

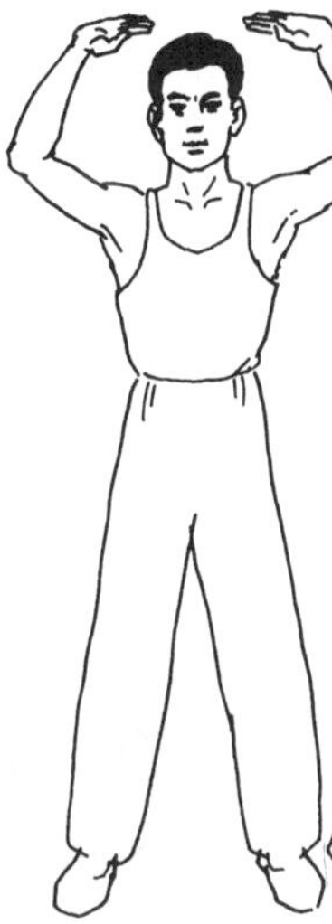

Figure 193.

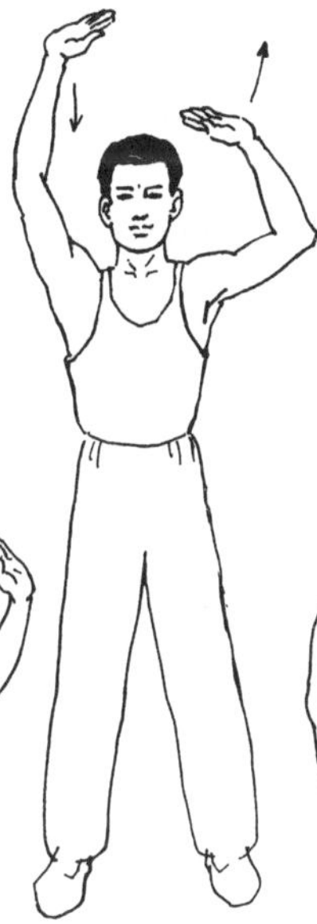

Figure 194.

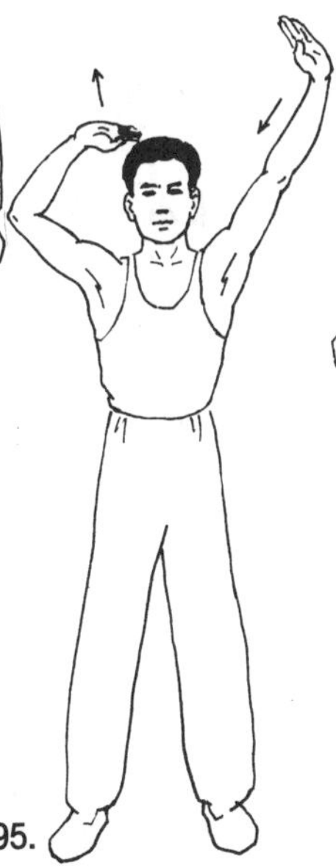

Figure 195.

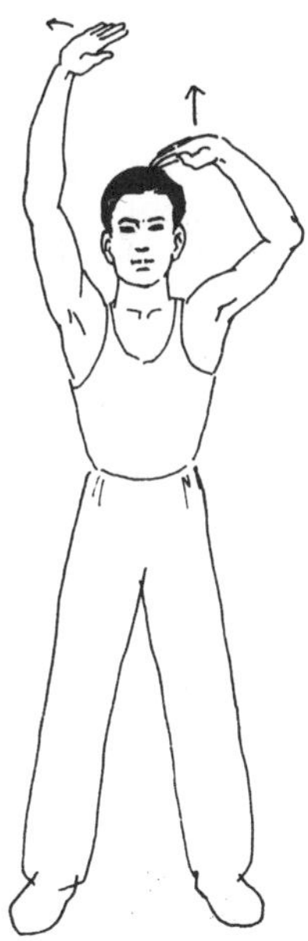

Figure 196.

*Répétition :* exécuter les mouvements d'élévation et d'abaissement des mains trois fois, en alternance. Après la troisième élévation de la main gauche, ne pas abaisser la main droite. Les mains se tournent, paumes vers l'avant (fig. 197). Refermer les poings, cœurs vers le visage ; les poings sont placés l'un à côté de l'autre (fig. 198).

**(I)** Conduire lentement les poings jusque devant la poitrine (fig. 199 et 200). Au stade de la figure 200, les poings se sont séparés, les cœurs sont dirigés vers le haut.

**(E)** Amener lentement les poings près du bord inférieur du thorax, les presser d'un coup contre lui tout en expirant de façon rapide et audible (fig. 201).

*Shou Gong :* comme dans la première forme.

*Particularités :* les mouvements des figures 194 et 195 peuvent être exécutés assez rapidement, mais il convient de veiller à ne pas étirer le corps vers le haut ni à relever la tête ; ne pas non plus fléchir le haut du corps vers l'avant ou vers l'arrière.

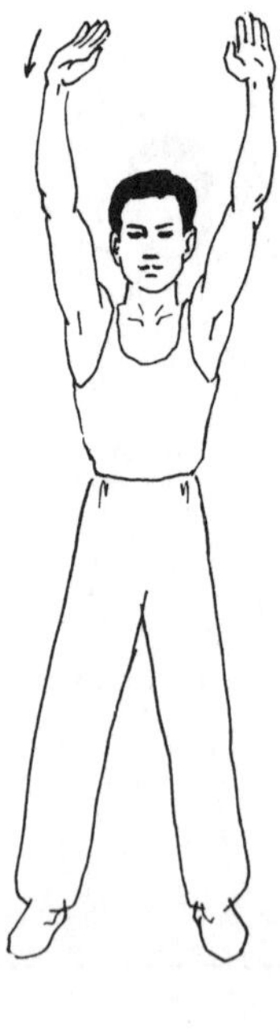

Figure 197.

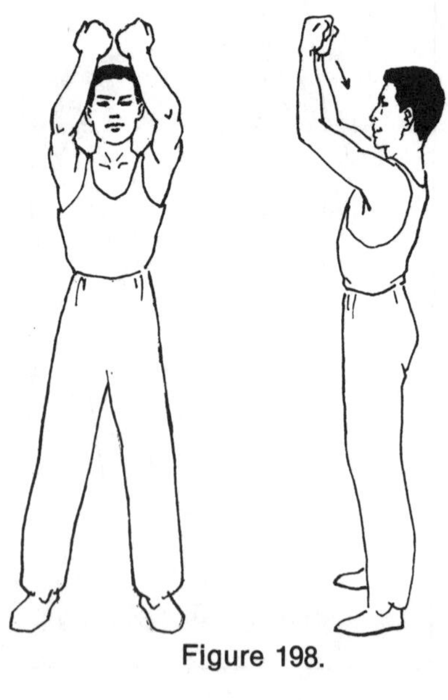

Figure 198.

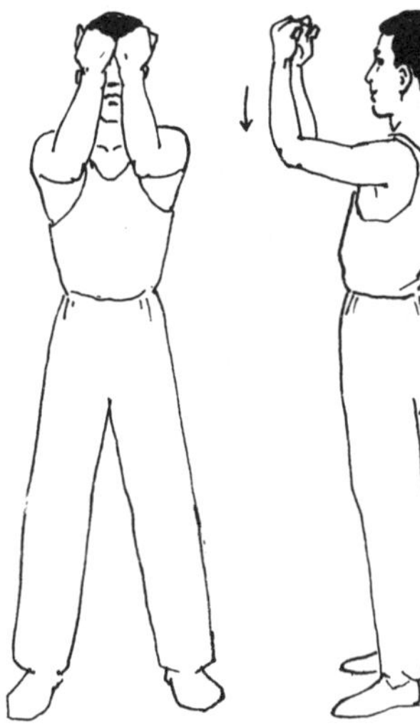

Figure 199.

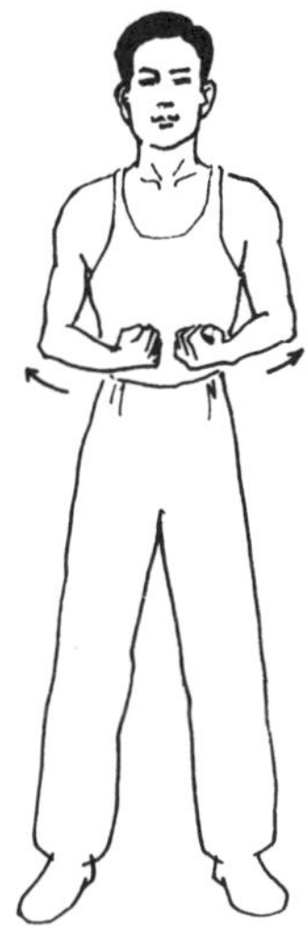

Figure 200.

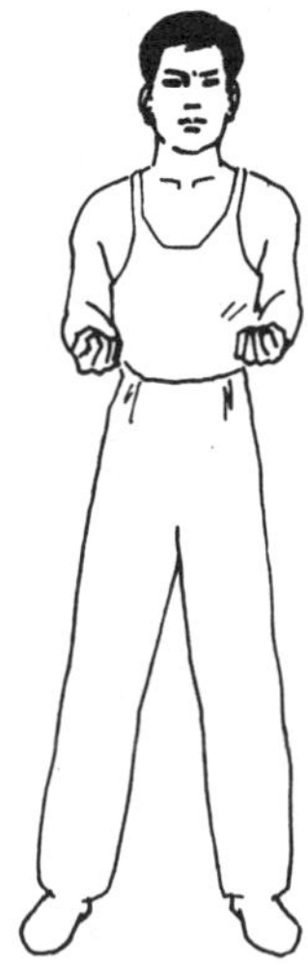

Figure 201.

## Douzième forme : le Bœuf d'airain laboure

*Jie Gong :* comme dans la première forme.
*Exercice préparatoire 1 :* la « Grande Ourse » (fig. 144 à 148).
*Exercice préparatoire 2 :* « simple fouet » (fig. 127 à 134).

### Exercice principal

**(I)** Déplacer le pied gauche d'un pas latéralement vers la gauche, la jambe gauche reste étendue, le genou droit se plie prenant la position dite « pas arqué » à droite. Le poing gauche s'élève jusqu'à la tempe gauche, pouce vers le bas, phalanges de la racine des doigts contre le point d'acupuncture Taiyang (fig. 24). Le poing droit se déplace vers le bas à droite, cœur vers le haut. Le haut du corps est à l'oblique, incliné vers l'avant droit (fig. 202). Dans un mouvement lent, élever le poing droit devant la partie gauche de la poitrine. Dans un mouvement circulaire qui part de la colonne lombaire, le haut du corps se déplace de la droite vers l'arrière et s'incline vers la gauche au-dessus de la jambe gauche étendue. Ce mouvement est exécuté avec expiration et inspiration.

**(E)** Tout en expirant rapidement, d'un coup, pousser le bras droit promptement vers le haut et la droite, en sorte qu'il se place parallèlement à la jambe gauche (fig. 203). Tourner la tête vers le haut et la droite, et regarder vers le poing droit.

**(I)** Conduire lentement le poing droit devant la partie gauche de la poitrine ; en un mouvement circulaire, déplacer le haut du corps vers l'avant et la droite.

Continuer les mouvements circulaires du haut du corps en expirant et inspirant, mais cette fois vers l'arrière et la gauche, en sorte qu'il vienne s'incliner au-dessus de la jambe gauche étendue. Le mouvement circulaire du corps et l'extension du bras droit sont à effectuer trois fois.

Revenir à présent en position médiane (position du cavalier basse). Porter le poids du corps sur la jambe gauche maintenant fléchie, la jambe droite étant étendue. Placer le poing droit (la phalange à la racine de l'index) contre la tempe droite (sur le point

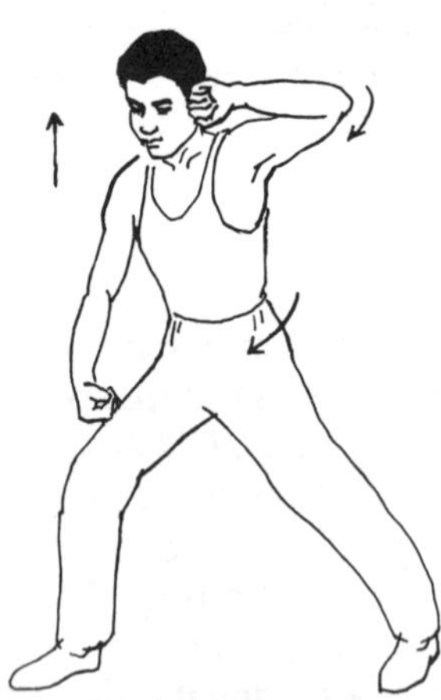

Figure 202.

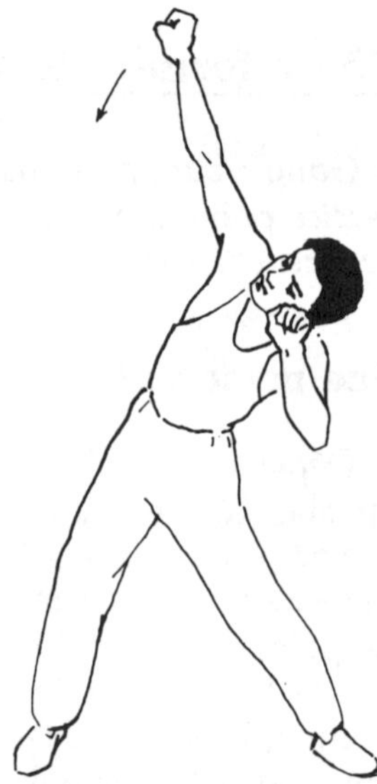

Figure 203.

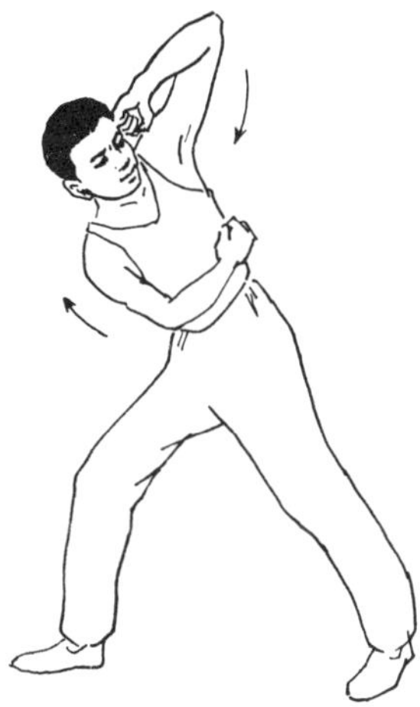

Figure 204.

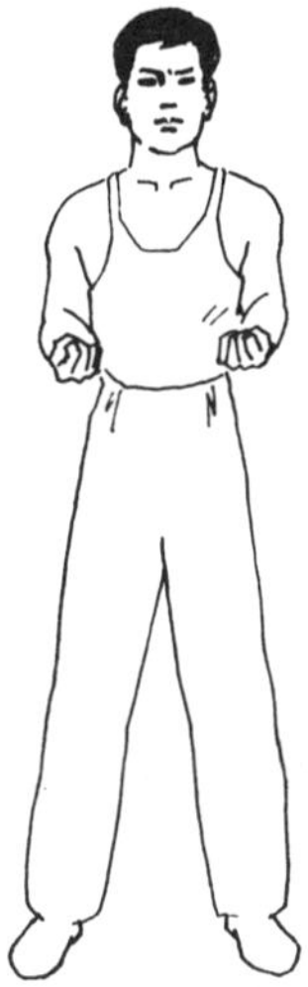

Figure 205.

Taiyang). Exécuter trois mouvements circulaires comme décrits précédemment, mais en inversant les côtés (fig. 204).

**(E)** A présent, ramener le pied gauche près du pied droit, les pieds devant être séparés d'une largeur d'épaules ; placer les poings au thorax et les presser d'un coup contre lui, tout en expirant d'un coup (fig. 205).

*Shou Gong :* comme dans la première forme.

*Particularités :* le mouvement d'éloignement ou de rapprochement du poing du thorax peut être exécuté un peu plus rapidement. Le poing doit être suffisamment étiré vers le haut afin que, le regardant, c'est pratiquement en direction du zénith que l'on regarde.

## Treizième forme : la Pie hérisse son plumage

*Jie Gong :* comme dans la première forme.

*Exercice préparatoire 1 :* « simple fouet » (fig. 127 à 134).

*Exercice préparatoire 2 :* la « Grande Ourse » (fig. 144 à 148).

## Exercice principal

**(I)** Ouvrir les mains, les élever devant les épaules, paumes vers l'avant, doigts vers le haut (fig. 206).

**(E)** Étendre les bras vers l'avant, à hauteur d'épaules, pouces se faisant face.

**(I)** Fléchir les doigts pour former les « griffes ».

**(E)** A présent, « lancer » le haut du corps vers le bas, à partir de l'articulation des hanches, les bras étendus se plaçant à l'oblique vers l'arrière et le haut, paume des « griffes » vers l'avant (fig. 207). Regarder en arrière, entre les jambes. Le sommet de la tête est dirigé vers le sol. En même temps, expirer de façon rapide et violente.

**(I)** A présent, étendre les doigts, laisser les bras s'abaisser sur les côtés (fig. 208).

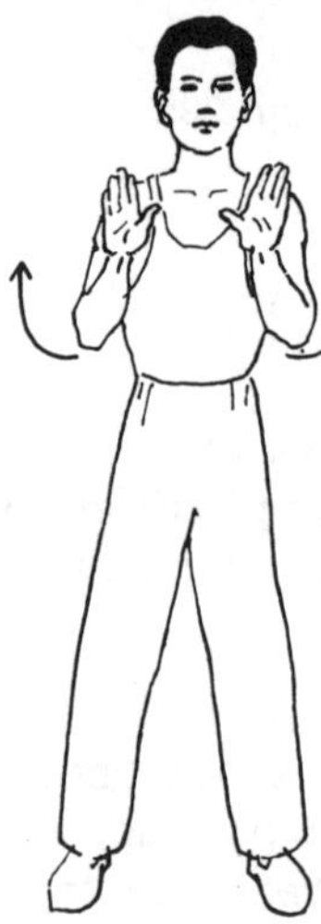

Figure 206.

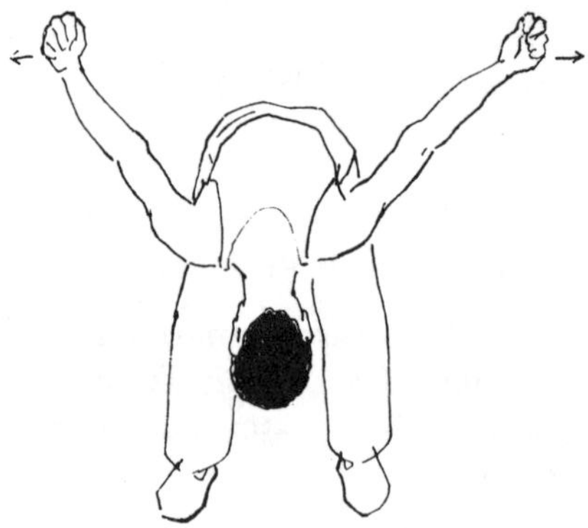

Figure 207.

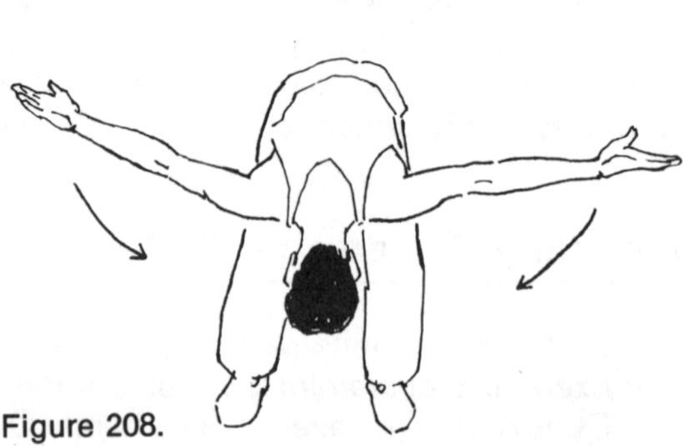

Figure 208.

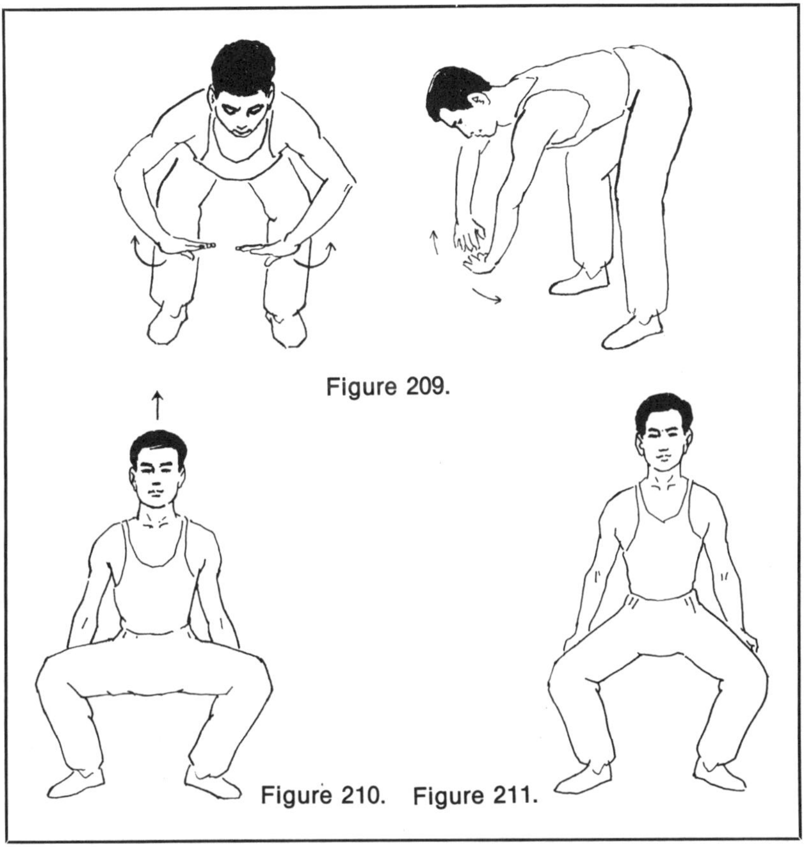

Figure 209.

Figure 210. Figure 211.

**(E)** Les mains étant arrivées tout près du sol, rejeter la tête vers l'arrière, le haut du corps se plaçant presque à l'horizontale. Prendre la position accroupie ; les mains sont placées paumes vers le bas, extrémités des doigts se faisant face (fig. 209).

**(I)** Rester quelques instants dans cette position.

**(E)** Les pointes des pieds s'écartent de nouveau d'un coup, le haut du corps et la tête se redressent ; on se retrouve en position du cavalier basse, genoux écartés, les mains fermées en poings, les poings (bras étendus) placés derrière les cuisses (fig. 210).

**(I)** Se redresser lentement et tourner progressivement les poings vers la ligne médiane du corps (fig. 211). Quand le corps est entiè-

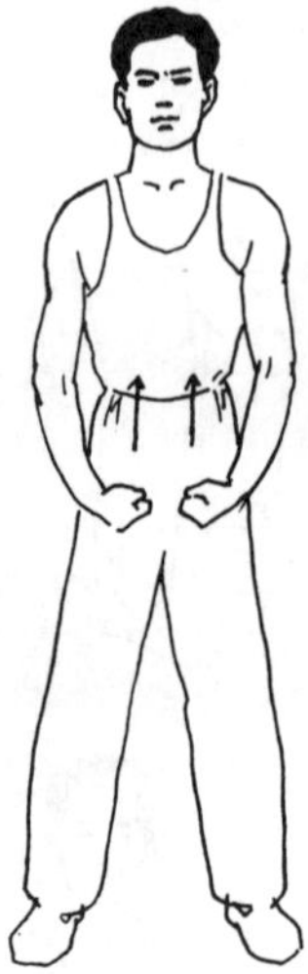

Figure 212.

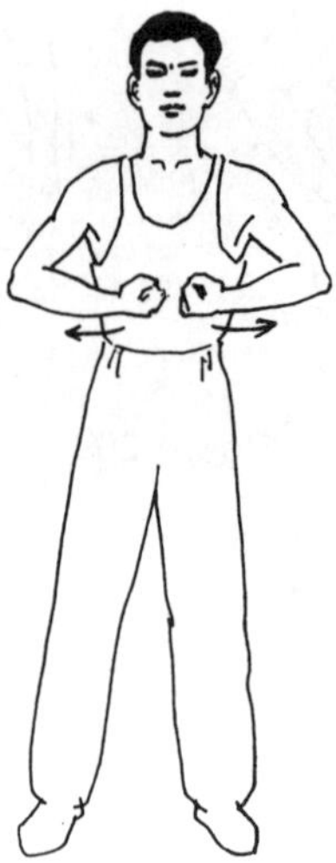

Figure 213.

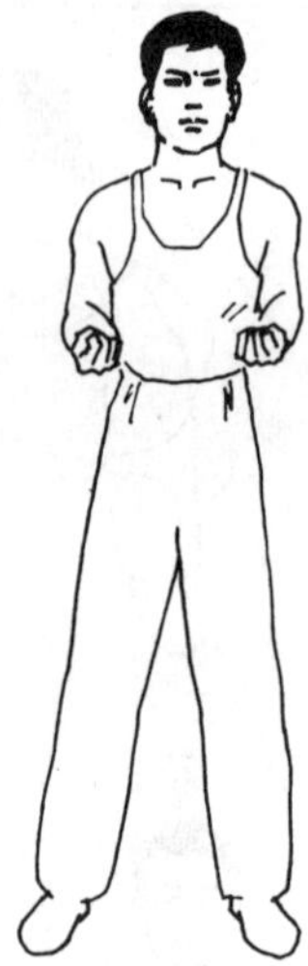

Figure 214.

rement redressé, les poings sont placés devant le bas-ventre, les phalanges se faisant face (fig. 212). En inspirant, élever les poings devant la poitrine (fig. 213).

**(E)** Déplacer latéralement les bras, poser les poignets de part et d'autre du thorax, les presser d'un coup contre lui (le comprimant en quelque sorte), tout en expirant d'un coup (fig. 214).

*Répétition :* à exécuter trois fois.
*Shou Gong :* comme dans la première forme.

*Particularités :* inspirer avant l'abaissement du corps (fig. 207), expirer de façon rapide pendant le lancement des bras vers l'arrière et le haut. Les plantes des pieds doivent être fermement appuyées sur le sol, les talons ne pas relâcher leur pression sur le sol et encore moins se soulever du sol. Le passage vers la position de la figure 209 se fait rapidement. Pendant que le corps se redresse, les pieds se replacent lentement en position de départ, c'est-à-dire parallèlement l'un à l'autre et écartés de la largeur des épaules.

## Quatorzième forme : la Belle peigne ses cheveux

*Jie Gong :* comme dans la première forme.
*Exercice préparatoire 1 :* la « Grande Ourse » (fig. 144 à 148).
*Exercice préparatoire 2 :* « simple fouet » (fig. 127 à 134).

### Exercice principal

**(I)** Les mains s'ouvrent ; les élever en passant près des oreilles, paumes vers le haut, doigts pointant vers l'arrière (fig. 215), jusqu'à ce que les bras soient complètement étendus (fig. 216).

**(E)** Les pieds restant immobiles, le haut du corps effectue un mouvement tournant vers la gauche à partir de la colonne lombaire et, avec l'expiration, commence à s'incliner lentement vers le bas (fig. 217). Sans plier les genoux, s'incliner jusqu'à ce que les mains, bras étendus, atteignent le bord externe du pied gauche (fig. 218).

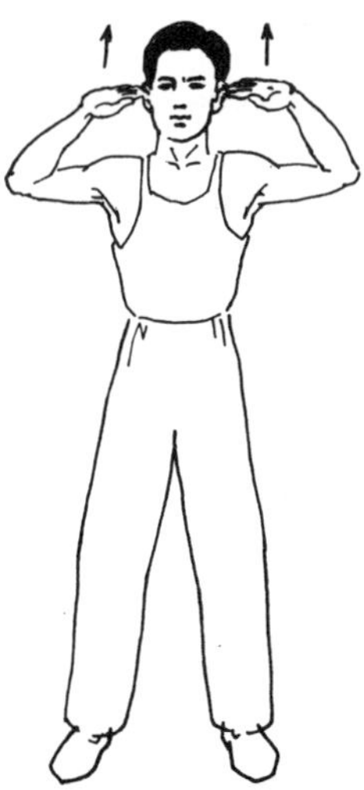
Figure 215.

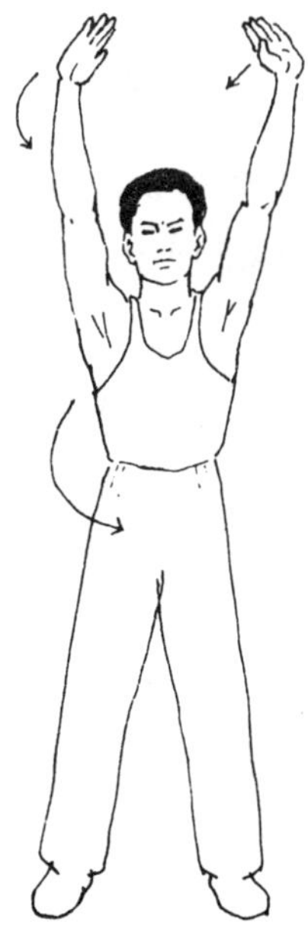
Figure 216.

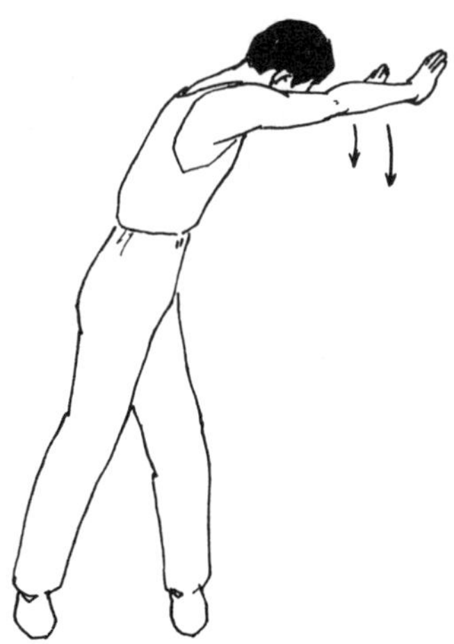
Figure 217.

**(I)** Observer une courte pause ; puis décrire avec les mains un arc de cercle sur le sol autour du pied gauche, jusqu'à la ligne médiane du corps. Les paumes sont tournées vers le sol (fig. 219).

**(E)** Dans un mouvement rapide comme l'éclair, relever la tête ; les paumes sont tournées vers le bas, extrémités des doigts se faisant face ; le haut du corps est pratiquement à l'horizontale (fig. 220). Les genoux sont fléchis.

**(I)** Inspirer et rester quelques instants dans cette position.

**(E)** Toujours dans un mouvement rapide comme l'éclair, fermer les poings, redresser le haut du corps et la tête, écarter d'un coup les pointes des pieds vers l'extérieur ; les poings, bras étendus, se placent derrière les cuisses. C'est ce qu'on dénomme la position accroupie basse (fig. 221).

**(I)** Tout en ramenant les pieds en position parallèle, redresser lentement le corps ; les poings se placent devant le bas-ventre, phalanges se faisant face (fig. 222). Élever les poings devant la poitrine (fig. 223).

**(E)** Placer les poings de part et d'autre du thorax, les presser avec force contre lui, tout en expirant d'un coup (fig. 224).

*Répétition :* à exécuter trois fois à gauche et trois fois à droite, en alternance.

*Shou Gong :* comme dans la première forme.

*Particularités :* pendant l'extension des bras, la force réside dans les extrémités des doigts (fig. 216). Pour fléchir le corps vers la gauche ou vers la droite, il convient pratiquement de le lancer dans cette direction, mais le mouvement doit néanmoins rester léger et souple.

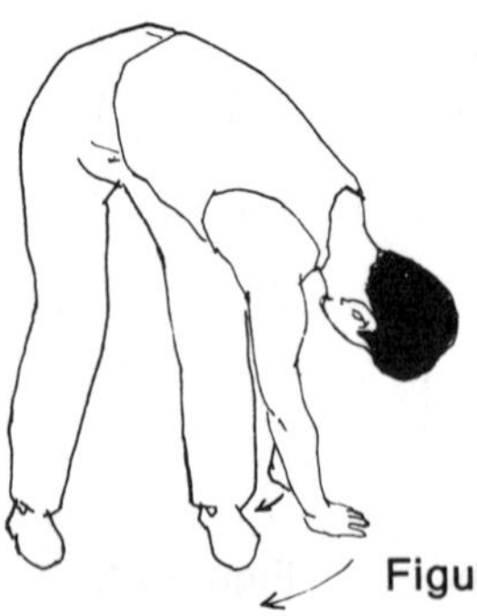

Figure 218.

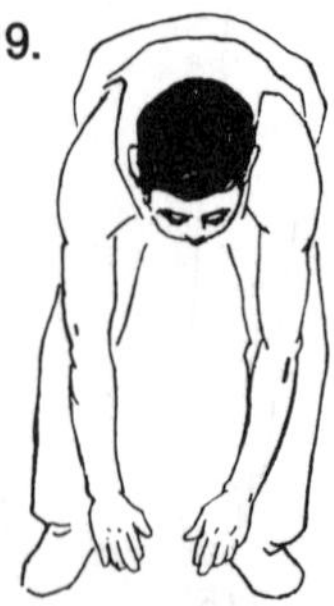

Figure 219.

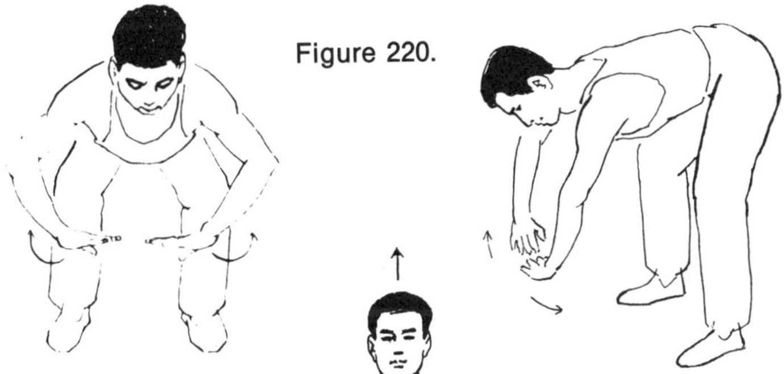

Figure 220.

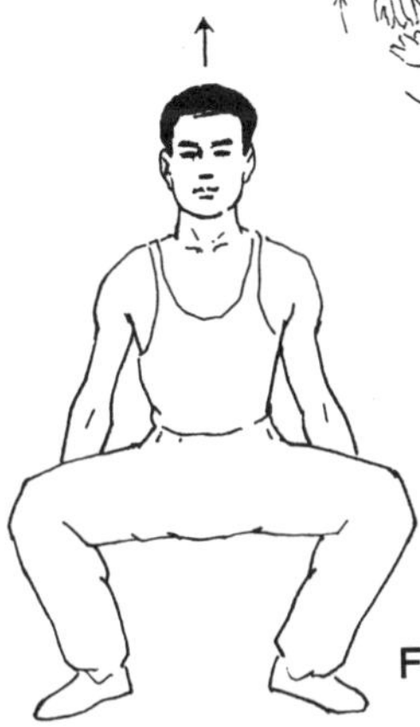

Figure 221.

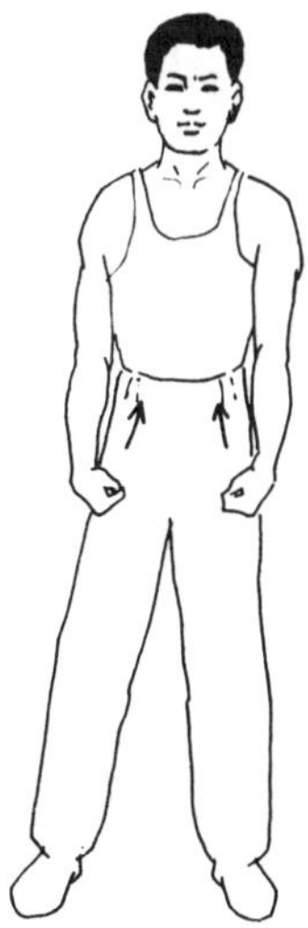

Figure 222.

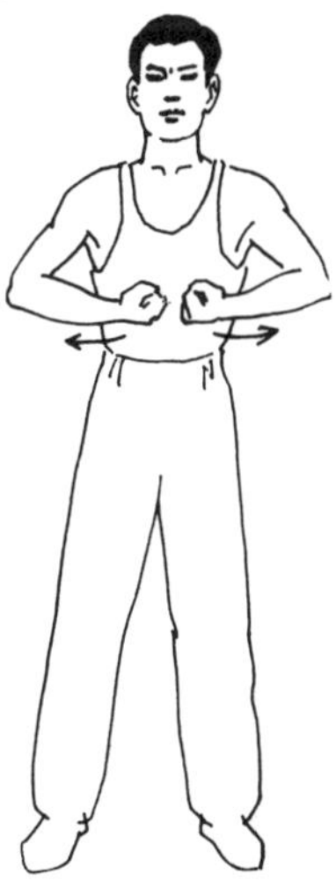

Figure 223.

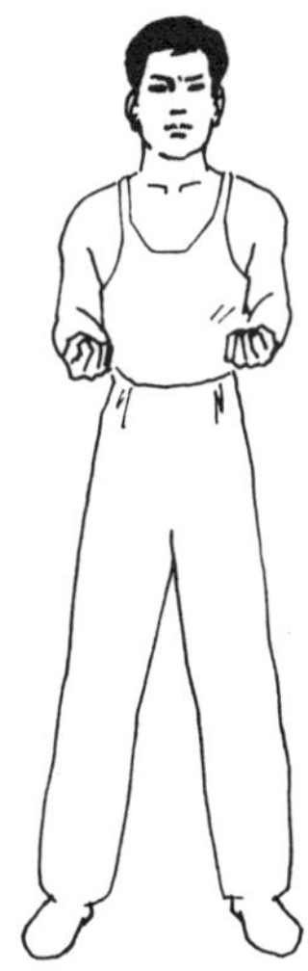

Figure 224.

## Quinzième forme : le Tigre, au repos, s'étire

*Jie Gong :* comme dans la première forme.
*Exercice préparatoire 1 :* « simple fouet » (fig. 127 à 134).
*Exercice préparatoire 2 :* la « Grande Ourse » (fig. 144 à 148).

### Exercice principal

Le poing gauche reste au thorax. Le poing droit s'ouvre, les doigts s'écartent avec force. Le bras droit s'étend vers l'avant et conduit la main en un grand cercle vers la droite, le haut et l'arrière, puis de nouveau au bord du thorax où elle se ferme en poing (fig. 225). Le presser d'un coup contre le thorax, tout en expirant d'un coup. Refaire le même mouvement, mais avec la main et le bras gauches, le poing droit restant immobile au thorax.

**(I)** Ouvrir les deux mains, paumes vers l'avant, doigts pointant vers le haut.

**(E)** Les bras poussent les mains vers l'avant. La force est dans les extrémités des doigts (fig. 226).

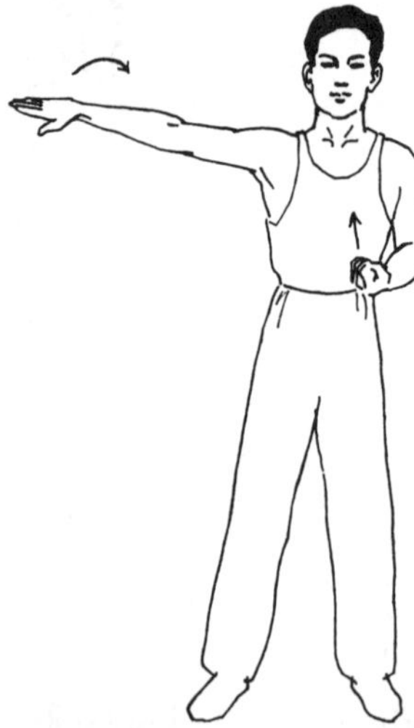

Figure 225.

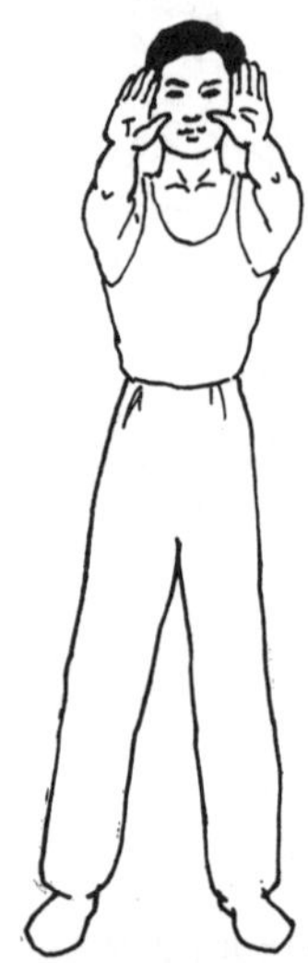

Figure 226.

**(I)** Les bras s'abaissent, décrivent un mouvement circulaire vers le bas, les côtés et l'arrière ; ce faisant, les poignets sont étirés (les bras décrivent en conséquence un cercle très large). Conduire les mains vers l'avant à l'horizontale, jusqu'à ce que les bras soient complètement étendus (fig. 227).

A présent, tourner les bras vers l'extérieur, le dos des mains vers le bas ; les bras décrivent un large arc de cercle vers les côtés, le bas et l'arrière ; les élever lentement vers l'arrière, les coudes se plient et conduisent les mains devant la poitrine (pouces se faisant face, paumes vers le bas), où elles se rejoignent. Les pouces se font face, les mains sont étendues, paumes dirigées vers le bas. Le haut du corps s'incline vers l'avant, en même temps les pieds se réunissent d'un bond (fig. 227).

**(E)** Incliner le haut du corps et les mains vers le bas, jusqu'à toucher le sol avec les mains. Les mains sont écartées d'un peu plus de la largeur des épaules. Quand les mains ont atteint le sol, déplier les coudes. Les pieds ne touchent le sol que par les pointes (fig. 228).

**(I)** Genoux un peu écartés, coudes dépliés, tirer le corps vers l'arrière comme pour s'asseoir. C'est la position du repos du Tigre (fig. 229). Le visage est vers le sol, la poitrine et le ventre parallèles au sol.

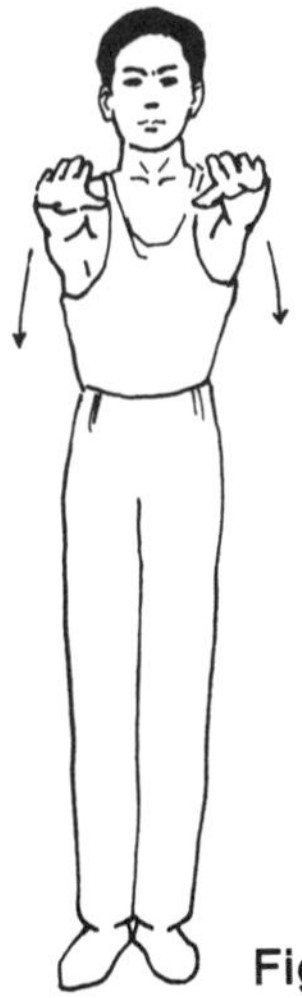

Figure 227.

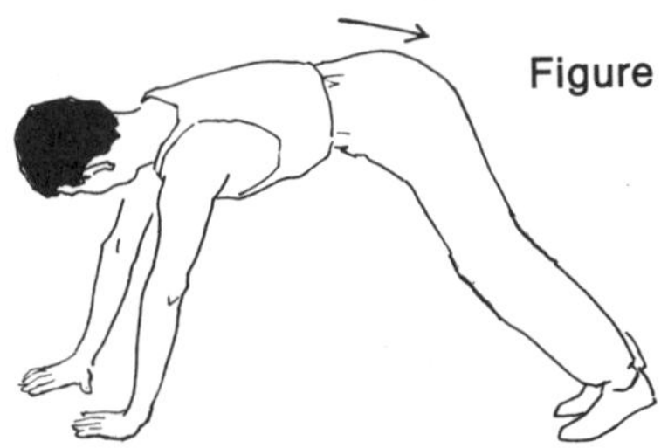

Figure 228.

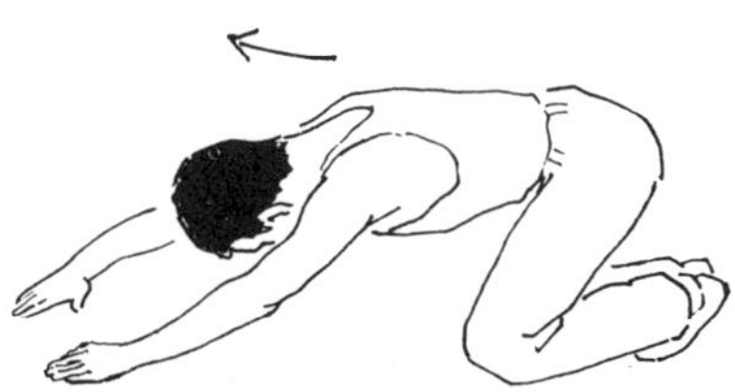

Figure 229.

**(E)** A présent, pousser lentement le corps vers l'avant. Les bras et les jambes sont étendus, le visage perpendiculaire à la terre. Exécuter trois fois ce mouvement, c'est-à-dire l'étirement du corps et son retour en position assise (fig. 230).

A présent, les deux pieds sautent d'un pas vers l'avant, de nouveau écartés de la largeur des épaules, pointes vers l'intérieur. Le corps se relève, les mains se ferment en poings, cœurs vers l'avant (fig. 231). Les élever à la poitrine, puis les conduire de part et d'autre du thorax. Tirer rapidement les poings vers le thorax, y donnant un coup bref tout en expirant de façon rapide et violente (fig. 232).

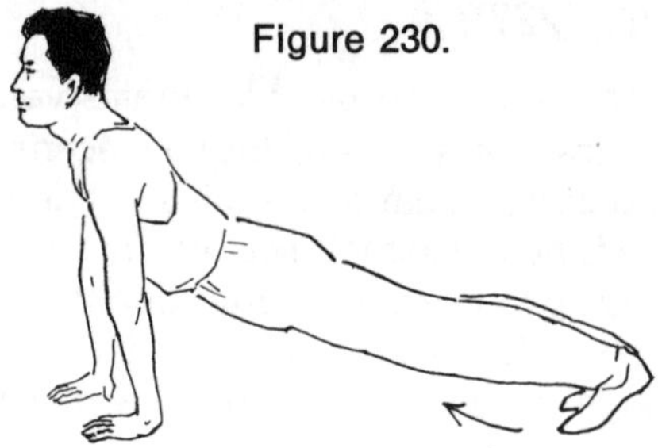

Figure 230.

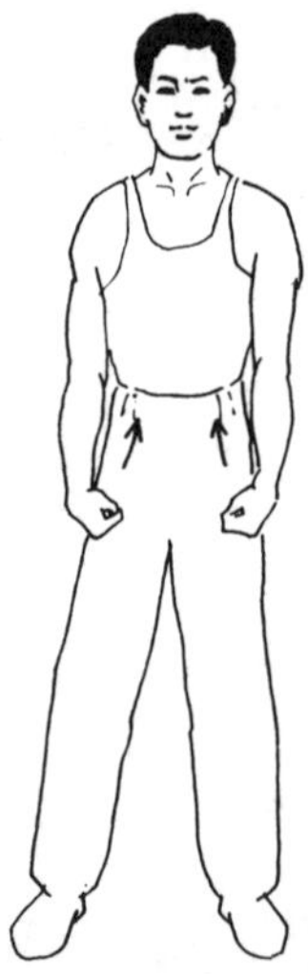

Figure 231.

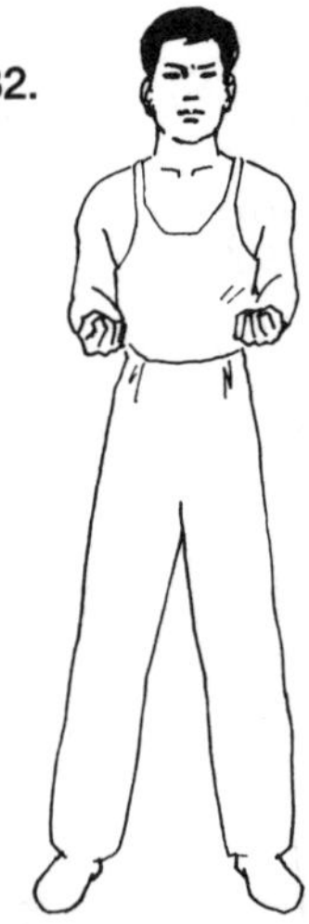

Figure 232.

*Shou Gong :* comme dans la première forme.

*Particularités :* en se jetant au sol, coudes et poignets doivent être fléchis. Cette « projection » doit être exécutée lentement. Quand on maîtrise cet exercice, on arrive à prendre appui rien que par les pouces, les index et les majeurs.

L'expérience permet de trouver progressivement le juste écart entre mains et pieds. Si cet écart est trop grand, on ne peut pas se mettre en position assise ; s'il est trop court, le corps ne peut pas suffisamment s'affaisser.

*
* *

La pratique correcte des derniers exercices du Jingang Qi Gong demande de la force mais également un certain temps d'entraînement. Au fur et à mesure, on augmentera le nombre des exercices et intensifiera sa pratique.

# VI. La « Méthode à dix-huit facettes »

En 1981, en République populaire de Chine, parut un remarquable ouvrage sous le titre de *Liangong Shibafa,* ou « Méthode à dix-huit facettes », dont l'auteur est un médecin de Shanghai, Shuang Yuan-Ming. Il s'agit d'une méthode de Qi Gong basée sur la pratique et les spécifications d'un maître d'antan, Wang Zi-Ping, mais qui a été recomposée selon une optique « moderne » et exposée lors d'une conférence nationale organisée dans ce but. Le Conseil d'État ainsi que le ministère de la Santé les recommandent *« pour la conservation de la santé du peuple ».*

Dans cette méthode, dont nous donnons ci-après la traduction, nous retrouverons un certain nombre d'éléments déjà connus, par exemple du « Jingang Qi Gong » et des « Dix méditations sur le mont Wu Dang ». Il n'y est fait mention ni du Qi ni de la manière de le conduire dans les méridiens ; la méditation et la respiration n'y sont pas évoquées en tant que moteurs du Qi. La méthode est plutôt envisagée dans son action sur les symptômes de toutes sortes de maladies de la colonne vertébrale, des articulations et des parties molles périarticulaires comme les muscles, les capsules et ligaments articulaires.

Les exercices de la « Méthode à dix-huit facettes » sont effectivement d'une efficacité remarquable, que l'on peut constater aux articulations, à la colonne vertébrale et aux extrémités, mais aussi en cas de troubles aigus des organes internes, en particulier du foie, des poumons, de l'estomac, du pancréas et des reins. L'expérience que j'ai de ces exercices ainsi que les témoignages de nombre de malades avec lesquels je les ai pratiqués me permettent de dire que ces troubles cèdent en peu de temps à condition toutefois de pratiquer les exercices chaque jour, à raison de deux séances de 30 à 45 mn chacune.

Chaque séance doit commencer par l'exercice préparatoire (Jie Gong) et se terminer sur Shou Gong, comme expressément indiqué dans le chapitre *Le nouveau Qi Gong appliqué dans la lutte contre les maladies chroniques et le cancer.* J'ai inséré dans le texte des indications sur le mode respiratoire puisque les effets de certains mouvements diffèrent suivant l'enchaînement des mouvements respiratoires, point qui sera précisé dans les différentes séquences de mouvements.

Les mouvements s'exécutent lentement, de façon rythmée et avec une grande amplitude. Il faudrait, si possible, s'entraîner à l'air libre ou dans un local très aéré.

Entre les formes, il est conseillé de respecter un temps de repos, c'est-à-dire sans mouvement, d'une durée minimum de quatre respirations profondes. Durant cette pause, le pratiquant ressentira la détente et la chaleur dans la musculature inondée de Qi à ce moment-là. De plus, il mettra ce repos à profit pour contrôler le maintien de son corps, en particulier la position du bas du dos (colonne lombaire/sacrum), de la nuque, des hanches et de la ceinture scapulaire.

La position est celle de tous les autres exercices de Qi Gong ; pieds parallèles, écartés l'un de l'autre de la largeur des épaules, genoux relâchés et légèrement fléchis, un peu tournés vers l'extérieur en sorte que les jambes soient perpendiculaires au sol. Le bassin est à peine basculé vers l'avant, de sorte que la colonne lombaire s'élève droite au-dessus du bassin. Le menton est légèrement rentré, de manière à ce que la colonne cervicale prolonge la ligne verticale de la colonne dorsale.

Les exercices permettent de dénouer progressivement les tensions de la musculature de la nuque et du cou, ainsi que celles des muscles de la ceinture scapulaire, toutes préjudiciables à la santé. Le pratiquant apprend à ressentir que ces muscles sont inutiles au maintien de sa tête. N'oublions pas, en effet, que les six méridiens Yang passent dans la nuque et le cou avant de passer dans la tête et les organes des sens et que, de là, ils redescendent par la nuque et le cou jusqu'aux doigts de pieds. Mais il n'y a pas que les méridiens périphériques à être menacés par les tensions ; les voies de conduction de l'énergie peuvent également être endommagées en profondeur, dans la région de la colonne vertébrale et des articulations.

De prime abord, ces exercices pourraient apparaître à l'observateur occidental comme relevant d'une gymnastique tout à fait banale. Il n'en est rien car, lorsque le pratiquant sera suffisamment familiarisé avec les mouvements, il devra — dans cette méthode comme dans les méthodes précédentes — porter son attention sur le Dantian et sur le flux de Qi dans les méridiens. Par exemple, lorsque le bras est étendu, main dressée, et que l'on expire, le Qi coule par les méridiens Yin jusqu'à la racine de la main, ce qui provoque un léger engorgement, lequel est ensuite dispersé par l'inspiration et par la détente, le relâchement des doigts et du poignet. Le Qi peut alors couler avec une force accrue dans l'extrémité des doigts, et de là vers le haut, dans les méridiens Yang. Ici, comme dans tous les exercices, tension et détente doivent alterner rythmiquement.

Dans certains exercices, il convient de bien étendre les bras vers le haut, ce qui étend en même temps les jambes. Les genoux ne seront relâchés et légèrement fléchis qu'au moment où on conduira les bras vers le bas. Parmi ces exercices, certains nécessitent une position où les jambes sont largement écartées, position qui a pour effet d'étirer non seulement la musculature interne des cuisses, mais également les méridiens qui passent dans cette région du corps : les méridiens des Reins, du Foie, de la Rate et de l'Estomac. Cet étirement a des effets sur le flux de Qi qu'il convient de ne pas sous-estimer.

Les mouvements peuvent être appris même par les personnes âgées. Il est étonnant de constater combien leur amplitude s'accroît de semaine en semaine sous l'effet d'un entraînement quotidien. Les muscles se fortifient, il redevient possible d' « envoyer » de la « pesanteur » dans les jambes ; il naît une sensation de légèreté dans le thorax, la nuque et la tête. De plus, le fonctionnement des organes des sens en est amélioré.

Les figures qui suivent indiquent clairement les différentes phases des mouvements. Elles ont été reproduites d'après la publication réalisée par l' « Édition culturelle » de Shanghai.

*

* *

## A. EXERCICES EN CAS DE MALADIES DE LA NUQUE ET DES ÉPAULES

Les exercices de cette première partie concernent des mouvements de la tête, du cou et des extrémités supérieures. Ils sont efficaces en cas de limitations des mouvements dues aux maladies articulaires, mais améliorent également les échanges tissulaires (grâce à une meilleure perfusion sanguine du foie et du cerveau). Ils activent et régularisent la circulation du sang et du Qi.

## 1. Exercice pour la nuque

*Position de départ :* pieds écartés de la largeur des épaules, mains posées sur les hanches, pouces vers l'arrière, expirer (fig. 233).

**(I)** Tourner la tête (maintenue droite) le plus loin possible vers la gauche. Regarder vers la gauche (fig. 234).

**(E)** Revenir en position de départ.

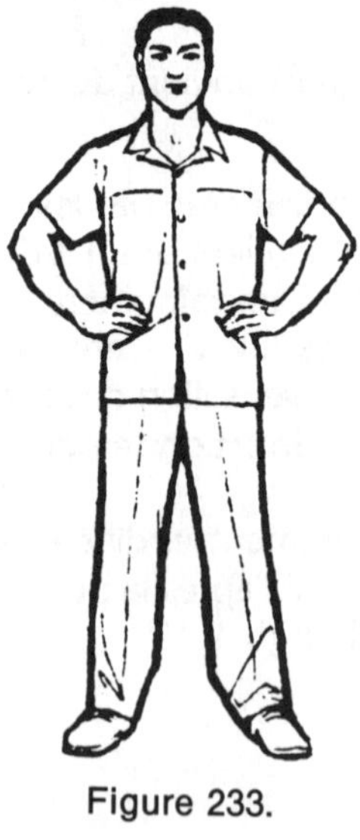

Figure 233.

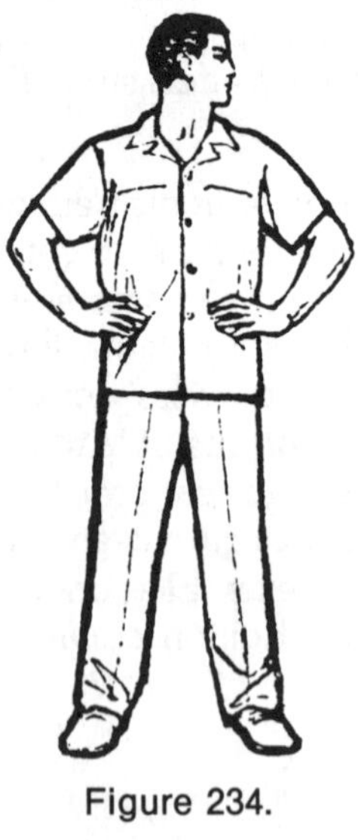

Figure 234.

**(I)** Tourner vers la droite (fig. 235).
**(E)** Revenir en position de départ.
**(I)** Lever le visage vers le ciel (fig. 236).
**(E)** Revenir en position de départ.
**(I)** Pencher la tête en avant, le menton venant sur la poitrine (fig. 237).
**(E)** Revenir en position de départ.

*Répétition :* exécuter quatre fois ce cycle de mouvements.
*A bien surveiller :* ne pas bomber le torse pendant les mouvements de la tête.
*Prise de conscience du Qi :* dans la nuque et la musculature des épaules.
*Indications :* syndrome épaule/bras, syndrome de la colonne cervicale, vertiges, affections oculaires, diminution de l'audition, sinusite.

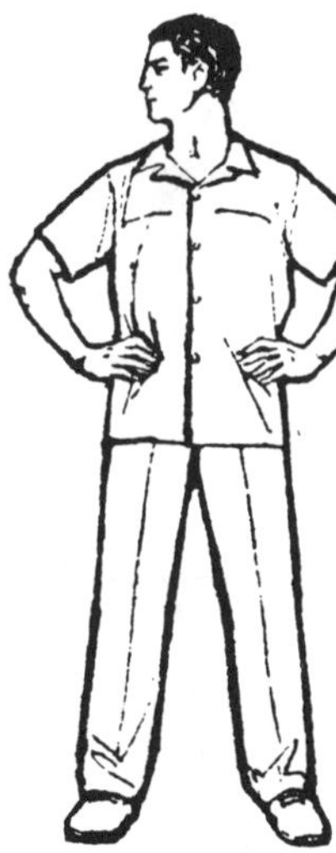
Figure 235.

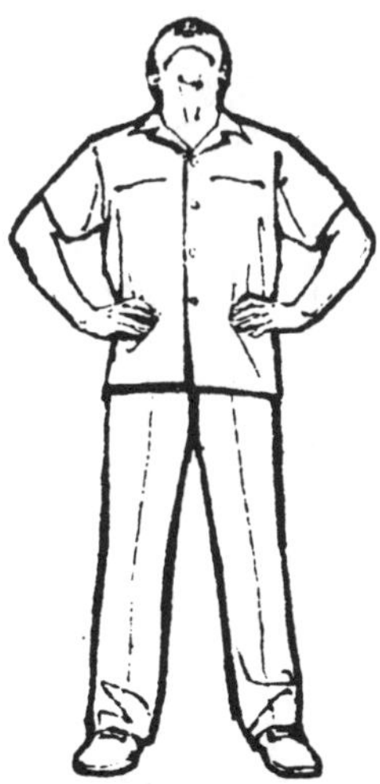
Figure 236.

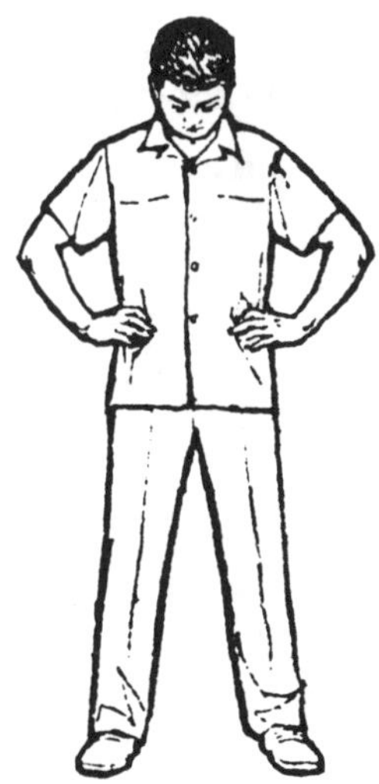
Figure 237.

## 2. Bras en arc

*Position de départ :* pieds écartés de la largeur des épaules ; fléchir les coudes, élever les mains devant le visage en sorte de diriger les paumes vers l'avant ; regarder l'angle formé à droite et à gauche par le pouce et l'index écartés (fig. 238).

**(E)** Les avant-bras s'écartent, les mains se ferment en poings creux, cœurs vers l'avant. Les avant-bras sont à la verticale, les poings à hauteur d'yeux (fig. 239).

**(I)** Bomber la poitrine, tourner la tête vers la gauche, regarder à travers le poing creux gauche.

**(E)** Revenir en position de départ.

*Répétition :* exécuter la même séquence de mouvements, mais du côté opposé (fig. 240).

*A bien surveiller :* les épaules doivent rester abaissées et les deux poings à la même hauteur.

*Prise de conscience du Qi :* dans la musculature de la nuque, du dos, des épaules et des bras.

*Indications :* syndrome de la colonne cervicale, emphysème pulmonaire, affections du cou, du nez, des oreilles et des yeux.

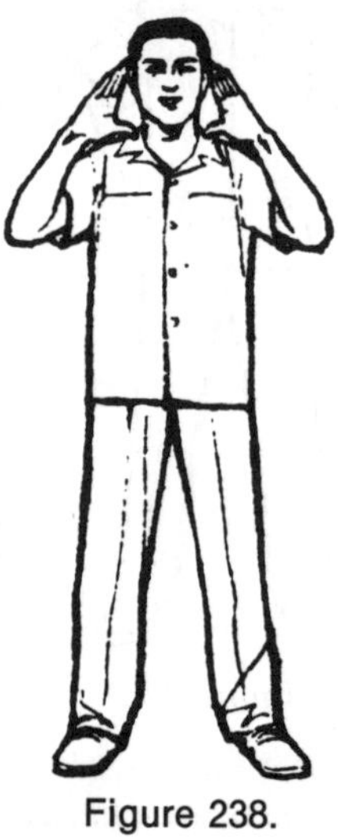

Figure 238.

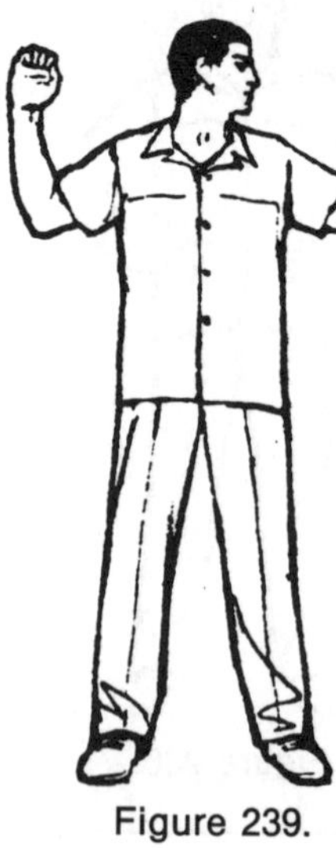

Figure 239.

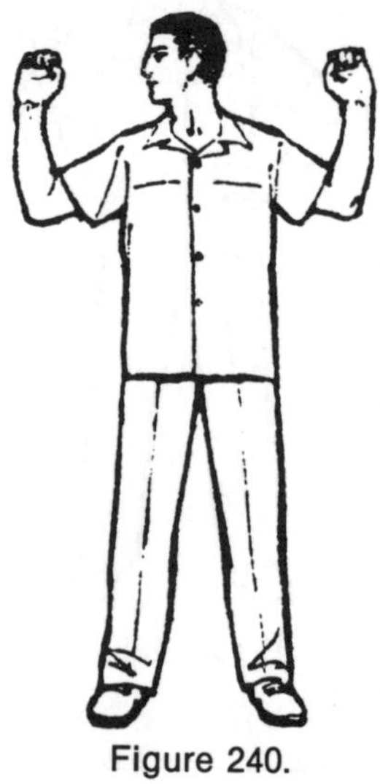

Figure 240.

## 3. Étendre mains et bras

*Position de départ :* pieds écartés de la largeur des épaules, mains fermées en poings creux placées de part et d'autre du corps à la hauteur des épaules ; expirer (fig. 241).

**(I)** Ouvrir les mains, élever les bras jusqu'à l'extension complète (bras et jambes forment une ligne droite). Pencher la tête en arrière, le regard se pose sur la main gauche (fig. 242).

**(E)** Revenir en position de départ.

*Répétition :* répéter la même séquence de mouvements, mais du côté opposé (fig. 243) ; exécuter le tout quatre fois de chaque côté, en alternance.

*A bien surveiller :* en bombant la poitrine et en rentrant le ventre, ne pas s'arrêter de respirer.

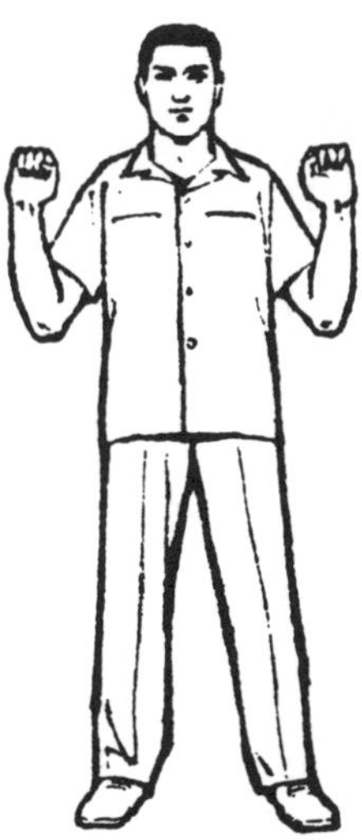

Figure 241.

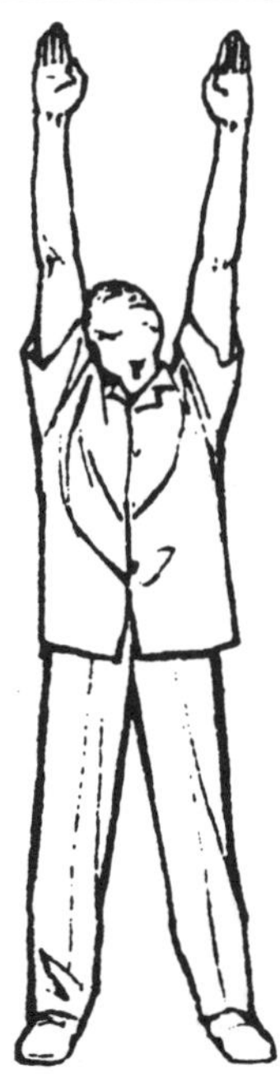

Figure 242.

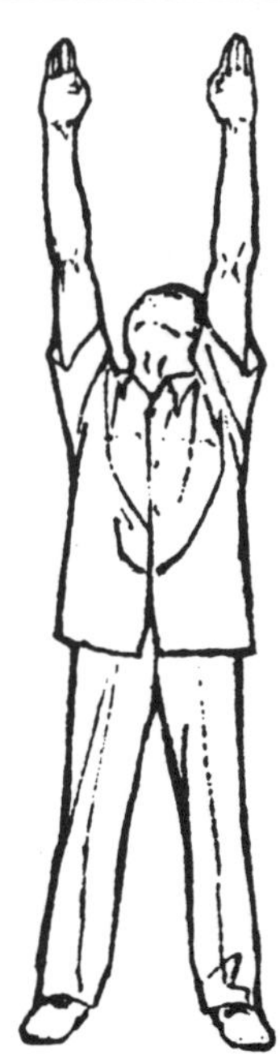

Figure 243.

*Prise de conscience du Qi :* dans la musculature des épaules et de la nuque. En bombant la poitrine et en rentrant le ventre, on perçoit le Qi dans la région lombaire.

*Indications :* douleurs musculaires à la nuque et aux épaules, limitation des mouvements des articulations de l'épaule et du bras, vertiges.

## 4. Élargir le thorax

*Position de départ :* les pieds sont écartés d'un peu plus de la largeur des épaules. Les mains sont placées en croix devant les cuisses, main gauche posée sur la main droite (fig. 244).

**(I)** Conduire les bras étendus, mains croisées, vers le haut. Les yeux se posent sur la main gauche (fig. 245).

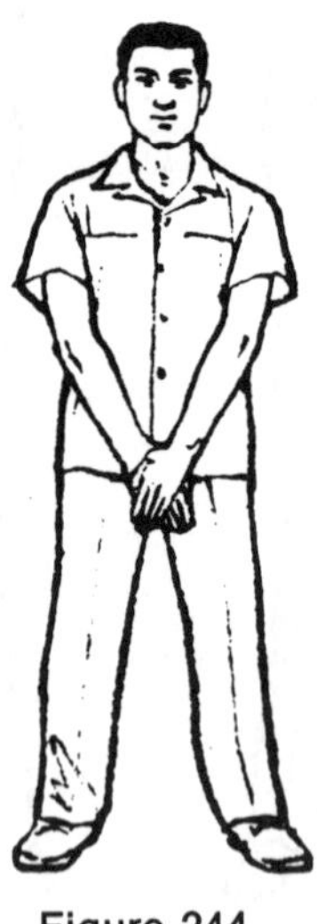

Figure 244.

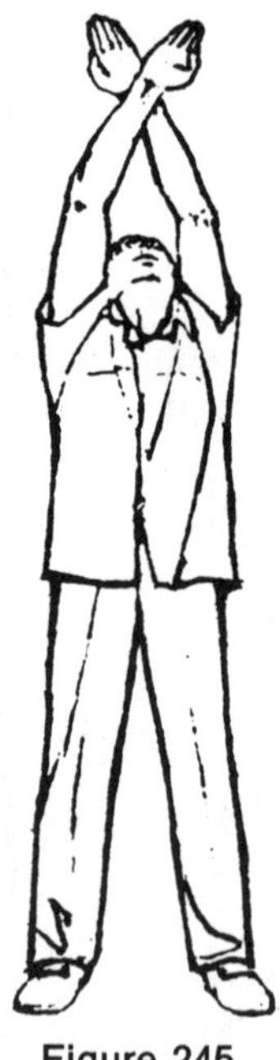

Figure 245.

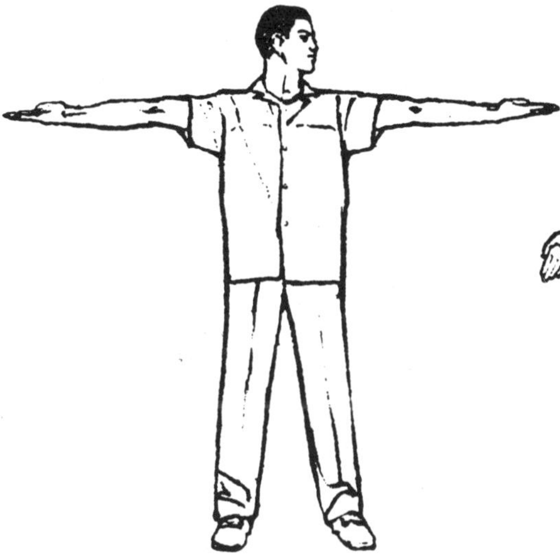

Figure 246.

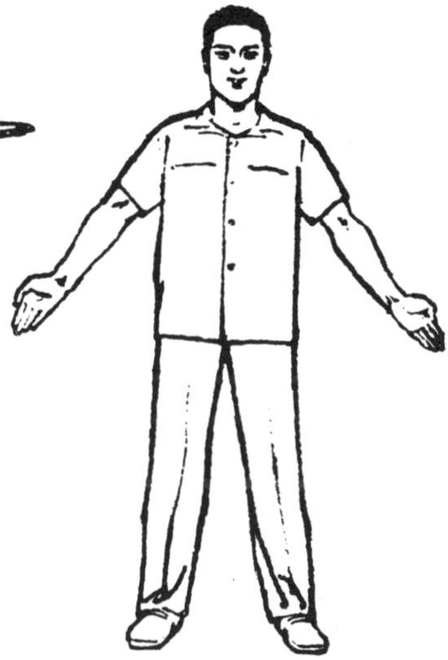

Figure 247.

**(E)** Conduire les bras vers le bas, de part et d'autre du corps, paumes vers le haut ; les yeux se posent sur la main gauche (fig. 246 et 247). Retour à la position de départ.

*Répétition :* répéter l'exercice, mais au côté opposé ; l'exécuter quatre fois de chaque côté, en alternance.

*A bien surveiller :* les bras étendus doivent être relâchés ; en les élevant, bomber la poitrine et rentrer le ventre.

*Prise de conscience du Qi :* pendant l'élévation des bras, légère sensation de gonflement dans la musculature de la ceinture scapulaire et de la nuque.

*Indications :* tensions dans la nuque, dans la ceinture scapulaire et le bas du dos, limitation des mouvements.

## 5. Mouvements d'ailes pendant le vol

*Position de départ :* les pieds sont écartés d'un peu plus de la largeur des épaules ; les bras pendent, relâchés, contre la face externe des cuisses (fig. 248).

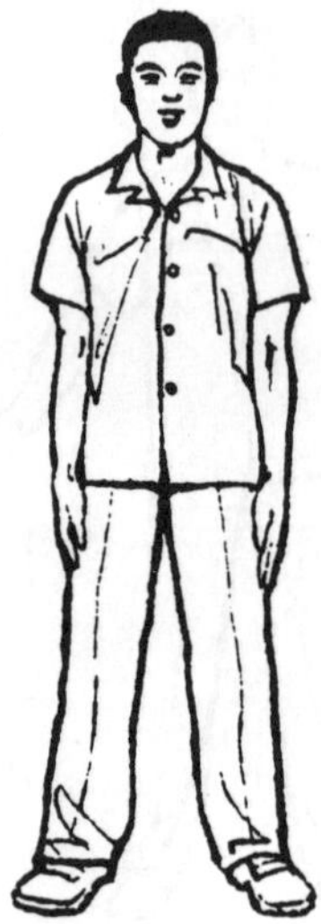

Figure 248.

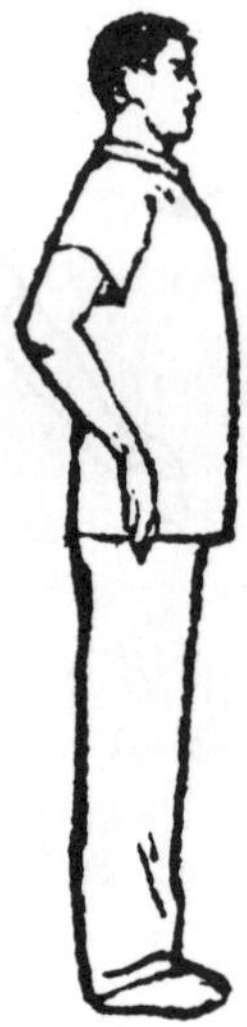

Figure 249.

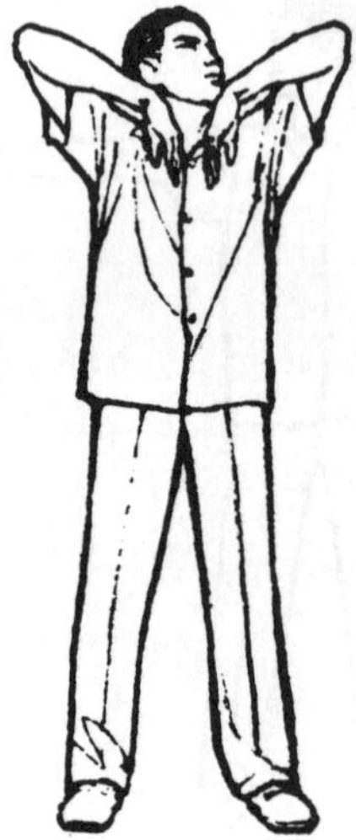

Figure 250.

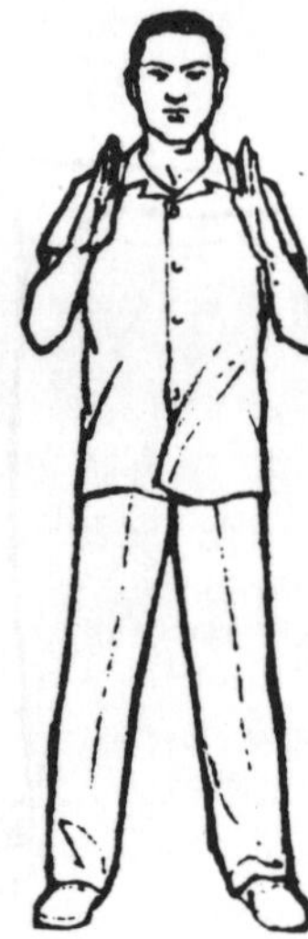

Figure 251.

**(I)** Par une flexion des coudes, élever les mains de part et d'autre du corps, dos des mains tournés l'un vers l'autre. Les coudes, eux, se déplacent sur une ligne située en arrière des faces latérales du corps. Lorsque les coudes sont arrivés à la hauteur des épaules, les dos des mains sont face à face et les mains pendent vers le bas, relâchées. Tourner la tête vers la gauche (fig. 249 et 250). Jusque-là les coudes se sont élevés au-dessus des oreilles.

**(E)** A présent, tourner les mains en sorte que les doigts pointent vers le haut ; les paumes se font face (fig. 251). Abaisser lentement les mains devant la poitrine, jusqu'en position de départ.

*Répétition :* refaire l'exercice, mais du côté opposé ; l'exécuter quatre fois de chaque, en alternance.

*A bien surveiller :* pendant l'élévation des mains, les épaules doivent rester abaissées, les poignets souples. Grâce au mouvement des coudes, les avant-bras ont une apparence d'ailes.

*Prise de conscience du Qi :* nette, dans la musculature des épaules et du thorax.

*Indications :* raideur dans les épaules, maladies de l'extrémité supérieure.

## 6. Lever isolément le bras de fer

*Position de départ :* écarter les jambes ; expirer.

**(I)** Élever le bras gauche le long de la face latérale du corps jusqu'à l'extension complète. La main forme un angle droit avec l'avant-bras, la paume est tournée vers le haut comme si elle portait quelque chose. Le regard se porte sur la main gauche (fig. 252 et 253). En même temps, poser la main droite sur la région lombaire.

**(E)** Abaisser le bras gauche, retirer la main droite de la région lombaire et revenir en position de départ.

*Répétition :* refaire l'exercice, mais du côté opposé (fig. 254) ; l'exécuter quatre fois de chaque côté, en alternance.

*A bien surveiller :* en élevant le bras, garder le corps droit. Le dos de la main doit être étendu, les yeux suivent le mouvement de la main.

*Prise de conscience du Qi :* pendant le mouvement d'élévation du bras, une sensation de chaleur ainsi qu'une légère sensa-

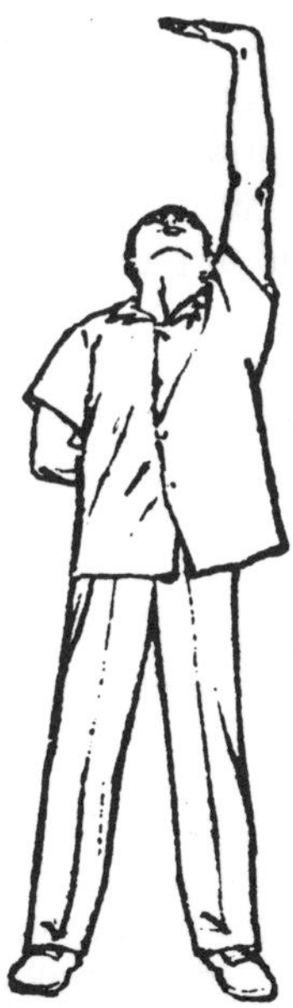

Figure 252.

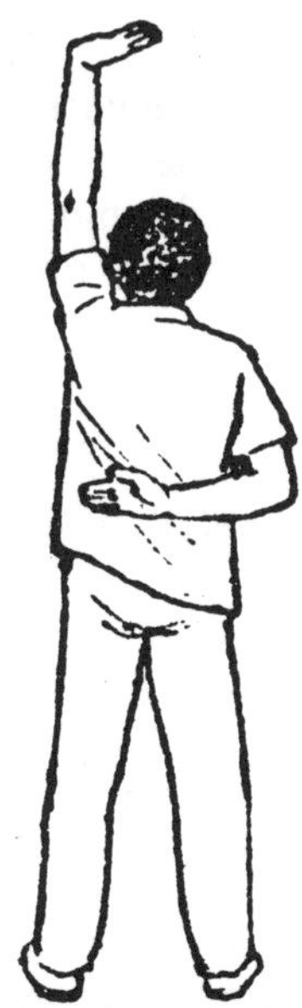

Figure 253.

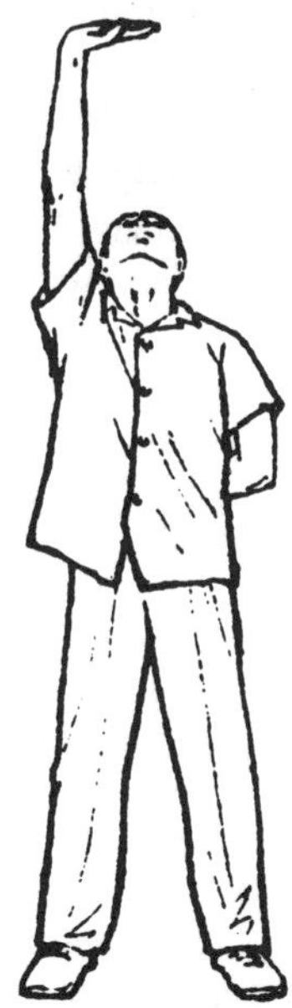

Figure 254.

tion de gonflement naissent dans les faces latérales du corps, la nuque, la ceinture scapulaire.

*Indications :* raideur douloureuse dans la nuque, les épaules et le bas du dos. Troubles de l'estomac, du duodénum et de l'intestin grêle. Maladies de la vésicule biliaire.

*

* *

## B. EXERCICES EN CAS DE MALADIES DU DOS ET DE LA RÉGION LOMBAIRE

Les exercices que nous allons exposer permettent de reconstituer le jeu naturel entre les mouvements du dos et du bas du dos (colonne lombaire/sacrum). Ils agissent sur la flexibilité du dos, du bas du dos, des hanches et des jambes, et cela grâce au relâchement du bas du dos (la colonne lombaire) et au renforcement de la musculature du ventre et du dos ; ils redonnent de l'élasticité aux capsules et aux ligaments, tant des importantes articulations que de chacune des articulations réunissant les vertèbres dorsales. En outre, ils tonifient les fonctions de certains organes abdominaux, tels que la rate, l'estomac et les reins. Ils améliorent la perfusion sanguine, la nutrition des tissus par le Qi, et rendent la respiration plus vigoureuse.

### 1. Porter le Ciel avec les mains

*Position de départ :* écarter les jambes de la largeur des épaules. Les mains pendent devant le ventre, doigts croisés, paumes vers le haut (fig. 255). Expirer.

**(I)** Élever les bras devant le corps, mains croisées, jusqu'au-dessus de la tête (fig. 256).

**(E)** Les bras ainsi étendus font incliner le haut du corps vers la gauche à partir de la colonne dorsale (fig. 257). Inspirer rapidement puis, pendant l'expiration, étendre le haut du corps vers le

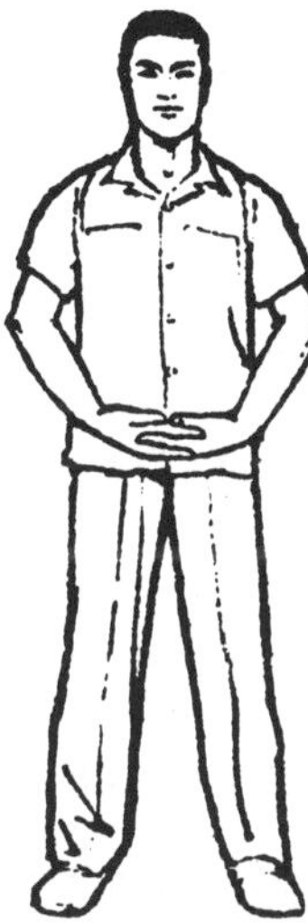
Figure 255.

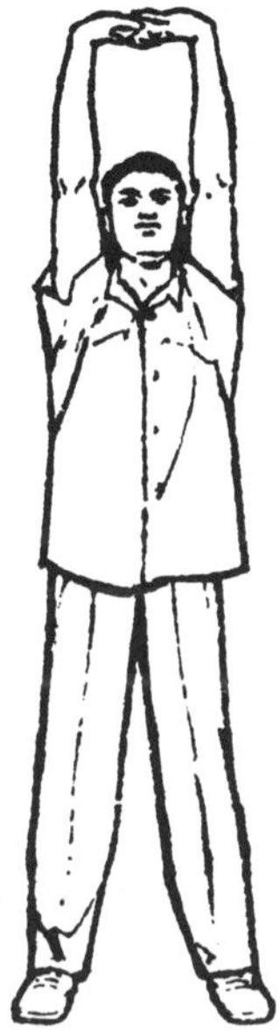
Figure 256.

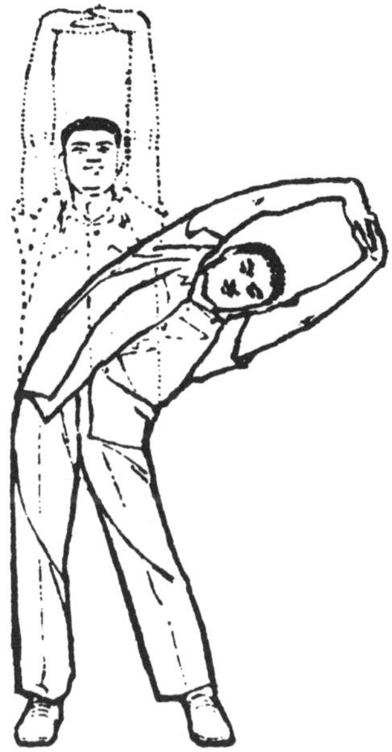
Figure 257.

haut ; pendant l'inspiration suivante, incliner une deuxième fois le haut du corps vers la gauche.

**(E)** Redresser le corps.

**(I)** Abaisser les bras jusqu'à l'horizontale.

**(E)** Les abaisser encore, jusqu'à côté des cuisses.

*Répétition :* répéter l'exercice, mais du côté opposé ; l'exécuter quatre fois de chaque côté, en alternance.

*A bien surveiller :* pendant le retournement des paumes, le tronc doit rester vertical et le dos des mains étendu. Pendant l'inclinaison latérale du corps, les hanches doivent rester immobiles. En cas d'emphysème et d'asthme, respirer comme indiqué ; par contre, inverser les mouvements respiratoires en cas d'inflammation pulmonaire et de tuberculose.

*Prise de conscience du Qi :* le Qi jaillit aux faces latérales du corps jusque dans les épaules, les bras et les doigts.

*Indications :* douleurs lombaires, cypho-scoliose, dysfonctionnement rénal, emphysème, asthme, bronchite chronique.

## 2. Mouvement tournant, poussée des mains

*Position de départ :* écarter les jambes de la largeur des épaules. Placer les mains fermées en poings à la hauteur de la taille, cœurs vers le haut, coudes en arrière de la ligne des épaules (fig. 258). Expirer.

**(I)** Ouvrir le poing droit, pousser vers l'avant avec la main dressée à la verticale, paume vers l'avant. En même temps, tourner le haut du corps de 90° vers la gauche, regarder vers l'arrière, à gauche. Poser le poing gauche sur la hanche gauche, les deux bras étant ainsi situés sur un même plan (fig. 259 et 260).

**(E)** Revenir à la position de départ.

*Répétition :* refaire le même exercice mais du côté opposé ; l'exécuter quatre fois de chaque côté, en alternance.

*A bien surveiller :* la poussée de la main vers l'avant doit s'effectuer lentement, la force dans la main. Pendant le mouvement tournant autour des vertèbres lombaires supérieures, la force doit être dans la colonne lombaire et les hanches. L'impulsion du mouvement doit provenir des hanches.

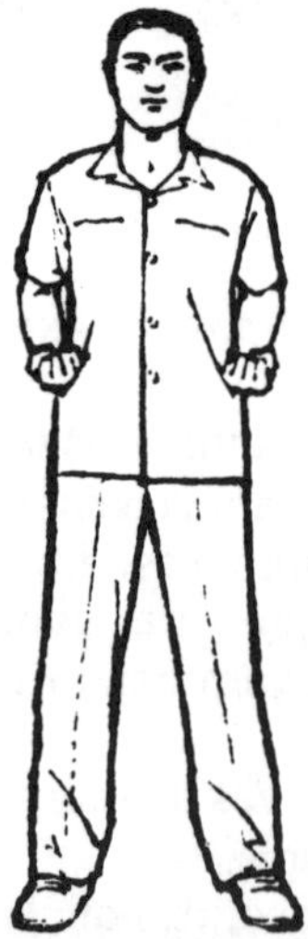

Figure 258.

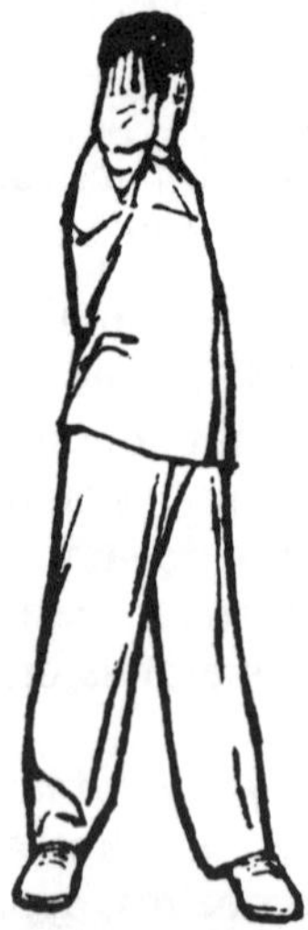

Figure 259.

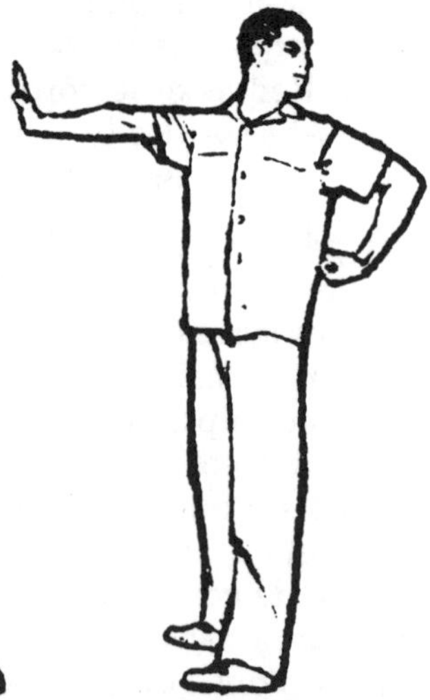

Figure 260.

*Prise de conscience du Qi :* pendant la poussée de la main et le mouvement tournant du haut du corps, nette perception de chaleur et de gonflement dans la main et dans la région lombaire.

*Indications :* syndrome épaule/main, douleurs au dos et dans le bas du dos. Troubles de la sensibilité et atrophie musculaire des bras. Emphysème, bronchite, asthme.

## 3. Mouvement circulaire des hanches

*Position de départ :* jambes écartées d'un peu plus de la largeur des épaules. Mains placées sur la région lombaire, pouces vers l'avant (fig. 261).

**(E)** et **(I)** Les mains poussent avec force le bassin osseux, d'abord vers la gauche, puis vers l'avant, puis vers la droite, puis vers l'arrière (fig. 262 à 266).

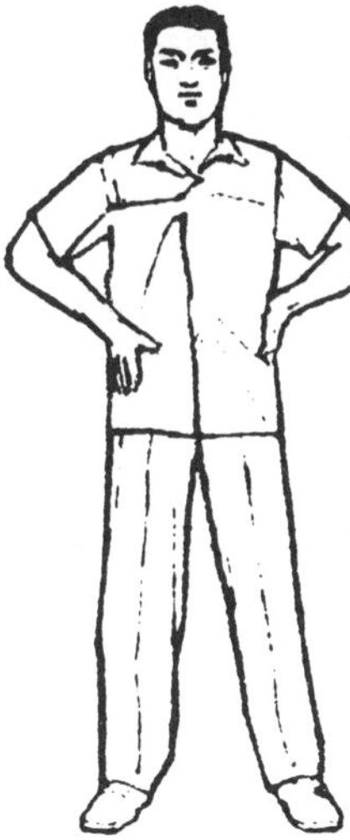

Figure 261.

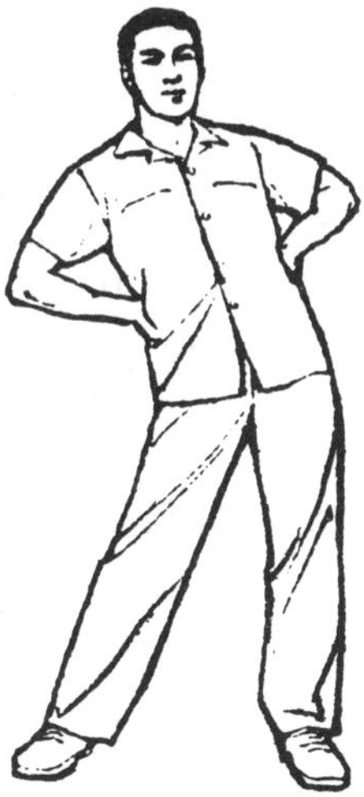

Figure 262.

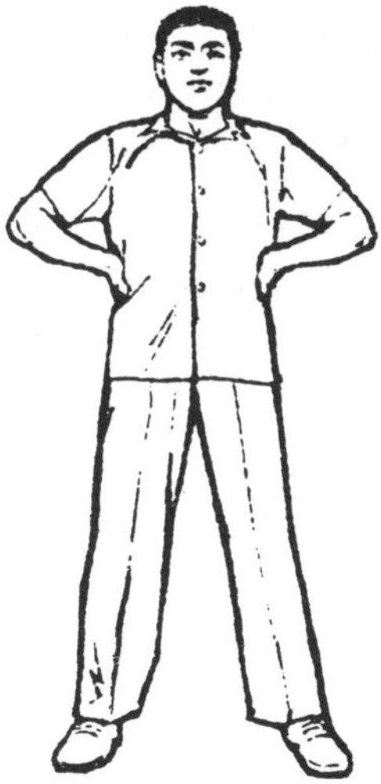

Figure 263.

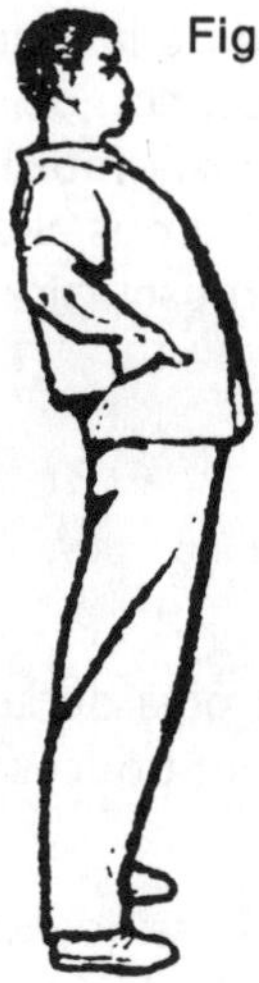
Figure 264.

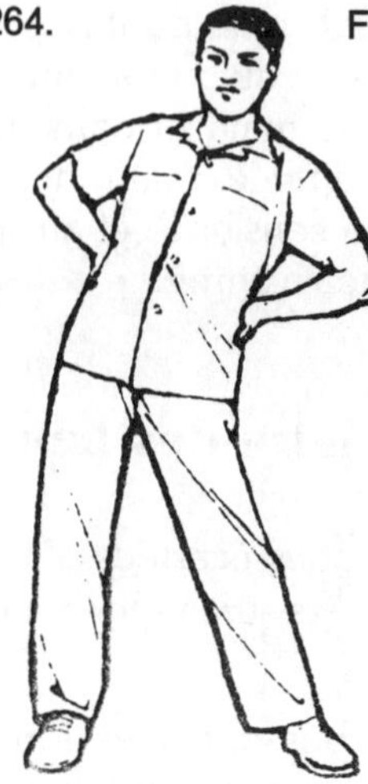
Figure 265.

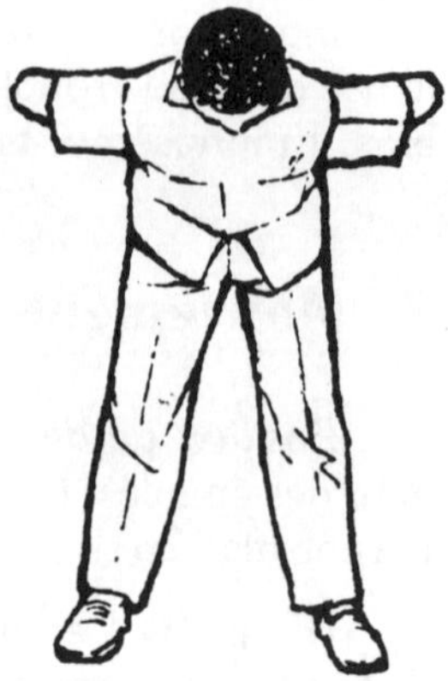
Figure 266.

*Répétition :* à effectuer deux fois dans ce sens, puis deux fois en sens inverse.

*A bien surveiller :* le mouvement circulaire doit avoir une grande amplitude dans les trois premières directions, le haut du corps rester vertical, les muscles lombaires être relâchés. Pendant que les mains poussent le bassin vers l'arrière, le haut du corps s'incline vers l'avant, colonne lombaire étendue.

*Prise de conscience du Qi :* nette sensation de gonflement dans les lombes et la région de la colonne lombaire.

*Indications :* douleurs dans les hanches, lumbago, syndrome chronique de la colonne rachidienne, cypho-scoliose. Déformation douloureuse de l'articulation de la hanche.

## 4. Déployer les bras et fléchir la colonne lombaire

*Position de départ :* jambes écartées, mains placées en croix devant le ventre, bras étendus (fig. 267). Expirer.

**(I)** Dans cette position, élever les bras en croix vers l'avant, jusqu'à la verticale au-dessus de la tête ; bomber la poitrine, rentrer le ventre. Le regard se porte sur le dos des mains (fig. 268).

**(E)** Abaisser les bras étendus de part et d'autre du corps, paumes vers le haut (fig. 269).

**(I)** Tourner les mains et, en même temps, fléchir le haut du corps vers l'avant, poitrine bombée (fig. 270).

**(E)** Abaisser les bras, croiser les mains (fig. 271).

**(I)** Conduire les mains vers le haut et, en même temps, redresser le tronc, poitrine bombée. Pendant le redressement du corps les bras sont placés tout près des oreilles.

**(E)** Refaire la séquence de mouvements décrite par les figures 268 à 270. Puis revenir en position de départ. L'ensemble doit constituer un seul mouvement.

*Répétition :* à exécuter quatre fois.

*A bien surveiller :* il faut particulièrement veiller à bien bomber le thorax afin de renforcer la musculature lombaire. Pendant tout l'exercice, garder les jambes en extension. Pendant la flexion du corps, les extrémités des doigts touchent le sol.

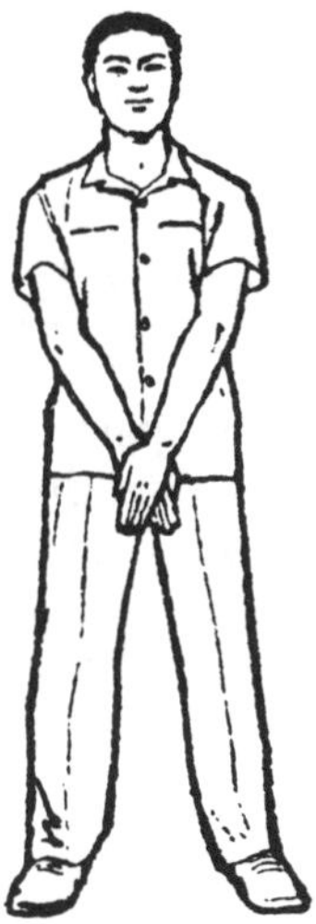

Figure 267.

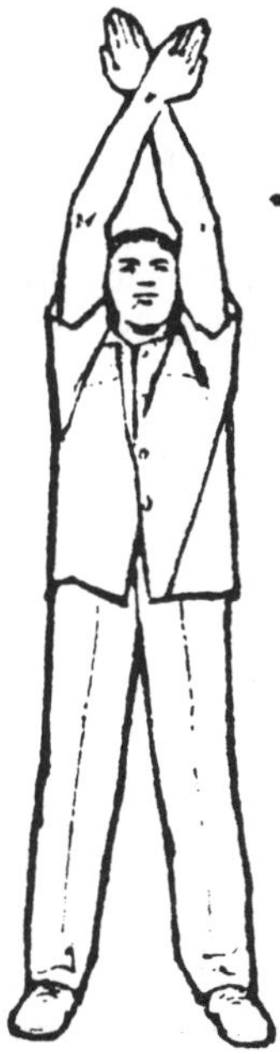

Figure 268.

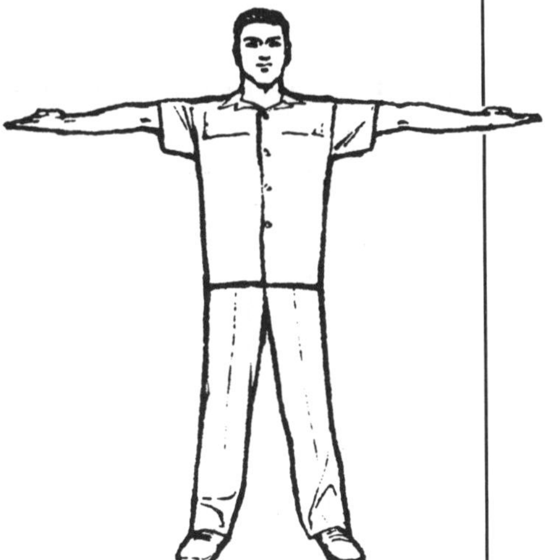

Figure 269.

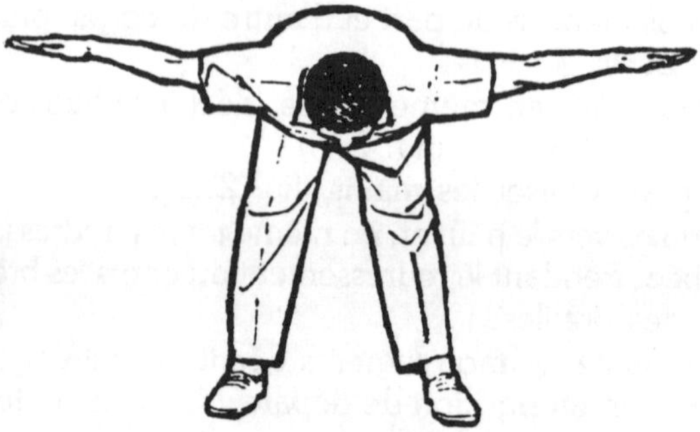

Figure 270.

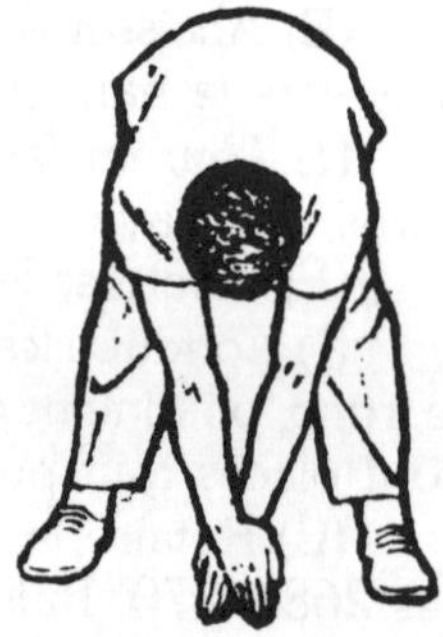

Figure 271.

*Prise de conscience du Qi :* dans les lombes et la colonne lombaire. Quand les mains touchent le sol, prise de conscience du Qi dans la zone de flexion des cuisses.

*Indications :* maladies de la nuque, du dos, de la colonne lombaire. Toutes sortes de raideurs de la colonne vertébrale. Maladies de l'estomac et de l'intestin.

## 5. « Pas arqué », étendre la main

*Position de départ :* les jambes sont largement écartées. Poings posés de part et d'autre de la taille, cœurs vers le haut (fig. 272).

**(I)** Tourner le haut du corps et les hanches vers la gauche afin d'exécuter un « pas arqué » à gauche. Ce faisant, le pied droit se tourne légèrement vers l'intérieur et le pied gauche de 90° vers l'extérieur. En même temps, le poing droit s'ouvre, le bras et la main s'étendent vers l'avant et le haut, dos de la main vers l'extérieur (fig. 273).

**(E)** Retour à la position de départ.

*Répétition :* répéter l'exercice, mais du côté opposé. L'exécuter quatre fois de chaque côté, en alternance.

*A bien surveiller :* dans le « pas arqué », la colonne lombaire et la jambe arrière doivent être étendues. En outre, la hanche sur laquelle repose le bras fléchi doit pousser avec force contre celui-ci.

*Prise de conscience du Qi :* dans les lombes, la colonne lombaire et les jambes.

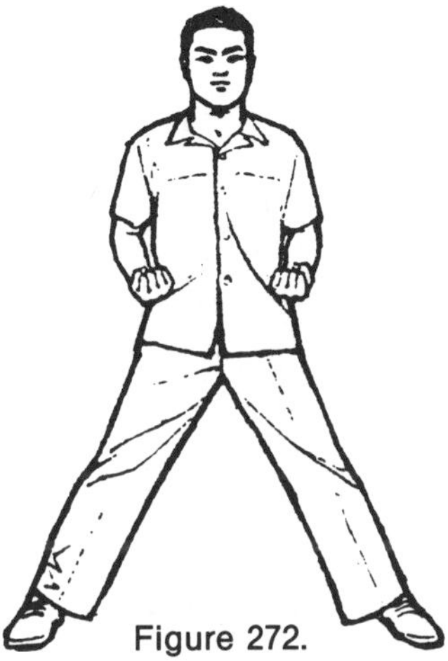

Figure 272.

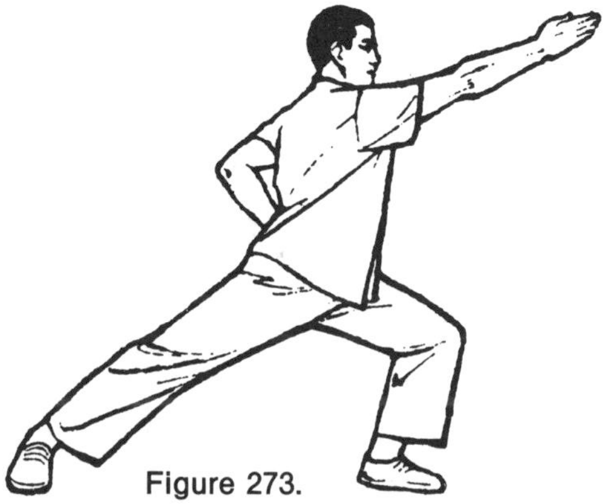

Figure 273.

*Indications :* maladies des lombes, de la colonne lombaire, du dos et des extrémités. Troubles de la sensibilité.

## 6. Saisir les pieds des deux mains

*Position de départ :* debout, pieds réunis (fig. 274). Expirer.

**(I)** Croiser les doigts, élever les mains devant le ventre puis jusqu'au visage ; là, tourner les mains, paumes vers le haut, après quoi les paumes s'élèvent au-dessus de la tête jusqu'à l'extension complète des bras. Les yeux sont posés sur le dos des mains (fig. 275).

**(E)** Fléchir le haut du corps vers l'avant à partir de l'articulation des hanches (fig. 276). Les mains touchent le dessus des pieds (fig. 277).

**(I)** et **(E)** Ramener le haut du corps (détendu) dans la position de départ.

*Répétition :* à exécuter quatre fois.

*A bien surveiller :* à l'abaissement du corps, voûter les fesses et étendre les jambes.

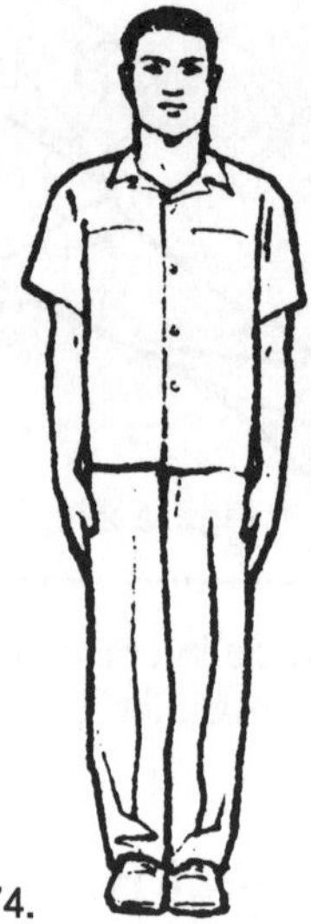

Figure 274.

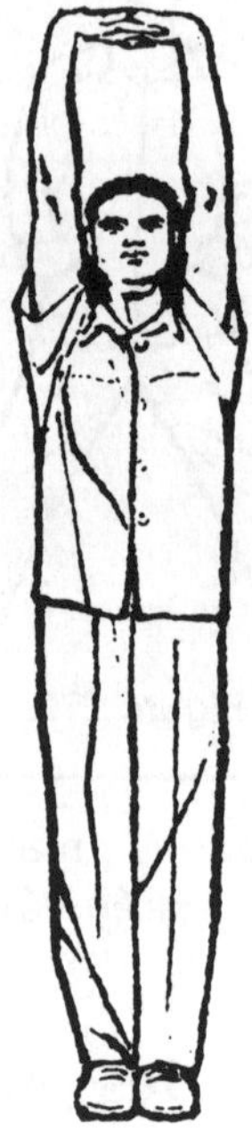

Figure 275.

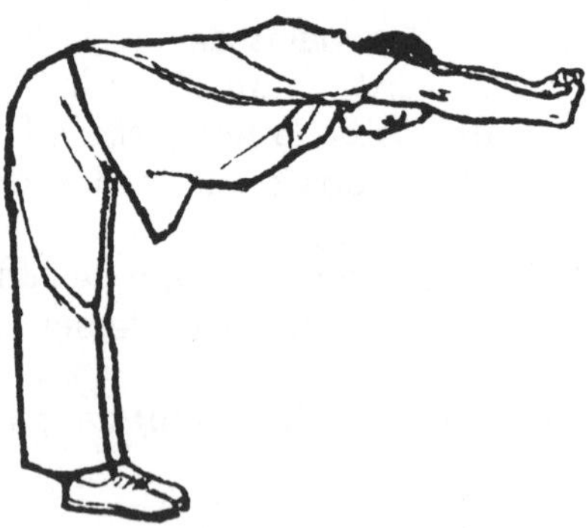

Figure 276.

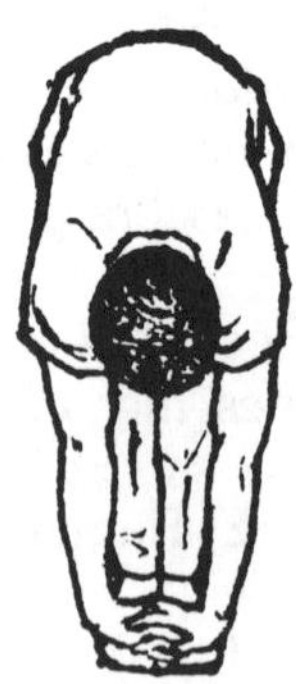

Figure 277.

*Prise de conscience du Qi :* nette sensation de gonflement dans les lombes, de la région de la colonne lombaire et sur la face de flexion des jambes.

*Indications :* syndrome de surcharge des hanches et des jambes, œdème aux jambes, troubles de la sensibilité. Limitation des mouvements de la colonne vertébrale, en particulier du bas du dos.

*

* *

### C. EXERCICES EN CAS DE MALADIES DU SIÈGE, DES HANCHES ET DES JAMBES

Les exercices concernent le mouvement des hanches, des articulations des genoux et des pieds. Ils rendent la souplesse à ces articulations et renforcent les parties molles telles que ligaments, capsules, muscles et tendons des fesses, des jambes et de la colonne vertébrale. Ce renforcement produit la détente, autrement dit la détente n'est rendue possible que grâce à lui.

## 1. Tourner les genoux vers la droite et vers la gauche

*Position de départ :* les pieds sont réunis, le tronc est incliné vers l'avant ; les paumes enveloppent les genoux. Le regard est dirigé en avant vers le bas (fig. 278).

**(I)** et **(E)** Plier les genoux et les envelopper des mains. Leur faire effectuer un mouvement tournant dans le sens des aiguilles d'une montre. Dans la position correspondant à dix-huit heures, les jambes sont étendues, c'est-à-dire placées en position de départ (fig. 279 et 280).

*Répétition :* exécuter quatre mouvements tournants au total ; les deux premiers dans le sens des aiguilles d'une montre, les deux autres en sens inverse.

*A bien surveiller :* les mouvements tournants doivent être lents et, si possible, amples.

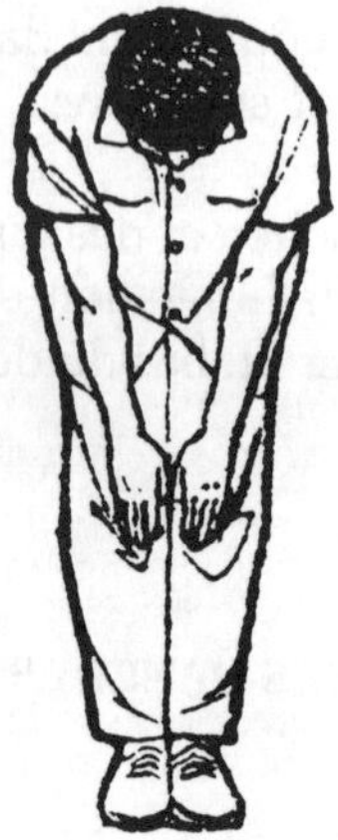

Figure 278.

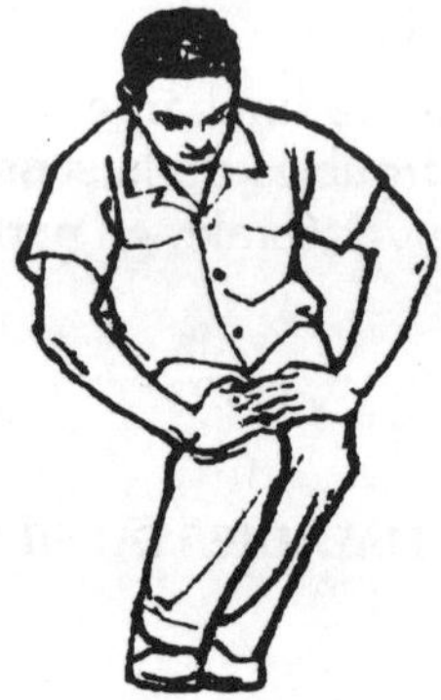

Figure 279.

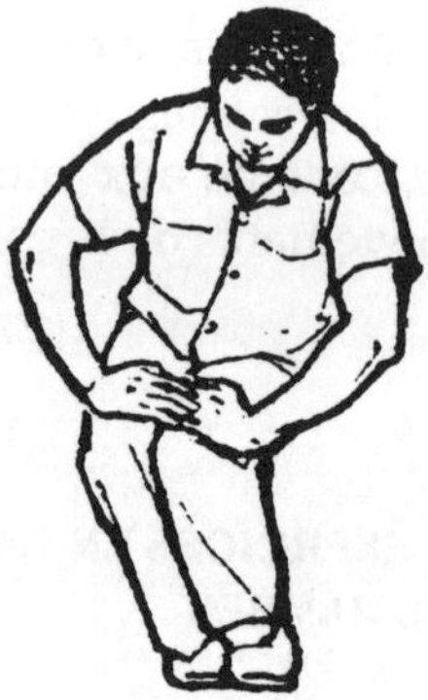

Figure 280.

*Prise de conscience du Qi :* nette, dans les articulations des genoux et des pieds.

*Indications :* faiblesse des ligaments articulaires des genoux et des pieds.

## 2. « Pas d'esquive » avec rotation du haut du corps

*Position de départ :* les jambes sont largement écartées, pointes des pieds vers l'intérieur. Les mains sont posées aux hanches, pouces vers l'arrière (fig. 281). Expirer.

**(I)** Fléchir le genou droit (fig. 282), le haut du corps se tournant en même temps de 45° vers la gauche (fig. 283).

**(E)** Revenir en position de départ.

*Répétition :* refaire l'exercice, mais du côté opposé (fig. 284) ; l'exécuter quatre fois de chaque côté, en alternance.

*A bien surveiller :* dans le « pas d'esquive », le genou doit venir au-dessus de la pointe du pied. Le haut du corps doit rester vertical, le poids du corps reposer à 80 % sur la jambe fléchie.

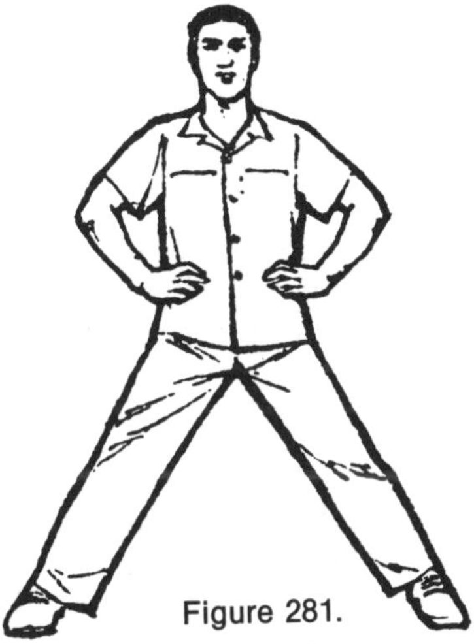

Figure 281.

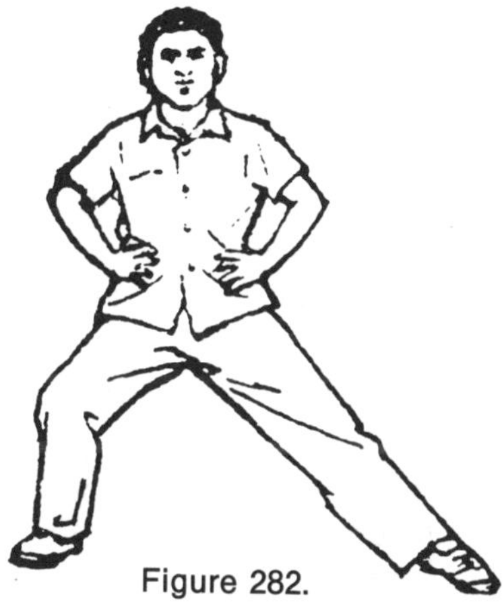

Figure 282.

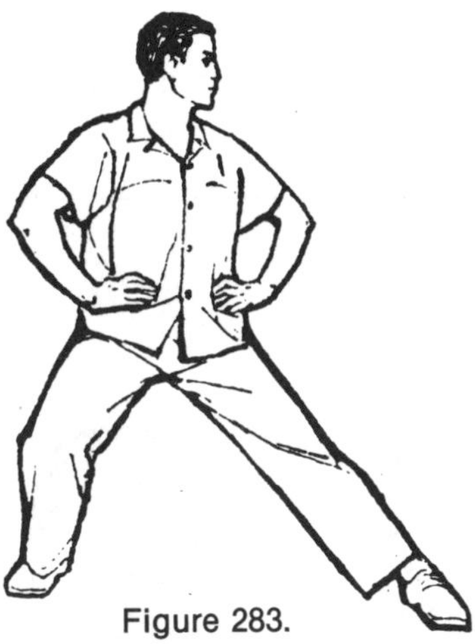

Figure 283.

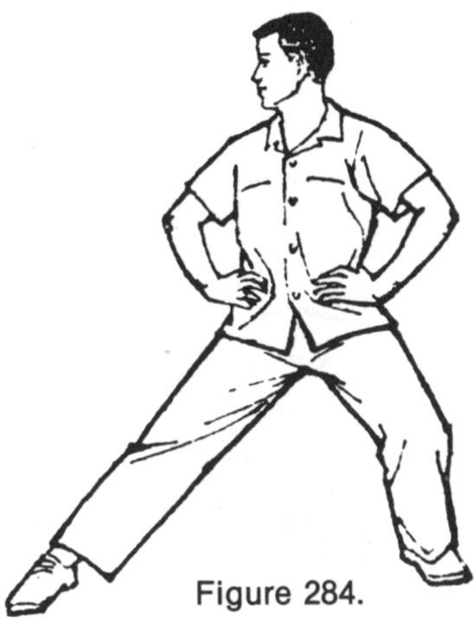

Figure 284.

*Prise de conscience du Qi :* nette sensation de gonflement et de chaleur dans les adducteurs de la jambe étendue et dans le quadriceps de la jambe fléchie.

*Indications :* douleurs dans les lombes, les fesses, les jambes ; raideur de l'articulation des hanches, des genoux et des pieds.

## 3. Se baisser, s'accroupir, étendre les jambes

*Position de départ :* debout, pieds réunis (fig. 274). Expirer.

**(I)** Fléchir le haut du corps vers l'avant, poser les mains sur les genoux, jambes étendues (fig. 285).

**(E)** Plier les genoux, s'accroupir complètement ; poser les mains en travers des genoux, extrémités des doigts se faisant face (fig. 286). Placer les paumes des mains sur le dessus des pieds, puis étendre les jambes (fig. 287).

**(I)** Revenir en position de départ (fig. 285, 286 et 287).

*Répétition :* à exécuter quatre fois.

*A bien surveiller :* il est indispensable de poser les paumes des mains sur le dessus des pieds avant d'étendre les jambes.

*Prise de conscience du Qi :* en position jambes fléchies, dans les muscles d'extension ; en position jambes étendues, dans les muscles de flexion.

*Indications :* raideur de l'articulation des hanches, des articulations des genoux et des pieds.

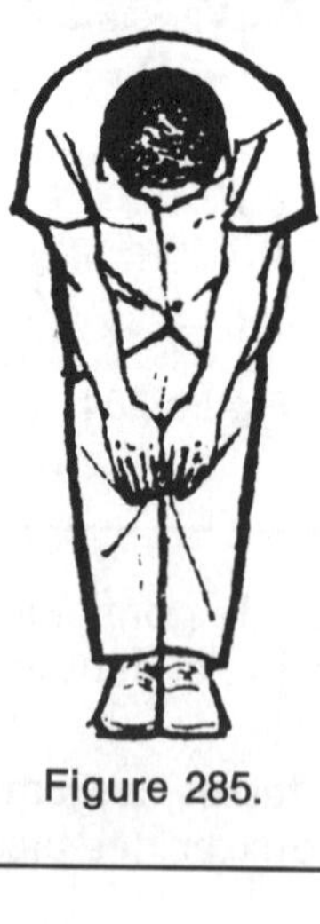

Figure 285.

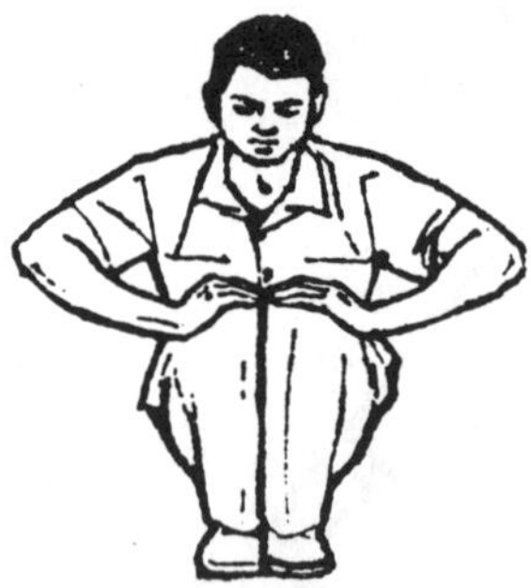

Figure 286.

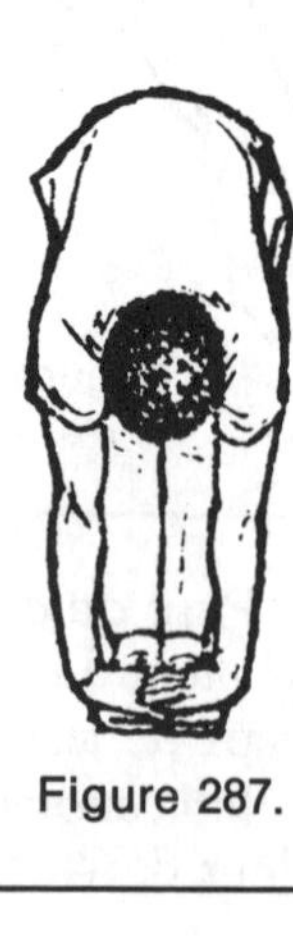

Figure 287.

## 4. Venir en aide au genou avec la main

*Position de départ :* écarter les jambes de la largeur des épaules (fig. 288). Expirer.

**(I)** et **(E)** Fléchir le haut du corps vers l'avant, poser les deux mains sur le genou gauche (fig. 289).

**(I)** Redresser le haut du corps, fléchir les genoux ; porter le poids du corps entre les deux jambes. Simultanément la main gauche s'élève latéralement devant le corps, paume vers le haut, afin de prendre la position « main qui porte ». Le regard se porte sur le dos de la main gauche (fig. 290).

**(E)** Fléchir de nouveau le haut du corps vers l'avant, étendre les jambes, poser la main gauche sur le genou droit ; la main droite, posée sur le genou, pend vers le bas (fig. 291).

**(I)** Fléchir les genoux, étendre le tronc, faire prendre à la main droite la position « main qui porte » (fig. 292).

**(E)** Fléchir le haut du corps vers l'avant, étendre les jambes, poser la main droite sur le genou gauche.

**(I)** Fléchir les genoux, étendre le tronc, faire prendre à la main gauche la position « main qui porte ».

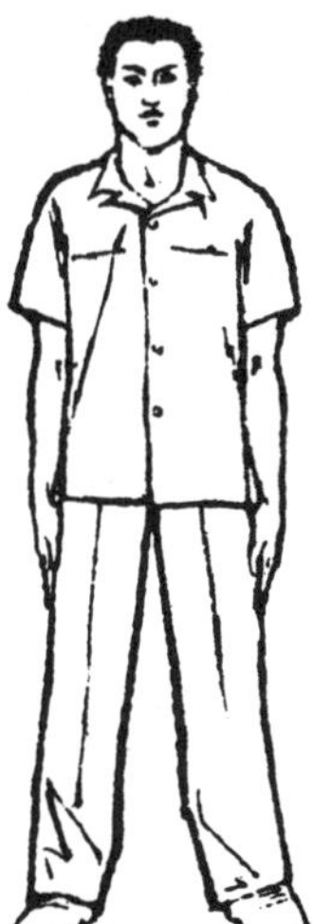

Figure 288.

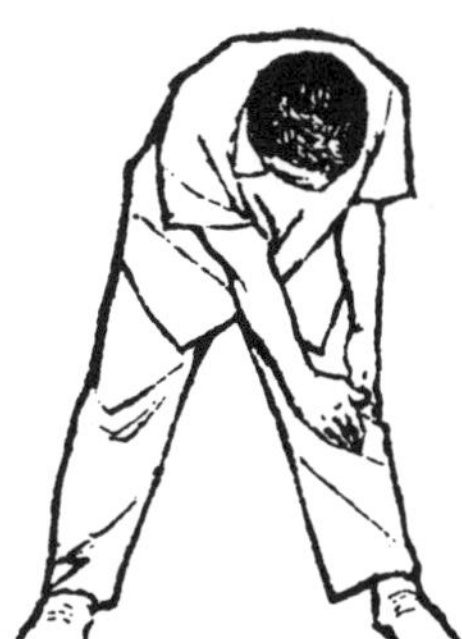

Figure 289.

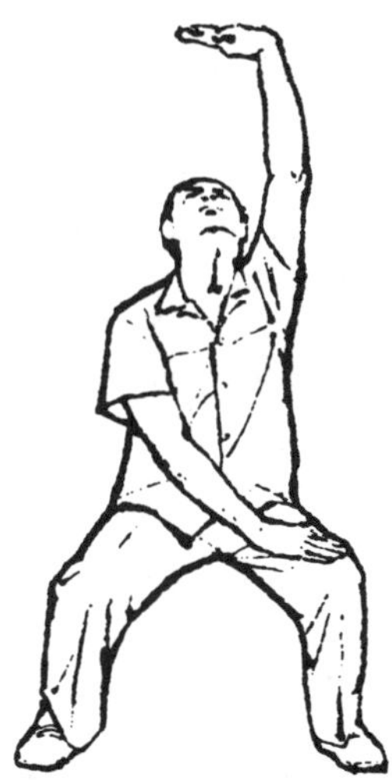

Figure 290.

Figure 291.

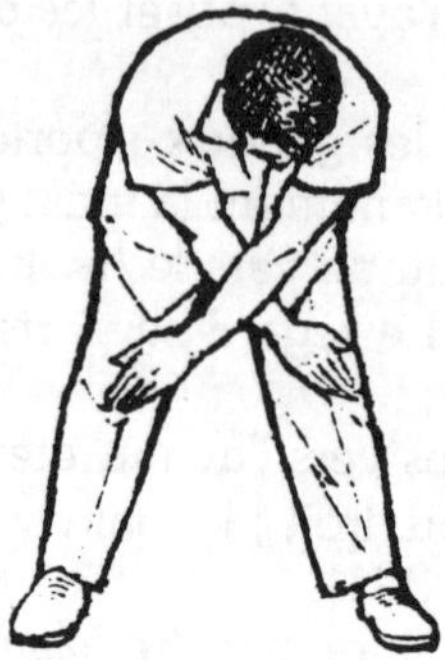

Figure 292.

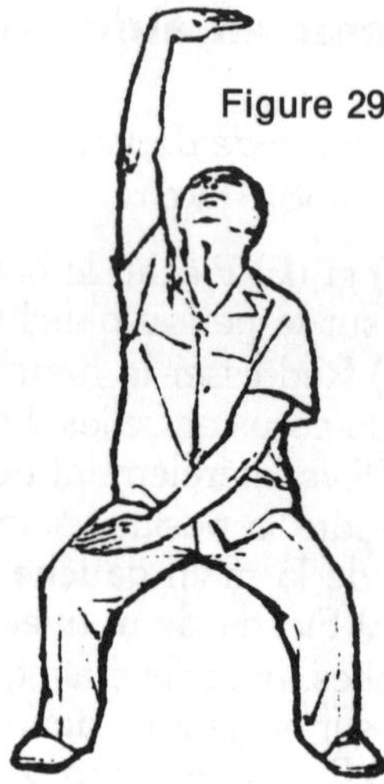

**(E)** Fléchir le haut du corps vers l'avant, étendre les jambes, poser la main gauche sur le genou droit.

**(I)** Revenir à la position de départ.

*Répétition :* à exécuter quatre fois.

*A bien surveiller :* lorsque le haut du corps est à la verticale et que les jambes sont en position « du cavalier », le poids du corps doit être très exactement placé entre les deux jambes. Le bras qui prend la position « main qui porte » est étendu.

*Prise de conscience du Qi :* nette sensation de gonflement dans les muscles extenseurs de la cuisse (quadriceps), mais aussi dans les épaules et les lombes.

*Indications :* maladies des jambes et de l'articulation des hanches.

## 5. Serrer le genou, le tirer devant la poitrine

*Position de départ :* debout, pieds réunis. Expirer.

**(I)** Avancer le pied gauche d'un pas. Porter le poids du corps sur le pied gauche. La jambe droite est étendue, le pied droit ne touche le sol que par les orteils. En même temps élever les bras étendus au-dessus de la tête, paumes se faisant face, poitrine bombée (fig. 293 et 294).

**(E)** Abaisser les bras de part et d'autre du corps ; en même temps lever haut le genou droit, les mains entourant le genou, le serrer fermement et le tirer devant la poitrine. La jambe gauche est étendue (fig. 295).

**(I)** Abaisser le genou, élever les bras, reculer la jambe gauche d'un pas.

**(E)** Retour à la position de départ.

*Répétition :* répéter l'exercice, mais du côté opposé ; l'exécuter quatre fois de chaque côté, en alternance.

*A bien surveiller :* dès la première phase de l'exercice, le poids du corps doit être franchement porté sur la jambe avant.

Saisir le genou et le tirer fermement devant la poitrine. Les personnes âgées peuvent difficilement pratiquer cet exercice.

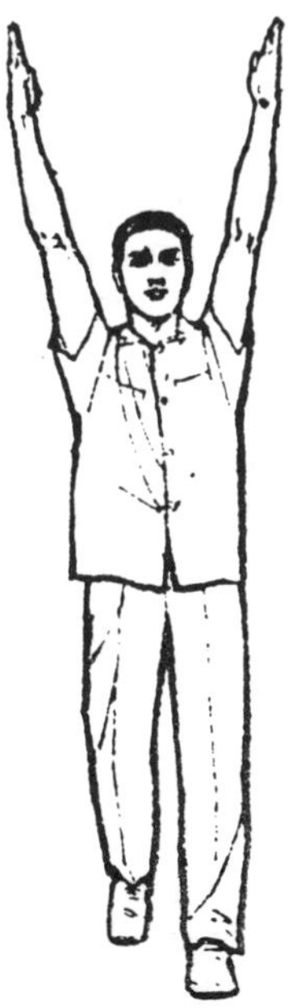

Figure 293.

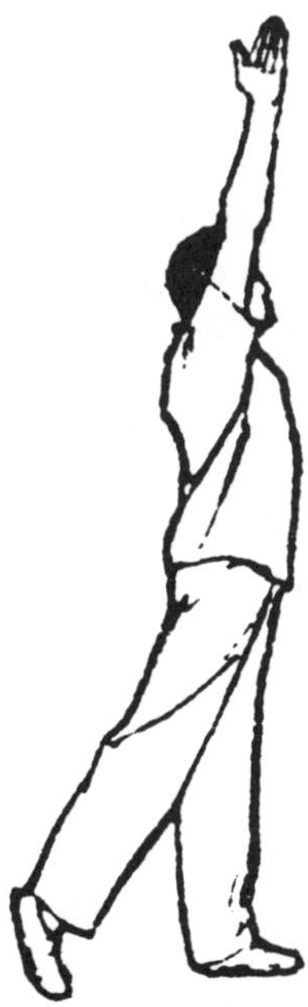

Figure 294.

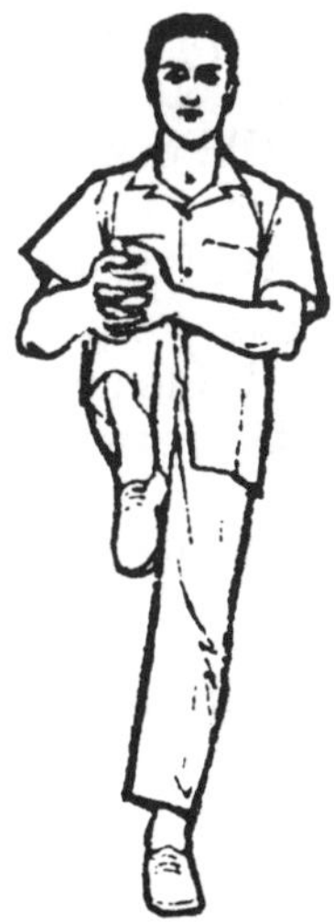

Figure 295.

*Prise de conscience du Qi :* dans la musculature de flexion de la jambe sur laquelle repose le poids du corps, dans la musculature d'extension de la jambe fléchie.

*Indications :* douleurs dans l'articulation des hanches et des genoux. Bronchite.

## 6. Se promener courageusement devant la grande porte

*Position de départ :* les pieds sont réunis, les mains placées aux hanches, pouces vers l'arrière (fig. 296). Expirer.

**(I)** Avancer la jambe gauche d'un pas, porter le poids du corps sur la jambe gauche (fig. 297).

**(E)** Porter le poids du corps sur la jambe droite, la jambe gauche est posée au sol par le talon (fig. 298 et 299).

**(I)** Poser fermement la plante du pied gauche au sol ; porter le poids du corps sur la jambe gauche. Avancer le pied droit d'un pas. Porter le poids du corps sur la jambe droite, soulever le talon gauche.

**(E)** Abaisser le talon gauche, porter le poids du corps sur la jambe gauche, le pied droit ne repose plus au sol que par le talon.

**(I)** Porter le poids du corps sur la jambe droite, soulever le talon gauche.

**(E)** Porter le poids du corps sur la jambe gauche, fléchir le genou gauche. Le pied droit ne touche le sol que par le talon.

**(I)** Étendre la jambe gauche, reculer le pied droit d'un pas, fléchir légèrement le genou droit, porter le poids du corps sur la jambe droite.

**(E)** Revenir à la position de départ.

*Répétition :* à exécuter quatre fois.

*A bien surveiller :* en reportant le poids du corps d'une jambe sur l'autre, veiller à ce que la deuxième devienne « pleine » et la première « vide » ; le haut du corps doit rester vertical. En outre, chaque mouvement doit être exécuté avec un maximum de concentration. Maintenir la nuque et le bas du dos relâchés.

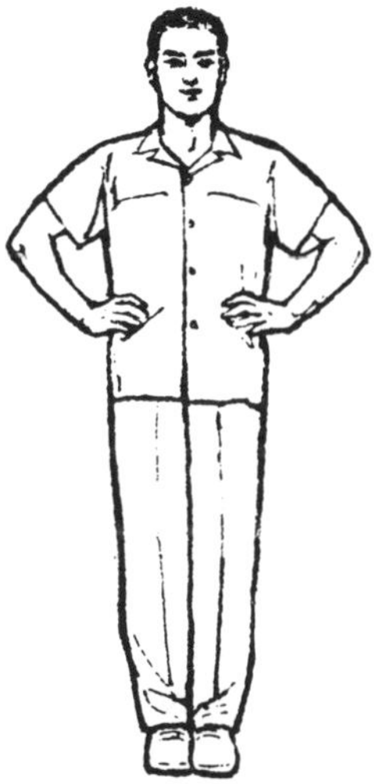

Figure 296.

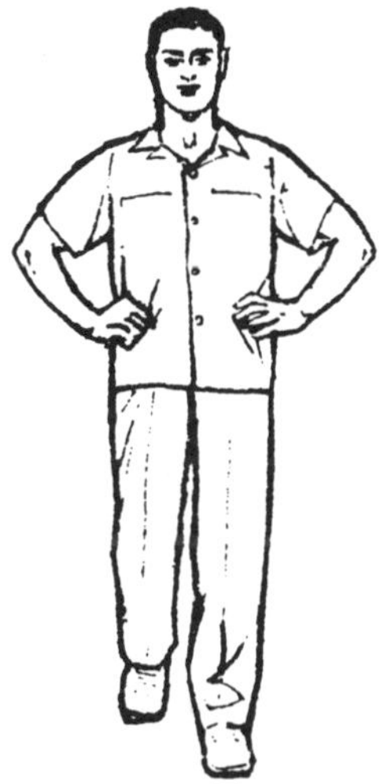

Figure 297.

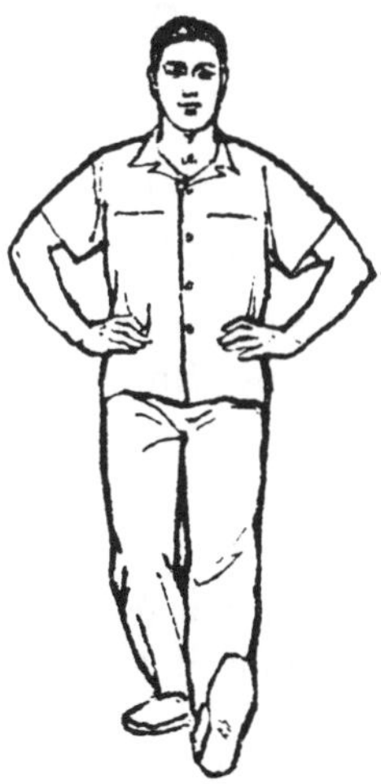

Figure 298.

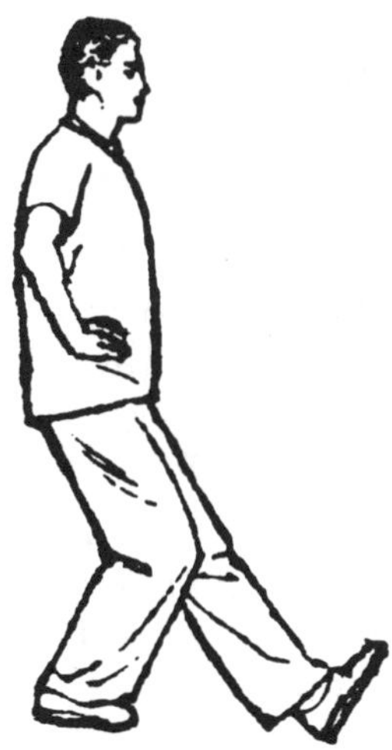

Figure 299.

*Prise de conscience du Qi :* nettement sensible dans les jambes et les articulations des pieds.
*Indications :* efficace dans toutes les maladies des extrémités inférieures et en cas de limitation des mouvements articulaires.

*
* *

### D. EXERCICES POUR LE TRAITEMENT DES ARTICULATIONS DES EXTRÉMITÉS

Ces exercices sont efficaces en cas de raideur des importantes articulations, mais ils renforcent aussi la musculature, rendent mobiles l'ensemble du corps et lui redonnent la souplesse, augmentant ainsi la sensation de vie.

## 1. Poussée des mains en position du cavalier basse

*Position de départ :* écarter les jambes. Placer les poings aux hanches, cœurs des paumes vers le haut (fig. 300). Expirer.

**(I)** Se placer en position du cavalier basse ; ouvrir les poings, les pousser vers l'avant, paumes vers l'avant, extrémités des doigts se faisant face (fig. 301 et 302).
**(E)** Revenir à la position de départ.

*Répétition :* à exécuter quatre fois.
*A bien surveiller :* en poussant les mains vers l'avant, il faut étendre les bras ; dans la position du cavalier, le haut du corps doit rester vertical.
*Prise de conscience du Qi :* dans les poignets et les quadriceps (grands muscles d'extension des cuisses).
*Indications :* dans les maladies des importantes articulations, en particulier l'articulation des genoux.

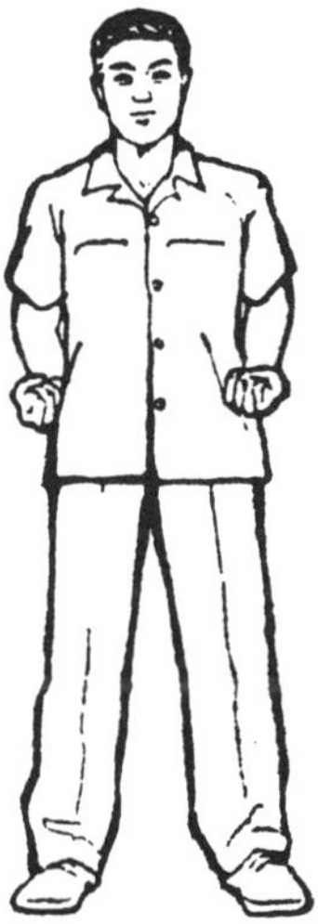

Figure 300.

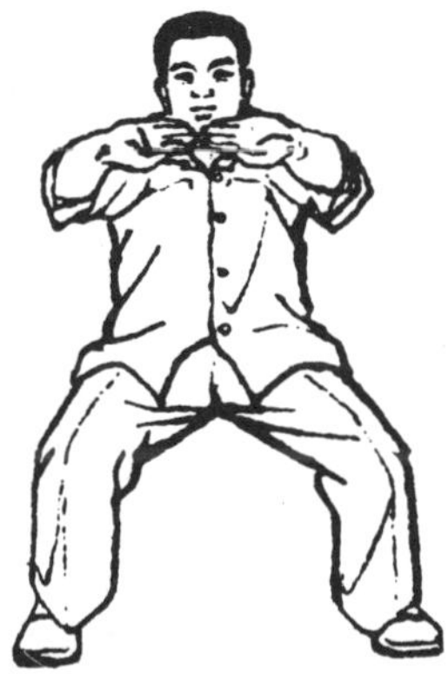

Figure 301.

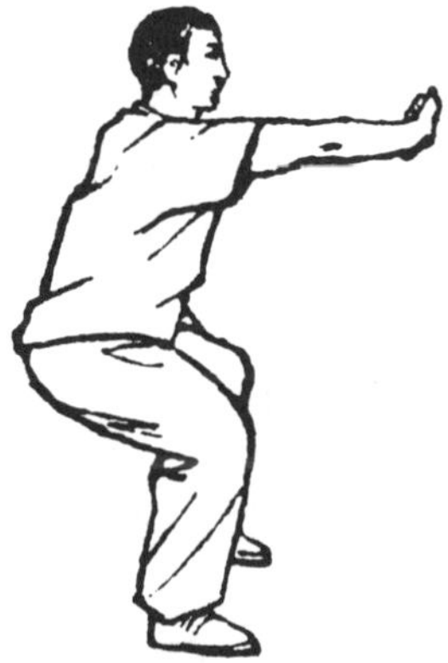

Figure 302.

## 2. Poussée des mains en position assise, jambes croisées

*Position de départ :* les jambes et les pieds sont écartés de la largeur des épaules ; poser les mains aux hanches. Expirer.

**(I)** et **(E)** Tourner le corps vers la gauche, de presque 180°, placer les poings, peu serrés, aux hanches. Faire pivoter les pieds sur les talons. Les cuisses sont à présent croisées (fig. 303).

**(I)** Abaisser les fesses et s'asseoir sur le talon droit, la jambe gauche est en avant (fig. 304). Pousser la main droite latéralement vers la droite, poing gauche sur la hanche gauche, coude fléchi et poussé vers l'extérieur, tête tournée au maximum vers la gauche (fig. 305 et 306).

**(E)** Retour à la position de départ.

*Répétition :* répéter l'exercice, mais du côté opposé ; l'exécuter quatre fois de chaque côté, alternativement.

Figure 303.

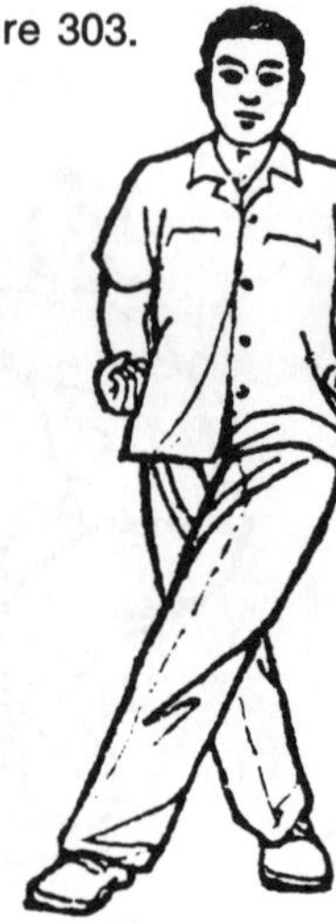

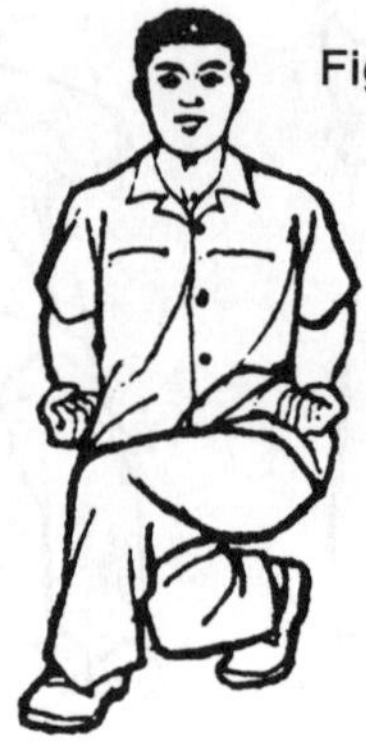

Figure 304.

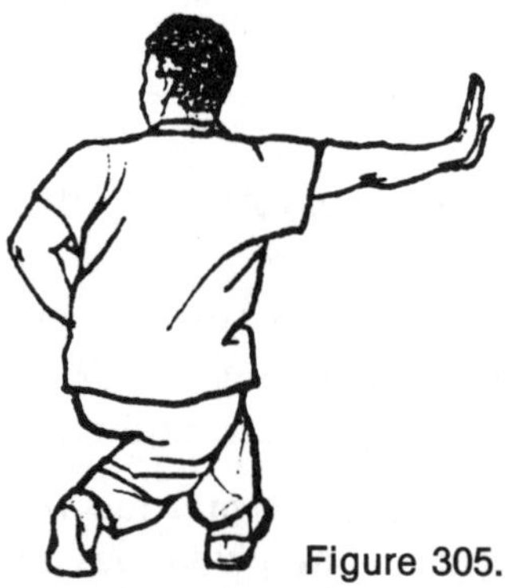

Figure 305.

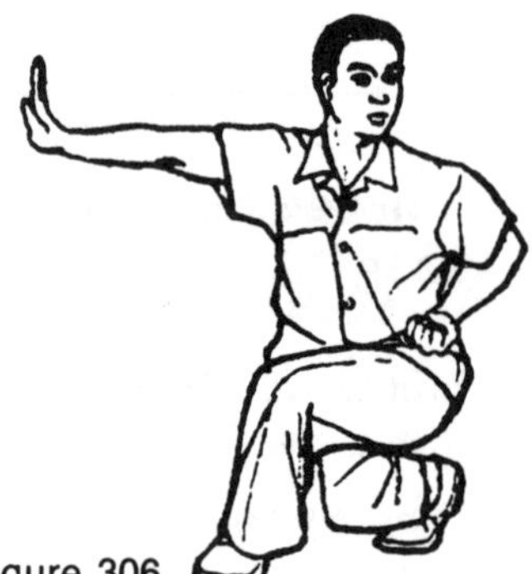

Figure 306.

*A bien surveiller :* en position du cavalier basse, le haut du corps doit rester vertical. Pendant le mouvement de poussée de la main vers l'avant, imaginer la force dans le poignet.

*Prise de conscience du Qi :* dans les genoux et les articulations des pieds, et dans les jambes.

*Indications :* maladies des importantes articulations et de la colonne cervicale. Varices.

## 3. Décrire sans arrêt des cercles entre le haut et le bas

*Position de départ :* les pieds sont réunis. Les mains sont fermées en poings peu serrés et placées aux hanches, paumes vers le haut (fig. 307).

**(I)** Élever la main droite, comme si elle portait quelque chose. Le regard se porte sur le dos de la main droite (fig. 308). Tourner le haut du corps de 90° vers la gauche (fig. 309).

**(E)** Abaisser la main droite à la hanche gauche ; de là, par une flexion du tronc vers la gauche, la conduire au bord externe du pied gauche. Les yeux ont suivi la main droite ; à présent ils sont posés sur l'épaule gauche (fig. 310 et 311).

**(I)** et **(E)** La main droite effleure la pointe de l'un et l'autre pied et termine son mouvement au bord externe du pied droit. Pendant ce mouvement de la main, le tronc effectue un mouvement tournant vers la droite (fig. 312).

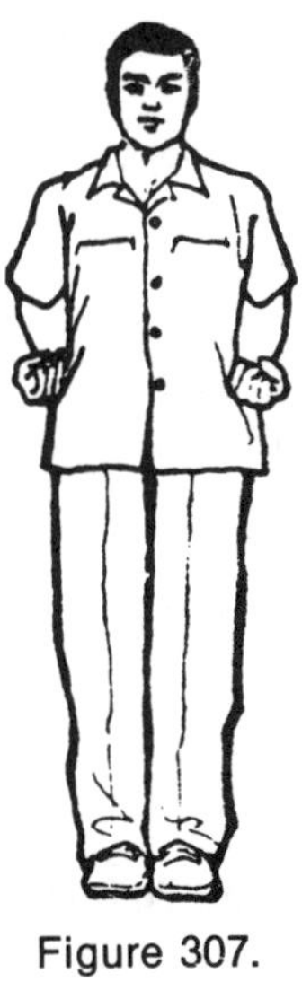

Figure 307.

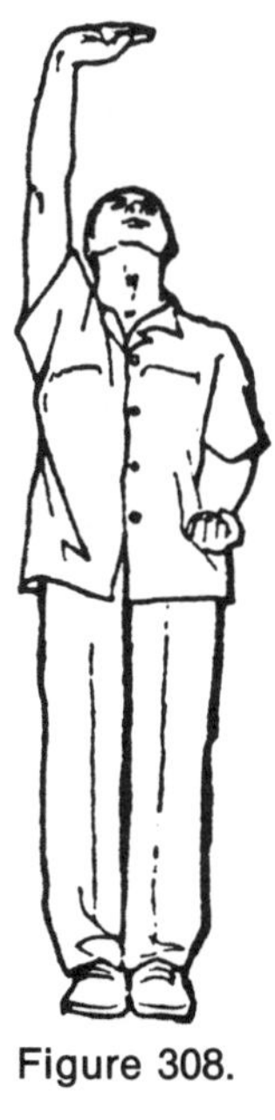

Figure 308.

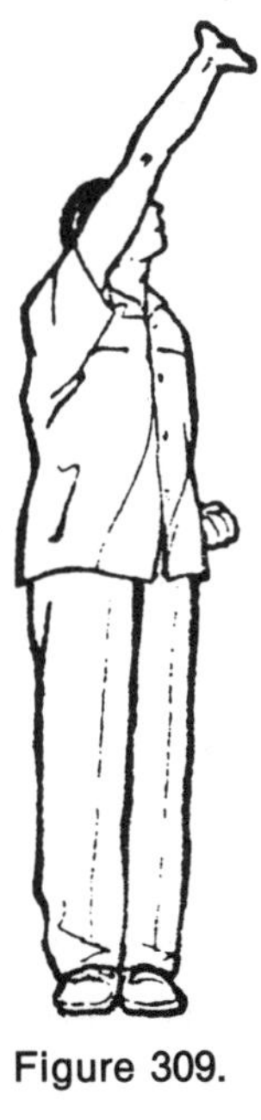

Figure 309.

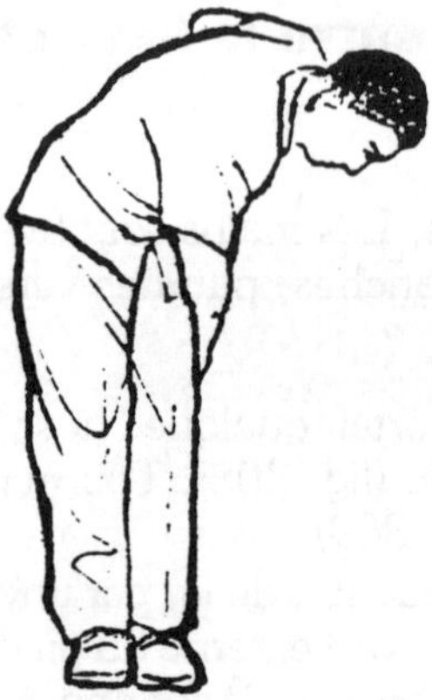
Figure 310.

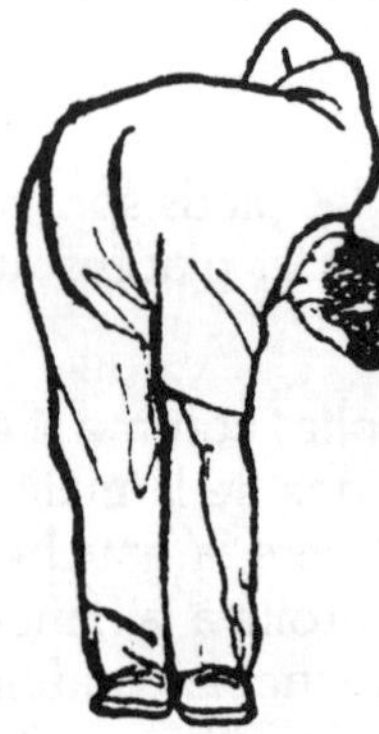
Figure 311.

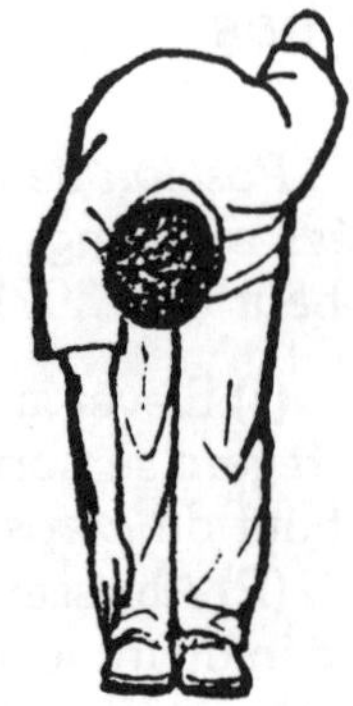
Figure 312.

**(I)** Étendre la main droite et le tronc latéralement vers le haut et la droite.

**(E)** Par un mouvement tournant, faire revenir le tronc et les bras en position médiane.

**(I)** et **(E)** Abaisser latéralement le bras droit étendu, en décrivant une courbe ; fermer le poing et le placer à la hanche.

*Répétition :* répéter l'exercice, mais du côté opposé ; l'exécuter quatre fois de chaque côté, en alternance.

*A bien surveiller :* les genoux doivent rester dépliés pendant tout l'exercice.

*Prise de conscience du Qi :* dans les hanches, le bas du dos et les jambes.

*Indications :* troubles de l'ensemble de l'appareil locomoteur et leurs conséquences (sur le cœur, les poumons, le foie, l'estomac).

## 4. Tourner le corps, et plus encore la tête

*Position de départ :* les jambes sont largement écartées, les poings placés sur les hanches, paumes vers le haut (fig. 313). Expirer.

**(I)** Faire pivoter le pied gauche sur le talon, vers l'extérieur, et fléchir le genou gauche ; étendre le bras droit obliquement vers l'avant (dans la même direction que la cuisse gauche), main dressée ; simultanément le haut du corps effectue un mouvement tournant de grande amplitude vers la gauche, à partir de la colonne lombaire ; la tête se tourne aussi à gauche, plus loin encore que le haut du corps (fig. 314).

**(E)** Retour en position de départ.

*Répétition :* répéter l'exercice, mais du côté opposé (fig. 315) ; l'exécuter quatre fois de chaque côté, en alternance.

*A bien surveiller :* seul le pied gauche accompagne le mouvement tournant du corps vers la gauche, posé au sol de toute la plante ; le pied droit, lui, ne bouge pas (et inversement). La jambe arrière doit rester étendue, posée au sol de toute la plante.

*Prise de conscience du Qi :* dans la nuque, les épaules, le bas du dos et les jambes.

*Indications :* efficace en cas de douleurs dans les quadriceps, les épaules, le bas du dos et les jambes.

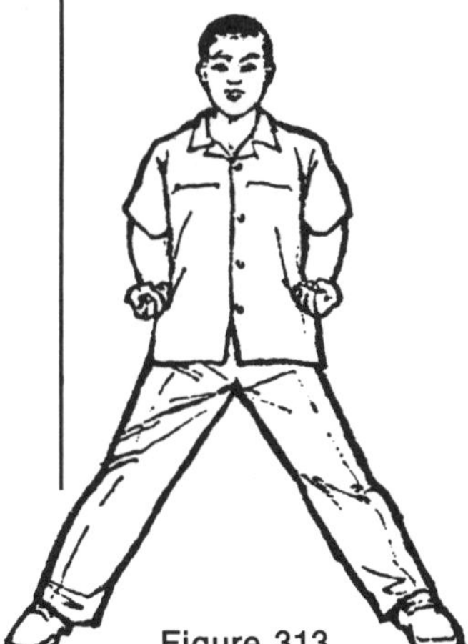

Figure 313.

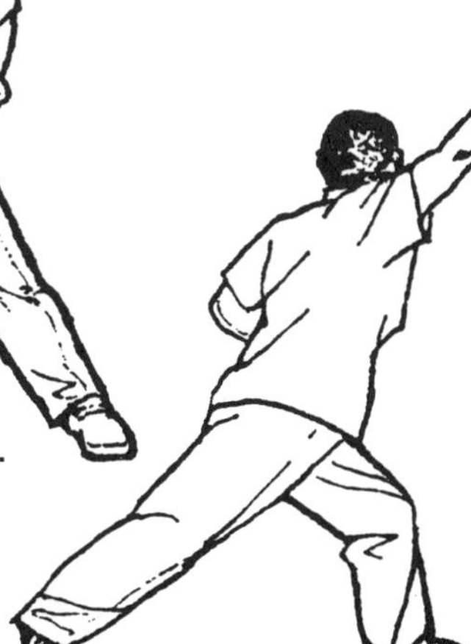

Figure 314.

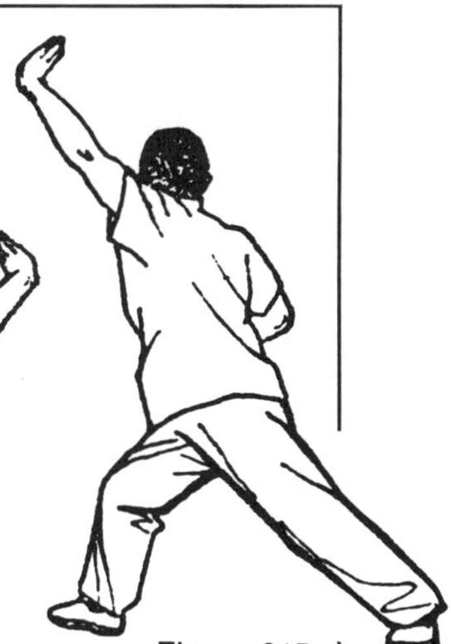

Figure 315.

### 5. Jambe droite par-dessus la jambe gauche (et inversement)

*Position de départ :* les pieds sont écartés de la largeur des épaules, mains posées par la paume sur les hanches, pouces vers l'arrière (fig. 316). Expirer.

**(I)** Fléchir le genou gauche, le lever, pied vers l'extérieur ; l'avancer devant le pied droit et le poser à l'oblique en avant de lui (fig. 317 et 318).

**(E)** Revenir en position de départ.

*Répétition :* répéter l'exercice, mais du côté opposé ; l'exécuter quatre fois de chaque côté, en alternance.

*A bien surveiller :* le mouvement des jambes doit être exécuté avec force, poser le talon au sol avec force.

*Prise de conscience du Qi :* dans la musculature des jambes.

*Indications :* maladies des jambes et de l'articulation des genoux.

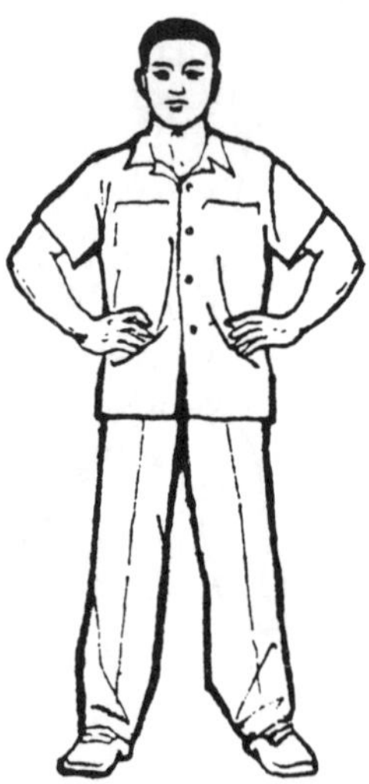

Figure 316.

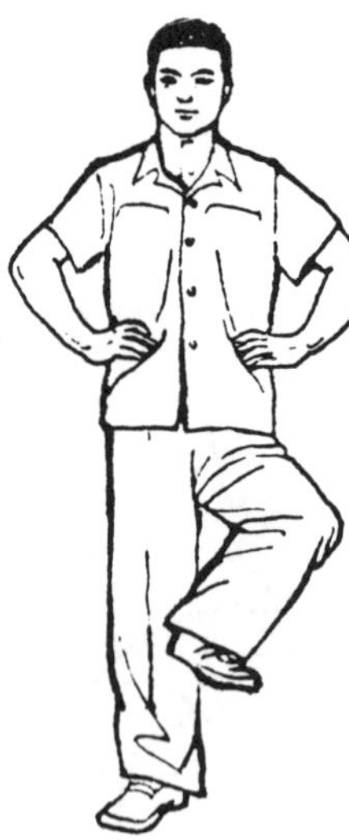

Figure 317.

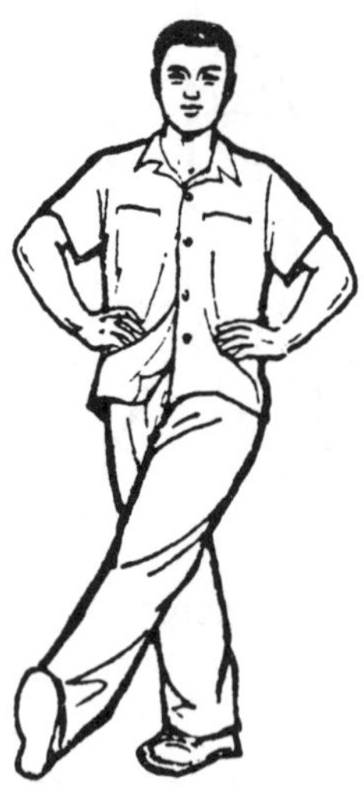

Figure 318.

## 6. Envoyer du pied le volant de plume dans les quatre directions

*Position de départ :* debout, pieds réunis, mains sur les hanches, pouces vers l'arrière (fig. 319).

**(I)** et **(E)** Élever le genou gauche, la jambe venant devant la cuisse droite, tourner le bord interne du pied gauche vers le haut (fig. 320). Revenir en position de départ.

**(I)** et **(E)** Exécuter le même mouvement, mais du côté opposé (fig. 321).

**(I)** et **(E)** Élever le genou gauche devant la cuisse droite, basculer la jambe gauche vers l'extérieur (fig. 322). Revenir en position de départ.

**(I)** et **(E)** Exécuter le même mouvement, mais du côté opposé (fig. 323).

**(I)** et **(E)** Soulever le genou gauche, lever la jambe et le pied vers l'avant (fig. 324). Revenir en position de départ.

**(I)** et **(E)** Exécuter le même mouvement, mais du côté opposé (fig. 325).

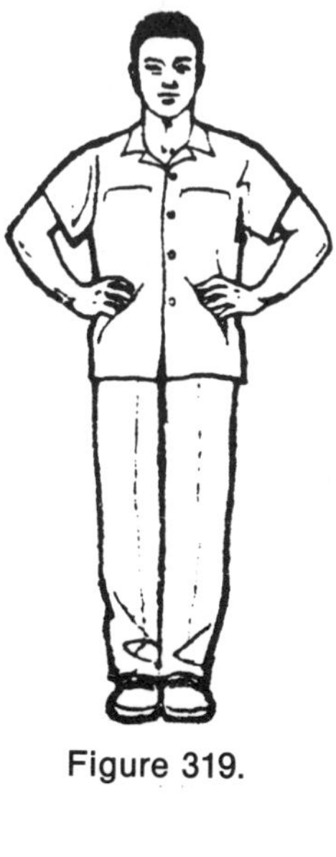

Figure 319.

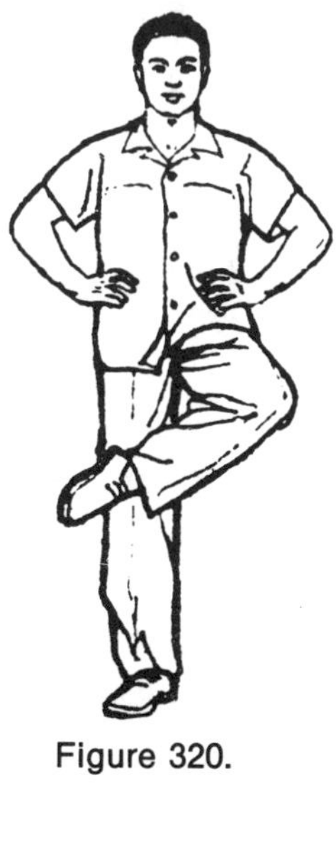

Figure 320.

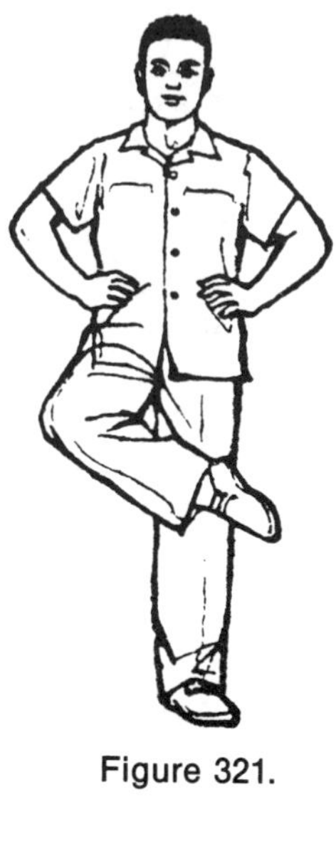

Figure 321.

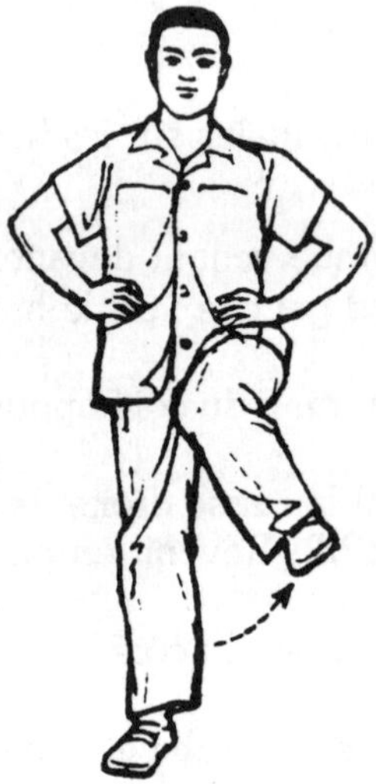
Figure

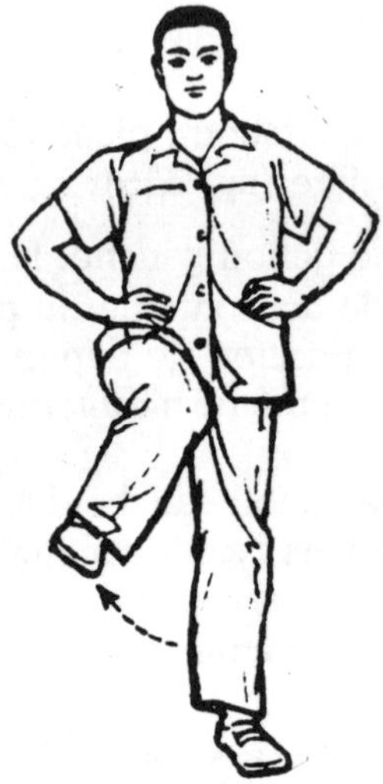
Figure 323.

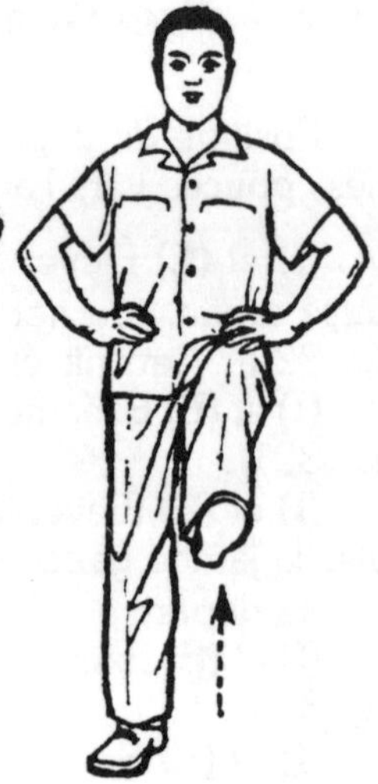
Figure 324.

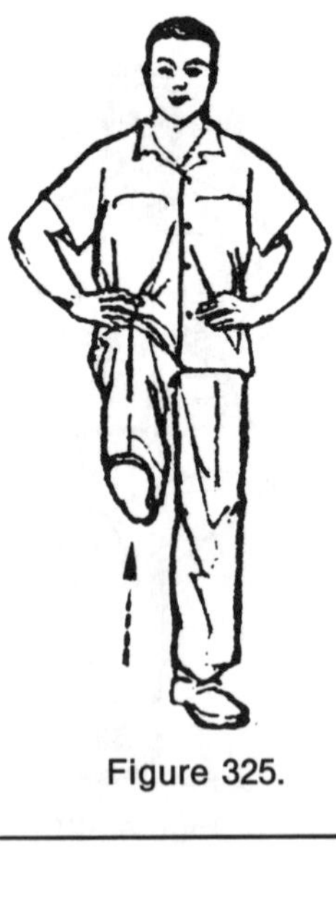
Figure 325.

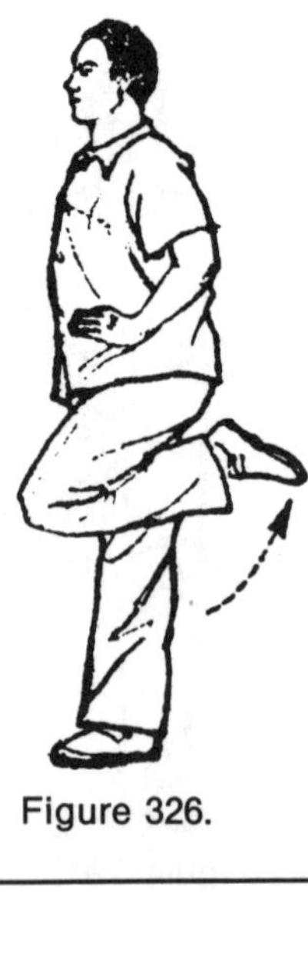
Figure 326.

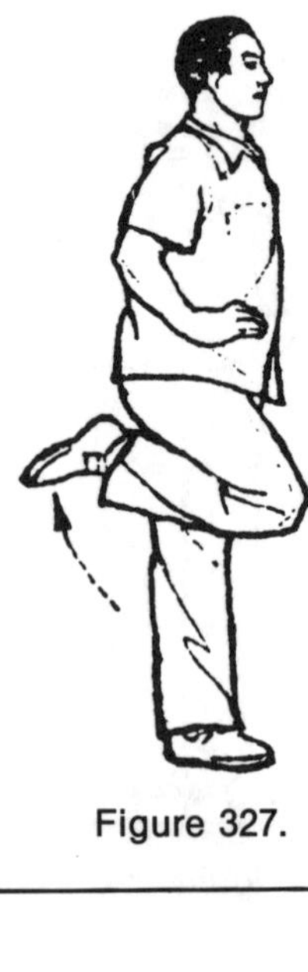
Figure 327.

**(I)** et **(E)** Plier le genou gauche, le pied venant près de la fesse gauche (fig. 326). Revenir en position de départ.

**(I)** et **(E)** Exécuter le même mouvement, mais du côté opposé (fig. 327).

*Répétition :* à exécuter deux à quatre fois.

*Prise de conscience du Qi :* dans l'ensemble de la jambe en mouvement.

*Indications :* faiblesse musculaire, jambes sans forces, sciatique, troubles des hanches et du bassin, troubles gastriques et hépatiques.

*

* *

### E. CONDUIRE LE QI DES BRAS ET DES MAINS

La série d'exercices qui suit convient surtout aux extrémités supérieures : épaules, coudes et poignets. Elle a la vertu de reconstituer, complètement ou en partie, les parties molles des articulations, d'améliorer ou de rétablir leur perfusion sanguine et leurs fonctions nerveuses, d'assouplir et de détendre la ceinture scapulaire. De plus, elle a une action favorable sur les articulations des doigts et, en cas de rhumatisme aigu et chronique, dans les mains et les articulations des doigts.

## 1. Quatre poussées des mains différentes

*Position de départ :* les pieds sont écartés de la largeur des épaules, les poings posés sur les hanches, cœurs vers le haut (fig. 328). Expirer.

**(I)** Bras étendus bien au-dessus de la tête, poings ouverts, mains formant un angle de 90° avec les avant-bras, extrémités des doigts se faisant face, les yeux se posent sur le dos des mains (fig. 329).

**(E)** Retour à la position de départ.

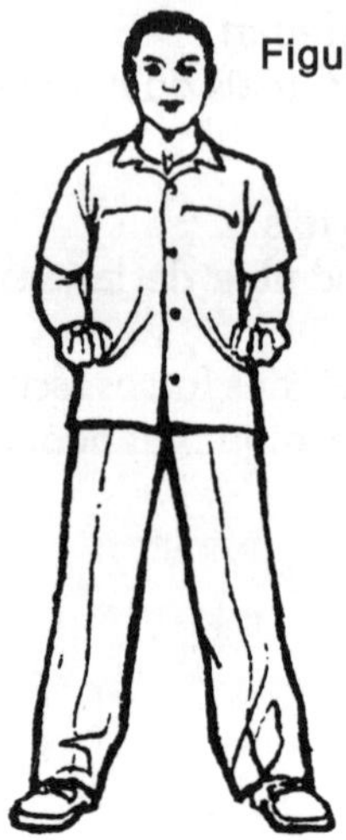

Figure 328.

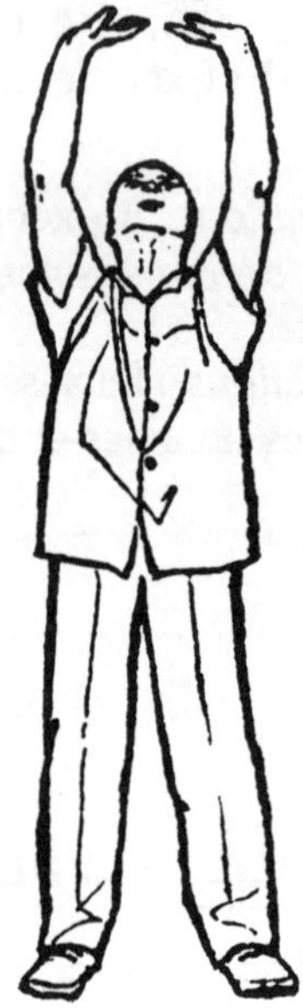

Figure 329.

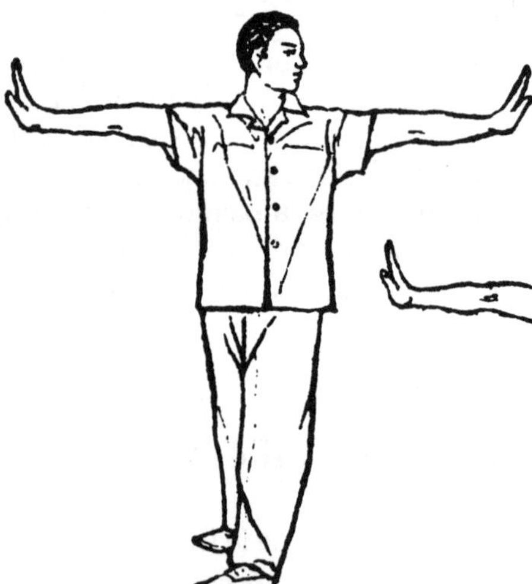

Figure 330.

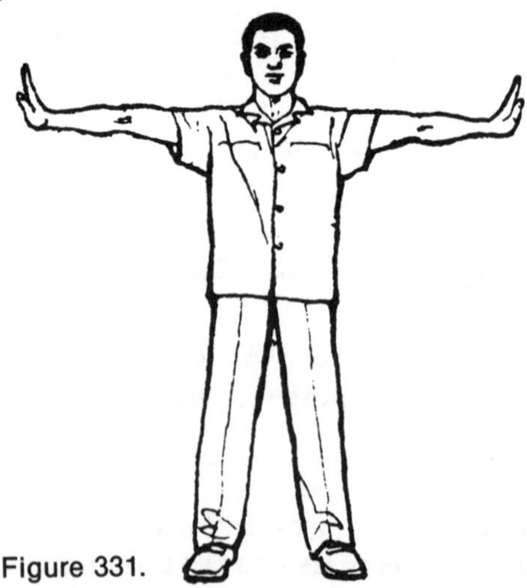

Figure 331.

**(I)** Bras étendus à l'horizontale de part et d'autre du corps, mains dressées, paumes vers l'extérieur, écarter les pouces. Simultanément, tourner le haut du corps de 90° vers la gauche. Les yeux se posent sur le dos de la main gauche (fig. 330).

**(E)** Retour à la position de départ.

**(I)** Tourner ensuite le haut du corps, comme indiqué par la figure 330, mais cette fois vers la droite.

**(E)** Retour à la position de départ.

**(I)** Étendre de nouveau les bras à l'horizontale de part et d'autre du corps ; les mains sont de nouveau dressées, les pouces écartés (fig. 331).

**(E)** Retour à la position de départ.

*Répétition :* exécuter l'ensemble de l'exercice deux à quatre fois.

*A bien surveiller :* pendant les mouvements tournants, garder le corps vertical et les pieds immobiles.

*Prise de conscience du Qi :* dans le cou, la nuque, les épaules, les coudes, les poignets et les doigts.

*Indications :* rhumatisme (articulaire), bronchite, troubles gastriques.

## 2. Tirer avec l'arc et la flèche

*Position de départ :* position de base, pieds réunis. Expirer.

**(I)** Déplacer le pied gauche d'un pas vers la gauche ; simultanément, les mains dressées viennent devant les épaules où elles se croisent (fig. 332).

**(E)** Jambes fléchies en position du cavalier basse, la main gauche pousse vers le côté, à la hauteur de l'épaule, paume vers l'extérieur, jusqu'à ce que le bras soit complètement étendu. En même temps le coude droit s'élève à l'horizontale, la main droite se place devant l'épaule droite, fermée en poing. Les yeux se posent sur la main gauche (fig. 333).

**(I)** Redresser le corps, étendre les jambes, abaisser les bras sur les côtés, tourner de nouveau le visage vers l'avant (fig. 334).

**(E)** Retour à la position de départ.

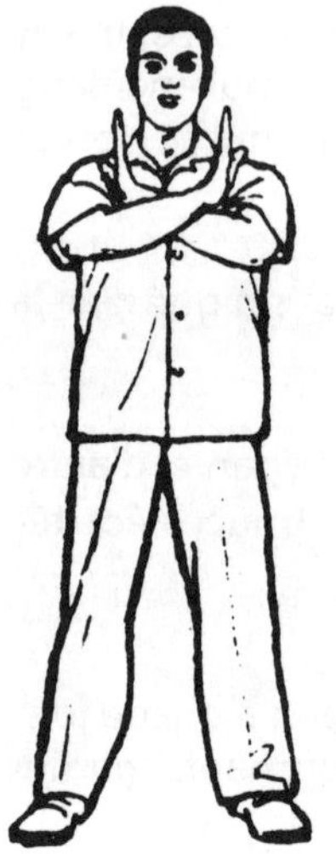

Figure 332.

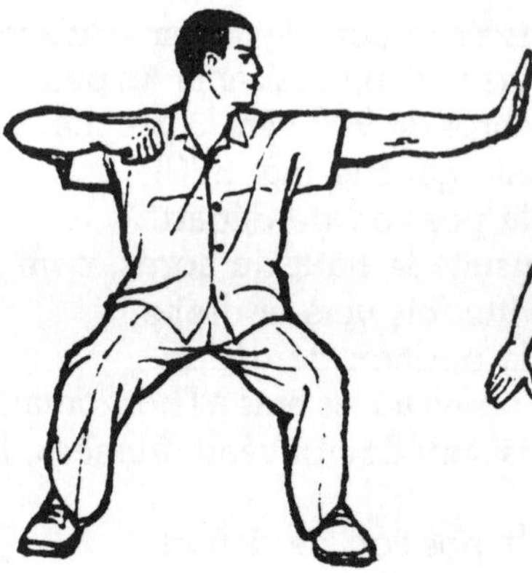

Figure 333.

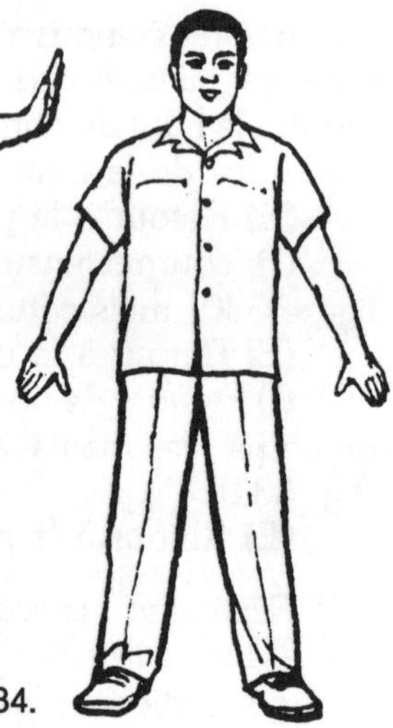

Figure 334.

*Répétition :* répéter l'exercice, mais du côté opposé ; l'exécuter deux à quatre fois de chaque côté, en alternance.

*A bien surveiller :* en « tirant à l'arc », bomber la poitrine.

*Prise de conscience du Qi :* dans les avant-bras, les poignets et les doigts.

*Indications :* inflammation des poignets et des articulations de la main.

## 3. Étendre les bras, tourner les poignets

*Position de départ :* pieds écartés de la largeur des épaules, bras relâchés de part et d'autre du corps, poings posés sur les hanches. Épaules abaissées, coudes vers l'arrière. Inspirer.

**(E)** Ouvrir les poings, doigts écartés en souplesse ; éloigner légèrement les bras du corps, coudes dépliés, en sorte qu'ils forment un angle aigu avec la face latérale du corps. Tourner les paumes vers l'extérieur (fig. 334).

**(I)** Paumes vers l'extérieur, élever les bras et les mains jusqu'à extension complète. Les paumes se font alors face, les yeux regardent vers les mains (fig. 335).

**(E)** Rester un instant dans cette position.

**(I)** Bien plier les poignets relâchés vers l'intérieur, mains fermées en poings (fig. 336) ; fléchir les coudes, conduire les poings à droite et à gauche vers le bas, en avant du haut du corps et les placer de nouveau aux hanches.

*Répétition :* exécuter deux fois cette séquence de mouvements, puis :

**(E)** Ouvrir les poings, étendre les bras et les écarter avec souplesse du corps (fig. 337).

**(I)** Élever de nouveau les bras en un arc de cercle bien au-dessus de la tête. Le regard se porte sur les mains.

**(E)** Fermer les mains en poings, les tourner dans les poignets vers l'extérieur à l'aide des avant-bras en sorte que les dos des mains se placent l'un en face de l'autre. Les poings étant dans cette posi-

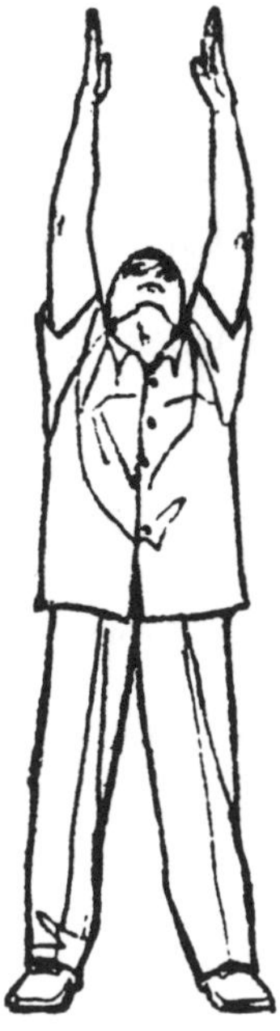

Figure 335.

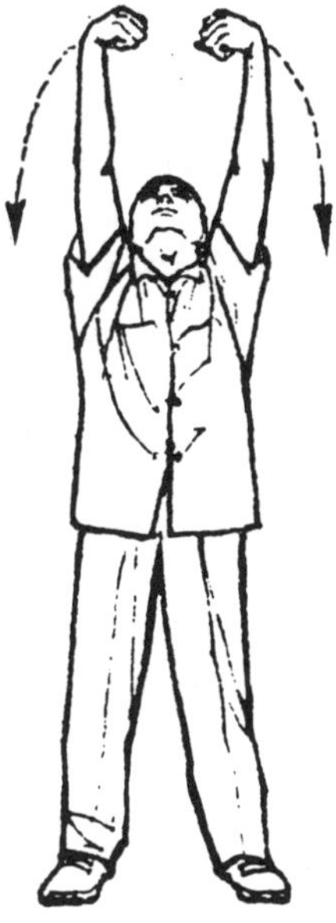

Figure 336.

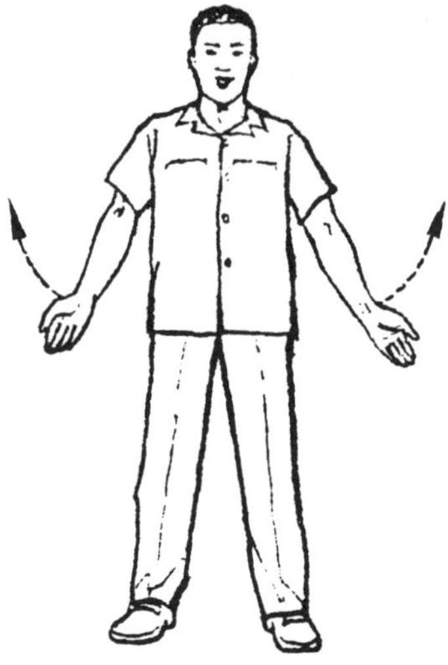

Figure 337.

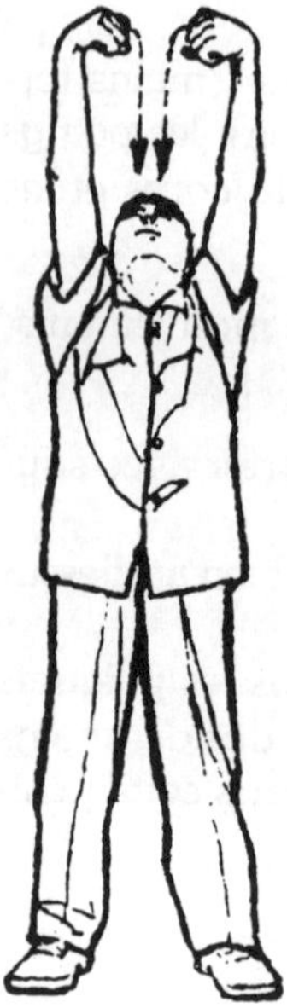

Figure 338.

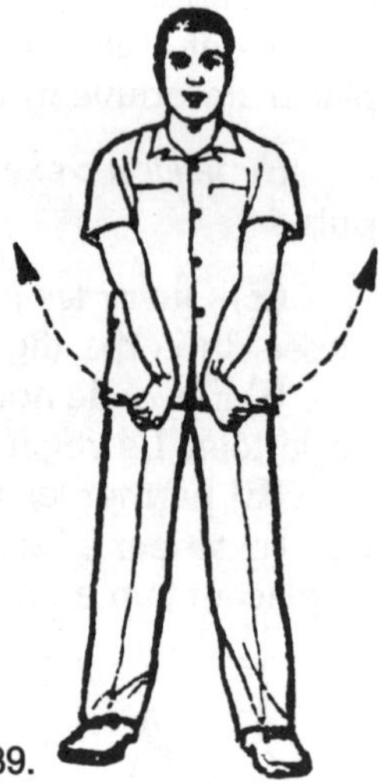

Figure 339.

tion, les conduire vers le bas, bras se fléchissant à droite et à gauche devant le corps jusque devant le ventre ; là, les poignets se font face (fig. 338 et 339).

**(I)** Poser de nouveau les poings à côté des hanches.

*Répétition :* exécuter deux fois la séquence à partir de la figure 337.

*A bien surveiller :* en élevant les bras au-dessus de la tête, il convient de bomber la poitrine.

*Prise de conscience du Qi :* dans l'articulation des épaules, dans les coudes et les poignets.

*Indications :* rhumatismes et raideurs, troubles de l'innervation des épaules, des genoux et des poignets.

## 4. Déployer les bras vers l'avant et vers l'arrière

*Position de départ :* pieds écartés de la largeur des épaules, mains en poings sur les hanches. Inspirer.

**(E)** Ouvrir le poing droit, pousser la main dressée, obliquement vers le haut, paume vers l'avant. En même temps, tourner le poing gauche vers l'intérieur et le laisser descendre en arrière, vers la gauche. Le bras gauche est étendu, cœur du poing vers le haut. Les yeux se portent sur le cœur du poing gauche ; tourner en même temps le corps de 90° vers la gauche (fig. 340 et 341).

**(I)** Retour à la position de départ.

*Répétition :* répéter l'exercice, mais du côté opposé ; l'exécuter deux à quatre fois de chaque côté, en alternance.

*A bien surveiller :* pendant l'extension des bras, ceux-ci doivent former une ligne droite.

*Prise de conscience du Qi :* dans les épaules, les coudes, les doigts et la poitrine.

*Indications :* déformation des articulations, ainsi que douleurs dans le dos et le bas du dos.

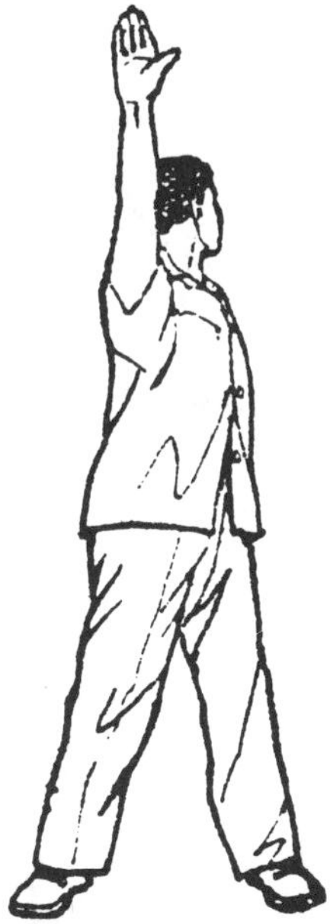

Figure 340.

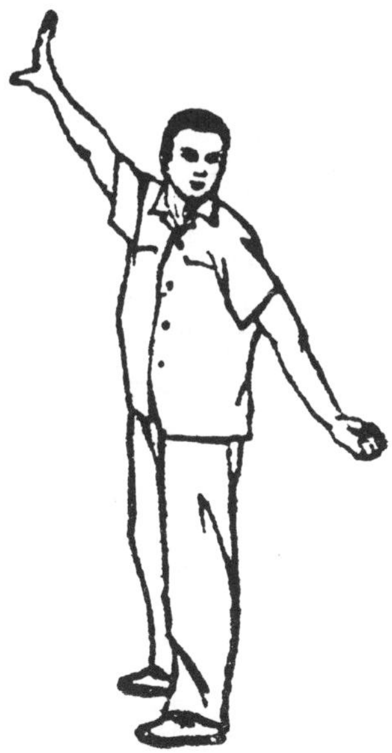

Figure 341.

## 5. Lancer le poing en avant dans la position du cavalier

*Position de départ :* les pieds sont écartés l'un de l'autre de plus de la largeur des épaules. Les poings sont posés aux hanches, relâchés. Inspirer.

**(E)** Fléchir les genoux pour prendre la position du cavalier basse. En même temps, lancer le poing gauche en avant, cœur vers le bas (fig. 342 et 343).

**(I)** Tourner le poing vers le haut, l'ouvrir, tirer lentement vers l'arrière la main étendue et la poser à la hanche, poing fermé (fig. 344 et 345).

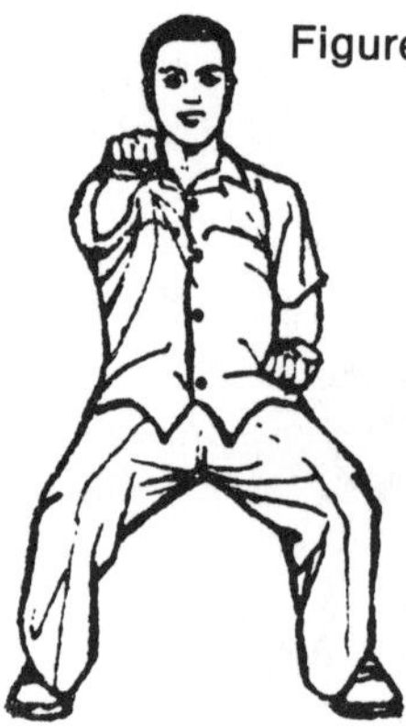
Figure 342.

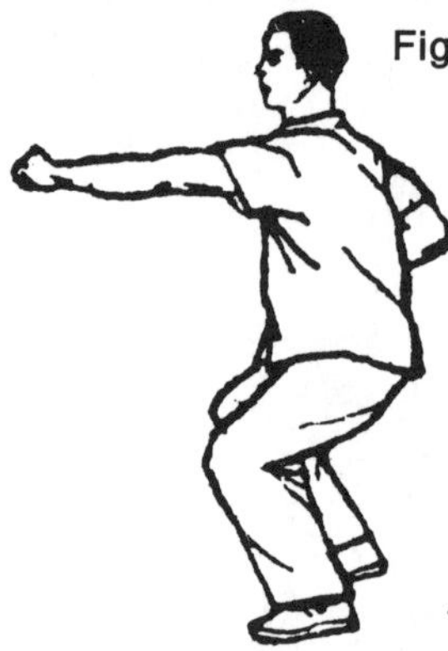
Figure 343.

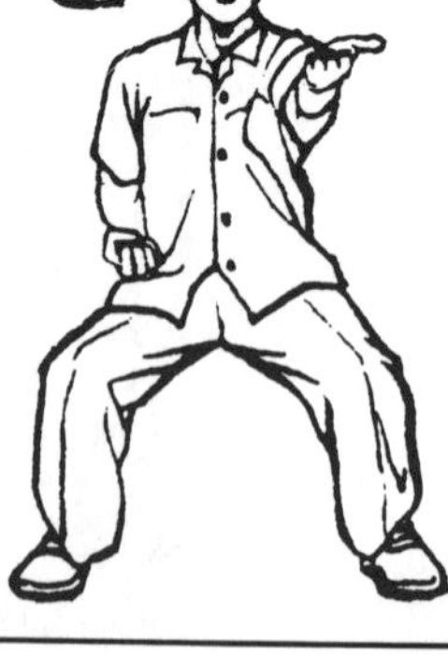
Figure 344.

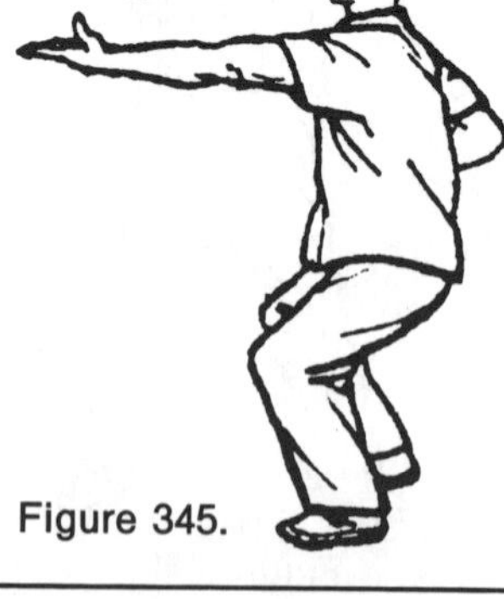
Figure 345.

*Répétition :* répéter l'exercice, mais du côté opposé ; l'exécuter deux à quatre fois de chaque côté, en alternance.

*A bien surveiller :* en position du cavalier, le bas du dos et le haut du corps doivent être étendus. Lancer le poing en avant avec force.

*Prise de conscience du Qi :* dans la poitrine, les jambes, les bras et les doigts.

*Indications :* inflammations rhumatismales, mais également douleurs dans la nuque et le bas du dos.

Un mode particulier d'expiration, c'est-à-dire de façon violente et rapide par le nez (comme pour un mouchage), rend également cet exercice bénéfique dans les cas d'asthme et d'emphysème, comme en cas de troubles circulatoires cérébraux.

## 6. Faire tourner les hanches, bras relâchés

*Position de départ :* pieds écartés de la largeur des épaules. Les bras pendent, relâchés, de chaque côté du corps (fig. 346). Inspirer.

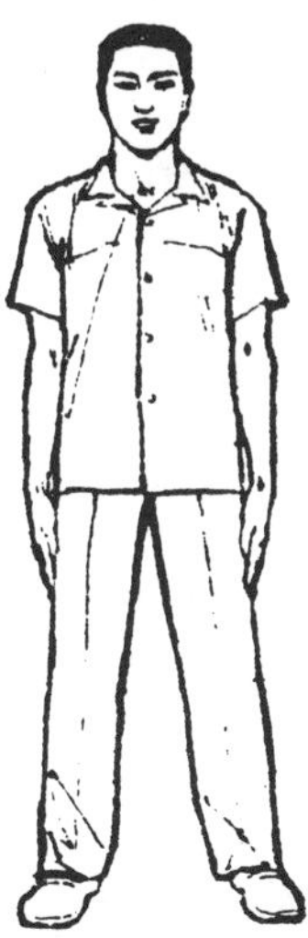

Figure 346.

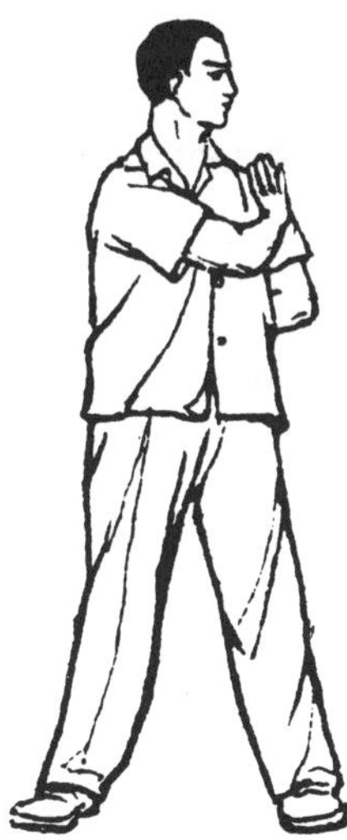

Figure 347.

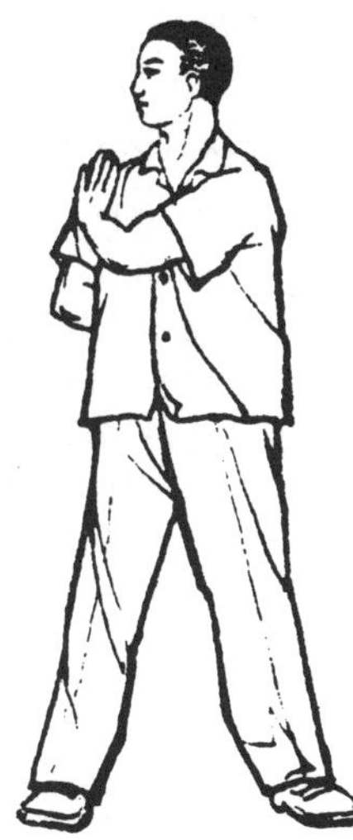

Figure 348.

**(E)** Poser le dos de la main gauche sur le point rénal gauche (1). La main droite s'approche de l'épaule gauche, comme pour y poser la « Gueule du Tigre » ; celle-ci esquive par un mouvement tournant du haut du corps vers l'arrière, à partir de la colonne lombaire. Ce n'est qu'après un mouvement extrême vers la gauche que la main droite parvient à l'épaule gauche (fig. 347). Les yeux se portent sur l'épaule gauche.

**(I)** Retour à la position de départ.

*Répétition :* répéter l'exercice, mais du côté opposé (fig. 348) ; l'exécuter deux fois de chaque côté, en alternance.

*A bien surveiller :* le coude du bras qui se déplace vers l'épaule doit être posé contre la cage thoracique. Son mouvement doit être lent, le mouvement tournant des hanches très ample.

*Prise de conscience du Qi :* dans les coudes, le dos, les épaules et les poignets.

*Indications :* troubles par surcharge des épaules et de l'articulation des coudes, raideur au dos et au bas du dos.

*

* *

## F. EXERCICES POUR TRAITER LES DYSFONCTIONNEMENTS DES ORGANES INTERNES

Au cours des trois premiers exercices de cette série, des points d'acupuncture seront massés, lesquels sont situés sur des méridiens périphériques d'organes. Ces massages stimulent la circulation sanguine, ils rendent de nouveau perméables les voies de conduction du Qi et restaurent la fonction régulatrice du système nerveux végétatif. De plus, ils améliorent les fonctions du cerveau et des organes internes.

1. Rappelons que ce point est situé à 1,5 travers de doigts de la colonne lombaire, au niveau de l'apophyse épineuse (partie d'une vertèbre la plus facilement palpable, sur la ligne médiane postérieure) de la 2e vertèbre lombaire. (N.d.T.)

## 1. Massage du visage et des tempes

*Position de départ :* les pieds sont écartés de la largeur des épaules (fig. 349).

**(I)** et **(E)** Des commissures des lèvres, l'un et l'autre majeur remontent le visage, passant sur l'insertion des ailes du nez, sur l'arête du nez et le front. De là, effleurer de la pulpe des pouces le front (le long de la ligne d'implantation des cheveux), puis les tempes, puis l'angle des mâchoires, puis le menton (fig. 350).

*Répétition :* ce massage est à exécuter entre huit et seize fois, yeux fermés.

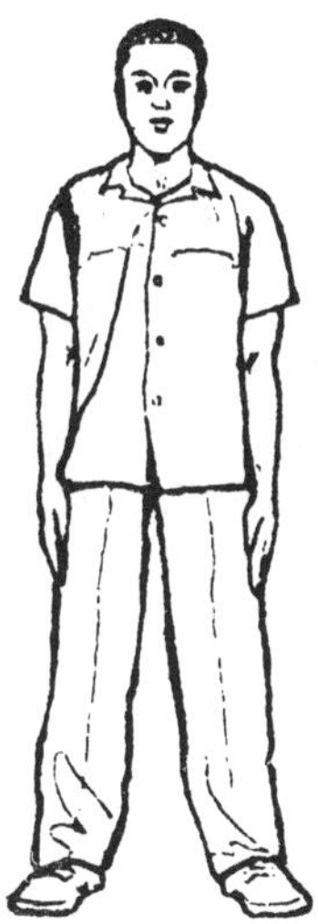

Figure 349.

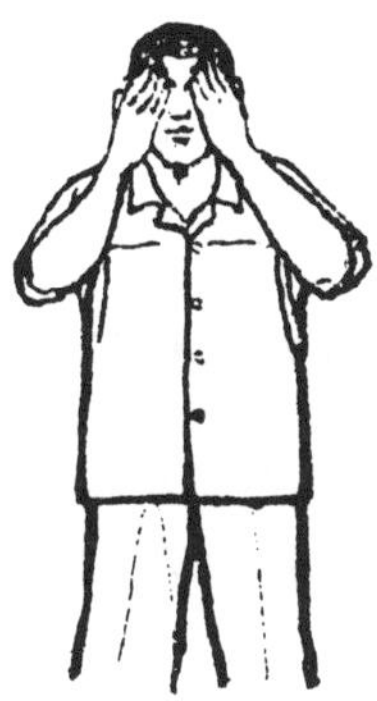

Figure 350.

## 2. Massage des points autour du crâne

**(I)** et **(E)** Poser les paumes sur le front, au-dessous de la ligne d'implantation des cheveux puis, avec l'extrémité des majeurs, masser le cuir chevelu, le long de la ligne médiane de la tête jusque dans la nuque ; puis vers l'avant, le long de la ligne d'implantation des cheveux jusqu'au front (fig. 351).

*Répétition :* à exécuter entre huit et seize fois, yeux fermés.

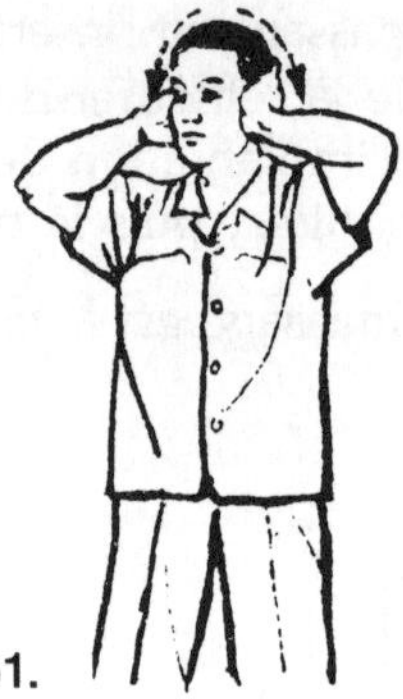

Figure 351.

## 3. Massage du point « 3 Gros Intestin »

Le point « 3 Gros Intestin » ou 3 GI est situé tout contre l'os reliant l'index et le poignet (2 ND métacarpien) (fig. 352).

**(I)** et **(E)** Poser fermement la main gauche sur le haut du ventre. Avec le pouce droit masser le point 3 GI, en exerçant dessus une pression. Fermer les yeux et regarder dans le lointain, sans tension (fig. 353).

*Répétition :* exercer entre vingt-quatre et trente-six pressions, puis changer de main et effectuer un massage du point 3 GI à droite.

*A bien surveiller :* pendant toute la durée de ce massage, il convient de garder les paumes fermement posées sur le haut du ventre.

*Prise de conscience du Qi :* aux points d'acupuncture à la commissure des lèvres et à l'aile du nez (Gros Intestin), sur la ligne d'insertion des cheveux (Vaisseau Gouverneur), devant le conduit auditif externe (Intestin Grêle, Triple Réchauffeur). A tous ces endroits on a une nette sensation de gonflement et de fourmillement. Cette

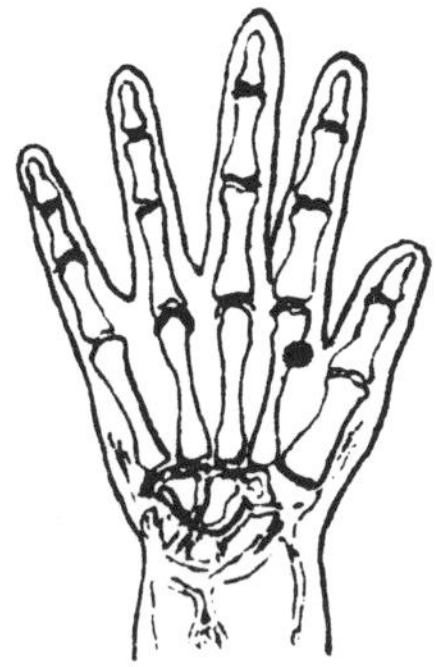

Figure 352.

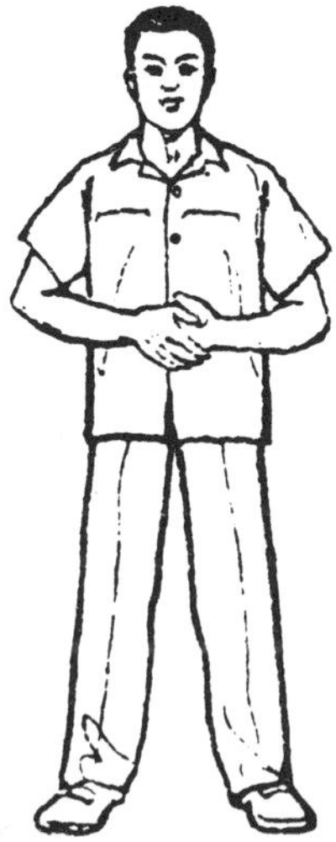

Figure 353.

même sensation naît lorsqu'on masse le Vaisseau Gouverneur à la partie arrière de la tête (méridiens de la Vessie et de la Vésicule Biliaire).

*Indications :* insomnie, faiblesse nerveuse, vertiges, palpitations, dysfonctionnement des organes internes, diarrhée.

## 4. Massage de la poitrine et du ventre

*Position de départ :* la même que précédemment (fig. 349).

**(I)** et **(E)** Poser les mains sur le Dantian, l'homme posant d'abord la main gauche et la main droite par-dessus, la femme faisant l'inverse (fig. 354). Ensuite, effleurer la paroi abdominale en décrivant autour du Dantian huit mouvements circulatoires qui vont en s'agrandissant vers l'extérieur dans le sens des aiguilles d'une montre ; puis huit autres, toujours allant en s'agrandissant vers l'extérieur, mais cette fois dans le sens inverse des aiguilles d'une montre. Après quoi, décrire huit mouvements circulaires allant en se rétrécissant vers l'intérieur, dans le sens des aiguilles d'une montre, puis huit autres allant en se rétrécissant vers l'intérieur, dans le sens inverse des aiguilles d'une montre. A la fin du dernier mouvement, les paumes sont de nouveau placées sur le Dantian (fig. 354).

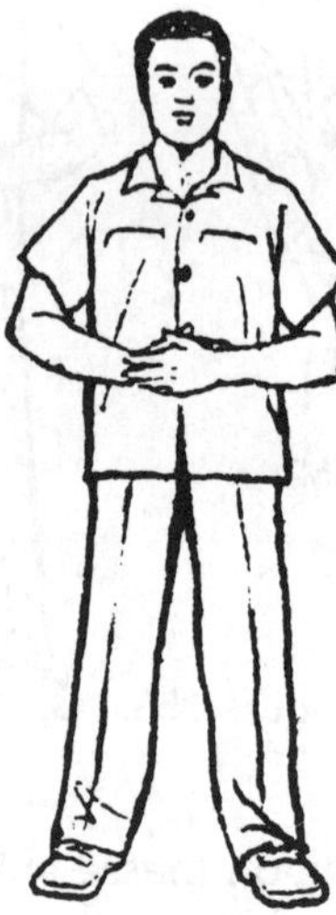

Figure 354.

*A bien surveiller :* pendant les mouvements circulaires, les paumes doivent être fermement posées sur la paroi abdominale, le regard dirigé à l'horizontale sous les paupières fermées, le ventre légèrement bombé. Surveiller tout particulièrement la respiration : inspirer pendant le mouvement des paumes correspondant à une élévation, expirer pendant le mouvement des paumes correspondant à un abaissement. On effectuera de cette façon trente-deux inspirations et expirations.

*Prise de conscience du Qi :* sensation de chaleur dans le ventre.

*Indications :* dysfonctionnement de l'intestin et de l'estomac.

## 5. Massage du cuir chevelu et mouvements tournants du corps

*Position de départ :* les pieds sont écartés de la largeur des épaules.

**(I)** et **(E)** Poser fermement la racine de la main droite sur la tête, doigts vers l'avant, extrémités sur le front. En même temps, plier le bras gauche et poser le dos de la main gauche sur la région rénale (fig. 355).

Tourner la main droite, la descendre le long de la ligne médiane de la tête, jusqu'à ce que les doigts atteignent l'occiput. Tourner le haut du corps vers la gauche (fig. 356).

Tirer la racine de la main droite vers l'avant, par-dessus l'oreille droite puis le long du front, jusqu'à sa partie gauche ; la poser sur le point Taiyang (fig. 24).

Ramener le haut du corps en position médiane, tourner la tête vers la droite (fig. 357). La pulpe du pouce droit est posée sur le point Taiyang gauche, l'extrémité du majeur droit sur le Taiyang droit.

Revenir à la position de départ.

*Répétition :* répéter l'exercice, mais cette fois avec la main droite ; l'exécuter quatre fois de chaque côté, en alternance.

*A bien surveiller :* pendant tout l'exercice, la paume de la main doit être fermement posée sur la tête ; les mouvements doivent être effectués avec force et lenteur, et cependant être liés les uns aux autres.

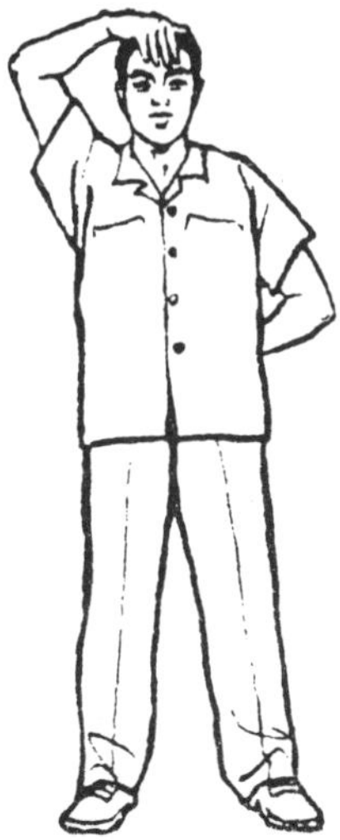

Figure 355.

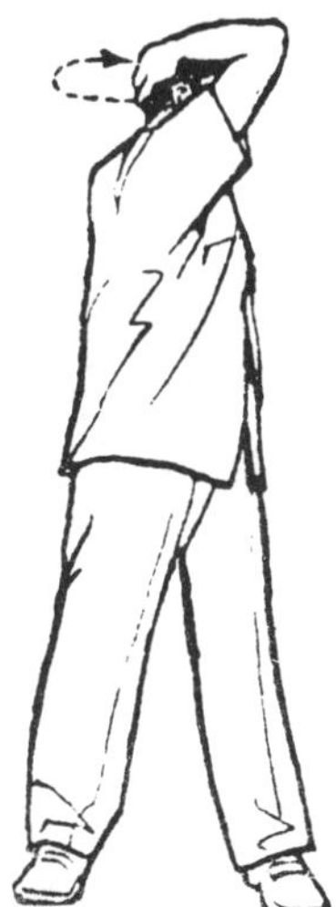

Figure 356.

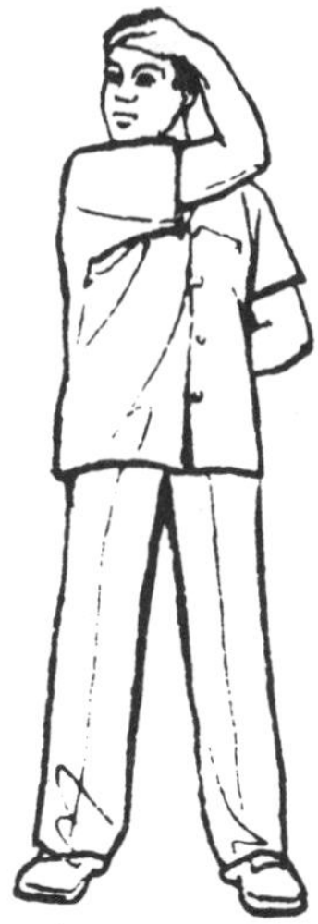

Figure 357.

*Prise de conscience du Qi :* agréable sensation de chaleur dans toute la zone céphalique, sensation de gonflement dans le bas du dos.

*Indications :* vertiges, insomnie, éblouissements, palpitations, dysfonctionnements de l'estomac et de l'intestin.

## 6. « Main qui porte » vers le haut, lever le genou

*Position de départ :* les poings, peu serrés, sont placés sur les hanches.

**(I)** Porter le poids du corps sur la jambe gauche ; en même temps lever le bras gauche, le bras est étendu, paume vers le haut, pouce écarté, extrémités des doigts vers la droite. Les yeux se portent sur le dos de la main gauche. Là-dessus, la main droite est abaissée vers le côté droit du corps, en un mouvement de pression, extrémités des doigts vers l'avant, pouce écarté. Lever en même temps le genou droit (fig. 358).

**(E)** Retour à la position de départ.

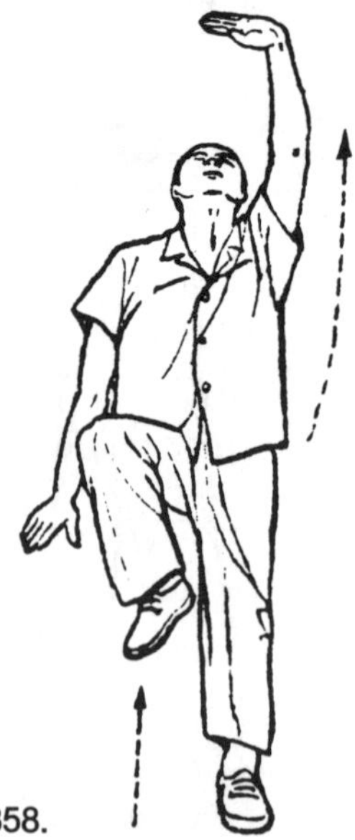

Figure 358.

*Répétition* : répéter l'exercice, mais du côté opposé ; l'exécuter quatre fois de chaque côté, en alternance.

*A bien surveiller* : en levant le genou, garder le tronc vertical ; étendre les bras avec force.

*Prise de conscience du Qi* : nette sensation de gonflement et de fourmillement dans la nuque, les épaules, le dos, les bras, les jambes et la poitrine.

*Indications* : insuffisance de la rate et de l'estomac ; troubles digestifs.

## 7. Tourner le bassin, fléchir le corps vers l'avant et vers l'arrière

*Position de départ* : écarter légèrement les jambes, mains sur les hanches.

**(I)** et **(E)** Les bras sont étendus vers le haut, paumes vers le haut, extrémités des doigts se faisant face. Les pouces sont largement écartés. Les yeux sont posés sur le dos des mains (fig. 359).

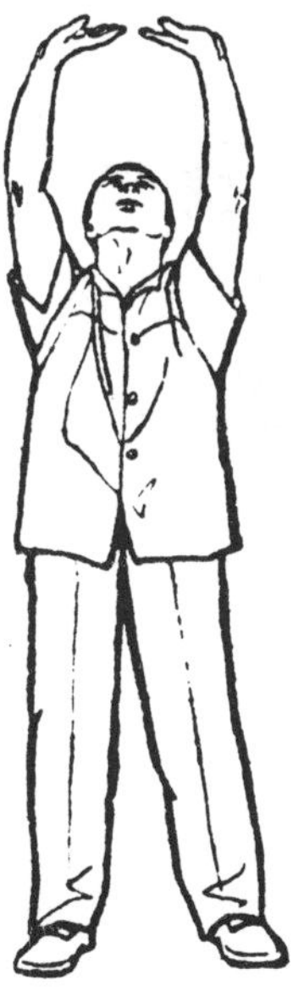

Figure 359.

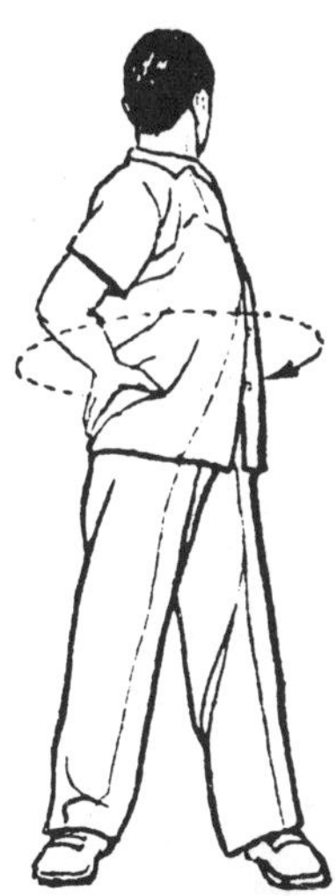

Figure 360.

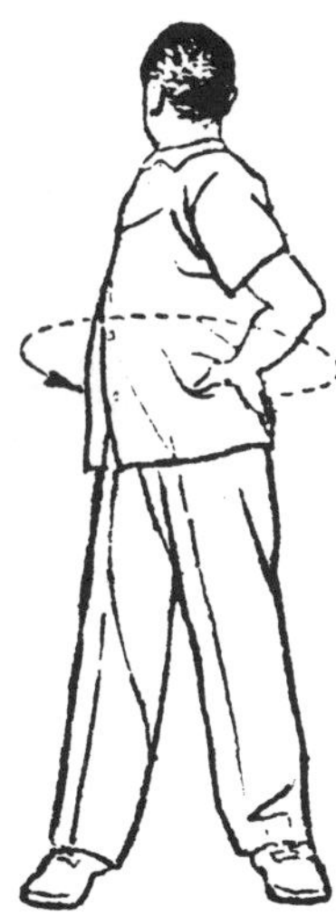

Figure 361.

Abaisser les mains de part et d'autre du corps, les poser sur les hanches, pouces vers l'avant. A partir de là, ce sont les mains qui font mouvoir le corps, celui-ci restant passif.

Tourner le corps vers la gauche. Les yeux sont posés vers l'arrière gauche (fig. 360).

Tourner le corps vers la droite. Les yeux sont posés vers l'arrière droite (fig. 361).

Incliner le corps vers l'avant (fig. 362).

Fléchir le corps vers l'arrière (fig. 363).

Revenir à la position de départ.

*Répétition :* quatre fois.

*A bien surveiller :* ne pas bouger les pieds pendant les mouvements tournants du corps vers la droite ou vers la gauche. Pendant les flexions vers l'avant ou vers l'arrière, ne pas fléchir les genoux.

*Prise de conscience du Qi :* dans la nuque, les épaules, les hanches.

*Indications :* épuisement après excès sexuels, vertiges, vue trouble, tension abdominale, douleurs lombaires et dorsales.

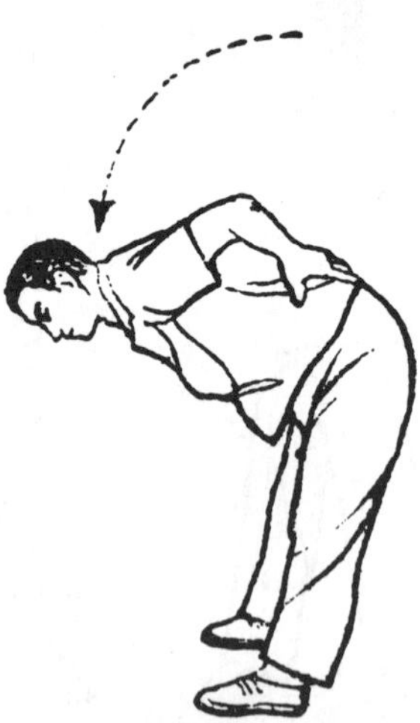

Figure 362.

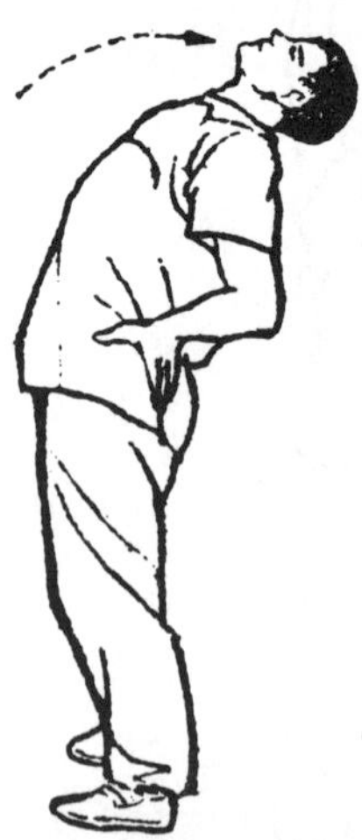

Figure 363.

## 8. Déployer les bras, dilater la poitrine

*Position de départ :* écarter les jambes.

**(I)** Élever les mains croisées devant le ventre, tourner le visage vers le haut. Soulever les talons, déployer les bras.

**(E)** Croiser les mains au-dessus de la tête, les conduire vers le bas, abaisser les talons (fig. 364, 365 et 366).

*Répétition :* à exécuter deux à quatre fois.

*A bien surveiller :* respirer naturellement. Pendant leur élévation, les bras doivent avoir beaucoup de force.

*Prise de conscience du Qi :* agréable sensation de détente dans la poitrine et le ventre.

*Indications :* maladies chroniques des poumons, diarrhée, troubles du métabolisme tissulaire.

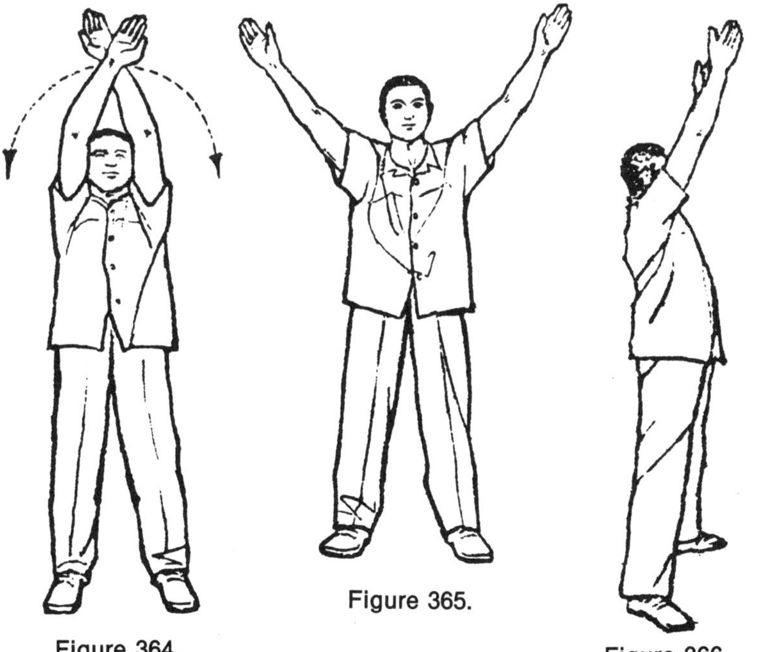

Figure 364. Figure 365. Figure 366.

QUATRIÈME PARTIE

# Exercices de Qi Gong avec déplacement corporel

Pendant tous les exercices effectués en marchant, il convient de particulièrement veiller à sans cesse poser les pieds de part et d'autre de l'axe de déplacement à largeur de hanches. Le poids du corps est inlassablement transféré d'une jambe sur l'autre : la jambe « vide » devient « pleine », la jambe « pleine » devient « vide ». La jambe sur laquelle repose le poids du corps doit être lourde, la jambe « vide » légère.

Le déplacement est commandé par le bassin (ventre), c'est-à-dire par le « centre ». La partie inférieure du corps, celle qui en porte le poids, doit être lourde, le haut du corps et les bras légers comme « les branches d'un arbre dans le vent ». Le déplacement produit constamment une alternance de tension et de détente qui permet au Qi de circuler dans les parties du corps respectivement en détente.

On ne cherchera à percevoir de l'environnement que l'espace nécessaire à un libre déplacement.

# I. Les « mouvements des Cinq Animaux »

Le créateur de cette forme de Qi Gong, Hua Tuo, un médecin chinois de la dynastie des Han postérieurs, reste célèbre dans toute la Chine. Ses écrits sont les plus anciens de ceux qui traitent du Qi Gong thérapeutique. Hua Tuo a particulièrement conseillé le Qi Gong dans des maladies chroniques telles que l'hypertension artérielle, la faiblesse nerveuse, les inflammations de l'estomac et du foie, les maladies des poumons, etc. Il avait observé de près la manière dont les animaux se déplacent et constaté qu'ils n'utilisent pas uniquement les pattes, mais que tout le corps, « de la tête à la queue », participe au mouvement.

Il a écrit : *« Le corps humain doit lui aussi être sans cesse en mouvement, sans pourtant aller jusqu'à l'épuisement. Cela permet au Qi de l'alimentation (Guqi) et au sang d'être constamment en mouvement, de sorte qu'on ne peut tomber malade, que les os ne s'affaiblissent pas et que les jointures ne rouillent pas. »* Hua Tuo écrivait encore : *« Au mouvement du cou de l'Ours correspond chez l'homme le mouvement de la colonne lombaire. Toutes les articulations sont mobiles, on reste jeune... Je maîtrise un art qui est le mouvement des Cinq Animaux : Tigre, Cerf, Ours, Singe, Oiseau. Ces exercices permettent de conserver la santé et surtout d'éloigner les maladies. Quand on ne se sent pas bien et que l'on exécute un de ces mouvements d'animaux, le malaise s'atténue rapidement. On transpire et on se sent de l'appétit. »*

Les mouvements des « Cinq Animaux » nous ont été transmis dans différentes versions et supposent des niveaux de maîtrise corporelle très divers, lesquels sont fonction du degré de complexité des formes. Ils ne peuvent donc être exécutés avec plein succès qu'après un entraînement de plusieurs années. Mais toutes les versions ont un but commun : mobiliser intensivement le Qi le long de ses voies de conduction. La forme que nous allons exposer appartient aux formes « moyennement faciles » ; elle a été décrite en 1961 par Hu Yao-zhen dans un livre intitulé *Wu qin xi* (cf. bibliographie).

Les mouvements doivent être souples (détendus), ronds et tranquilles, pleins d'une force douce. Au début, on utilisera la respiration naturelle ; l'attention sera portée à l'intérieur du Dantian. Mais, avec le temps, on pourra passer progressivement à une respiration abdominale profonde. Les mouvements devront être intensifiés, à tel point qu'on *sera mû* au lieu qu'on *se meuve*. Certains exercices ne traitent que du mouvement du Qi le long des méridiens périphériques et des méridiens d'organes. Les « mouvements des Cinq Animaux » décrits ci-après ont pour but de permettre au Qi pur de circuler dans la petite circulation énergétique. Celui qui ne maîtrise pas la technique indiquée et décrite en page 57 et suivantes ne devra en aucun cas utiliser cet exercice pour faire circuler le Qi dans la petite circulation énergétique. Il pratiquera les « mouvements des Cinq Animaux » uniquement en tant qu'exercices corporels. Le temps passant, grâce à un entraînement quotidien et suivi, il parviendra à conduire le Qi dans le Dantian. Il convient de toujours commencer par la respiration naturelle, puis de passer progressivement à la respiration abdominale profonde.

Comme tout exercice de Qi Gong, les « mouvements des Cinq Animaux » commencent par un exercice préparatoire (Jie Gong) et se terminent sur la phase « ramener le Qi » (Shou Gong). Si l'on veut exécuter l'ensemble des « mouvements des Cinq Animaux » l'un à la suite de l'autre, il convient de pratiquer Jie Gong avant le premier exercice et de conclure par Shou Gong après le cinquième ; si l'on pratique une seule des figures, celle-ci doit être conclue par Shou Gong pour que le Qi, hautement activé, revienne dans le Dantian. Hu Yao-zhen conseille la méthode Shou Gong suivante : l'homme pose la main gauche sur le Dantian et la main droite par-dessus. Les mains dans cette position, il décrira avec elles trente-six mouvements circulaires, à forme spiralique, vers l'extérieur (d'en bas à droite vers en haut à gauche), suivis de vingt-quatre mouvements circulaires en sens inverse, vers l'intérieur. La femme inversera la position des mains ainsi que la direction des mouvements (fig. 367).

*

* *

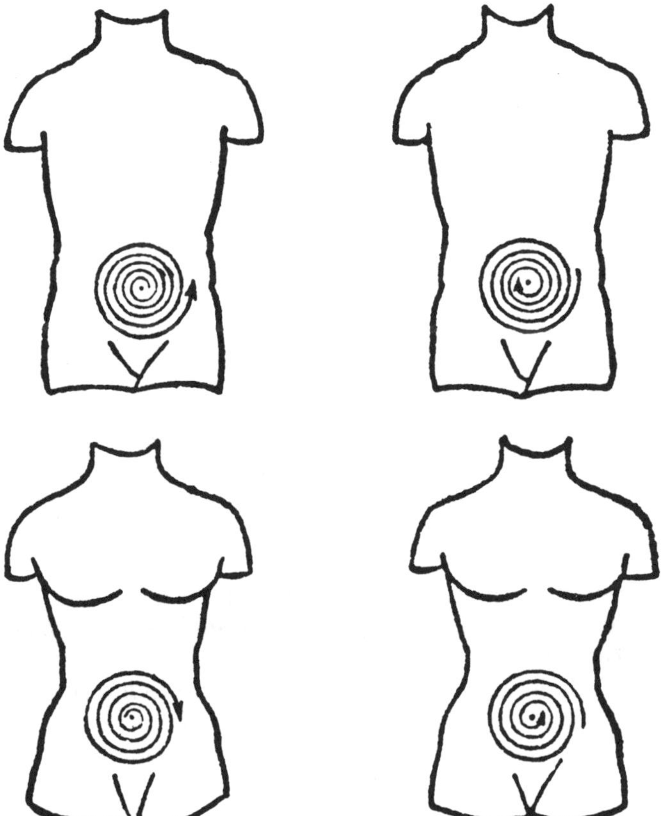

Figure 367.

## Première forme : la Grue

La grue est un oiseau audacieux, elle a une longue vie et est pleine de sagesse. Par la représentation mentale, le pratiquant tentera d'exprimer l'audace. Le menton est légèrement relevé.

La particularité de ce mouvement animalier est de mobiliser le Qi pur ainsi que le Qi des organes internes.

## Exercice préparatoire (Jie Gong)

Se tenir debout, droit, « tête dans le vide du ciel », menton légèrement relevé. Le dos et la colonne lombaire sont droits mais relâchés. Les bras pendent de part et d'autre du corps, mais sans le toucher. Les épaules sont abaissées, relâchées. Réunis par les talons, les pieds forment entre eux un angle de 60°. Le poids du corps repose aussi bien sur les talons que sur les balles des pieds (fig. 368). L'attention est portée sur le Dantian.

A présent, conduire le Qi par la pensée dans la plante du pied, au point 1 Rein (« Source bouillonnante », fig. 32). De là, laisser remonter le Qi jusqu'au point situé entre les sourcils (Yintang, fig. 18).

## Premier mouvement : les ailes sont repliées

**(I)** Élever lentement les mains, jusqu'à ce que les extrémités des majeurs se touchent. Élever les paumes jusqu'au Dantian (fig. 368).

**(E)** Rester un instant dans cette position.

**(I)** Élever les mains devant le corps, jusqu'à la poitrine (le point « Milieu de la poitrine ») (fig. 369).

**(E)** Gardant aux mains leur position, c'est-à-dire paumes vers le haut, les abaisser jusqu'au Dantian (fig. 370).

Par ce mouvement on élève le Qi hors du Dantian puis on l'y fait descendre de nouveau.

*Répétition :* exécuter le mouvement entre le Dantian et le point « Milieu de la poitrine » huit fois, avec lenteur.

## Deuxième mouvement : la Grue déploie ses ailes

Lorsque les mains ont été élevées devant la poitrine pour la dernière fois à la fin de l'exercice précédent, rester immobile un moment et expirer.

**(I)** Déployer les bras de chaque côté du corps. Tourner les paumes vers le bas.

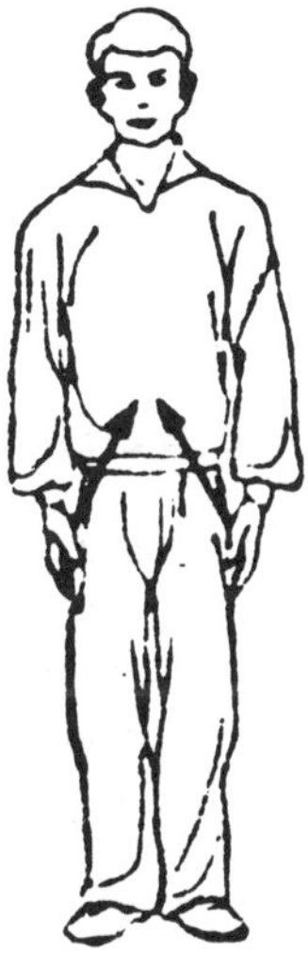

Figure 368.

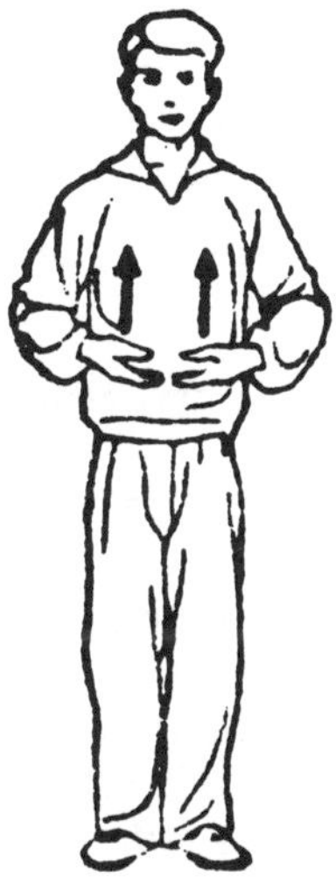

Figure 369.

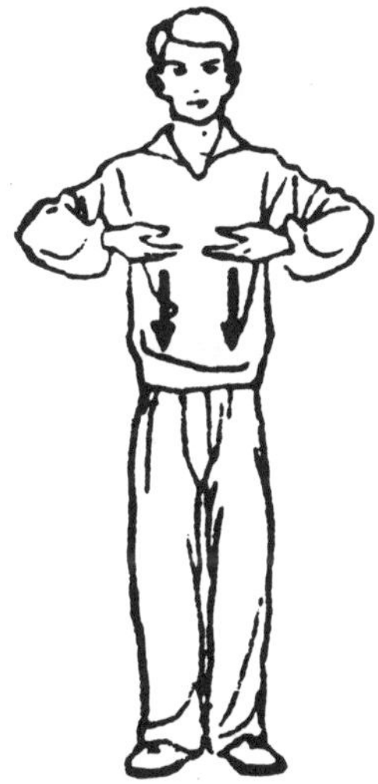

Figure 370.

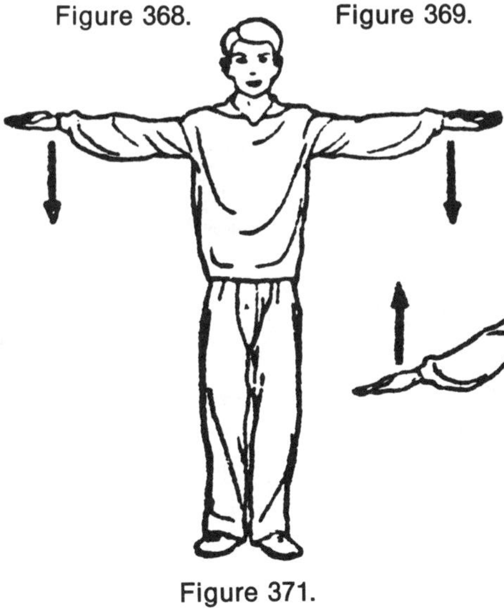

Figure 371.

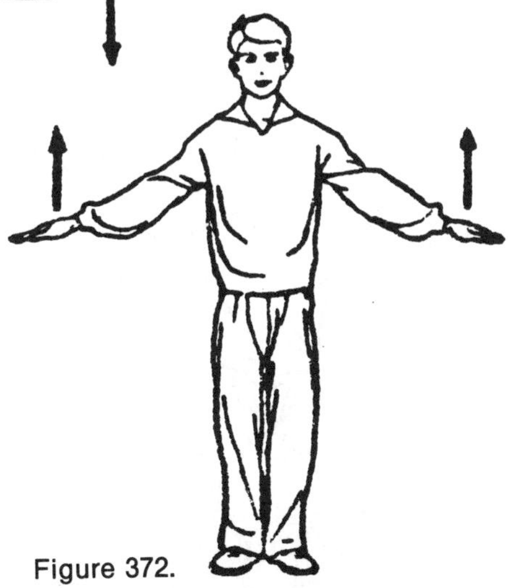

Figure 372.

**(E)** Abaisser latéralement les bras étendus jusqu'à ce que les mains parviennent à la hauteur du Dantian (fig. 371).

**(I)** Tourner les paumes vers le haut, lever les bras étendus jusqu'à la hauteur des épaules (fig. 372).

*Répétition :* à exécuter au moins huit fois.

## Troisième mouvement : avant que la Grue s'envole

**(E)** Après la dernière élévation des bras de l'exercice précédent, tourner les paumes vers le bas.

**(I)** Se hausser sur la pointe des pieds, puis s'abaisser lentement, prenant la position accroupie. Ce faisant, garder le dos et la colonne lombaire droits, relâchés, et le menton un peu relevé (fig. 373).

**(E)** Abaisser les talons au sol, déplier lentement les jambes, quittant ainsi la position accroupie, et se redresser. En même temps abaisser les bras, jusqu'à ce que les mains parviennent à la hauteur du Dantian (fig. 374).

*Répétition :* à exécuter au moins huit fois.

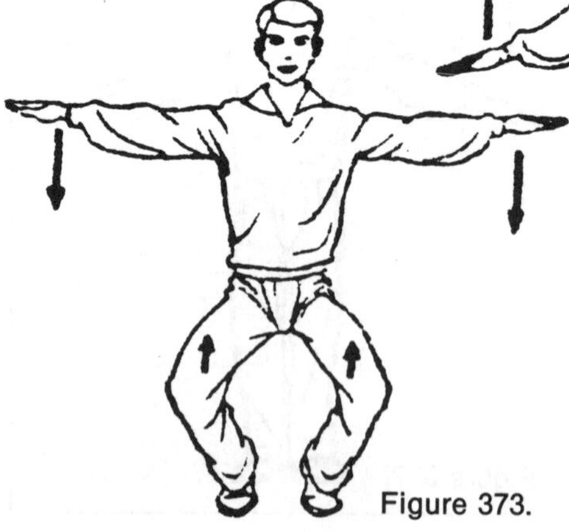

Figure 373.

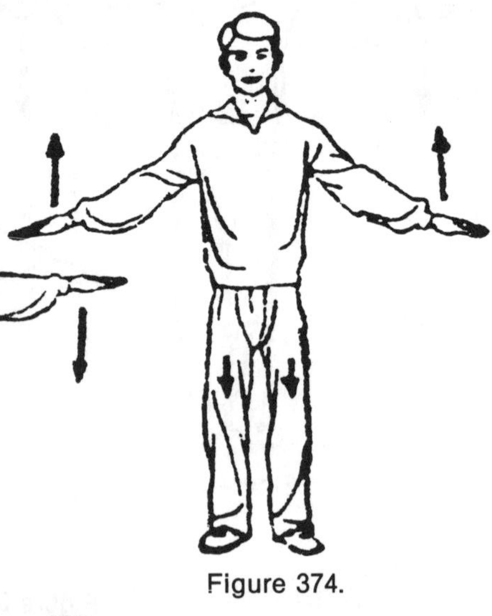

Figure 374.

## Quatrième mouvement : la Grue déploie ses ailes

A la suite de l'exercice précédent, après le dernier redressement du corps, lorsque les talons sont de nouveau fermement posés au sol :

**(I)** Abaisser lentement les bras, poser les mains sur les fesses, par la tranche, c'est-à-dire tourner franchement les paumes vers l'extérieur. En même temps, fléchir les jambes, genoux vers l'avant, tout en soulevant le talon droit (fig. 375).

*A bien surveiller :* tous les mouvements doivent être exécutés avec souplesse et lenteur, de manière très liée. Lorsque les mains sont posées sur les fesses, les bras sont largement tournés vers l'avant à partir de l'articulation des épaules.

**(E)** Déplier les jambes, c'est-à-dire redresser le corps, abaisser le talon droit. Déployer de nouveau les bras de part et d'autre du corps, à la hauteur des épaules (fig. 376).

*Répétition :* exécuter l'exercice quatre fois au moins, avec le talon droit et avec le talon gauche, en alternance.

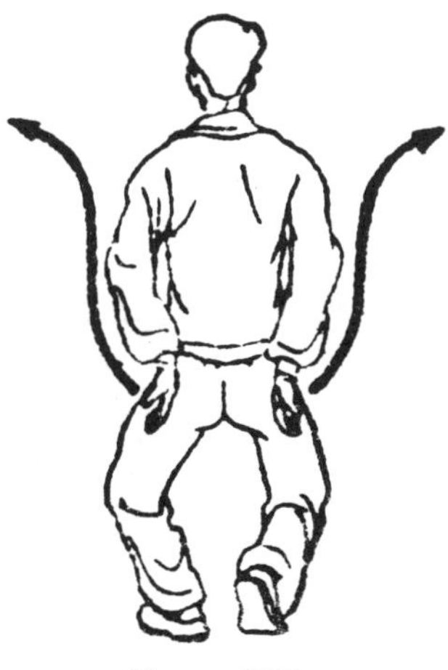

Figure 375.

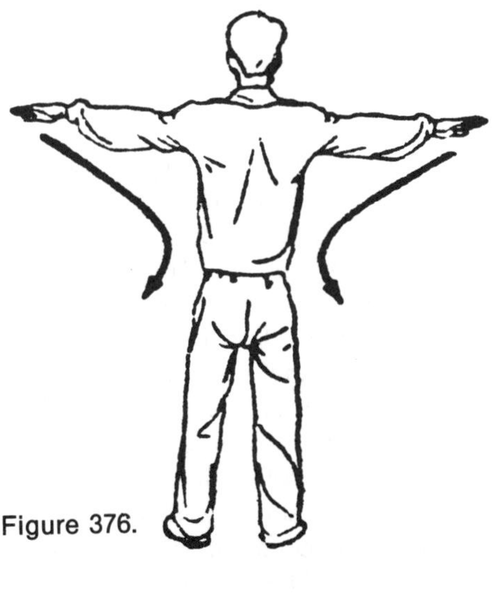

Figure 376.

## Cinquième mouvement : la Grue monte et descend ; elle ouvre l'aile gauche et l'aile droite en alternance

A la fin de l'exercice précédent, lorsqu'on s'est redressé pour la huitième fois :

**(I)** Observer une pause.

**(E)** Porter le poids du corps sur la jambe droite, fléchir le genou droit, avancer le pied gauche d'un pas, genou fléchi, et le poser au sol par la balle. En même temps, abaisser les bras vers les côtés et l'arrière, les faire aller très en arrière du corps, comme indiqué par la figure 379, puis les abaisser près des hanches.

**(I)** Les pieds restent immobiles et le poids du corps reste sur la jambe droite fléchie, celle-ci étant « pleine » et la gauche « vide ». Étendre le bras gauche vers l'arrière, paume vers l'arrière gauche. Lever le bras droit (légèrement fléchi) vers l'avant (devant le corps, un peu à l'oblique vers la gauche), paume à l'oblique vers l'extérieur gauche. Ce faisant, tourner légèrement le bassin vers la gauche (fig. 377).

**(E)** Abaisser lentement les bras près du corps, porter lentement le poids du corps sur la jambe gauche, pied posé au sol de toute la plante.

**(I)** Avancer lentement le pied droit d'un pas, le poser au sol par la balle ; élever le bras droit vers l'arrière, paume vers l'extérieur droit. Élever le bras gauche (légèrement fléchi) vers l'avant (devant le corps, un peu à l'oblique vers la droite), paume à l'oblique vers l'extérieur droit ; le bassin effectue un léger mouvement tournant vers la droite (fig. 378).

**(E)** Abaisser les bras près du corps. Répartir le poids du corps sur les deux jambes. Abaisser le talon droit.

**(I)** Porter tout le poids du corps sur la jambe droite. Avancer le pied gauche d'un pas, le poser par la balle ; le poids du corps reste sur la jambe droite. En même temps, le bras gauche s'est abaissé vers l'arrière (comme décrit précédemment), et le bras droit s'est élevé à l'oblique vers l'avant droit. L'une et l'autre paume sont dirigées vers la droite (fig. 377).

**(E)** Abaisser les bras près du corps, répartir de manière égale le poids du corps sur les deux jambes. La plante du pied gauche est posée fermement au sol.

**(I)** Porter le poids du corps sur la jambe gauche. Poser le pied droit par la balle en avant du pied gauche, à l'oblique, pointe dirigée vers l'extérieur gauche. Le bassin effectue un mouvement tournant vers la gauche ; élever le bras gauche devant le corps, à l'oblique vers la droite ; étendre le bras droit loin vers l'arrière, l'une et l'autre paume sont dirigées vers la droite.

**(E)** Abaisser les bras près du corps. En même temps, tourner le corps de 180° vers la gauche, les hanches dirigeant le mouvement. Le poids du corps repose à présent sur la jambe arrière, c'est-à-dire la jambe droite. La jambe gauche est « vide ».

**(I)** Étendre les bras loin vers l'arrière (fig. 379).

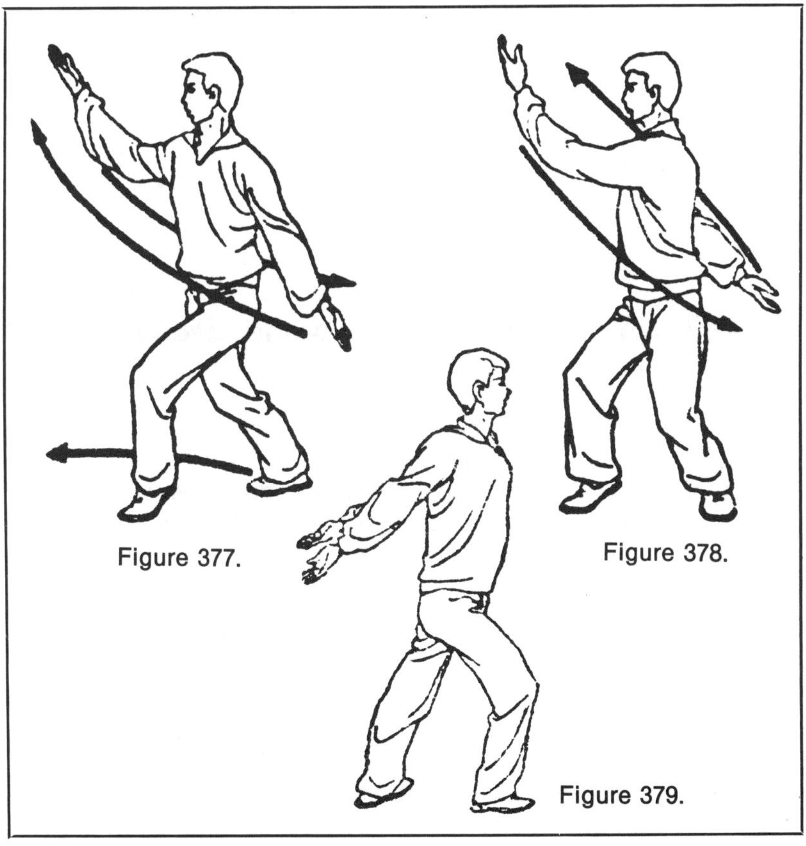

Figure 377.

Figure 378.

Figure 379.

**(E)** Abaisser les bras près du corps. En même temps, répartir également le poids du corps sur la jambe gauche, avancer le pied droit d'un pas et le poser par la balle, le poids du corps restant sur la jambe gauche. Le bras droit, coude légèrement fléchi, se déplace vers l'avant, le bras gauche vers l'arrière, l'une et l'autre paume vers la gauche (comme déjà décrit précédemment).

A présent, exécuter trois pas de plus, comme décrit précédemment, en veillant à inverser les directions et les côtés. Autrement dit, les premiers pas s'effectuent d'est en ouest, le premier est fait par le pied gauche et s'achève sur un mouvement tournant du corps vers la gauche ; les quatre autres pas s'effectuent d'ouest en est, le premier est fait par le pied droit et s'achève sur un mouvement tournant du corps vers la droite.

*Répétition :* à exécuter quatre fois dans l'une et l'autre direction.

*A bien surveiller :* à chaque pas le corps doit être un peu fléchi en avant depuis l'articulation de la hanche, de sorte que le bout du nez se trouve au-dessus du genou avant. Lever les mains jusqu'à la hauteur du visage.

## Sixième mouvement : la Grue plane, décrivant ainsi des cercles

Le mouvement précédent est achevé après huit mouvements effectués dans l'une et l'autre direction.

Après le dernier mouvement tournant du corps, tout le poids reposant sur la jambe arrière, abaisser les bras de part et d'autre du corps et répartir le poids du corps de manière égale sur les deux jambes (tout en expirant).

**(I)** Porter le poids du corps sur la jambe droite placée en avant. Déployer les bras de part et d'autre du corps, à la hauteur des épaules, tout en avançant le pied gauche d'un pas ; poser celui-ci dans l'axe normal de déplacement mais de toute la semelle, à l'oblique, en avant du pied droit, pointe dirigée vers la droite.

Le corps effectue un mouvement tournant vers la droite (un mouvement progressif et lié). Pendant ce mouvement tournant, le haut du corps ne doit pas rester vertical mais la colonne dorsale s'infléchir latéralement vers la droite, en sorte que les épaules et les bras étendus soient placés à l'oblique (fig. 380).

**(E)** Après un mouvement progressif et lié sur 180°, le corps se retrouve en position verticale, les bras sont de nouveau étendus à l'horizontale.

**(I)** Le poids du corps est à présent sur la jambe droite posée en avant.

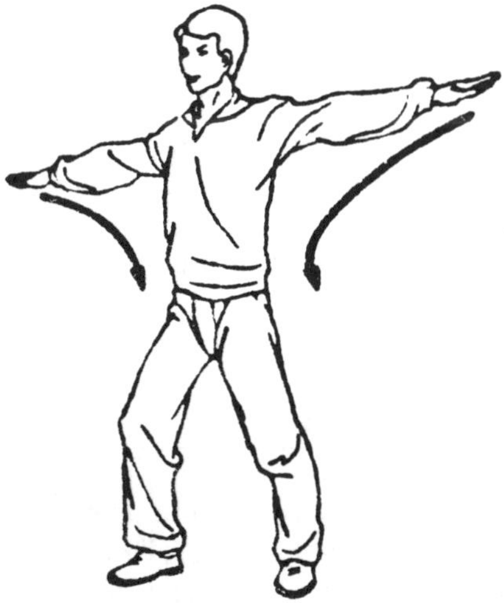

Figure 380.

**(E)** Abaisser les bras étendus et les faire aller loin vers l'arrière, écartés de la largeur des épaules (comme indiqué par la figure 379). En même temps, avancer le pied gauche d'un pas, porter le poids du corps sur la jambe gauche (pas arqué à gauche).

**(I)** Avancer le pied droit d'un pas, le poser de toute la semelle à l'oblique, en avant du pied gauche. Porter le poids du corps sur la jambe droite. Déployer latéralement les bras ; le corps entreprend un mouvement tournant vers la gauche.

**(E)** Lentement, en un mouvement progressif et lié, fléchir la colonne dorsale vers la gauche, les épaules et les bras se plaçant ainsi à l'oblique. Après un mouvement tournant de 180°, le corps est de nouveau vertical.

**(I)** Le poids du corps est à présent sur la jambe gauche posée en avant.

**(E)** Abaisser les bras vers les côtés et l'arrière, les faire aller très en arrière du corps (écartés de la largeur des épaules). En même temps, le pied droit avance d'un pas. Porter le poids du corps sur la jambe droite. Effectuer de cette manière quatre mouvements tournants vers la droite et quatre vers la gauche, alternativement.

Après le dernier mouvement tournant, ramener le pied arrière vers l'avant, à côté de l'autre pied. Les talons sont joints, les pieds forment entre eux un angle de 60°.

Passer ensuite à l'exercice suivant, ou conclure celui-ci par Shou Gong (cf. p. 254).

*A bien surveiller :* dans tous les mouvements, y compris dans les mouvements tournants du corps, les bras doivent se mouvoir en souplesse.

Ne pas se figer en cours de mouvement.

## Deuxième forme : l'Ours

L'ours est invincible. Ses mouvements sont lents, mais pleins de force ; il est Yin à l'extérieur, Yang à l'intérieur. Aussi, les exercices de l'Ours sont-ils à exécuter avec légèreté et lenteur. Le Qi pur est alors libéré en grande quantité et peut abondamment couler dans la petite circulation énergétique.

### Premier mouvement : tourner le corps en position debout

*Position de départ après le Jie Gong :* les pieds sont écartés de la largeur des épaules, les genoux fléchis, relâchés ; les bras pendent de part et d'autre du corps, les épaules sont abaissées, relâchées.

**(I)** Élever les mains sur les côtés, d'abord aux hanches puis le long du thorax, puis jusque près des oreilles ; les paumes sont dirigées à l'oblique, vers l'avant et le haut.

**(E)** Abaisser le haut du corps par une flexion des genoux, ce qui abaisse le centre de gravité ; le dos et la colonne lombaire sont droits, relâchés, le menton légèrement relevé (fig. 381).

**(I)** Observer une pause.

**(E)** Tourner le haut du corps vers la droite, à partir de la colonne lombaire. Les pieds, les mains et les hanches restent immobiles.

**(I)** Revenir lentement en position médiane.

**(E)** Effectuer un mouvement tournant identique au précédent, mais cette fois vers la gauche (fig. 382).

*Répétition :* répéter les mouvements tournants à gauche et à droite, quatre fois de chaque côté, en alternance.

*A bien surveiller :* pendant l'exercice, les pensées doivent être dirigées sur le Dantian. Le Qi monte des méridiens périphériques des pieds jusqu'au Dantian (méridien des Reins).

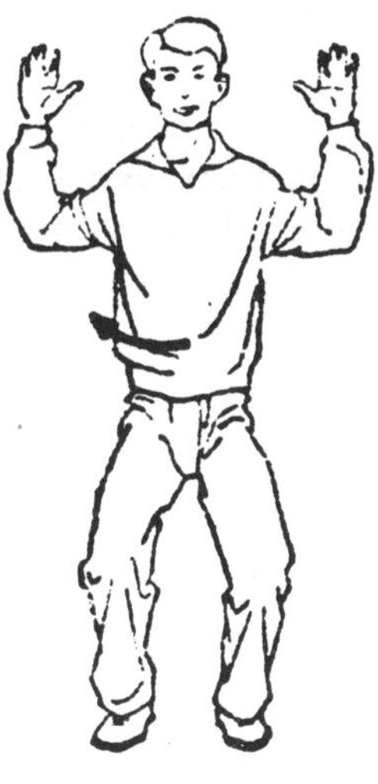

Figure 381.

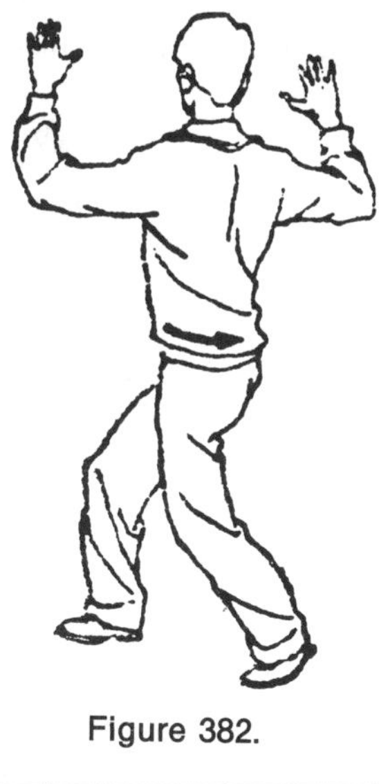

Figure 382.

## Deuxième mouvement : l'Ours se balance de gauche à droite

A partir de la position à la fin de l'exercice précédent, se redresser, les genoux restant cependant légèrement fléchis ; le bassin est basculé vers l'avant comme si on voulait s'asseoir.

**(E)** Éloigner la main gauche de l'oreille et l'abaisser lentement jusqu'au niveau du Dantian, tout en inclinant la colonne dorsale vers la gauche.

**(I)** Redresser la colonne dorsale ; abaisser encore la main gauche, jusqu'à ce qu'elle soit à côté de la cuisse (fig. 383).

**(E)** Incliner la colonne dorsale vers la droite ; ce faisant, la main gauche s'élève lentement et la main droite s'abaisse. Lorsque les mains arrivent à la hauteur des épaules, le thorax est à son fléchissement maximum.

**(I)** Redresser de nouveau le haut du corps ; ce faisant la main droite s'abaisse encore, tandis que la main gauche s'élève jusqu'à la hauteur de l'oreille.

*Répétition :* le mouvement de balancement et de flexion du haut du corps, avec élévation et abaissement des mains vers la droite et vers la gauche, doit être répété au moins quatre fois de chaque côté.

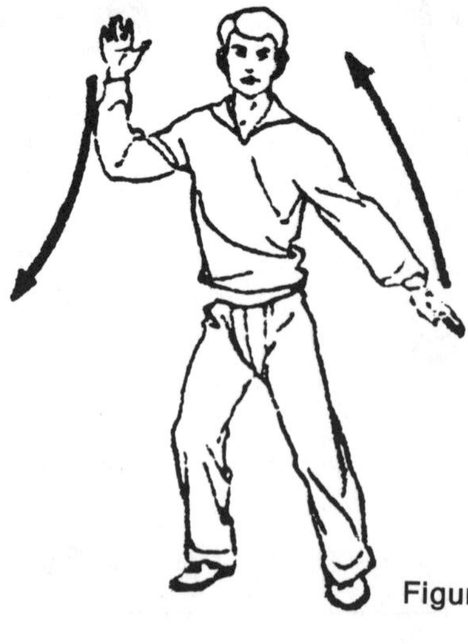

Figure 383.

## Troisième mouvement : l'Ours se balance en tous sens

A la suite du mouvement précédent, la main gauche étant entièrement abaissée...

**(E)** L'élever (en expirant) devant le corps jusqu'à l'oreille. Le corps participe à ce mouvement, dans la mesure où l'épaule droite (articulation non mobilisée) roule légèrement vers le haut, puis vers l'avant et le bas. En même temps, l'épaule gauche roule légèrement vers le bas, vers l'arrière, puis vers le haut. La main gauche est à présent près de l'oreille gauche. La main droite, ainsi que l'épaule, s'abaisse vers l'avant et le bas ; le regard se porte sur la main gauche.

**(I)** Les épaules continuent de rouler, la droite du bas vers l'arrière, puis vers le haut et l'avant. En même temps, la main droite s'élève, latéralement au corps et en avant de lui, près de l'oreille droite, puis plus en avant encore. Le regard se porte sur la main droite. Entre-temps, la main gauche s'est abaissée un peu latéralement en avant du corps. Le corps est donc soumis à un mouvement continu de rotation, de balancement de haut en bas, d'avant en arrière, de droite à gauche, et cela du sacrum à la colonne dorsale et jusqu'aux épaules, à la manière d'un bateau sur les vagues (fig. 384).

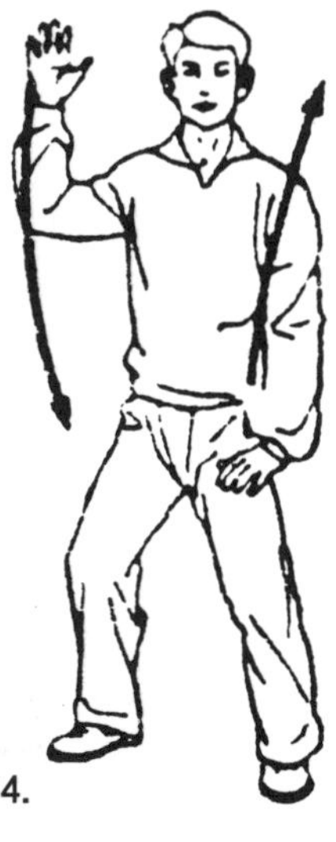

Figure 384.

Le mouvement est difficile à décrire, mais facile à exécuter (il est analogue à celui d'un nageur exécutant un crawl). Quand la main droite est levée, la tête est tournée vers la droite ; quand la main gauche est levée, la tête est tournée vers la gauche. La colonne vertébrale tout entière est donc en continuel mouvement, dans toutes les directions possibles. Les méridiens qui la longent ainsi que les méridiens périphériques du tronc en sont étirés. L'ensemble du tissu conjonctif, les muscles et les ligaments articulaires du tronc sont maintenus en mouvement, relâchés. Cet exercice détend tissus, muscles et articulations.

*Répétition* : exécuter au moins quatre fois le balancement en son entier.

## Quatrième mouvement : l'Ours tourne son corps tout entier vers la droite et la gauche

A la fin du mouvement précédent, lorsque la main gauche a été élevée près de l'oreille et la main droite abaissée, redresser le corps. Abaisser un peu les fesses, comme si on voulait s'asseoir. Seuls les pieds restent immobiles pendant cet exercice.

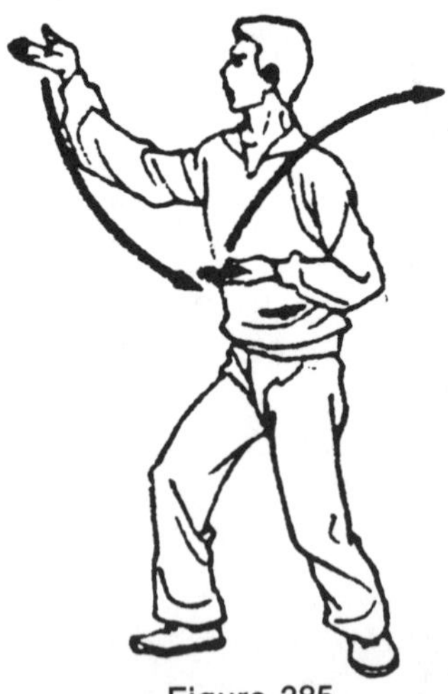

Figure 385.

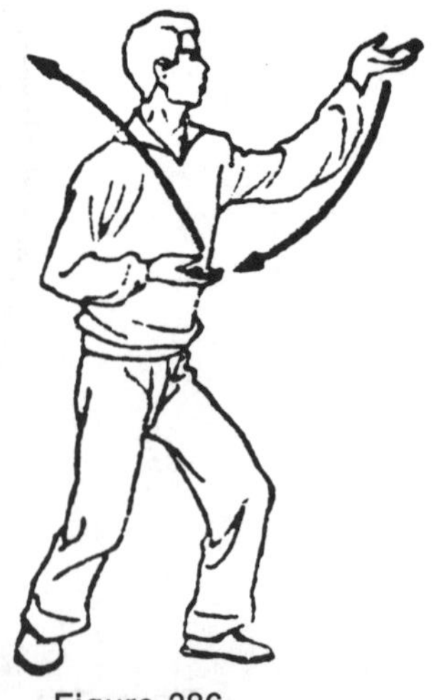

Figure 386.

**(E)** Sans modifier la position des mains, tourner le corps tout entier loin vers la gauche et la tête un peu plus loin encore, jusque derrière l'épaule.

**(I)** Revenir lentement en position médiane, pendant que la main gauche s'abaisse jusqu'à la hauteur de la poitrine et que la main droite s'élève jusqu'à la même hauteur. Former la main en « patte d'ours », paume de la patte dirigée vers l'avant.

**(E)** Le corps poursuit son mouvement tournant vers la droite ; ce faisant, la main droite s'élève jusqu'à la hauteur de l'oreille et la main gauche s'abaisse devant le ventre (fig. 385 et 386).

*Répétition :* à exécuter au moins quatre fois vers la gauche et vers la droite, alternativement.

## Cinquième mouvement : résister à l'adversaire

Cet exercice suit le précédent sans aucune transition. La position des pieds reste inchangée.

**(I)** Élever l'une et l'autre main devant le corps, simultanément. A la hauteur du front, elles doivent être suffisamment éloignées de la tête pour former avec les avant-bras un angle de 90°, poignets en hyperextension.

La paume gauche est dirigée vers l'extérieur, la droite est à la verticale, doigts pointant vers le haut.

**(E)** Le haut du corps effectue un mouvement tournant de 90° vers la gauche à partir de la colonne lombaire. Pendant ce temps, la main gauche décrit un cercle vers le haut et l'extérieur, autour du poignet et de l'articulation de l'épaule, tandis que la main droite en décrit un autre, mais vers le bas et l'extérieur.

**(I)** Tourner le haut du corps vers la droite. Lorsqu'il est en position médiane, les deux mains sont placées à la même hauteur (au front), l'une à côté de l'autre (en position de départ).

**(E)** Le haut du corps poursuit son mouvement tournant vers la droite ; la main droite (paume vers l'extérieur) décrit un grand cercle vers le haut et l'extérieur, et la gauche un autre vers le bas et l'extérieur.

Pendant l'inspiration, revenir en position de départ, etc. (fig. 387 et 388).

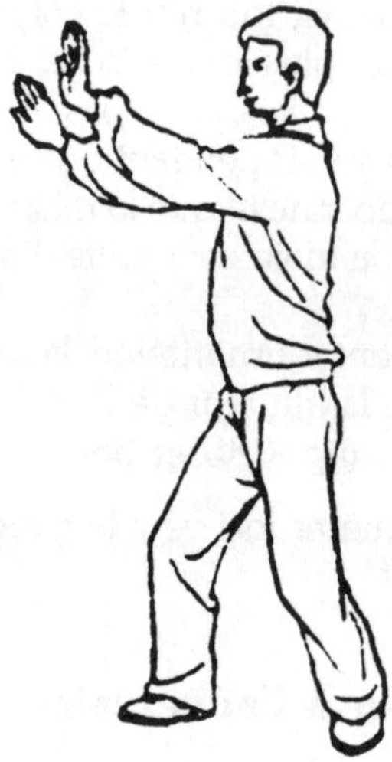

Figure 387.

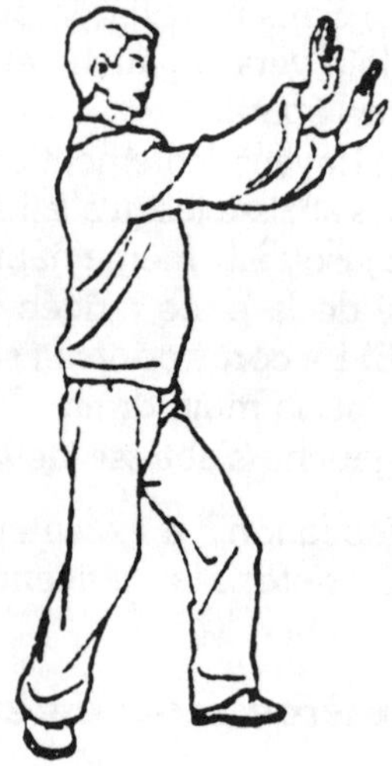

Figure 388.

*Répétition :* à exécuter au moins quatre fois vers la droite et vers la gauche.

*A bien surveiller :* l'attention doit aller au Qi circulant dans la main lorsqu'elle décrit des cercles vers le haut et l'extérieur (méridien du Maître du Cœur, des Poumons et du Cœur). Pendant toute la durée de l'exercice le poids du corps doit rester réparti de manière égale sur les deux jambes. Passer à la forme suivante après un mouvement tournant vers la droite.

## Sixième mouvement : désigner le Soleil de la main

Après le dernier retour en position médiane de l'exercice précédent, garder la main droite levée et la main gauche placée devant la partie inférieure du bas-ventre, paume vers le bas.

**(E)** Tirer le pied gauche contre le bord interne du pied droit et l'avancer d'un pas. Simultanément, élever le bras gauche à l'oblique, vers l'avant et la gauche, coude légèrement fléchi, paume vers le corps, doigts pointant vers le lointain ; la main est donc placée en diagonale par rapport au corps. Répartir le poids du corps de manière égale sur les deux jambes. La main droite pousse avec force vers le bas, jusque devant la cuisse droite ; la colonne lombaire est droite, le menton légèrement rentré, les yeux se posent sur la main gauche. Le centre de gravité du corps est entre les deux jambes, la pesanteur dans le coccyx (fig. 389).

**(I)** Tirer lentement le pied droit contre le bord interne du pied gauche. Avancer le pied droit d'un pas. Décrire avec l'épaule gauche un mouvement circulaire vers l'arrière et le bas, avec l'épaule droite un mouvement vers l'avant et le haut ; lever le bras droit à l'oblique, vers la droite, l'avant et le haut, grâce à un roulement de l'épaule vers le haut et l'avant ; la main, en fin de mouvement, devant être placée au niveau du sommet de la tête (fig. 390).

**(E)** Le pied droit s'étant posé en avant au sol, la main droite étant levée et la main gauche abaissée à l'oblique devant la cuisse gauche, se préparer lentement au pas suivant et au prochain roule-

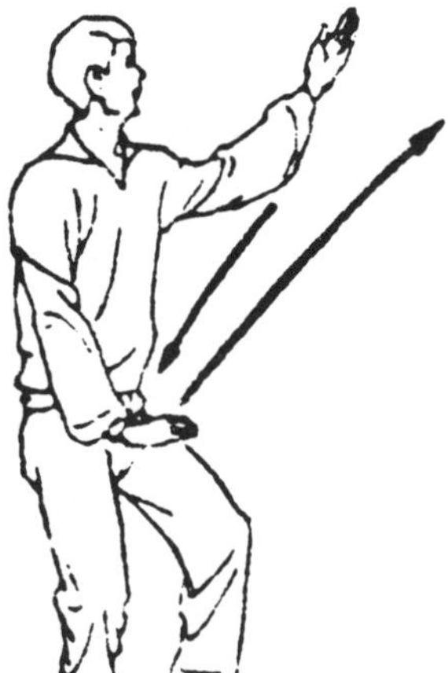

Figure 389.

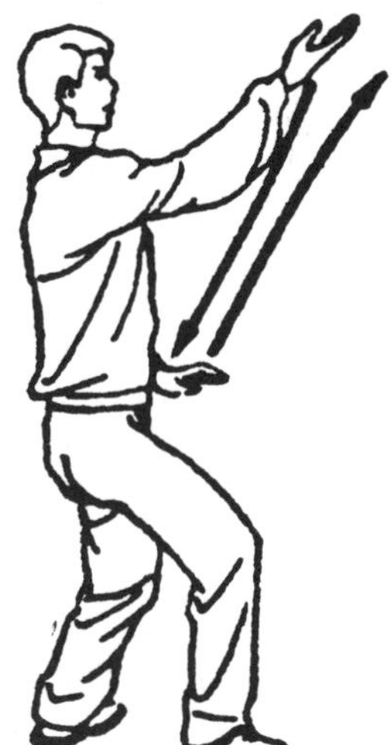

Figure 390.

ment des épaules. L'épaule droite roule vers l'avant et le bas, l'épaule gauche vers l'arrière et le haut.

**(I)** Par le roulement des épaules la main droite est abaissée et la main gauche élevée ; c'est à peu près à la hauteur de la ceinture qu'elles viennent au même niveau, paumes se faisant face. Simultanément, on aura tiré le pied gauche jusqu'au bord interne du pied droit. Sans aucune interruption, avancer le pied gauche d'un pas ; les mains se meuvent avec fluidité, la gauche s'élevant vers l'avant, la droite s'abaissant à droite, devant la cuisse droite.

Autrement dit : revenir à la position médiane, en inspirant, après avoir tiré le pied arrière contre le bord interne du pied d'appui ; les mains sont à la hauteur de la ceinture, paumes se faisant face. En expirant, exécuter un pas en avant et abaisser une main tout en élevant l'autre. Avancer ainsi pas à pas.

*Répétition :* exécuter au moins huit pas.

## Septième mouvement : porter la Lune

Le dernier pas de l'exercice précédent a été exécuté avec le pied droit. Passer au mouvement suivant de manière fluide, sans interruption :

**(I)** Porter le poids du corps sur la jambe droite, poser le pied gauche par le talon devant le pied droit, la pointe du pied gauche étant dirigée vers la droite. Porter le poids du corps sur la jambe gauche. Faire pivoter le pied droit sur la pointe de 180° vers la droite, porter le poids du corps sur la jambe droite.

**(E)** Avancer le pied gauche d'un pas. Exécuter un mouvement tournant vers la droite et, simultanément, lever le bras gauche vers la droite, l'avant et le haut, jusqu'à ce que les mains parviennent à la hauteur du front ; les paumes sont horizontales comme si elles portaient la Lune. La main droite s'abaisse, paume vers le bas, à côté de la cuisse droite. Les bras sont légèrement fléchis, le menton légèrement rentré (fig. 391).

**(I)** Au pas suivant, effectuer un mouvement tournant vers la gauche. Le reste du mouvement est exécuté comme décrit précédemment, sauf que cette fois c'est le bras droit qui s'élève et le gauche qui s'abaisse (fig. 392).

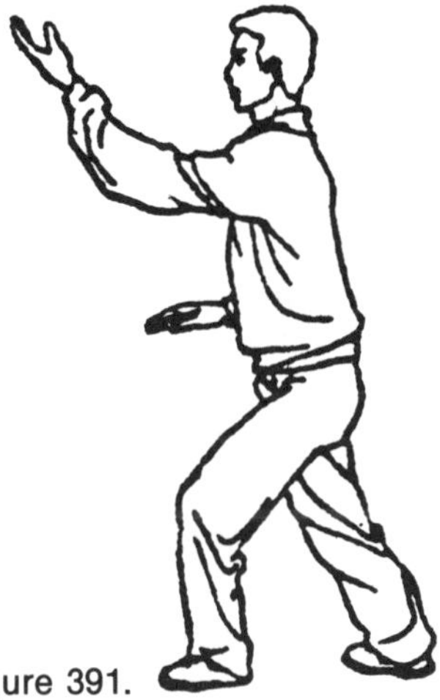

Figure 391.

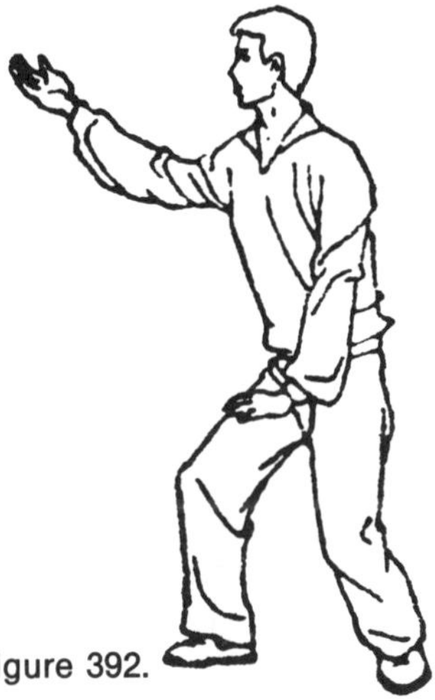

Figure 392.

## Troisième forme : le Tigre

Le tigre est plein de force, souple et courageux. Au repos, sa tête est relevée ; ses pattes, repliées contre les flancs, montrent les griffes et son arrière-train remue pendant que sa queue fouette le corps. Quand il se déplace, c'est « à la manière des nuages dans le vent ». Il est vigilant, ses yeux brillent, on peut y lire le courage ; sa force d'âme irradie jusque dans les pattes. Les hommes s'effraient au son de sa voix, devant ses accès de colère.

Par sa souplesse, le tigre est Yin à l'extérieur et Yang à l'intérieur. Pendant ces exercices, il convient d'avoir présent à l'esprit le Qi, la force qui des pattes se propage au dos et jusque dans la queue. Ils rendent le Vaisseau Gouverneur particulièrement perméable au Qi.

### Premier mouvement : le Tigre se balance

*Position de départ :* les pieds sont parallèles et écartés de la largeur des épaules.

**(E)** Abaisser les fesses et fléchir les genoux. Le centre de gravité du corps est sous le coccyx. Le dos et la colonne lombaire sont étendus, droits, quoique relâchés.

**(I)** Élever les mains devant le ventre, dos des mains face au ventre, paumes vers l'avant. Les doigts se forment en griffes, pouces placés l'un contre l'autre. Tout en continuant d'inspirer, élever les mains devant la poitrine, sans modifier leur position. Simultanément, porter le poids du corps sur la jambe droite. Avancer le pied gauche d'un pas. Porter le poids du corps à 80 % sur la jambe gauche, au genou fléchi. (L'élévation des mains s'effectue épaules tombantes, coudes abaissés et bras pendants.)

**(E)** Fléchir légèrement le corps vers l'avant à partir de l'articulation des hanches (la colonne lombaire restant étendue). Lancer les mains en avant, doigts courbés et tendus, comme le tigre qui attaque sa proie. Le genou gauche est légèrement plus haut que le genou droit. Les cuisses sont légèrement poussées l'une contre l'autre mais sans que les genoux se touchent ; les pieds, à la manière de griffes, sont plantés dans le sol (fig. 393).

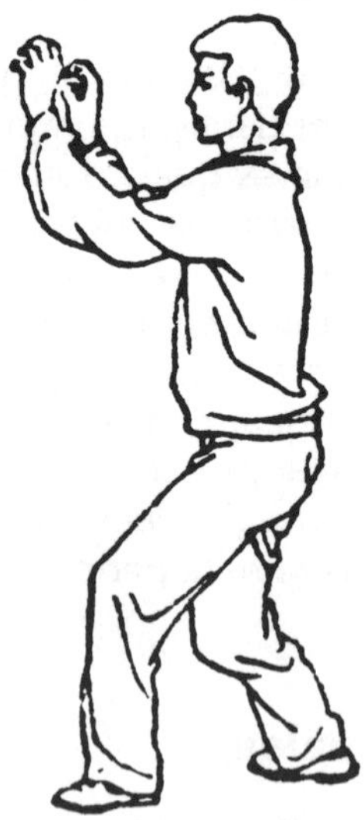

Figure 393.

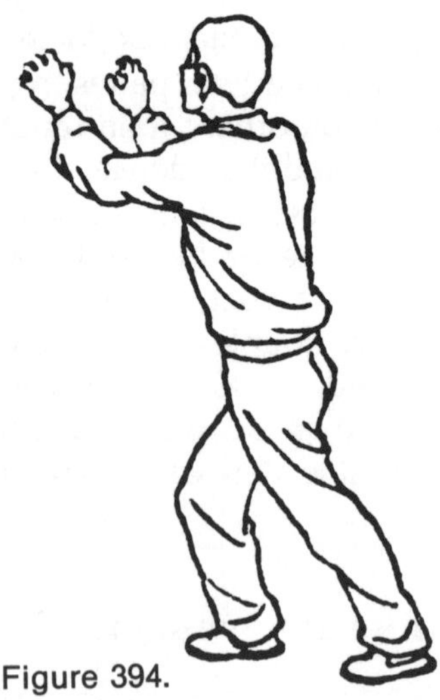

Figure 394.

En continuant d'expirer, redresser le haut du corps ; abaisser les mains toujours en griffes devant le ventre, dos des mains vers le ventre. Tourner le corps vers la droite.

**(I)** Le corps étant tourné vers la droite et le poids du corps entièrement sur la jambe gauche, avancer le pied droit d'un pas. En inspirant, conduire le Qi dans le Dantian par le méridien des Reins. Avant que le pied droit touche le sol, fléchir davantage les genoux — le corps se rapproche donc du sol. Porter près de 80 % du poids du corps sur la jambe droite, lever les mains en griffes devant la poitrine.

**(E)** Fléchir légèrement le corps vers l'avant à partir de l'articulation des hanches ; lancer les « pattes » en avant, comme le tigre qui attaque sa proie. Pendant un bref instant toute la force (le Qi) est dans les extrémités des doigts (fig. 394).

**(I)** Redresser le corps, porter tout son poids sur la jambe droite ; le haut du corps effectue un mouvement tournant vers la gauche à partir de la colonne lombaire ; avancer le pied gauche, et continuer l'exercice comme décrit précédemment.

*Répétition :* effectuer de cette manière huit pas en avant.

## Deuxième mouvement : le Tigre montre ses griffes

Quand le pied gauche est en avant, le corps effectue un mouvement tournant de 180° vers la droite ; quand c'est le pied droit qui est en avant, le corps effectue un mouvement tournant vers la gauche.

**Description d'un mouvement tournant vers la droite :**

**(I)** De l'exercice précédent, c'est le pied gauche qui est en avant et qui porte entièrement le poids du corps. Conduire les pattes en griffes devant le bas-ventre, pour saisir la force. Ce faisant, porter le poids du corps sur la jambe droite. Le pied gauche pivote sur son talon de 180° vers la droite : le corps accompagne ce mouvement tournant.

**(E)** Tirer le pied droit contre le bord interne du pied gauche ; le poids du corps s'est entièrement porté sur la jambe gauche. Le pied droit avance d'un pas, l'un et l'autre genou sont fléchis. Les mains, qui ont été élevées devant le corps jusqu'à la hauteur du visage, se lancent en avant comme pour s'emparer d'une proie (fig. 395).

**(I)** Effectuer le même mouvement que précédemment, mais du côté opposé.

*Répétition :* à exécuter quatre fois de chaque côté, en alternance.

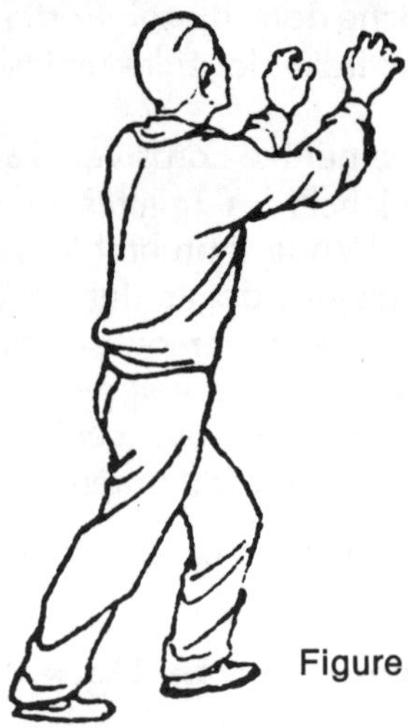

Figure 395.

## Troisième mouvement : saisir de la force à droite et à gauche

Ce mouvement suit le mouvement précédent sans aucune interruption. Pendant l'abaissement des mains on ne tournera le corps que de 90°.

**(I)** Le pied gauche est placé en avant. Tirer le pied droit contre le bord interne du pied gauche.

**(E)** Avancer le pied droit d'un pas. Simultanément, lever les mains en griffes, à savoir : la main droite, bras légèrement fléchi, jusqu'à la hauteur des yeux (paume vers le bas), et la main gauche jusqu'à la hauteur du coude droit. Tendre un bref instant les doigts, comme si on voulait saisir quelque chose et le tirer vers soi. Puis conduire de nouveau les mains devant le ventre.

**(I)** Tirer le pied gauche contre le bord interne du pied droit.

**(E)** Avancer le pied gauche d'un pas, obliquement vers la gauche. Élever la main gauche, bras légèrement fléchi, jusqu'à la hauteur des yeux (paume vers le bas), et lever la main droite près du coude gauche (fig. 396 et 397).

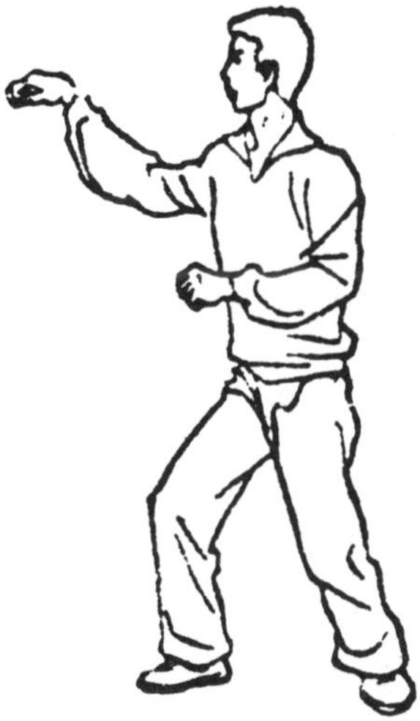

Figure 396.

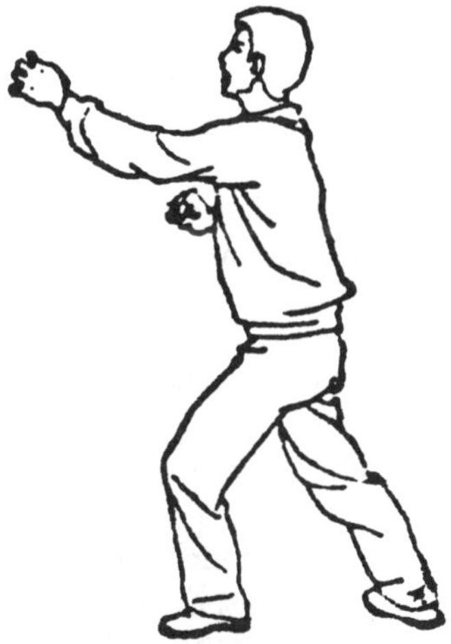

Figure 397.

*Répétition :* faire au moins huit pas au total.

*A bien surveiller :* ne pas avancer en ligne droite, mais déplacer les pieds légèrement à l'oblique vers la gauche et légèrement à l'oblique vers la droite (à la manière des patineurs) ; veiller à garder les muscles relâchés, en particulier ceux des épaules et de la région lombaire. Garder les épaules abaissées. « Saisir la force » ne veut pas dire faire preuve de force musculaire. La force n'est saisie qu'en imagination, ce qui permet au Qi de circuler.

## Quatrième mouvement : saisir de la force, tout en tournant le corps

Les mouvements des bras et des mains sont les mêmes que ceux du troisième mouvement. Lorsque le pied gauche avance d'un pas, le corps se tourne vers la droite ; lorsque c'est le pied droit qui avance, effectuer un mouvement tournant vers la gauche.

**Description du mouvement tournant vers la droite :**

*Position de départ :* le pied gauche est placé en avant, chargé du poids du corps.

**(I)** Porter le poids du corps sur la jambe droite. Faire pivoter le pied gauche sur son talon, de 180° vers la droite ; le corps accompagne ce mouvement. Porter le poids du corps sur le pied gauche, tirer le pied droit (sans le traîner) contre le bord interne du pied gauche.

**(E)** Le pied droit avance d'un pas ; en même temps, élever mains et bras comme décrit dans l'exercice précédent. Tendre un bref instant les doigts, saisir de la force.

**(I)** Porter le poids du corps sur la jambe gauche, faire pivoter le pied droit sur son talon, de 180° vers la gauche ; porter de nouveau le poids du corps sur la jambe droite. Simultanément, abaisser les mains devant le ventre. Tirer le pied gauche contre le bord interne du pied droit.

**(E)** Le pied gauche avance d'un pas, élever les mains pour saisir de la force, et ainsi de suite. Se tourner de cette manière de droite à gauche, de gauche à droite (fig. 398).

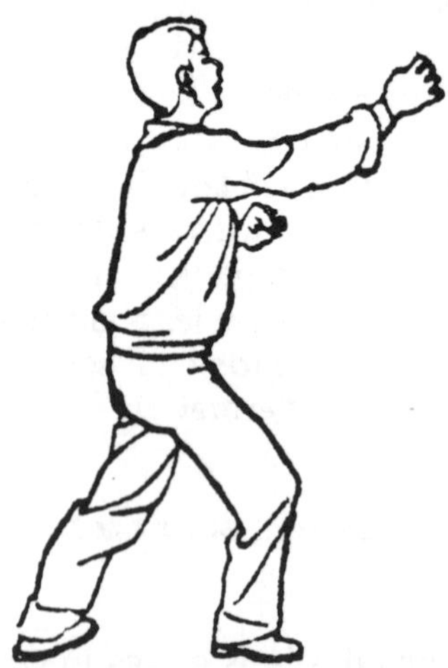

Figure 398.

*Répétition :* à exécuter quatre fois de chaque côté, en alternance.

*A bien surveiller :* on doit avoir dans tout le corps un sentiment à la fois de vigilance et de force, mais également d'extrême décontraction.

Pour terminer l'exercice, amener la jambe arrière à côté de la jambe droite, pieds parallèles et écartés de la largeur des épaules. Ensuite, enchaîner avec la figure suivante ou avec l'exercice de conclusion, Shou Gong.

## Quatrième forme : le Cerf

Le cerf est agile. Parmi les vertus morales humaines, celle qui lui correspond est la bonté. C'est un animal enclin à fuir (son champ visuel s'étend loin vers l'arrière).

Cette figure présente une grande économie de mouvements, cependant que le Qi parvient rapidement à la petite circulation énergétique et de là, par les centres énergétiques, à la périphérie. Les vaisseaux sanguins sont, eux aussi, mieux perfusés.

*Préparation :* cette forme fait suite à la précédente ou à un exercice Jie Gong.

### Premier mouvement

**(I)** Porter le poids du corps sur la jambe droite. Le pied gauche avance d'un pas, genou fléchi, jambe droite étendue. Porter le poids du corps sur la jambe gauche (« pas arqué » à gauche). Simultanément, lever les mains devant le corps jusqu'à la poitrine, paumes vers l'extérieur.

**(E)** Ensuite les bras s'étendent, les paumes se tournent vers le bas, les mains viennent à la hauteur du menton.

**(I)** A partir du Dantian, conduire le Qi par le Vaisseau Gouverneur jusqu'au palais et la lèvre supérieure.

**(E)** Continuer de conduire le Qi, mais par le Vaisseau Conception, jusque dans le Dantian (fig. 399).

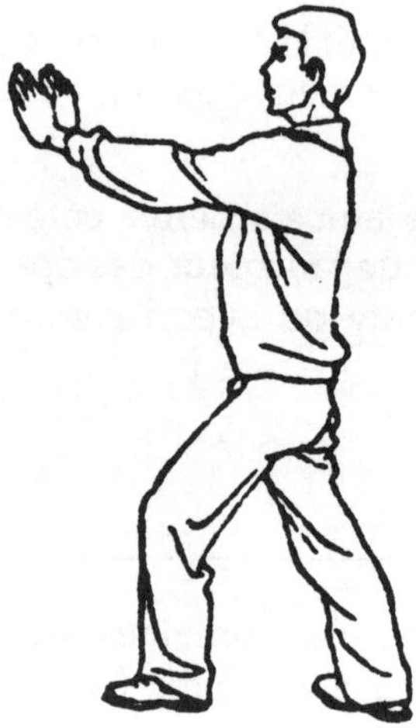

Figure 399.

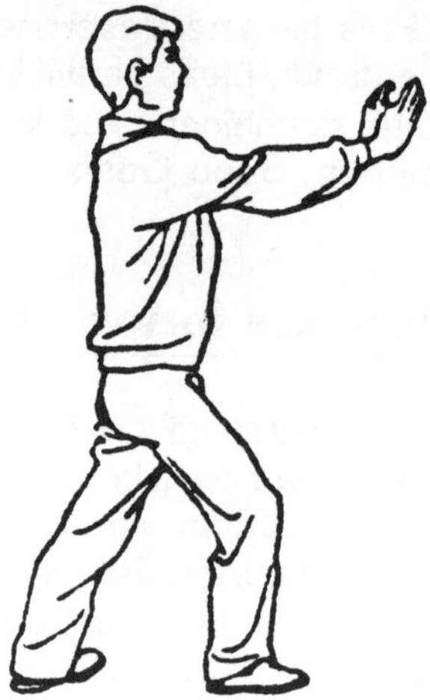

Figure 400.

*Répétition* : faire circuler ainsi le Qi huit fois au moins.

**(I)** Porter le poids du corps sur la jambe droite ; faire pivoter le pied gauche sur son talon, de 180° vers la droite. Le corps accompagne ce mouvement tournant. Porter ensuite le poids du corps sur la jambe gauche, tirer le pied droit contre le bord interne du pied gauche, puis l'avancer d'un pas. Pendant le mouvement tournant du pied et du corps, les bras ne modifient pas leur position par rapport au corps.

**(E)** Porter le poids du corps sur la jambe droite fléchie (« pas arqué » à droite). La force est dans l'extrémité des doigts, que l'on fléchit légèrement, et dans la fesse droite (fig. 400).

**(I)** Étendre les doigts. Conduire le Qi du méridien des Reins dans le Dantian et, de là, lui faire parcourir toute la petite circulation en inspirant et expirant.

## Cinquième forme : le Singe

La théorie chinoise fait du singe un animal Yin. Cet exercice a pour objectif de mettre l'esprit du pratiquant au repos, donc de faire accéder celui-ci à la tranquillité.

### Premier mouvement : salutation

A la suite du mouvement précédent, le poids du corps est sur la jambe droite :

**(I)** Avancer le pied gauche d'un pas, porter le poids du corps sur la jambe gauche. Élever les mains devant le corps, puis plus haut encore, mais cette fois vers la gauche.

**(E)** Fléchir le genou gauche ; la jambe droite reste étendue (« pas arqué » à gauche). Lorsque le corps s'abaisse pour le « pas arqué », les paumes s'élèvent vers le haut, la main gauche jusqu'au sommet de la tête, la main droite à côté de l'avant-bras gauche.

*A bien surveiller :* les épaules exécutent un mouvement de balancement : l'épaule gauche s'élève pendant que la droite s'abaisse, et inversement (fig. 401).

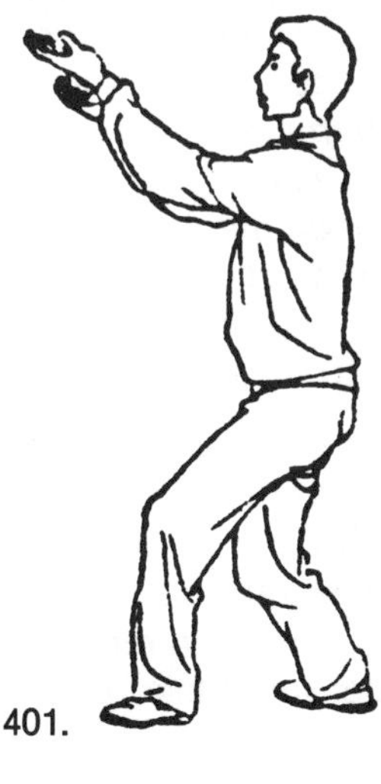

Figure 401.

Les mouvements doivent se dérouler lentement. Chaque fesse est animée d'un lent mouvement, tour à tour ascendant puis descendant, mouvement que l'on désigne par : « agiter la queue ». Les épaules reçoivent l'impulsion du mouvement des fesses. Quand la fesse gauche s'abaisse, l'épaule droite se soulève et inversement, ce qui induit un mouvement de ballottement à la colonne vertébrale, dans le sens gauche/droite/haut/bas. Il n'est donné aucune consigne pour le rythme respiratoire pendant le balancement des épaules et des fesses.

*Répétition :* le mouvement de balancement peut être exécuté à volonté, mais au moins huit fois au total.

## Deuxième mouvement : le Singe tourne le haut du corps vers la droite et vers la gauche

A la suite du mouvement précédent le poids du corps est à porter pleinement sur la jambe gauche. Le pied droit avance d'un pas (en trace large), porter le poids du corps sur la jambe droite fléchie (« pas arqué » à droite).

**(I)** Simultanément au pas en avant vers la droite, placer les mains en position Yin-Yang devant le haut du corps (la main droite plus haut que la main gauche, comme si elles tenaient un ballon).

**(E)** Tourner lentement le haut du corps vers la gauche à partir de la colonne lombaire, les épaules tournant d'abord ; pendant ce temps, écarter l'une de l'autre les mains, dont les paumes se font face, et les élever de telle manière que la main droite, paume vers l'avant, se place à la hauteur du menton au-dessus de l'épaule droite, et que la main gauche, paume vers le corps, se déplace vers la gauche et le haut jusqu'à la hauteur des yeux (la paume étant alors dirigée à l'oblique, vers l'arrière et l'extérieur) (fig. 402).

*A bien surveiller :* lorsque le haut du corps a effectué un mouvement tournant maximum autour de la colonne lombaire, les bras doivent être à demi étendus.

Pendant le mouvement tournant, les genoux sont maintenus légèrement vers l'intérieur grâce à la musculature de la cuisse ; ce faisant, le bassin doit rester immobile, de même que les articulations des pieds.

**(I)** Le haut du corps revient lentement en position médiane ; les mains reprennent la position Yin-Yang (mains tenant un ballon), la gauche est plus haute que la droite, les paumes se font face. L'épaule droite donne l'impulsion d'un mouvement tournant du corps vers la droite ; porter simultanément le poids du corps sur la jambe droite, le pied gauche se soulève légèrement.

**(E)** Avancer le pied gauche d'un pas, porter le poids du corps sur la jambe gauche. Tourner le corps encore plus vers la droite. Élever les mains ; la main droite vers la droite jusqu'à la hauteur des yeux, paume à l'oblique vers l'arrière et l'extérieur, la main gauche devant l'épaule gauche à la hauteur du menton, paume vers le corps (fig. 403).

*A bien surveiller* : ce sont les épaules qui doivent donner l'impulsion du mouvement tournant du corps, puis celui-ci doit se propager au dos et au bas du dos. Le mouvement doit être lent !

*Répétition* : exécuter l'exercice à volonté, mais au moins huit fois au total.

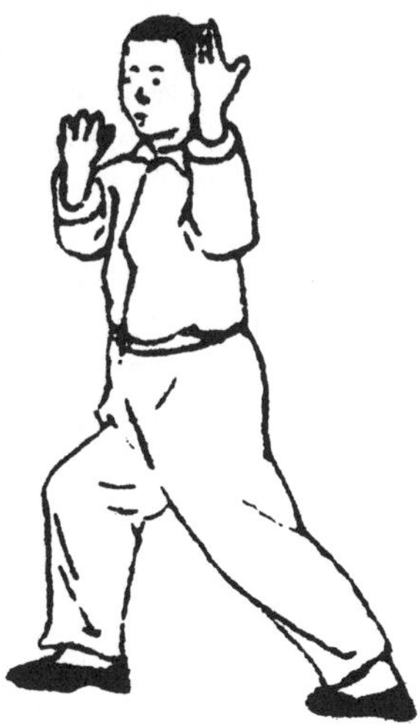

Figure 402.

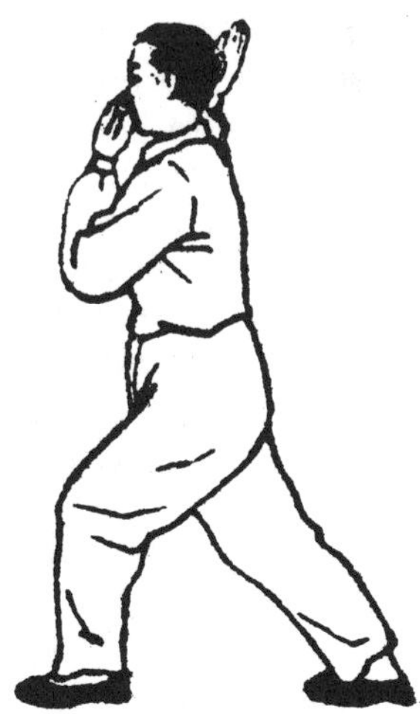

Figure 403.

## Troisième mouvement : le Singe aux aguets se tourne entièrement vers la gauche et vers la droite

Passer sans interruption au troisième mouvement, qui se différencie du deuxième comme suit : dans celui-là seul le haut du corps effectuait un mouvement tournant jusqu'au bas du dos, alors que dans celui-ci le mouvement affecte le corps en entier, jusqu'aux articulations des pieds.

**Mouvement tournant vers la droite :** de l'exercice précédent la jambe gauche est placée en « pas arqué » :

**(I)** Amener lentement le tronc en position médiane ; placer les mains en position de « tenir le ballon » (Yin-Yang), la main droite plus haut que la main gauche.

**(E)** Écarter les mains l'une de l'autre, les élever vers la droite de manière à ce que l'avant-bras droit forme sans cesse un angle droit avec le bras droit. Ensuite, le bras droit tourne à partir de l'articulation de l'épaule jusqu'à ce que la main droite soit parvenue à la hauteur de l'oreille, le bras formant alors avec le bord latéral du thorax un angle de 45°. La paume droite est dirigée vers le visage ; la main placée à la hauteur du menton, éloignée du visage d'environ 30 cm. En même temps, la tête, les épaules, le bassin et les chevilles effectuent un mouvement tournant aussi ample que possible vers la droite (la tête se tournant le plus possible, à partir de la colonne cervicale) (fig. 404).

**(I)** Porter entièrement le poids du corps sur la jambe droite. Soulever le pied gauche et l'amener près du bord interne du pied droit où il se pose par la pointe. Abaisser lentement les mains devant le haut du corps, la main gauche se plaçant plus haut que la droite ; les paumes se font face. Corps et esprit se fondent l'un dans l'autre. Avancer le pied gauche d'un pas.

**Mouvement tournant vers la gauche :**

**(E)** Avancer le pied gauche d'un pas. Lorsque le pied gauche est fermement posé au sol, effectuer un deuxième mouvement tournant, mais en sens inverse.

*Répétition :* à exécuter vers la droite et vers la gauche alternativement, quatre fois au moins de chaque côté.

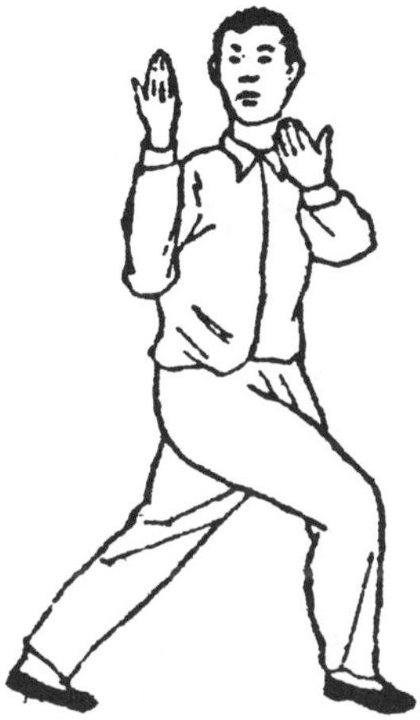

Figure 404.

## Quatrième mouvement : tourner la tête et regarder la Lune

De la fin du mouvement précédent, le pied droit est posé en avant.

**(I)** Par un mouvement tournant, ramener le corps entier en position médiane ; en même temps conduire les mains devant la poitrine (dos des mains vers la poitrine). Porter le poids du corps sur la jambe gauche.

**(E)** Faire pivoter le pied droit sur son talon, de 90° vers la droite et l'extérieur. Avancer le pied gauche d'un pas de sorte qu'il forme avec le pied droit un angle de 90°. Fléchir la jambe gauche et porter dessus 70 % du poids du corps. En même temps, étendre les bras vers l'avant (l'avant étant la direction indiquée par la jambe gauche), légèrement fléchis, paumes vers le bas, pouces pratiquement l'un à côté de l'autre. Par le mouvement des jambes et des bras, la tête s'est largement tournée vers la droite, l'arrière et le haut. Le regard se porte au loin, vers la droite et le haut (fig. 405).

**(I)** A présent, amener le pied droit près du bord interne du pied gauche et, par un mouvement tournant, amener tout le corps en

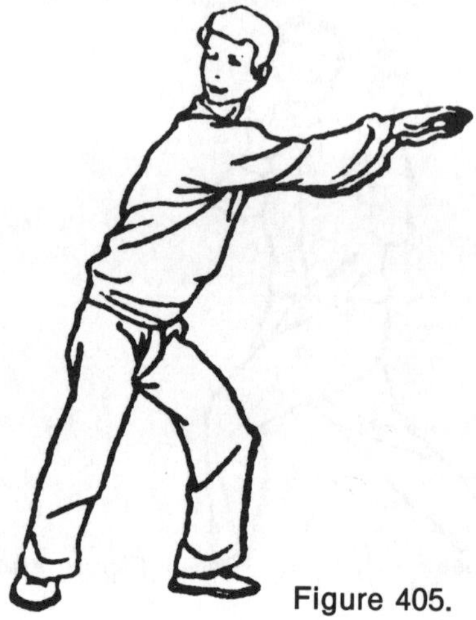

Figure 405.

position médiane ; en même temps, tirer les mains vers la poitrine. Porter le poids du corps sur la jambe droite, l'y laissant un court instant, et faire pivoter le pied gauche sur son talon de 90° vers la gauche et l'extérieur.

**(E)** Porter le poids du corps sur la jambe gauche fléchie, avancer le pied droit d'un pas, fléchir la jambe droite et porter dessus 70 % du poids du corps. Les bras, légèrement fléchis, indiquent la même direction que la jambe droite, paumes vers le bas. Le Singe saisit le Qi avec la main gauche. La tête est largement tournée vers la gauche, l'arrière et le haut.

*Répétition :* à exécuter au moins quatre fois à droite et à gauche, alternativement.

## Cinquième mouvement : le Singe cueille des fruits

Du dernier pas de l'exercice précédent, le pied gauche est posé en avant.

**(I)** Le poids du corps est sur la jambe gauche. Poser le pied droit (tourné de 90° vers l'intérieur) à côté du pied gauche, ce qui fait effectuer au corps un mouvement tournant de 180° vers la gauche.

**(E)** Le poids du corps reste sur la jambe droite maintenant fléchie, le pied droit étant tourné vers la droite et l'extérieur. Déplier la jambe gauche et la poser « vide » sur le sol à un pas devant soi. Taper légèrement de toute la semelle gauche contre le sol de façon ininterrompue.

Pendant le mouvement tournant du corps vers la gauche (gauche voulant dire en direction de la jambe gauche), élever l'un et l'autre bras vers la gauche : la main gauche jusqu'au sommet de la tête paume vers le visage, la main droite à côté de l'avant-bras gauche paume vers le bas. Les bras sont très légèrement fléchis. Chaque fois que le pied gauche tape contre le sol, recourber les doigts de la main gauche (« saisir le Qi ») ; en même temps les coudes se plient légèrement. Les doigts et le coude se relâchent, les bras sont de nouveau étendus, légèrement fléchis.

Répéter le mouvement des mains et des pieds à de courts intervalles rythmés.

Quand les fesses sont abaissées sur la jambe arrière, le regard se porte sur la main gauche (fig. 406).

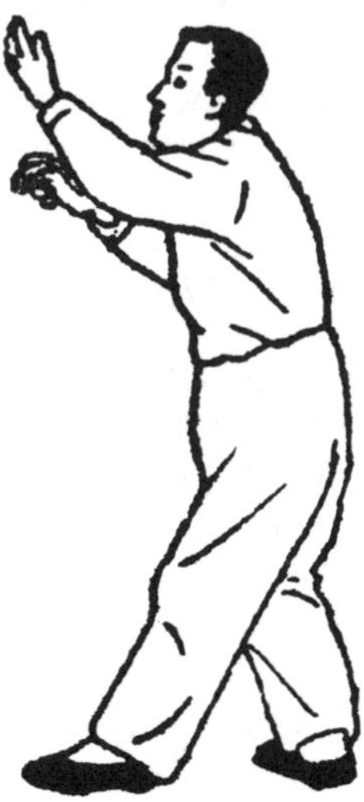

Figure 406.

**Mouvement en sens inverse :**

**(I)** Le poids du corps est sur la jambe droite. Faire pivoter le pied gauche de 90° vers l'intérieur. Porter le poids du corps sur la jambe gauche. Tirer le pied droit vers le pied gauche. Par un mouvement tournant du corps de 180° vers la droite, avancer le pied droit d'un pas ; le poids du corps reste cependant entièrement placé sur la jambe gauche, le pied droit est « vide ».

**(E)** Ensuite taper du pied contre le sol et saisir le Qi, mais du côté opposé.

*Répétition :* effectuer quatre mouvements tournants vers la gauche et vers la droite, alternativement.

## Sixième mouvement : le Singe se laisse tomber de la branche

Cet exercice fait suite au précédent sans aucune interruption : si le pied gauche était en avant, porter le poids du corps sur la jambe droite placée en arrière.

Tourner le haut du corps vers la gauche à partir de la colonne lombaire ; ce faisant, les bras se déplacent également vers la gauche. Le mouvement tournant doit être suffisamment ample pour que la paume de la main gauche soit dirigée vers l'extérieur à la hauteur des yeux. Par ce même mouvement, le coude gauche s'est placé à la hauteur de l'épaule. Le bras droit est à la verticale au-dessus du genou gauche, la main droite à la hauteur du cou, repliée en position de « saisir » (fig. 407).

**(I)** Faire pivoter le pied gauche sur son talon vers l'extérieur, porter le poids du corps sur la jambe gauche. Le pied droit avance d'un pas et le poids du corps est porté sur la jambe gauche ; le haut du corps fait un mouvement tournant à partir de la colonne lombaire vers la droite, les bras accompagnant le mouvement. Le mouvement tournant se poursuit jusqu'à ce que la main droite vienne au niveau du sommet de la tête (dos de la main vers le visage), le coude droit à la hauteur des épaules, la main gauche devant le cou repliée (en position de « saisir »), le coude gauche au-dessus de la cuisse droite (fig. 408). Les yeux sont posés sur la main droite ; abaisser les fesses sur la jambe gauche.

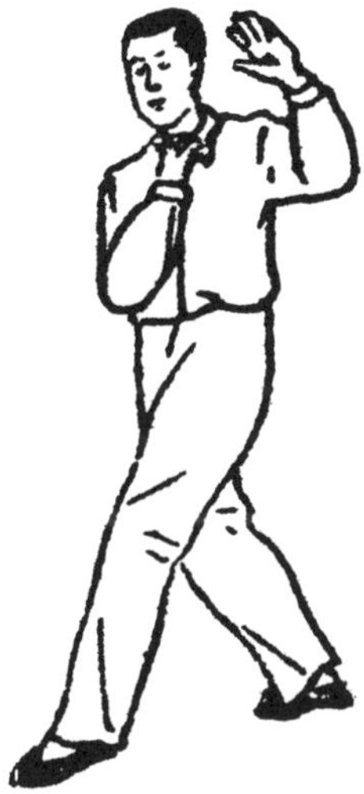

Figure 407.

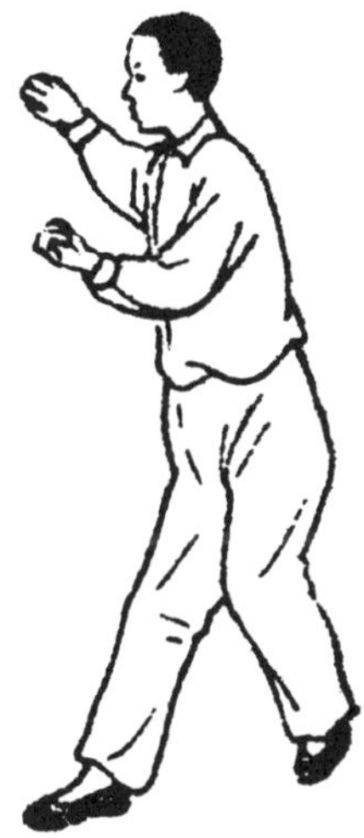

Figure 408.

*A bien surveiller :* à chaque pas, il convient de redresser le corps puis de « l'asseoir » à nouveau. Le Qi est mobilisé, tant à la surface du corps qu'à l'intérieur, par les mouvements tournants, les élévations et les abaissements des bras et du corps, par les transferts du poids du corps d'une jambe sur l'autre, donc par la tension et la détente successives des jambes, par l'alternance de tension et de détente des mains. La circulation du Qi est stimulée davantage, d'abord sur le côté droit du corps puis sur le côté gauche. Ces exercices sont particulièrement bénéfiques pour les méridiens qui, en profondeur, longent la colonne vertébrale.

## II. Qi Gong avec régulation du souffle dans le traitement des maladies chroniques

L'Institut de recherche sur le Qi Gong à Pékin a regroupé un certain nombre d'exercices de Qi Gong très efficaces dans le traitement des maladies chroniques. C'est le cas, par exemple, de la technique du « souffle régularisé », Tiaoxi, déjà exposée dans cet ouvrage (cf. p. 41 et 42).

Ces exercices comportent six sous-groupes dont le premier a pour objet la reconstitution des forces de l'organisme. Les cinq autres sous-groupes sont composés d'exercices servant à améliorer en particulier le fonctionnement des « cinq organes », lesquels sont considérés par la théorie de la médecine chinoise comme les protagonistes du fonctionnement corporel, tant chez l'homme que chez l'animal. En Chine, le traitement thérapeutique est entièrement centré sur la synergie harmonieuse de ces organes, à savoir les Poumons, le Foie, les Reins, le Cœur et la Rate qui, d'ailleurs, présentent des correspondances avec les Éléments constitutifs de l'Univers et de la Vie : Métal, Bois, Eau, Feu et Terre. L'action de ces éléments les uns sur les autres doit être maintenue dans un équilibre fluctuant.

« Le Bois croît dans la Terre, du Bois provient le Feu (qui donne et prend), le Feu fait fondre le Métal, et de ce processus naît l'Eau, dont naît la Terre. » Dans cette séquence, les fonctions se déroulent dans le sens du courant, c'est-à-dire « vers l'aval ». Par contre, si les processus se déroulent à contre-courant, c'est-à-dire « vers l'amont », les effets en sont destructeurs : « la Terre inhibe l'Eau, l'Eau éteint le Feu, le Feu brûle le Bois, le Bois est coupé par le Métal » : il y a destruction partout.

En conséquence, la santé n'existe que lorsque l'interaction des cinq organes se fait dans le bon sens. Quand cette interaction se fait à « contre-courant », le médecin chinois utilise — de nos jours encore — un des cinq « Éléments naturels », celui auquel est lié le Qi correspondant, pour redresser le mécanisme « indocile, à contre-courant » et le remettre en accord avec l'ordre naturel des choses.

Aussi, les exercices qui vont être décrits maintenant concernent-ils les Reins, les Poumons, la Rate, le Foie et le Cœur. Ils nécessitent de la part du malade une participation active. Leurs effets seront très rapidement perceptibles. Le pratiquant peut espérer un premier résultat après dix jours déjà d'un entraînement régulier, bien que la guérison, ou du moins une amélioration durable, ne soit à espérer qu'après dix mois seulement.

Les mouvements sont faciles à apprendre et peuvent également être exécutés en marchant. Les conditions indispensables à leur efficacité sont identiques à celles de tous les autres exercices : la détente du corps et de l'esprit, le calme et la tranquillité. A cet effet, il serait bon de se reporter à ce qui a été dit dans la partie théorique sur les préparatifs et les conditions préliminaires.

Se mettre debout, les plantes des pieds fermement posées au sol, les pieds parallèles et écartés de la largeur des épaules, le poids du corps reposant autant sur les talons que la balle des pieds. Les genoux sont relâchés, le bas du dos droit mais relâché, le haut du corps et la tête redressés ; sous les paupières closes le regard est porté à l'horizontale. Les bras pendent de part et d'autre du corps mais, bien que relâchés, ne doivent pas toucher le thorax.

Commencer par régulariser le souffle, comme décrit dans le paragraphe consacré au Tiaoxi (cf. p. 41 et 42). Celui qui ne parvient pas encore à rassembler son attention sur le Dantian choisira une image, un support mental (une fleur, un arbre), auquel il portera une attention décontractée. Dès qu'on sent « avoir accédé au calme », on pose les deux mains sur le Dantian (fig. 409), paume droite en « Gueule du Tigre » (pouce et index écartés), la « Gueule » étant placée autour du nombril, de sorte que la paume repose sur le Dantian. Puis poser la paume gauche par-dessus la main droite (ce qui est censé atténuer l'excitation sexuelle). Les convalescents commenceront par expirer par la bouche, ceux souffrant de maladies chroniques commenceront par expirer par le nez. A l'inspiration, les lèvres sont closes mais non serrées, le bout de la langue touche le palais. Respirer lentement, profondément, de manière inaudible ; le passage de l'expiration à l'inspiration doit se faire en douceur. Éviter de remplir entièrement les poumons et expirer sans force. A l'inspiration, le haut du corps s'étire vers l'avant (plutôt en pensée qu'en réalité).

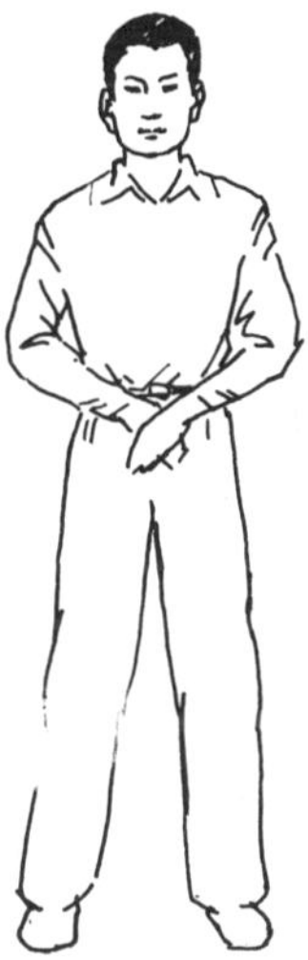

Figure 409.

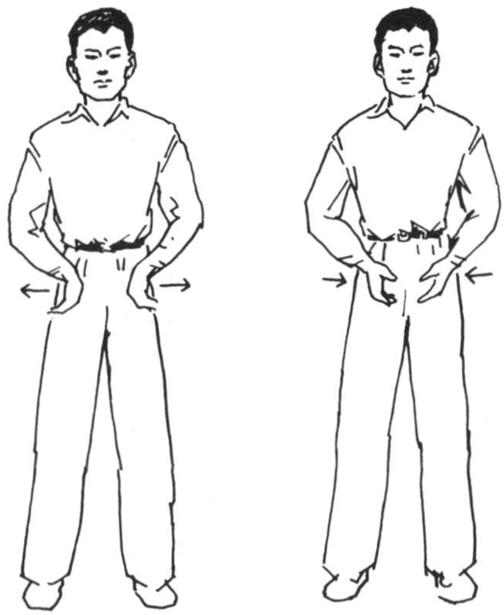

Figure 410.

Commencer alors à pratiquer le mouvement appelé « ouvrir et fermer », comme indiqué par la figure 410 : en inspirant, tourner les paumes vers l'extérieur, ce qui implique un mouvement tournant non seulement des poignets mais de la tête de l'humérus à l'articulation de l'épaule. Écarter lentement les mains et les bras, un peu plus que de la largeur des hanches, puis, en expirant, conduire de nouveau les mains l'une vers l'autre ; les paumes ne doivent néanmoins pas se toucher.

Dans la position indiquée par la figure 409, expirer et inspirer plusieurs fois, puis exécuter à nouveau le mouvement « ouvrir et fermer » plusieurs fois (fig. 410). On est alors prêt pour le premier des exercices suivants.

## Premier exercice : marche tranquille avec respiration-Vent

Pendant cet exercice, ne respirer que par le nez, et cela de la manière suivante : pratiquer deux inspirations rapides et une expiration, puis observer une pause respiratoire. L'inspiration est par conséquent courte et se fait en deux temps ; elle est sans bruit, tout juste audible au pratiquant. L'expiration, au contraire, se fait en une seule fois, de manière audible. Une expiration doit donc libérer vers l'extérieur la même quantité d'air que celle absorbée en une inspiration à deux temps.

La démarche sera souple et détendue. La jambe qui fait le pas sera soulevée avec souplesse et posée au sol d'abord par le talon, ensuite par toute la plante du pied. A chaque pas correspond un mouvement respiratoire. Chacun adoptera son propre rythme de marche car il convient de ne pas forcer. L'inspiration est quelque peu abrupte et le pas qui l'accompagne doit néanmoins être exécuté avec rondeur et souplesse. En marchant, bien prendre garde à ce que le haut du corps soit « vide », et le bassin et les jambes « pleins ».

Transférer le poids du corps de telle sorte qu'il repose exactement à mi-distance des pieds lorsqu'ils sont tous deux posés au sol. Ensuite porter lentement le poids du corps sur la jambe qui effectue le pas, faire rouler le pied arrière sur la balle, le soulever et l'avancer d'un pas ; le poids du corps sera ainsi transféré dans un mouvement rond, de la droite vers le milieu, puis vers la gauche, puis de nouveau vers le milieu, puis vers la droite, et ainsi de suite... Pendant la marche, se concentrer uniquement sur l'envoi du Qi dans le Dantian. Pour congédier les pensées parasites, on recourra à la représentation mentale.

Marcher entre vingt et trente minutes, puis se reposer (l'idéal serait de prendre ce repos sur un banc dans un parc tranquille). Les pauses servent à « entretenir le Qi » ; c'est pourquoi il convient, pendant ce temps de repos, de s'isoler de toute influence ou impression externe. Les moines bouddhistes conseillaient de s'exercer au Qi Gong dans un endroit richement boisé et comportant une surface d'eau calme. C'est aussi l'une des raisons pour lesquelles tous les monastères (à l'exception de quelques-uns) ont été construits loin de toute agitation, en montagne ou au milieu de paysages paisibles. Lorsqu'ils sont situés dans les grandes villes, les monastères sont des oasis de paix et de tranquillité par l'ordonnance de leurs jardins et leurs arbres centenaires.

| Coordination de la respiration et du déplacement | |
| --- | --- |
| Premier pas | Inspirer rapidement |
| Deuxième pas | Inspirer rapidement |
| Troisième pas | Expirer calmement |
| Quatrième pas | Pause respiratoire |

## Deuxième exercice : amélioration de la fonction du Rein

Cet exercice permet au Qi pur de franchir plus facilement le seuil entre le Dantian et le Vaisseau Gouverneur. De plus, il rend le méridien des Reins perméable au passage du Qi provenant de l'organe rein. L'exercice est composé de deux unités de mouvement : un « pas sur place » et un exercice avec déplacement.

*Préparation :* exécuter « ouvrir et fermer » devant le Dantian (fig. 410).

### Premier mouvement : le pas sur place

Après la dernière « fermeture », porter le poids du corps sur la jambe gauche, avancer lentement le pied droit d'un demi-pas, le poser par la balle tout en le maintenant « vide » (fig. 411).

Ceux atteints de maladie chronique, de cirrhose ou de cancer, posent tout de suite le pied par le talon. Le poids du corps reste sur la jambe gauche, le tronc effectue un mouvement tournant vers la droite à partir de l'axe de la colonne lombaire ; par ce mouvement tournant l'une et l'autre main se déplacent vers la droite. Lorsque la main droite parvient à côté (en arrière) de la hanche droite et la main gauche devant le Dantian, pratiquer une première inspiration rapide par le nez.

Poser alors lentement la plante du pied droit au sol, transférer lentement le poids du corps : de la jambe gauche, le porter sur le

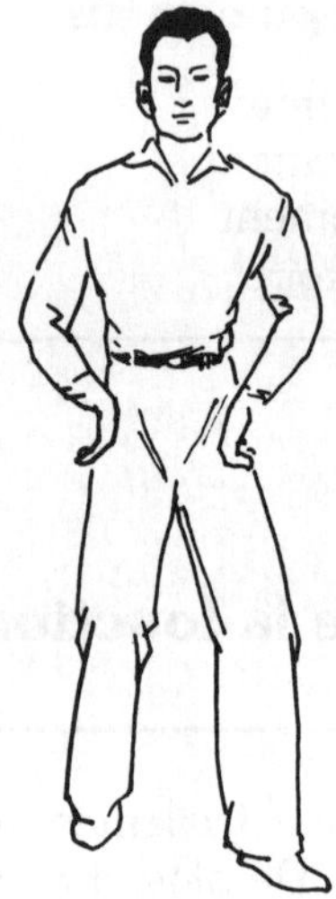
Figure 411.

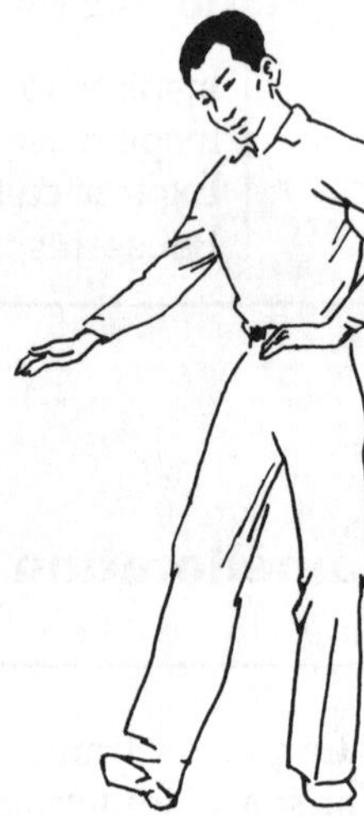
Figure 412.

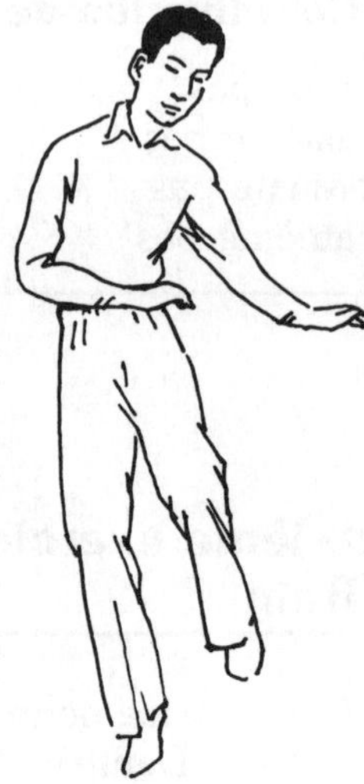
Figure 413.

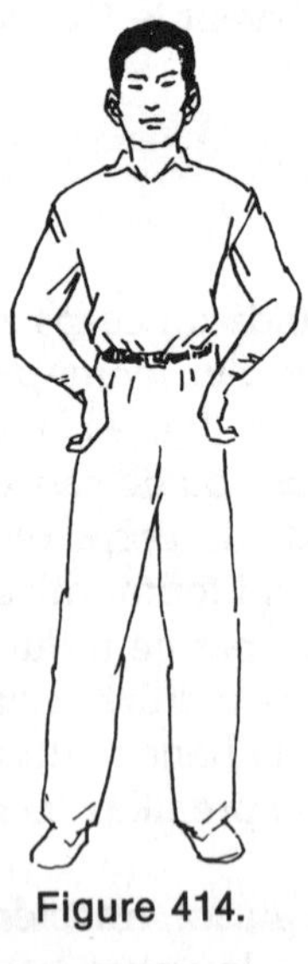
Figure 414.

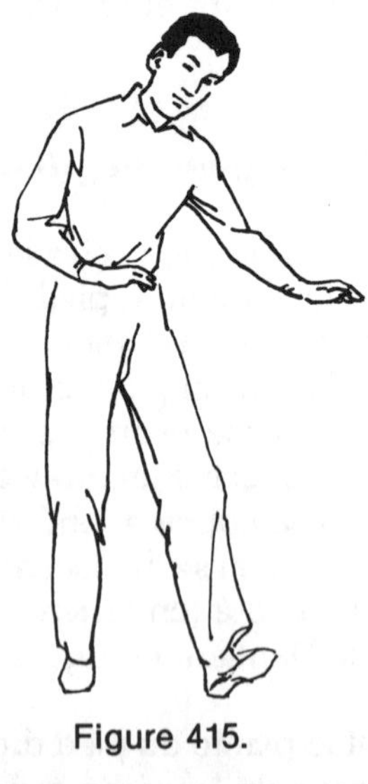
Figure 415.

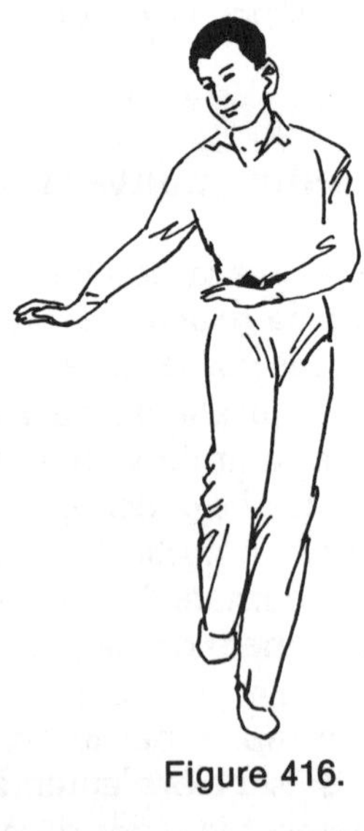
Figure 416.

milieu du corps en sorte que les deux jambes soient également chargées ; ensuite le poids du corps se reporte rapidement sur la jambe gauche, le pied droit n'étant alors plus posé au sol par le talon (fig. 412). Simultanément, tourner les paumes vers la gauche, les bras restant immobiles. Ce faisant, pratiquer une deuxième inspiration rapide par le nez.

Dans un mouvement rond, reporter le poids du corps sur la jambe avant, c'est-à-dire la jambe droite ; en même temps, les bras (à partir de l'articulation des épaules) conduisent les mains au côté gauche du corps ; bien redresser le tronc ; le pied gauche en arrière est posé au sol par la balle. Pendant ce mouvement, pratiquer une expiration lente et ronde. La main gauche est placée près de la hanche gauche en arrière d'elle, et la main droite devant le Dantian. Le tronc s'est tourné plus largement vers la gauche ; il est légèrement fléchi vers l'avant et la gauche dans l'articulation des hanches (fig. 413).

Pendant la pause respiratoire qui suit, le tronc se redresse et effectue un mouvement tournant vers la droite à partir de la colonne lombaire. En même temps, le poids du corps est porté de la jambe droite en avant, sur la jambe gauche ; le haut du corps repose donc de nouveau sur la jambe gauche, le pied droit n'est posé au sol que par la balle. La main gauche est placée devant le Dantian, la main droite près de la hanche droite, en arrière d'elle.

Cette séquence de mouvements est à exécuter neuf fois.

Ensuite, avancer le pied gauche d'un pas et exécuter de nouveau l'exercice neuf fois, comme décrit, mais du côté opposé (fig. 414, 415 et 416).

Pour terminer, placer le pied droit à côté du pied gauche (les deux pieds écartés de la largeur des épaules). Comme exercice Shou Gong, exécuter trois fois « ouvrir et fermer » devant le Dantian.

*A bien surveiller :* pour faire un pas il convient de soulever le pied arrière par le talon, de le conduire à côté de la jambe d'appui et de le poser au sol par la balle en trace large (l'écartement des jambes devant être au moins égal ou supérieur à la largeur du bassin). Dans tous les exercices qui suivent, il ne faudra poser le pied au sol que par le talon, cela afin de préparer encore mieux les méridiens Yin et Yang du pied à un transport abondant de Qi. On évitera d'exécuter les mouvements avec négligence. La main qui se place près des hanches doit « capter » le Qi. Les articulations des hanches et de la colonne lombaire doivent être tout à fait relâchées afin que le Qi puisse franchir sans obstacle le seuil du méridien du Rein et du Cœur. Pendant l'exercice sur place on gardera les yeux fermés.

## Deuxième mouvement : exercice avec déplacement corporel

L'exercice pour la régénération des reins est maintenant à exécuter en marchant. Les yeux seront maintenus ouverts, juste assez pour voir un peu plus loin que le bout de chemin à parcourir. La respiration se fera en quatre temps, c'est-à-dire qu'on inspirera deux fois par le nez pendant le premier pas, qu'on commencera le deuxième pas par une expiration et le terminera par une pause respiratoire. Donc inspiration, inspiration, expiration et pause.

*Position de départ :* à la suite du Shou Gong de l'exercice précédent, on se retrouve en position de départ, pieds parallèles et écartés de la largeur des épaules. Conduire alors la main droite près de la hanche droite et la main gauche devant la poitrine.

Porter le poids du corps sur la jambe gauche, le talon droit se soulève, le pied droit avance d'un pas, le poser au sol par le talon, tourner le haut du corps légèrement vers la droite et, à partir de l'articulation de la hanche, le fléchir légèrement vers l'avant-droite. Simultanément, effectuer la première inspiration-Vent.

D'un mouvement rond et souple, tourner les paumes vers la gauche. La main gauche se déplace en un mouvement descendant vers le côté gauche, alors que la main droite s'élève en direction du Dantian. Simultanément, poser le pied droit au sol de toute la plante et redresser le haut du corps, l'amenant ainsi en position médiane. Ce faisant, effectuer une deuxième inspiration-Vent (rapide). Le poids du corps repose alors sur la jambe droite, le talon gauche se soulève.

Avancer le pied gauche d'un pas et le poser au sol par le talon ; le tronc effectue un mouvement tournant vers la gauche, à partir de l'axe de la colonne lombaire, en même temps qu'il s'incline légèrement vers l'avant à partir de l'articulation de la hanche. Par ce mouvement tournant, les mains sont déplacées plus loin vers la gauche, la main gauche jusque près de la hanche gauche et la main droite jusque devant le Dantian. Pendant ce mouvement, expirer profondément dans le Dantian.

Porter le poids du corps sur la jambe gauche ; le pied gauche est ainsi entièrement abaissé au sol, le talon droit se soulève, le haut du corps se redresse et effectue un mouvement tournant vers la droite, revenant de la sorte en position médiane. Tourner les paumes vers la droite, dans un mouvement rond et souple ; les paumes se déplacent alors vers la droite : la gauche s'élève vers le côté droit et la droite s'abaisse vers le côté droit. Ce mouvement est effectué pendant une pause respiratoire.

Le mouvement tournant du haut du corps vers la droite se poursuit, le pied droit est avancé d'un pas puis posé au sol par le talon. L'exercice en quatre temps est ainsi repris à son début (fig. 417).

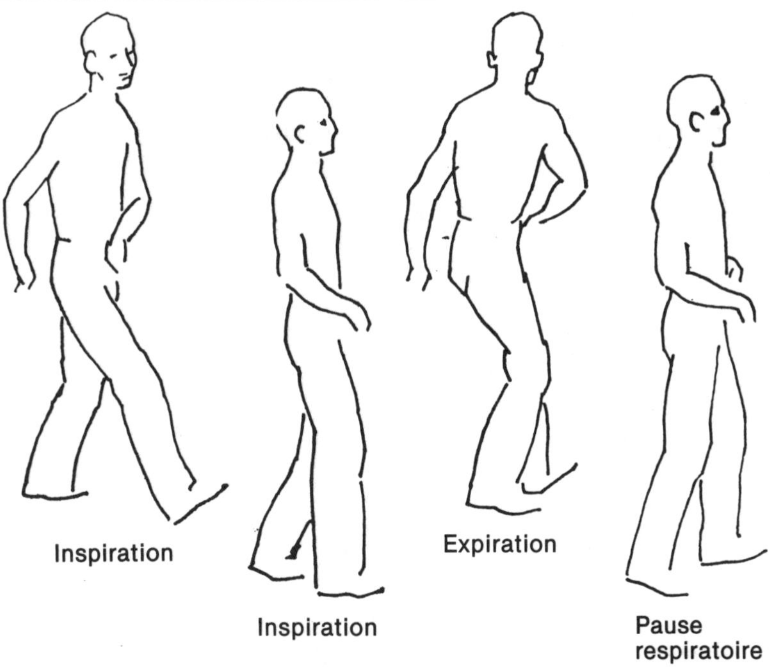


Figure 417.

Pour cet exercice, choisir un rythme de 65 à 70 pas environ par minute ; sa durée est de vingt minutes. L'inspiration-Vent, rapide, effectuée en deux temps, met en mouvement le Qi de l'organe de manière plus intense ; l'expiration profonde permet au Qi pur de pénétrer immanquablement dans le Dantian. L'action de cet exercice sur le Qi est encore amplifiée par Shou Gong, l'exercice de conclusion qui suit :

*Shou Gong :* ramener la jambe arrière à côté de la jambe avant, les pieds devant être parallèles et écartés l'un de l'autre de la largeur des épaules. Effectuer trois fois « ouvrir et fermer » devant le Dantian. Puis poser les deux paumes devant le ventre ; les extrémités des majeurs se touchent, les pouces sont écartés vers le haut ; ensuite, élever lentement les mains devant la poitrine jusqu'à ce que les extrémités des majeurs se posent sur le point Shanzhong (« Milieu de la poitrine »). Avec l'extrémité des pouces (toujours écartés) toucher les deux points Qihu (« Porte du Souffle ») indiqués par la figure 418. Pratiquer un léger massage de ces trois points. Pendant ce massage, expirer trois fois en soupirant, comme si l'expiration libérait un poids. Puis abaisser les mains jusqu'au Dantian, effectuer trois respirations-Qi ; les abaisser plus bas encore à côté des cuisses, et pratiquer dix minutes de marche détendue.

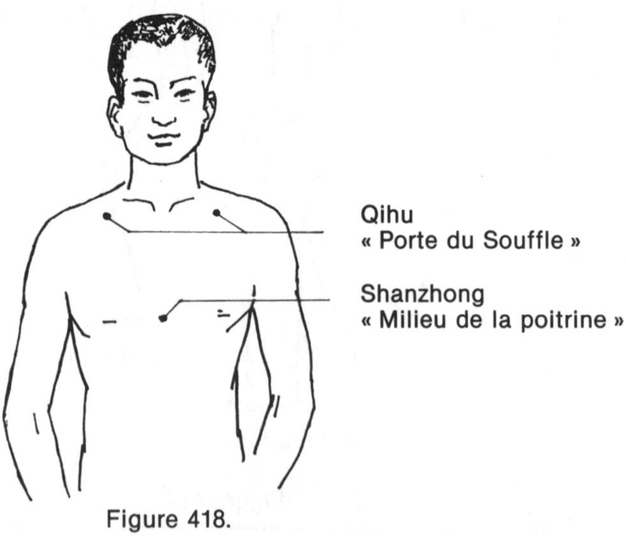


Figure 418.

## Troisième exercice : amélioration de la fonction des Poumons

Cet exercice est efficace dans les cas de tuberculose pulmonaire, d'asthme, d'emphysème et de congestion pulmonaire, mais aussi en cas de maladies des reins et de la peau.

*Préparation :* identique à celle du deuxième exercice. Pratiquer trois fois « ouvrir et fermer » devant le Dantian.

### Exercice principal

Porter le poids du corps sur la jambe gauche ; le haut du corps effectue un mouvement tournant vers la droite. Pendant ce mouvement tournant, avancer d'un demi-pas la jambe droite maintenant « vide » et la poser au sol par le talon. Tourner les paumes (devant le ventre) vers la droite dans un mouvement rond et souple ; les bras conduisent les mains vers le côté droit, la main droite se place près de la hanche droite, en arrière d'elle, tandis que la main gauche est élevée devant la poitrine. Effectuer une inspiration-Vent (rapide) lorsque le talon droit touche le sol.

Poser le pied droit au sol de toute la plante, soulever le talon gauche. Le poids du corps se porte, dans un mouvement fluide, sur la jambe droite. Bien redresser le haut du corps ; l'une et l'autre paume tournent vers la gauche dans un mouvement doux et souple : la main gauche passe devant le Dantian puis s'abaisse latéralement près de la hanche gauche, en arrière d'elle. Lorsque la plante du pied droit est entièrement posée au sol, effectuer une deuxième inspiration-Vent (rapide).

Tourner le haut du corps complètement à gauche ; en fin de mouvement les mains ont atteint leur point d'inversion. La jambe gauche devenue « vide » se soulève, la conduire à côté de la jambe droite, pointe du pied près du pied droit (ne pas encore le poser au sol) ; pratiquer une expiration rapide par le nez.

Puis observer une pause, aussi bien de mouvement que de respiration. Le corps est détendu, le bassin s'abaisse d'une hauteur égale à celle du sacrum, ce qui permet à la pointe du pied gauche de se poser au sol. Les mains se ferment en poings (fig. 419). Le majeur exerce une rapide pression sur le point « Palais interne du travail » situé dans la paume (rapide « acupressure » de l'extrémité du majeur et de l'extrémité du gros orteil par son contact avec le sol). Faire une pause respiratoire. Le poing droit est soulevé par le mouvement d'abaissement du sacrum, le poing gauche fait un petit mouvement de fouettement vers l'arrière.

Le poids du corps repose toujours sur la jambe droite. Conduire le pied gauche un pas en avant, et le poser au sol par le talon. Le haut du corps effectue un mouvement tournant vers la gauche, à partir de l'axe de la colonne lombaire. Les mains, toujours placées sur le côté gauche du corps, tournent les paumes (dans un mouvement souple et rond) vers la droite. Pratiquer une inspiration-Vent (rapide) en posant le talon gauche au sol.

Puis poser le pied gauche au sol de toute la plante ; soulever le talon droit, porter le poids du corps sur la jambe gauche ; le corps revient en position médiane, la main droite se déplace vers la hanche droite, la main gauche vers la poitrine. En posant la plante du pied gauche tout entière au sol, effectuer une quatrième inspiration-Vent.

Ramener le pied droit à côté du pied gauche, pointe vers lui ; ne toutefois pas le poser au sol. Le haut du corps est en position médiane, les mains en train de se déplacer vers la droite. Quand la pointe du pied droit parvient à côté du pied gauche, expirer par le nez.

Pendant la pause respiratoire, détendre tout le corps et abaisser le bassin de la hauteur du sacrum, de sorte que la pointe du pied droit tape contre le sol. Fermer les mains en poings. Pendant l'abaissement du corps, le poing droit fait un petit mouvement de fouettement vers l'arrière tandis que le poing gauche s'élève légèrement devant la poitrine, et ainsi de suite (fig. 420)...

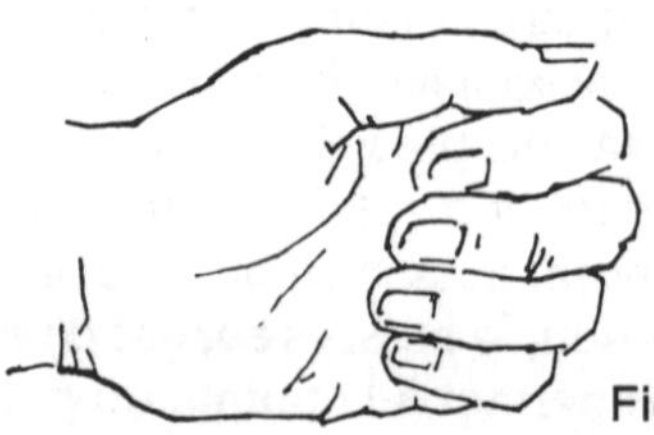

Figure 419.

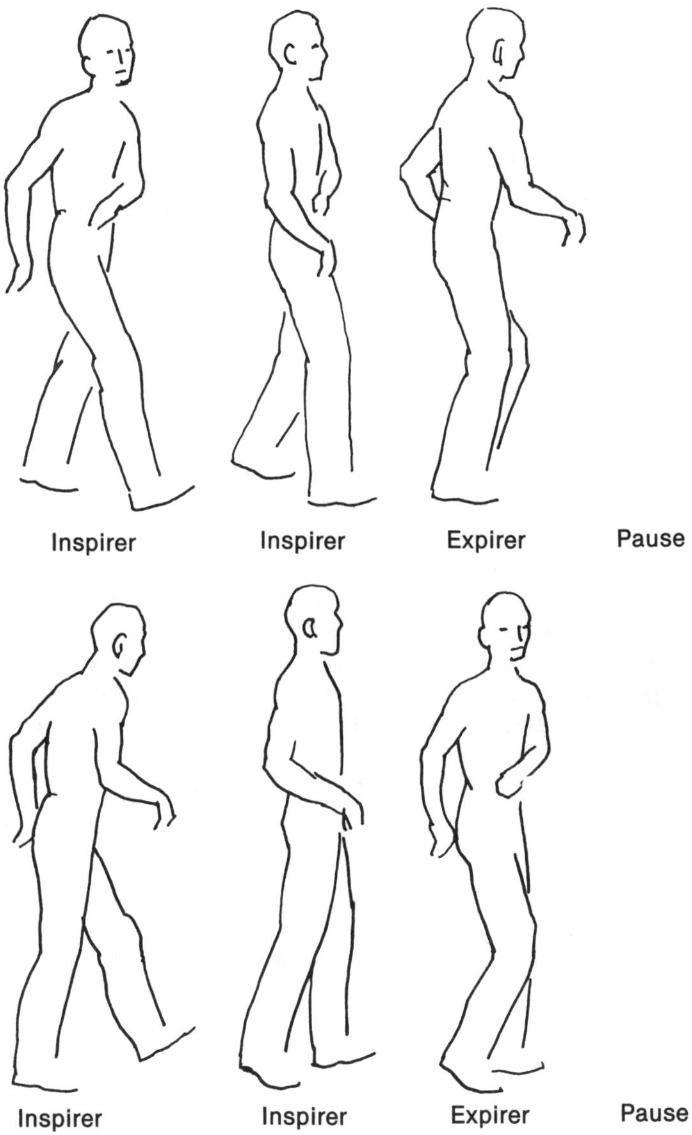
Inspirer
Inspirer
Expirer
Pause
Inspirer
Inspirer
Expirer
Pause

Figure 420.

*A bien surveiller :* l'abaissement du haut du corps se fait en un rapide mouvement de bascule, le mouvement des poings ne se fait qu'en fonction du mouvement du corps lui-même.

*Rythme de marche :* 60 à 65 pas par minute.

L'unité d'exercice comprend ici deux pas. Après chaque pas, respecter une pause avec abaissement du bassin.

*Durée d'exercice :* de vingt à trente minutes. Après quoi, conclure obligatoirement par Shou Gong (se référer à la description de la fin du deuxième exercice).

## Quatrième exercice : amélioration de la fonction de la Rate

Cet exercice est indiqué pour son efficacité dans les maladies de l'estomac, de la rate et du pancréas (diabète), ainsi que dans l'ascite. Il renforce les défenses contre les maladies infectieuses.

Les mouvements sont presque les mêmes que ceux concernant les poumons. Les seules différences sont les suivantes : la main est conduite un peu plus haut devant la poitrine ; les mouvements latéraux sont moins intenses ; le rythme de marche est un peu moindre (de 50 à 55 pas par minute) ; pendant la pause respiratoire, l'abaissement du tronc est moins profond.

La préparation et Shou Gong sont identiques à ceux de l'exercice pour les reins.

## Cinquième exercice : amélioration de la fonction du Foie

Cet exercice est efficace dans les maladies du foie, de la vésicule biliaire et des yeux, ainsi que dans la distension tendineuse, les hernies inguinale et scrotale.

*Préparation :* identique à celle de l'exercice pour les reins.

## Exercice principal

Identique à celui du troisième exercice (pour la rate), avec cependant deux différences : les mouvements sont aussi amples que dans le deuxième exercice (pour le poumon), ce qui intensifie la mise en mouvement du Qi entre le foie et le poumon. Le rythme de marche est un peu plus lent que dans le troisième exercice (pour la rate) ; en outre, le rythme respiratoire est associé aux pas de manière différente.

Porter le poids du corps sur la jambe gauche. Avancer le pied droit d'un pas et le poser au sol par le talon ; en même temps, tourner le haut du corps vers la droite. Les paumes, dirigées vers la droite, se déplacent vers le côté droit du corps ; ce faisant, la main gauche s'élève seulement jusqu'à la hauteur du foie au lieu de s'élever jusqu'à hauteur de la poitrine.
Effectuer une inspiration-Vent (rapide).

Poser le pied droit au sol de toute la plante, ramener le haut du corps en position médiane, soulever le talon gauche, déplacer les mains, paumes maintenant tournées vers la gauche, vers le côté gauche du corps. Porter le poids du corps sur la jambe droite. Avancer le pied gauche d'un pas et le poser au sol par le talon. Tourner le haut du corps complètement à gauche ; conduire la main gauche jusqu'à côté de la hanche gauche, en arrière d'elle, et la main droite devant le foie.
Effectuer une deuxième inspiration-Vent.

Poser le pied gauche au sol de toute la plante. Porter le poids du corps sur la jambe gauche, soulever le talon droit, ramener le haut du corps en position médiane. Déplacer les mains, paumes tournées vers la droite, vers le côté droit du corps. Avancer le pied droit d'un pas et le poser au sol par le talon ; tourner le haut du corps vers la droite, placer la main gauche devant le foie, la main droite à côté de la hanche droite, en arrière d'elle.
Effectuer une inspiration rapide.

Poser le pied droit au sol de toute la plante. Porter le poids du corps sur la jambe droite, ramener le haut du corps en position médiane. Les mains, paumes tournées vers la gauche, se dépla-

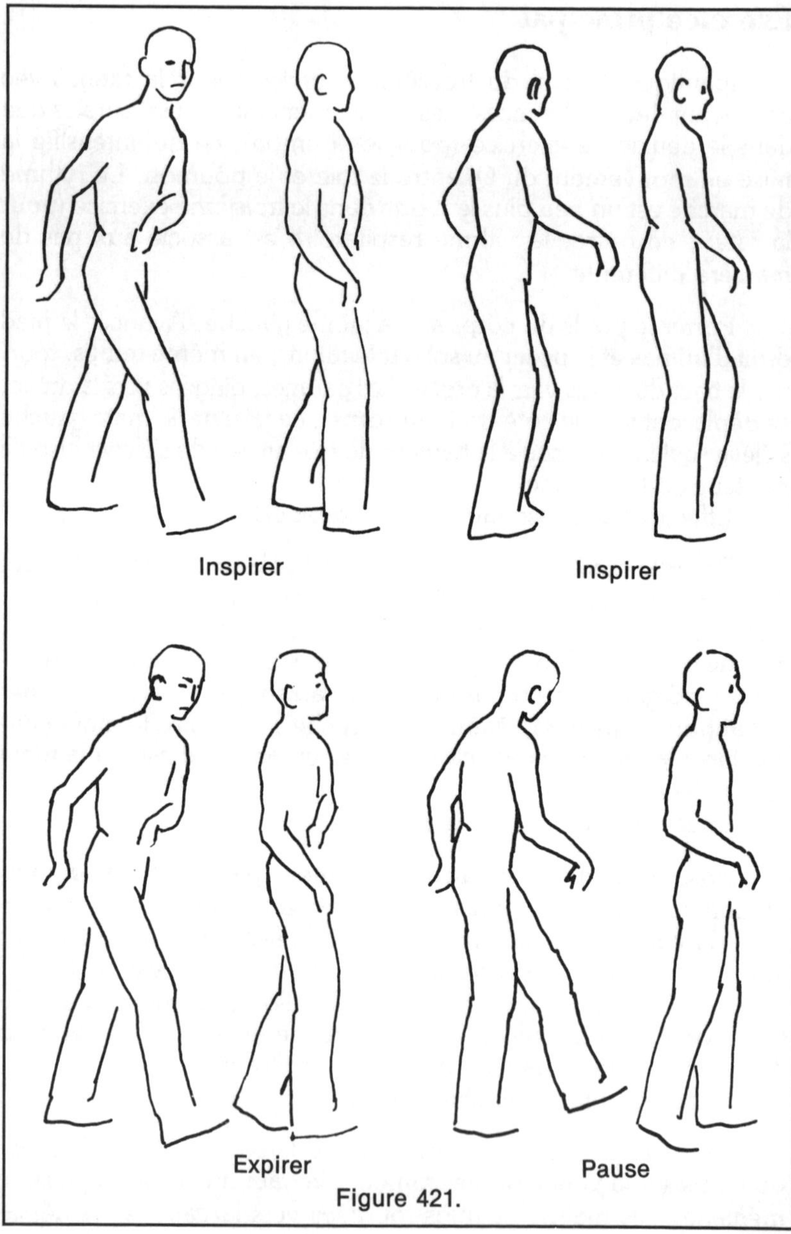


Figure 421.

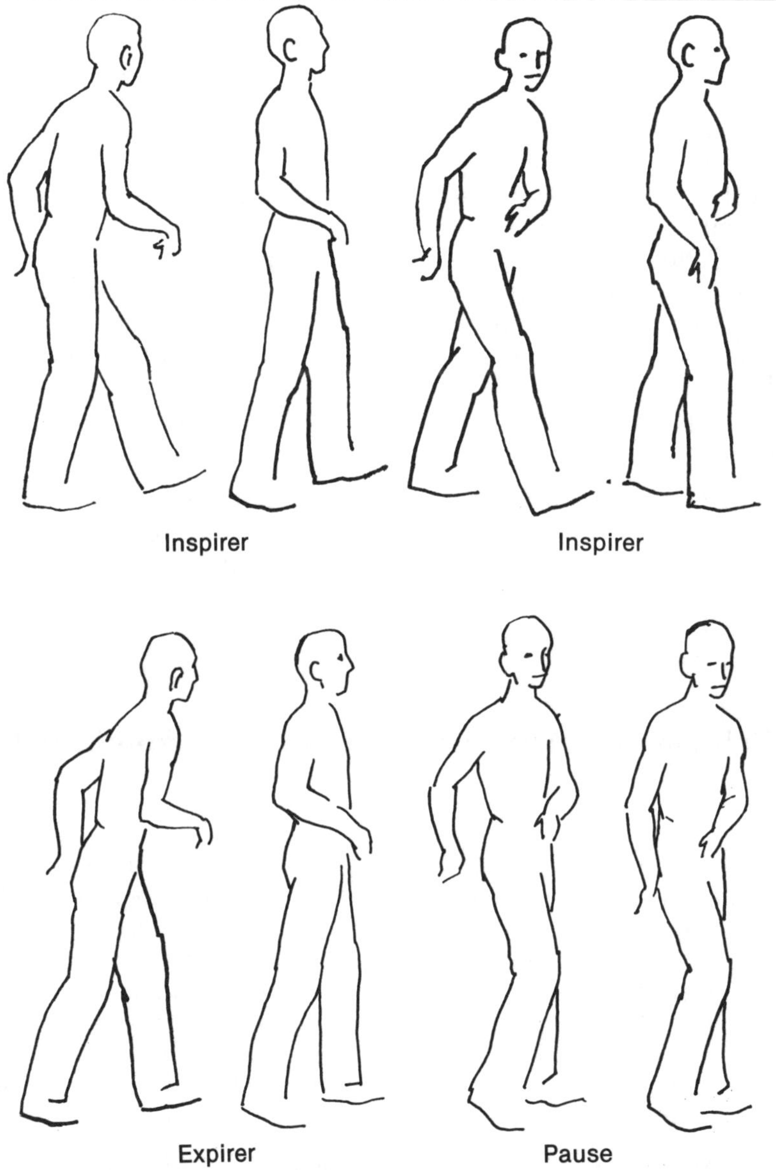


Figure 422.

cent vers le côté gauche du corps. Soulever le pied gauche et le ramener à côté du pied droit, pointe vers le pied droit ; tourner le haut du corps vers la gauche ; la main gauche se place à côté de la hanche gauche, en arrière d'elle, la main droite devant le foie. Observer une pause respiratoire pendant laquelle le corps s'abaisse de sorte que la pointe du pied gauche tape contre le sol. Le gros orteil doit pour ainsi dire se frotter contre le sol. Le haut du corps revient en position médiane.

Cette unité d'exercice comprend trois pas et un « frottement » du sol avec l'orteil, ainsi qu'une pause respiratoire. Inspirer au premier pas, inspirer au second pas, expirer au troisième pas. Le tapement avec acupressure est effectué pendant la pause respiratoire (fig. 421).

Répéter le même ensemble de mouvements comme décrit plus haut, mais du côté opposé (fig. 422).

*Rythme de marche :* entre 40 et 50 pas à la minute.

L'exercice est conclu de la même manière que le deuxième exercice (pour le rein) et dure de dix à trente minutes.

## Sixième exercice : amélioration de la fonction du Cœur

Compte tenu des propriétés du Qi du Cœur, le calme du lieu ainsi que le calme extrême de l'esprit sont les conditions essentielles au succès de cet exercice. L'état du cœur et de l'organisme dans son ensemble conditionnent l'amplitude des mouvements, leur rythme ainsi que la durée de l'exercice. Le pratiquant devra découvrir par lui-même à quel rythme et combien de temps il peut marcher sans ressentir de gêne. Cet exercice est aussi efficace contre les rhumatismes. Pour cette indication particulière, l'amplitude des mouvements et le rythme de la marche peuvent être augmentés.

*Préparation :* identique à celle décrite dans le deuxième exercice pour le rein.

## Exercice principal

L'enchaînement des pas et le rythme respiratoire sont identiques à ceux du deuxième exercice (pour le rein). Par contre, les paumes ne sont pas ouvertes mais fermées, et cela de la manière suivante : l'extrémité du majeur (où se termine le méridien Yin du Maître du Cœur) est posée à côté de l'éminence thénar, le petit doigt allongé sur l'éminence hypothénar. Il y a, à cet endroit, une zone réflexe qui agit sur le nerf optique (fig. 423).

Pendant la marche, l'une des mains ne se déplace que jusqu'au Dantian, alors que l'autre se place à côté de la hanche correspondante, comme dans l'exercice pour le rein.

Il faudrait autant que possible se déplacer en gardant les yeux fermés. L'enchaînement des pas est identique à celui du deuxième exercice. Pendant le premier pas effectuer deux inspirations-Vent, pendant le deuxième pas une expiration rapide, puis observer une pause respiratoire. Pendant le troisième pas inspirer deux fois, et ainsi de suite (fig. 424).

*

* *

Les exercices de marche, tels qu'ils sont décrits, agissent progressivement sur les organes correspondants et les systèmes qui en dépendent. Un certain apaisement se fait rapidement sentir. Néanmoins, une amélioration durable n'est manifeste et ressentie qu'après un entraînement quotidien soutenu. Après un an la pratique sera devenue une habitude, au point qu'elle se sera intégrée au rythme quotidien de vie.

Les maladies chroniques cesseront leurs inlassables attaques ; elles observeront des « trêves ». Le corps retrouvera progressive-

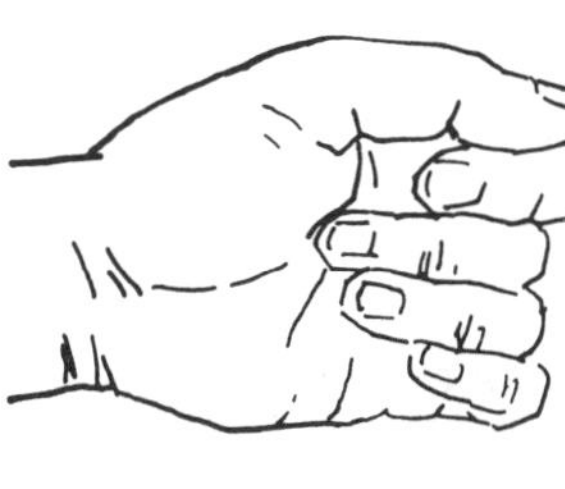

Figure 423.

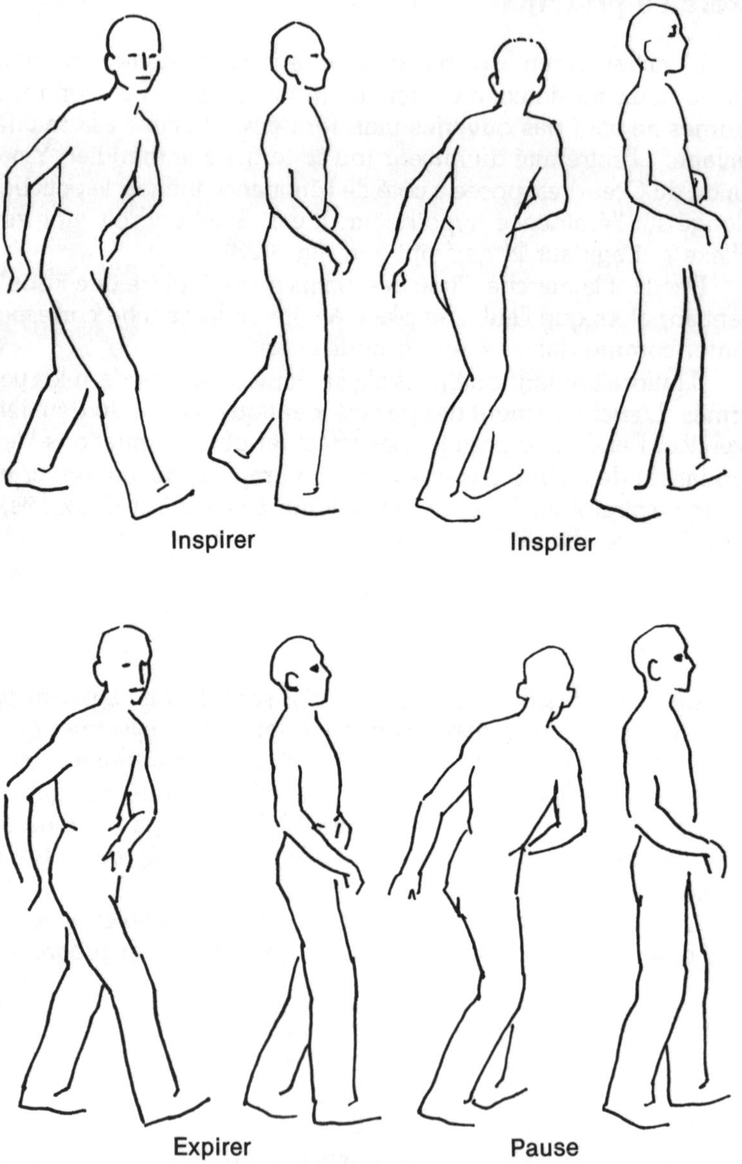


Figure 424.

ment les forces qu'il avait perdues. Le pas sur place et la marche, ayant pour objet d'améliorer la fonction des reins, aident surtout en cela qu'un système organique particulier a une influence positive sur un autre système. On peut donc considérer ces exercices comme fondamentaux. Leur utilité en cas d'épilepsie est également bien connue.

Dans la partie qui suit, traitant du « nouveau Qi Gong » de Mme Guo Lin, nous retrouverons des exercices de marche semblables, mais dans une forme légèrement modifiée, et qui sont notamment utilisés comme « arme » contre le cancer.

# III. Le « nouveau Qi Gong » et son application dans les maladies chroniques et le cancer

## A. ORIGINE, RÉSULTATS THÉRAPEUTIQUES, MÉCANISME

Aux premières heures du matin, comme tôt le soir, dans les endroits calmes et les parcs des villes chinoises, on peut habituellement voir de très nombreuses personnes qui exécutent, dans une lenteur de rêve, de longues séries de mouvements. Il s'agit de pratiquants de Taiji Quan (« Boxe contre son ombre »), un art que les pays occidentaux découvrent depuis quelque temps. Depuis quelques années, on peut également voir, en particulier dans les parcs de Pékin, des groupes de personnes s'entraîner à des exercices bien précis, sous la direction de moniteurs. Il s'agit de personnes souffrant de maladies chroniques ou de cancer et qui s'exercent au Qi Gong. Leurs mouvements sont lents, ronds et souples. A les regarder, on s'aperçoit qu'ils ont à peine conscience du monde ambiant, qu'ils sont un avec les mouvements qu'ils effectuent.

Il est bon de ne pas leur adresser la parole, en sorte de ne pas les déranger, car ces exercices constituent pour eux une thérapeutique.

Mme Guo Lin, qui vit et exerce à Pékin, est l'initiatrice de ce mode de soins. Pour combattre diverses maladies elle utilise des techniques bien précises de mouvements et de respirations. Ces dernières années s'est constitué autour d'elle un groupe de recherche qui se préoccupe du traitement de néphroses, d'hépatites, de cirrhoses, de troubles gynécologiques, d'ulcères de l'estomac, de maladies du cœur et d'hypertension artérielle, de bronchite chronique, de tuberculose, de maladies du système uro-génital et surtout de cancers. Tous ceux qui ont appris le Qi Gong confirment son influence très positive, et des rapports objectifs prouvent que celle-ci est visible et quantifiable.

Mme Guo Lin est âgée de plus de 70 ans. Elle raconte qu'il y a plus de 30 ans, elle était atteinte d'un cancer utérin avec métastases ; malgré six interventions chirurgicales, elle se trouvait dans un état désespéré. Son grand-père, qui était taoïste, lui avait appris le Qi Gong alors qu'elle était enfant. Dans le chaos provoqué par la guerre sino-japonaise et les combats révolutionnaires de libération qui suivirent, elle ne pensa pas d'abord à ce qu'elle avait appris ; ce fut sa situation désespérée qui le lui rappela, si bien qu'elle recommença de pratiquer le Qi Gong.

Elle choisit des exercices provenant de monastères taoïstes et bouddhistes et les adapta en vue de leur application contre le cancer. Elle introduisit aussi dans son programme thérapeutique les « mouvements des Cinq Animaux » de Hua Tuo, un médecin qui a vécu il y a plus de 2 000 ans. Cette méthode, qu'elle désigna par le terme de « nouveau Qi Gong », est devenue célèbre et fut propagée dans toute la Chine d'une part grâce à la littérature médicale chinoise, d'autre part par son application dans les services hospitaliers et par des émissions régulières de la télévision chinoise. Elle a rendu l'espoir à beaucoup de malades.

## Origine

Après sa guérison, Mme Guo Lin regroupa des cancéreux autour d'elle ; ensemble, ils pratiquèrent le « nouveau Qi Gong ». Les résultats furent stupéfiants. Son enseignement public fut cependant interdit pendant la « Révolution culturelle », car jugé « non prolétarien ». Elle poursuivit néanmoins son travail en secret. En juin 1979, elle parvint à attirer l'intérêt du ministère de la Santé à Pékin sur sa méthode.

Elle exposa les résultats thérapeutiques obtenus sur cent vingt-deux cancéreux. Les médecins avaient abandonné tout espoir de guérir vingt de ces malades. « Ces vingt patients ont survécu jusqu'à aujourd'hui », a écrit Mme Guo Lin en 1980. Depuis, divers instituts de recherche sur le cancer, comme par exemple, l'Institut de recherche sur le cancer du poumon à Pékin, ont étudié l'action et l'efficacité du « nouveau Qi Gong ». Un compte rendu de cet institut montre que les patients préparés par le Qi Gong surmontent plus facilement l'intervention chirurgicale, ainsi que la radiothérapie et la chimiothérapie postopératoires. De plus, les effets secondaires de ces traitements sont nettement moindres que ceux attendus.

Chez tous les malades ayant préalablement été soignés par le Qi Gong, on a pu constater une normalisation rapide des bilans sanguins, une reprise de poids rapide avec rétablissement de la force musculaire.

## Résultats thérapeutiques

Afin d'illustrer les possibilités du Qi Gong, nous reproduisons ci-après l'histoire de quatre malades, telle que publiée par Mme Guo Lin :

1. M. Gao est officier de marine. Le 30 août 1976, il subit une thoracotomie exploratrice qui permit de dépister un cancer des ganglions du hile pulmonaire avec envahissement d'autres ganglions lymphatiques et infiltration du poumon droit.

Le malade commença à pratiquer le Qi Gong en mai 1977. M. Gao raconte : « Quand, après traitement, je suis allé au premier contrôle, les médecins qui m'avaient opéré dirent : " C'est un miracle ! ". » En mai 1979, il put reprendre son travail. Il a survécu, malgré la condamnation prononcée par les médecins.

2. Yue Runfu, enseignant à l'École supérieure de technologie de Nanjing, a été opéré par thoracotomie à Nanjing, à l'âge de 42 ans. Il souffrait d'un carcinome bronchique tellement avancé, qu'il avait été jugé insensé de l'opérer. Il fut alors transféré à Pékin mais, là encore, les thérapeutiques habituelles ne laissèrent aucun espoir.

Le 26 septembre 1978, il commença à pratiquer le Qi Gong (des exercices avec déplacement). Le 20 juin 1979, un contrôle radiologique permit de constater que les anciennes opacités pulmonaires, auparavant diffuses, étaient devenues nettement visibles et que les opacités du hile étaient nettement circonscrites.

3. Yang Yinju, âgée de 47 ans, ouvrière dans une fabrique de jade à Pékin, souffrait d'une phéochromocytome. Son état empirait sans cesse, malgré trois traitements en hôpital. Elle se mit à penser au suicide.

Quelqu'un la persuada d'essayer le Qi Gong. Elle commença sa pratique en mars 1972 ; après un mois d'exercice, elle se sentait déjà de meilleure humeur et son état physique s'était amélioré ; l'appétit était revenu, ainsi que l'espoir et la joie de vivre. Elle fut traitée par cortisone jusqu'en mai 1972, puis elle ne se soigna plus qu'à l'aide de préparations traditionnelles. Depuis, elle s'exerce quotidiennement au Qi Gong et a pu reprendre son travail.

4. Sheng Xing est enseignant au deuxième Institut de langues étrangères de Pékin. En 1979, il tomba malade ; on découvrit qu'il souffrait d'un carcinome de l'œsophage. Après deux mois de radiothérapie, il commença à pratiquer le Qi Gong. Au bout d'un an, lors d'un contrôle effectué le 24 septembre 1980, les médecins constatèrent que le conduit œsophagien était de nouveau lisse et normalement perméable, sans plus aucune trace de maladie.

## Processus d'action

Mis à part ces thérapeutiques réussies dans des cas de cancer, l'expérience montre que le Qi Gong a une action bienfaisante sur de nombreuses maladies chroniques, quand il ne les guérit pas carrément.

Le malade exécute les mouvements exactement comme indiqué. L'observateur, non familiarisé avec de tels exercices, sourira sans doute et demandera : « Comment cette sorte de danse peut-elle guérir le cancer ? » Ceux qui ont pratiqué le Qi Gong savent pourtant que c'est possible. Le Qi Gong est une arme efficace, même contre le cancer. En parlant des recherches de la science moderne sur le Qi Gong, Mme Guo Lin déclare :

« Le Qi est impalpable, invisible, mais des sensations précises sont perçues par le sujet : fourmillements sur la peau, impressions comparables à de légères impulsions électriques le long de certains trajets de nerfs, par exemple. La recherche moderne a mis en évidence que les maîtres de Qi Gong sont capables d'émettre des ondes électromagnétiques de type infrarouge. De même, il a été détecté chez eux une multiplication des flux d'électrons avec constitution de champs électromagnétiques... Les découvertes récentes sur la structure des atomes, sur les forces qui les relient ainsi que sur les fonctions des particules élémentaires, confirment l'ancienne théorie du Qi et des méridiens en tant que ses voies de conduction. »

Mme Guo Lin ajoute : « Le danger des cellules cancéreuses réside dans leur funeste multiplication. Le Qi Gong accélère les processus de transformation intracellulaires (échanges ioniques, etc.), ce qui perturbe grandement les cellules cancéreuses, voire les détruit. Le Qi, qui a été intensifié, peut alors éliminer les produits de désagrégation. La reconstitution des mécanismes défensifs amoindrit le danger des cellules cancéreuses. C'est lorsque l'organisme est sans défenses que la tumeur se développe, s'infiltrant dans les tissus et produisant des métastases.

Les sciences physiques ont prouvé que l'exercice physique produit dans l'organisme une multiplication des potentiels électriques et une accélération de leur transmission, ce qui protège les organes contre la colonisation par les cellules cancéreuses. La pratique du Qi Gong isole le foyer de la maladie, l'enferme et rend impossible sa propagation. Le foyer est en quelque sorte vaincu par manque de nutrition.

La thérapeutique par le Qi Gong met en jeu deux processus dans l'organisme qu'on pourrait nommer, de manière imagée, l'attaque et la défense. Le mode thérapeutique est fonction de la nature de la maladie à combattre. Par exemple, dans les cas de bronchite, d'asthme ou d'emphysème pulmonaire, on passe d'abord à l' « attaque ». Chez les cardiaques, les hypertendus, ceux souffrant d'hépatite ou de diabète, le traitement comporte d'abord un programme « défensif ». Dans les cas d'atteinte cancéreuse on travaille avant tout avec la respiration-Vent, dans les maladies chroniques on utilise surtout la respiration-Qi et la respiration naturelle. Les cardiaques ne devraient jamais pratiquer la respiration-Vent, mais se limiter à la respiration-Qi.

Au début du traitement, il faut d'abord que s'efface chez le patient le doute qu'il pourrait avoir sur sa guérison. Après une période très courte d'entraînement régulier, ceux atteints de cancer voient leur appétit augmenter, leur sommeil s'améliorer, leurs douleurs diminuer. Ce sont là les premiers signes de l'action du Qi Gong. Ensuite, il conviendra qu'ils se tiennent à ces mouvements et à ce mode respiratoire particulier (la respiration-Vent). La multiplication et l'accélération des courants d'action produits, comme les champs électromagnétiques qui les accompagnent, renforcent les mécanismes de défense des tissus sains et détruisent les cellules cancéreuses.

Par la respiration-Vent, le poumon tout entier respire et le corps recueille une grande quantité d'oxygène. L'oxygène inhibe la respiration pathologique des cellules cancéreuses. (A ce sujet, il serait intéressant de comparer les résultats des recherches de Wilhelm Reich avec les cas cliniques exposés par Mme Guo Lin. Reich a en effet constaté de grandes différences bioénergétiques entre le comportement intracellulaire des cellules saines et celui des cellules cancéreuses, et construit par déduction une théorie bioénergétique sur la genèse du cancer.)

Les exercices qui, plus loin, seront décrits un par un, peuvent être appris et exécutés par tous, même des malades et des personnes âgées. Les instructions d'un thérapeute sont bien sûr souhaitables, afin que les exercices soient exécutés sans erreur ni perte de temps dès le début. Mais, avant tout, il incombe au thérapeute d'aider le malade à vaincre ses accès de découragement, fréquents au début.

Dans le traitement anticancéreux, Mme Guo Lin procède selon trois étapes didactiques dont la première, la plus importante, permet de rendre de nouveau perméables les méridiens périphériques et de reconstituer les forces de résistance à la maladie. Pendant la deuxième phase, on apprend à conduire le Qi dans les méridiens par la volonté et la conscience. La troisième étape consiste en une technique permettant non seulement de conduire le Qi, mais de le faire « voler » d'un méridien à l'autre, d'un point à un autre. L'utilisation des sons fait également partie de la thérapeutique anticancéreuse.

*
* *

## B. REMARQUES PRÉLIMINAIRES SUR LES EXERCICES

Comme dans tous les autres exercices de Qi Gong, la détente du corps et de l'esprit est ici la condition préalable indispensable au succès. Mme Guo Lin propose une série d'exercices pour « accéder au calme ».

S'exercer tout d'abord à porter son attention sur une représentation mentale unique qui soit en rapport avec la maladie du pratiquant. Par exemple, en cas de tension trop élevée, on pensera à quelque chose de bas : des fleurs, des buissons, de l'herbe au bord d'un lac. En cas de tension basse ou de fonctionnement insuffisant de certains organes, on imaginera quelque chose d'élevé : une montagne ou une tour par exemple. Pour les maladies du foie, il est bon de penser à des choses paisibles, de couleur verte. Dans les maladies du cœur, on évitera de penser à une couleur qui « agresse » les yeux. Si, par exemple, le rouge sombre ou la couleur cinabre est désagréable aux yeux du pratiquant, celui-ci pensera à une pomme aux couleurs rose tendre et verte, ou imaginera une pivoine rose sur un buisson vert.

L'objet de cette représentation mentale doit être simple, apaisant et toujours le même. Toutefois, une ambiance paisible ne suffit pas, il faut aussi une conscience paisible. On choisira donc un thème adapté et l'emploiera une semaine durant pour tous les exercices. Garder un même thème pendant une durée plus longue est inopportun car, à trop s'y habituer, on s'expose à l'émergence d'associations qui accaparent l'esprit. Ce type d'entraînement mental habitue progressivement le pratiquant à « remplacer mille pensées par une seule ».

On « pensera à l'objet imaginé tout en n'y pensant pas » : ne pas se crisper dessus, mais ne pas non plus le perdre de vue. Si une crispation se produit, interrompre l'exercice ; faire des exercices respiratoires de détente et recommencer.

Il est utile d'observer les trois « principes négatifs » : ne pas fixer, ne pas poursuivre, ne pas retenir. Par exemple, si on prend une pomme comme thème de méditation, il faut la voir tout en ne la voyant pas. Si on fixe la pomme, la production de Qi interne est rendue plus difficile et sa conduite gênée. Si le thème est fuyant, ne pas le poursuivre et le retenir. Quand on est détendu, le thème se représente spontanément à nos yeux. Ce mode de pensée ne s'obtient pas sans difficulté, mais il faut persévérer ; c'est avec la persévérance qu'on se familiarisera avec lui.

Une fois que les exercices mentaux ont appris au pratiquant à diriger sa pensée sur un thème unique, il peut choisir le Dantian comme thème de concentration. La respiration particulière, dite

« Vent » (cf. p. 42) permet de faire couler le Qi interne dans le Dantian. De là, on le conduit dans les méridiens vers le lieu où il est censé agir.

Comme mentionné plus haut, c'est la respiration-Vent (qui est presque exclusivement employée dans le traitement du cancer) qui stimule et augmente la circulation du Qi. L'inspiration et l'expiration se font par le nez. L'inspiration est si légère qu'on peut tout juste l'entendre soi-même ; elle est comparable à la brise. L'expiration est inaudible. Toutefois, le mouvement respiratoire va et vient comme une douce vague jusque dans la profondeur du ventre. En marchant à allure normale on effectue deux inspirations rapides au premier pas, une expiration lente et profonde au deuxième pas. C'est la respiration-Vent de degré moyen. L'appellation « Vent » vient de ce que l'air est inspiré rapidement et avec une certaine force ; ce faisant, la cavité abdominale se contracte spontanément. Il s'agit en conséquence d'une forme particulière de « respiration régulée ». Le rythme particulier de respiration sera indiqué à chaque exercice.

Dans un premier temps, l'entraînement est très astreignant pour le malade. Il doit sans cesse contrôler ses gestes, contrôler si toutes les règles prescrites sont respectées, si toutes les parties du corps sont relâchées, si l'esprit et les sentiments sont au repos. Si d'autres maladies apparaissent pendant les exercices, il convient d'intervenir rapidement en sorte de les guérir.

*

* *

## C. LES EXERCICES

### Préparation

On peut commencer à libérer son esprit — ne plus penser à ses problèmes — à l'instant où on se met en route pour le lieu d'entraînement : en adoptant un pas de promenade, détendu et lent, accompagné d'inspirations et d'expirations d'amplitude moyenne. Arrivé au lieu d'entraînement, on se préparera aux exercices.

Se placer debout, détendu et calme, les pieds parallèles et écartés de la largeur des épaules, les genoux relâchés, le centre de gravité du corps placé profondément dans le ventre. Imaginer ses jambes très lourdes ; regarder au loin, puis fermer les paupières. Les lèvres sont closes mais relâchées, la langue collée contre le palais, derrière les incisives. (Il est conseillé de déposer les prothèses dentaires.) La musculature de la nuque et du cou, qui soutient la tête, est relâchée (la tête est comme suspendue au ciel par le point Baihui) (fig. 20). Toutes les articulations sont relâchées ; les mains pendent à côté des cuisses, dos des mains vers l'avant. Les doigts sont très légèrement fléchis et se touchent à peine ; les épaules sont abaissées.

La poitrine ne doit pas être bombée et le dos ne pas être voûté. La paroi abdominale ne doit être ni lâche ni tendue. Le bassin est légèrement basculé pour permettre à la colonne lombaire de s'élever droit au-dessus du bassin. Il est particulièrement important de relâcher le bas du dos (colonne lombaire/sacrum), sans quoi le Qi ne peut parvenir au Dantian.

Pour pouvoir maintenir le bas du dos relâché, il est avantageux de prendre, de nombreuses fois dans la journée, la position accroupie pieds posés au sol de toute la plante. Ne penser qu'à la représentation mentale choisie ou, si cela est déjà possible, porter son attention sur le Dantian.

## Premier exercice : marche lente avec préparation et conclusion

### Exercice préparatoire (Jie Gong)

Après avoir « accédé au calme », pratiquer trois respirations-Qi. C'est avec elles que commence l'entraînement.

Poser ensuite une main sur le Dantian (l'homme posera la main gauche, la femme la main droite), par la paume, de telle sorte que l'angle formé par le pouce et l'index écartés (position « Gueule du Tigre ») entoure le nombril. Poser l'autre main par-dessus la pre-

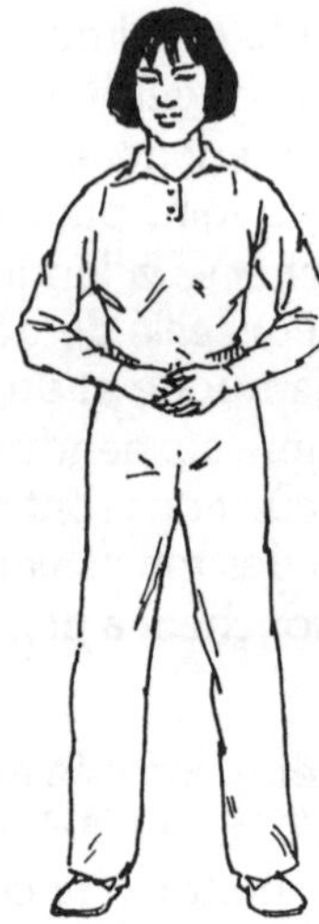

Figure 425.

mière (fig. 425) ; inspirer par le nez et expirer par la bouche (respiration-Qi). Ce mode respiratoire est important, en particulier pour les convalescents et les asthéniques. Ceux souffrant de maladies chroniques expireront d'abord et inspireront ensuite. La respiration sera légère, fine et profonde (sans pour autant impliquer un gros effort pour la musculature respiratoire).

Pendant l'expiration, les genoux se fléchissent légèrement, le corps s'abaisse un peu tout en se maintenant droit. Le corps doit s'abaisser plus bas et plus lentement en cas d'hypertension artérielle ou en cas d'hypertension intra-oculaire (glaucome) ; il doit s'abaisser plus rapidement, mais moins bas, en cas d'hypotension. Si la tension artérielle est vraiment très basse, ne pas fléchir les genoux mais simplement relâcher la colonne lombaire et les genoux. Ne pas se relever à l'inspiration. A chaque expiration, fléchir un peu plus les genoux ; le haut du corps doit descendre de plus en plus bas vers le sol, tout en restant vertical. Après avoir respiré trois fois, se relever. Ceux souffrant d'hypertension ou de glaucome doivent se redresser rapidement, les hypotoniques doivent au contraire le faire lentement. En résumé : les hypertoniques s'abaissent lentement et se relèvent rapidement, les hypotoniques font l'inverse.

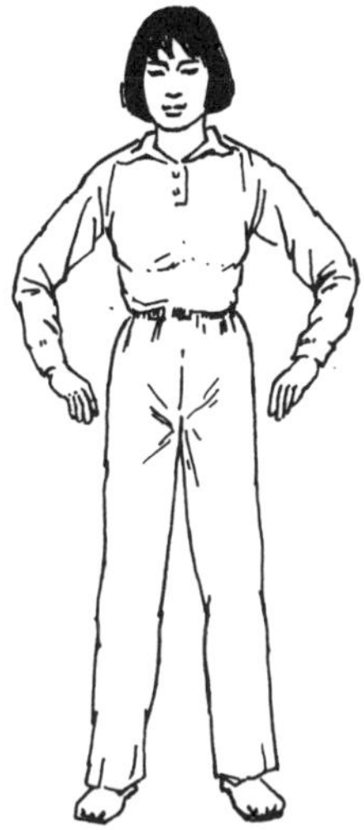

Figure 426.

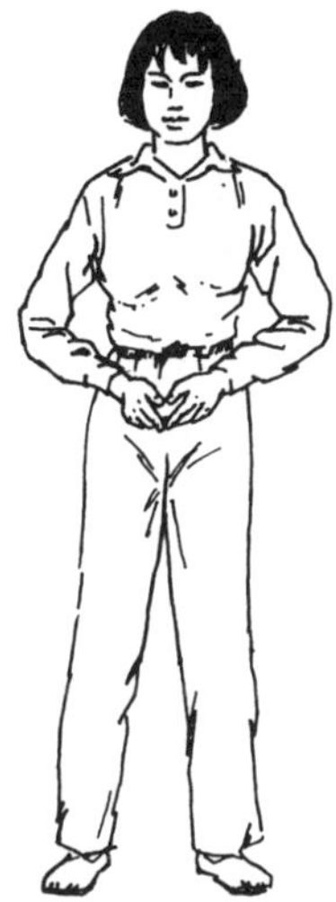

Figure 427.

Faire suivre cet exercice de trois mouvements « ouvrir et fermer » devant le Dantian. Pendant l'inspiration, les mains s'éloignent du ventre et se séparent de telle sorte que les dos des mains se font face, extrémités des doigts vers le bas. Les mains doivent s'écarter l'une de l'autre d'une distance légèrement supérieure à la largeur des hanches (fig. 426). Tout en expirant, tourner les bras à partir de l'articulation de l'épaule, de telle manière que les paumes viennent face à face, et ramener les mains vers le milieu du corps, devant le Dantian ; les paumes ne doivent pas se toucher (fig. 427). Par cet exercice, le Qi s'est déplacé du Dantian vers la périphérie.

## Exercice principal : marche lente

Ensuite, commencer à marcher, sans hâte, tranquillement. Ceux qui souffrent de troubles de la circulation, de maladies du cœur ou de la rate, commencent la marche du pied gauche ; ceux qui souffrent de maladies du foie et des yeux commencent la marche du pied droit. A partir de la position debout, le poids du corps est lentement porté — admettons — sur la jambe gauche ; le pied droit est ensuite avancé lentement d'un demi-pas et posé par le talon (poser d'abord le talon vivifie le méridien des Reins). Puis poser lentement le pied droit au sol de toute la plante : porter le poids du corps sur la jambe droite et ne soulever le talon gauche qu'après. Ensuite, avancer le pied gauche d'un demi-pas et le poser par le talon.

Avancer ainsi pas après pas (en veillant à maintenir la colonne lombaire et les hanches bien détendues).

En marchant, prendre garde aux points suivants : les pieds ne doivent pas être posés l'un devant l'autre en ligne droite, mais chaque pied se déplacer sur une trace, en sorte que la trace droite et la trace gauche soient séparées de la largeur des hanches. La colonne vertébrale reste droite ; par contre, le haut du corps fait à chaque pas un mouvement tournant vers la droite ou vers la gauche, à partir de la colonne lombaire : quand le pied droit est entièrement posé au sol, le haut du corps est légèrement tourné vers la droite (ou vers la gauche).

A la fin du mouvement tournant, le haut du corps, tout en restant droit, s'abaisse légèrement en avant, à partir de l'articulation des hanches.

Quand le talon droit touche le sol, la main gauche vient devant le Dantian et la main droite un peu en arrière de la hanche droite. Lorsque le talon gauche touche le sol, c'est la main droite qui vient devant le Dantian et la main gauche en arrière de la hanche gauche (fig. 428). Quand le pied gauche a été posé au sol de toute la plante, la main gauche est déjà devant le Dantian et la droite en arrière de la hanche droite (fig. 429). Le mouvement tournant des paumes s'exécute non pas de manière anguleuse ou saccadée, mais en un geste souple, rond et fluide ; le mouvement du pied qui se soulève et avance est lui aussi souple et fluide. Le mouvement de la main est commandé par le bras, ce qui est la seule manière de garder les épaules relâchées.

En marchant, la respiration doit être synchrone avec les pas et se dérouler de la manière suivante : inspirer une première fois en posant le talon gauche, une deuxième fois en posant le reste du pied gauche au sol ; expirer lentement : l'expiration commence quand le talon droit est posé au sol et se termine quand le pied droit

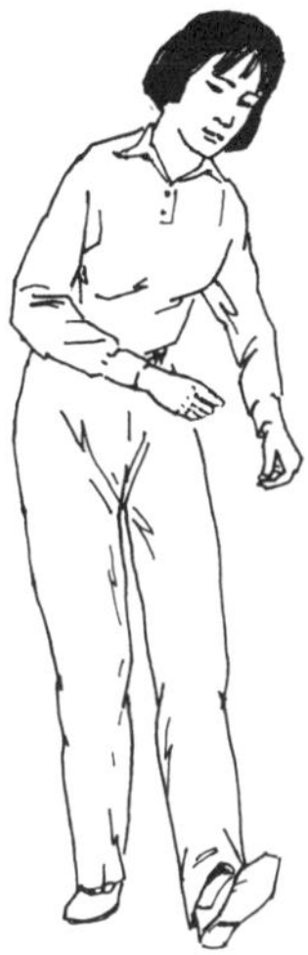

Figure 428.

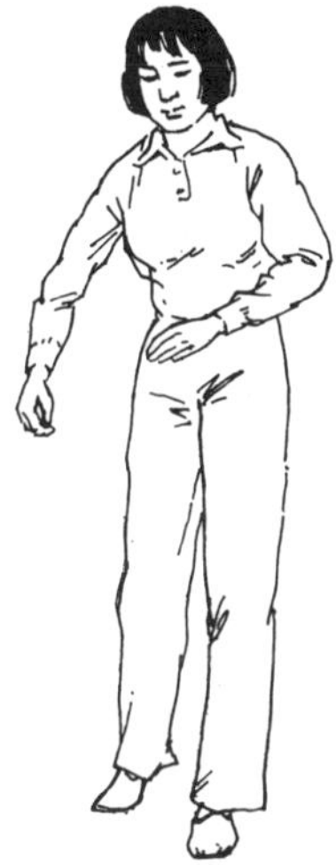

Figure 429.

a été posé au sol de toute la plante et le talon gauche soulevé. Si c'est au contraire le pied droit qui commence la marche, inspirer une première fois en posant le talon droit au sol, une deuxième fois en posant le reste du pied droit ; expirer lentement en posant le pied gauche au sol.

*A bien surveiller :* pendant la marche, il convient de porter lentement et régulièrement le poids du corps d'une jambe sur l'autre. Lorsque l'un et l'autre pied sont posés au sol de toute la plante, le poids du corps doit reposer sur le milieu du corps. Lorsque le talon de la jambe arrière est soulevé, il convient de porter le poids du corps sur la jambe avant.

*Position de la langue :* le bout de la langue touche l'arrière des incisives supérieures.

*Position du corps pendant la marche :* lorsque c'est le pied gauche qui avance, tourner le corps vers la droite, à partir de la colonne lombaire (la tête un peu plus loin que le corps).

Le pratiquant s'efforcera de ne percevoir de l'environnement que l'espace indispensable à la progression de sa marche. Il appartient à chacun de déterminer son propre rythme de promenade. Chacun doit se sentir à l'aise dans le rythme choisi.

### Exercice de conclusion (Shou Gong)

Après quinze minutes de marche, s'immobiliser, détendu et calme. Exécuter trois fois « ouvrir et fermer » devant le Dantian, comme indiqué en page 293. Pendant la dernière « fermeture », poser les mains sur le Dantian. Inspirer et expirer trois fois (en inspirant par le nez et en expirant par la bouche). Pendant l'expiration, la langue touche l'arrière des incisives inférieures.

Shou Gong s'exécute les yeux fermés. A la fin de l'exercice, ouvrir lentement les yeux.

L'exercice qui précède constitue ce qu'on appelle une « unité ». Celle-ci peut être exécutée pendant le trajet vers le lieu d'entraînement et être répétée plusieurs fois. Après Shou Gong, respecter une pause, se reposer quelques instants puis reprendre l'exercice en entier.

## Deuxième exercice : pas tranquille sur place

Ce deuxième exercice assure une très bonne oxygénation des tissus. On peut l'exécuter chez soi, devant une fenêtre ouverte, mais il est de loin préférable de l'exécuter dehors, à l'air frais. Il est conseillé de ne le pratiquer qu'aux premières heures du jour. Utiliser la respiration-Vent : inspiration, inspiration-expiration. Ceux souffrant du cœur ou d'hypertension ne doivent pas pratiquer la respiration-Vent mais la respiration naturelle.

Cet exercice est particulièrement recommandé dans les cas d'inflammations, de températures légèrement supérieures à la normale, mais également pour prévenir les maladies infectieuses. Trois formes sont à distinguer : une en rythme normal, une autre en rythme rapide et une troisième en rythme lent.

### Jie Gong

Pratiquer trois fois la respiration-Qi et trois fois « ouvrir et fermer » comme indiqué en page 293.

## Exercice principal (commençant à gauche)

Porter le poids du corps sur la jambe droite, avancer le pied gauche d'un pas et le poser par le talon. Le genou gauche est fléchi, la jambe droite très légèrement en flexion. Tourner le haut du corps vers la gauche, à partir de la colonne lombaire ; incliner très légèrement le corps vers l'avant et la gauche à partir de l'articulation des hanches ; rentrer légèrement le ventre. Placer la paume droite à environ 10 cm en avant du Dantian, la main gauche un peu en arrière de la hanche gauche (fig. 430). Porter lentement le poids du corps sur la jambe gauche, c'est-à-dire poser progressivement le pied gauche au sol de toute la plante ; tourner le haut du corps, à partir de la colonne lombaire, un peu vers la droite, audelà de la ligne médiane ; le pied droit est entièrement détendu, le talon droit se soulève. Avant que le haut du corps revienne en position médiane, tourner les mains en un geste rond, pour diriger les paumes vers la droite, et conduire lentement les bras vers la droite. Quand le talon droit est soulevé et que le corps a achevé son mouvement tournant, la main droite est en arrière de la hanche droite et la main gauche en avant du Dantian (fig. 431). Une fois que le

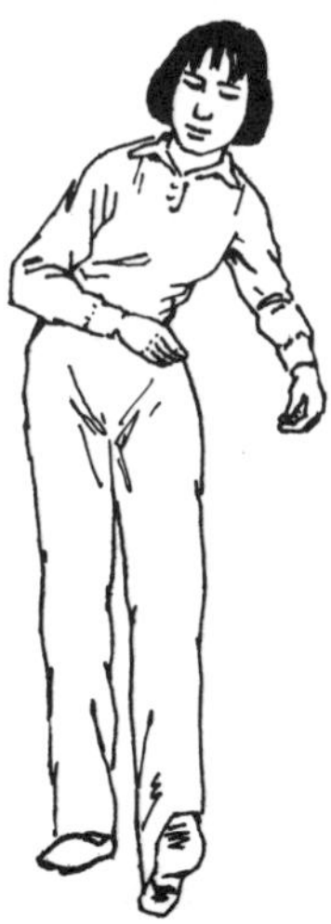

Figure 430.

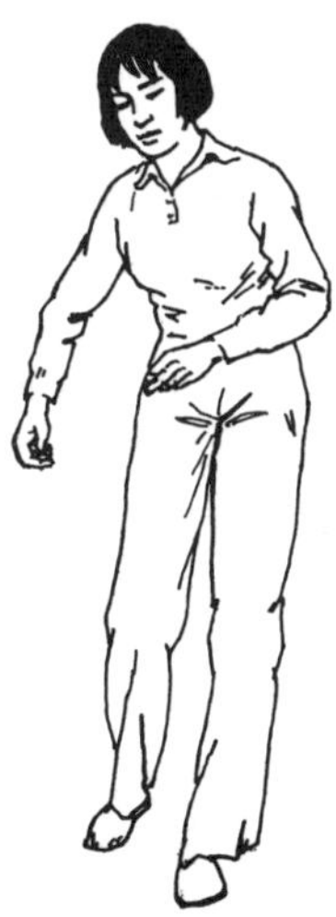

Figure 431.

poids du corps repose sur la jambe avant, tourner le haut du corps vers la droite et le redresser.

*La respiration pendant les pas sur place :* une fois le talon gauche posé en avant, pratiquer deux inspirations rapides. Commencer d'expirer lentement lorsque la plante gauche, chargée de tout le poids du corps, a été posée entièrement au sol et que le pied droit, « vide », repose au sol par la pointe.

Ensuite reporter lentement le poids du corps sur le pied droit, fléchir l'un et l'autre genou, tourner le haut du corps vers la gauche à partir de la colonne lombaire et l'incliner un peu vers l'avant à partir de l'articulation des hanches. Les paumes, commandées par les bras, sont tournées vers la gauche, et conduisent ensuite l'une et l'autre main : la droite en avant du Dantian, la gauche à côté de la hanche gauche.

La position est maintenant celle du début de l'exercice. Une expiration accompagne ce retour du poids du corps sur la jambe droite.

*Répétition :* exécuter neuf fois cet enchaînement.

*Conclusion intermédiaire :* ramener le pied droit à côté du pied gauche. Les pieds sont placés parallèlement, écartés de la largeur des épaules. Pratiquer trois fois « ouvrir et fermer » devant le Dantian.

## Exercice principal (commençant à droite)

Exécuter l'exercice précédent, mais en inversant les côtés : porter le poids du corps sur la jambe gauche, avancer le pied droit d'un pas et le poser au sol par le talon, et ainsi de suite. A exécuter neuf fois.

## Shou Gong

Pratiquer trois fois « ouvrir et fermer » devant le Dantian, puis poser les mains sur le Dantian.

Inspirer et expirer trois fois, expirer par la bouche. Puis ouvrir lentement les yeux.

### Pas tranquille sur place en rythme rapide

Le déroulement des mouvements est le même que dans l'exercice principal précédent. Cette marche est particulièrement indiquée dans les cas de bronchite et d'hypotension artérielle. Ceux souffrant d'hypertension artérielle ou de maladies cardiaques ne doivent pas pratiquer cet exercice.

Chaque pratiquant adoptera le rythme de mouvement convenant à son état physique.

### Pas tranquille sur place en rythme lent

Les mouvements sont les mêmes que précédemment, mais doivent être exécutés particulièrement lentement. Lorsque le pied arrière repose au sol par la pointe, il convient de masser légèrement le sol du gros orteil.

Cette marche est particulièrement recommandée aux hypertoniques, aux cardiaques et aux convalescents.

## Troisième exercice : pas tranquille sur place, dos de la main posé sur la région rénale

Cet exercice existe sous deux formes, une forme rapide et une forme lente. Le mouvement des jambes est le même que dans l'exercice précédent. Les dos des mains sont posés sur la région rénale, de part et d'autre du point « Porte de la Vie ».

La forme rapide se distingue de la forme lente comme suit ; lorsque le poids du corps repose sur la jambe arrière et que le pied droit n'est posé en avant que par le talon, la hanche de la jambe chargée doit être poussée avec souplesse, un peu latéralement vers l'extérieur.

### Jie Gong

Comme dans les exercices précédents.

## Exercice principal (commençant à gauche, rapide)

Porter le poids du corps sur la jambe droite, poser le talon gauche un pas en avant, tourner le haut du corps vers la gauche, à partir de la colonne lombaire, et l'incliner un peu vers l'avant ; la hanche droite est en légère saillie latérale (fig. 432 à 434). Pendant le transfert du poids du corps sur la jambe gauche en avant, le haut du corps effectue un mouvement tournant vers la droite. Pousser légèrement la hanche gauche, latéralement vers la gauche. Pendant ces pas, le bassin est comme poussé de gauche à droite et de droite à gauche.

*Mode respiratoire pendant la forme rapide :* identique à celui de l'exercice principal précédent.

*Répétition :* à exécuter neuf fois.

*Conclusion intermédiaire :* ramener le pied droit en arrière à côté du pied gauche (l'un et l'autre devant être écartés de la largeur des épaules). Pratiquer trois fois « ouvrir et fermer » devant le Dantian.

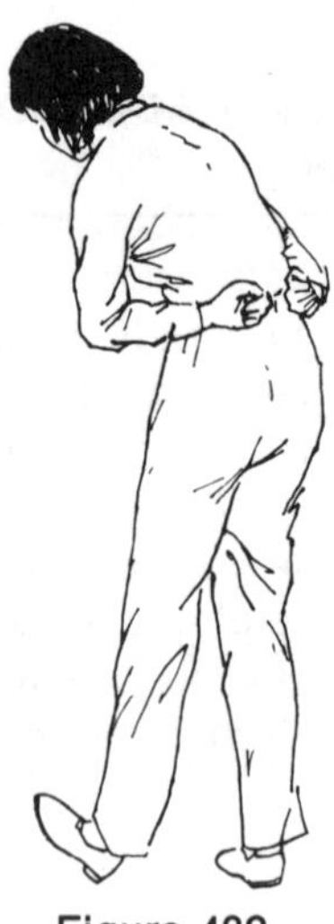

Figure 432.

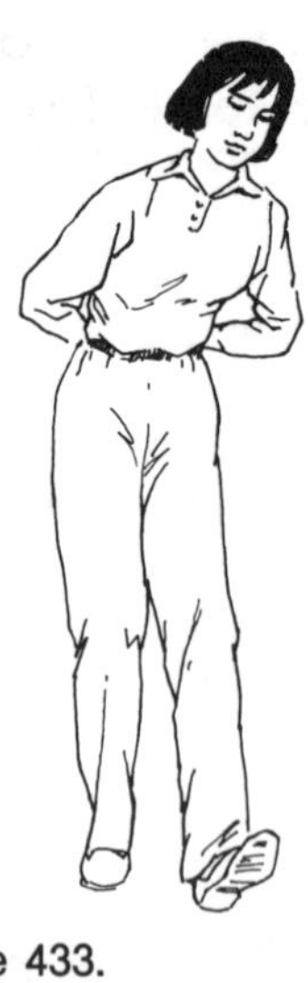

Figure 433.

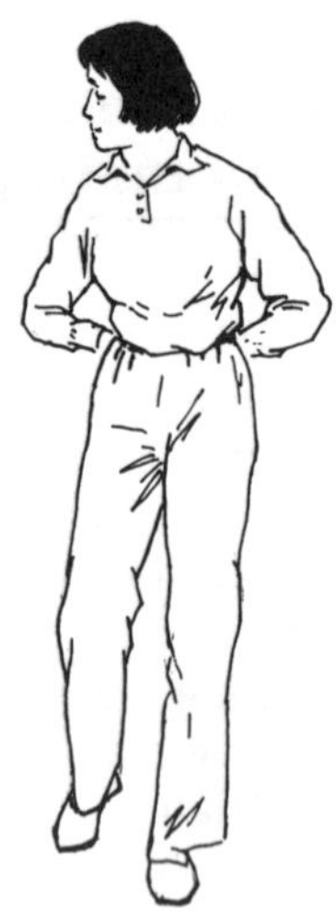

Figure 434.

## Exercice principal (commençant à droite)

Comme décrit précédemment, mais en inversant les côtés. L'exécuter neuf fois.

## Shou Gong

Comme décrit plus haut.

Cet exercice est conseillé dans toutes les maladies du système uro-génital.

# Quatrième exercice : marche lente avec respiration naturelle

Cet exercice est très important, particulièrement pour les débutants. Il est recommandé en cas de troubles cardiaques et tensionnels, et de bien d'autres maladies chroniques. Comme le Qi doit être conduit multiplié dans les méridiens périphériques essentiellement, l'efficacité est ici moins fonction du mouvement que de l'« accès au calme » du pratiquant.

## Jie Gong

Ce Jie Gong favorise la circulation sanguine, mais surtout la circulation du Qi. Celle-ci est stimulée du bas vers le haut et du haut vers le bas. Le mouvement « ouvrir » déplace le Qi des organes internes à la périphérie et dans la peau. Le mouvement « fermer » renforce la circulation du Qi depuis la périphérie jusque dans le Dantian.

*Position de départ* : fermer d'abord les yeux, pour se protéger des sensations extérieures, puis se placer en position de départ, pieds parallèles, écartés l'un de l'autre de la largeur des épaules.

**(I)** Poser les mains sur le ventre, devant le Dantian.

**(E)** Porter le poids du corps sur la jambe droite, avancer la jambe gauche étendue et souple, et la poser à un demi-pas en avant de la jambe droite. Répartir le poids du corps sur les deux jambes.

**(I)** Ôter les mains du Dantian, tourner les paumes vers le haut, extrémités des doigts se faisant face. Élever lentement les mains, dans cette position, devant la poitrine (fig. 435).

*A bien surveiller :* il convient de ne pas seulement élever les mains. Ce sont les bras, épaules abaissées, qui conduisent les mains.

**(E)** A présent, tourner les mains, extrémités des doigts vers le haut ; continuer de les élever lentement devant le visage, jusqu'à ce que les poignets soient à la hauteur du point Yintang, entre les sourcils (fig. 436).

*A bien surveiller :* les mains doivent être élevées rapidement dans les cas d'hypertonie et de glaucome, lentement en cas d'hypotension artérielle.

**(I)** Tourner les mains de manière à ce que les paumes viennent face à face ; puis les tourner encore, jusqu'à ce que les dos des mains soient face à face. Écarter les mains l'une de l'autre d'un peu plus de la largeur des épaules ; simultanément, fléchir le haut du corps légèrement vers l'arrière et porter le poids du corps, qui était réparti sur les deux jambes, sur la jambe arrière. Le pied avant (le pied gauche) n'est alors plus posé au sol que par la balle (fig. 437).

*A bien surveiller :* ceux souffrant de maladies du cœur ou du foie ne doivent pas trop écarter les bras.

**(E)** Tourner les mains de sorte à diriger les paumes vers l'intérieur, les doigts continuant de pointer vers le haut (fig. 438). Descendre les mains devant le front en les conduisant l'une vers l'autre, jusqu'à ce qu'elles soient distantes entre elles d'environ 10 cm. En même temps, porter le poids du corps sur le pied avant qui, ainsi, se pose au sol de toute la plante. Soulever le talon du pied arrière.

**(I)** Abaisser les mains, paumes face au visage, devant la poitrine. En chemin, les mains modifient leur position : arrivées devant la poitrine, elles doivent être placées de telle sorte que les extrémités des doigts se font face (fig. 439).

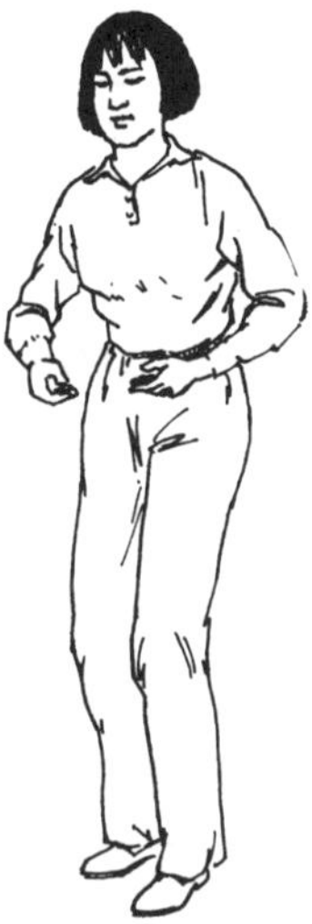
Figure 435.

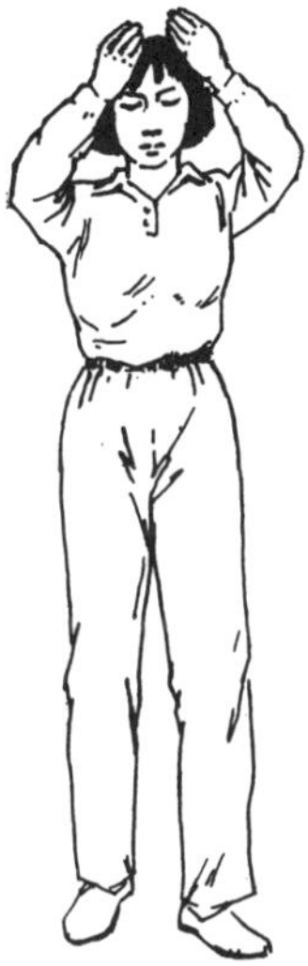
Figure 436.

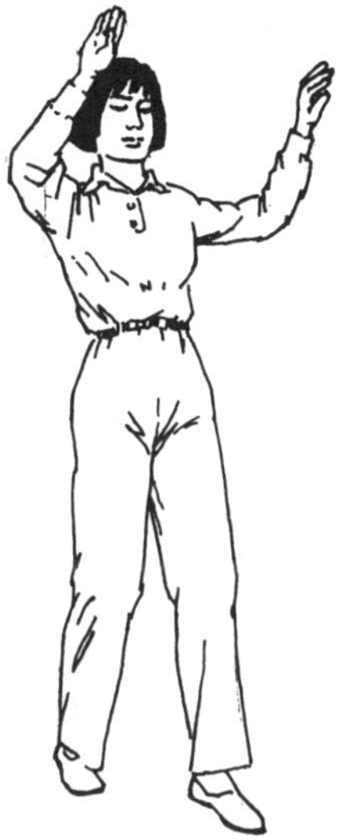
Figure 437.

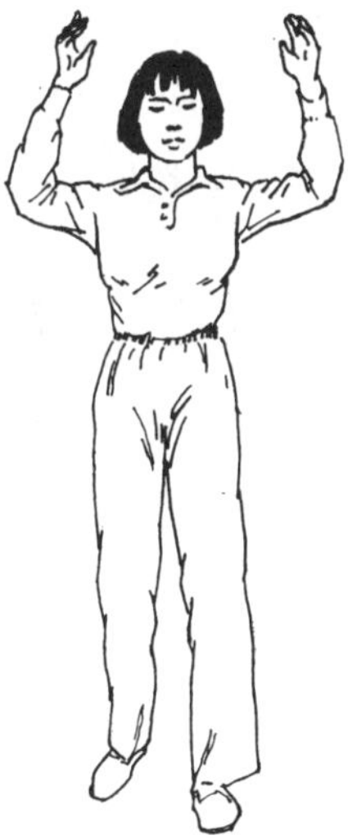
Figure 438.

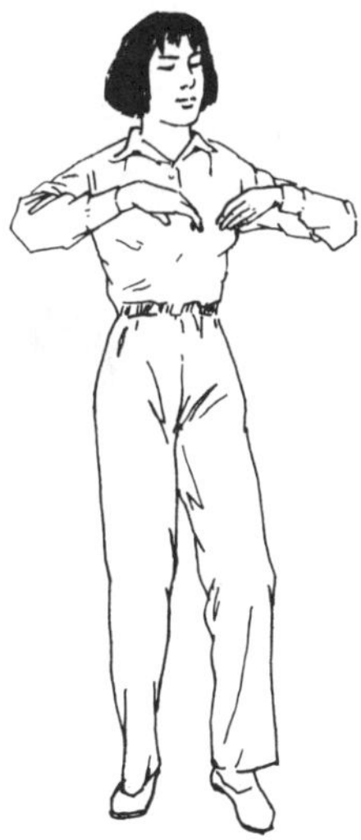
Figure 439.

*A bien surveiller :* les cardiaques doivent éviter que les extrémités des majeurs se touchent.

**(E)** Continuer d'abaisser les mains, jusqu'au Dantian. Le poids du corps est sur le pied avant, posé au sol de toute la plante. Soulever le talon du pied arrière (fig. 440). Continuer d'abaisser les mains tout en fléchissant la jambe avant. S'accroupir si possible profondément, en sorte que la cuisse de la jambe avant soit parallèle au sol (fig. 441). Comme cela est relativement difficile, le débutant ne s'accroupira que dans la mesure de son possible.

*A bien surveiller :* le haut du corps doit rester vertical.

**(I)** Écarter les mains l'une de l'autre jusqu'à ce qu'elles soient distantes d'un peu plus de la largeur des hanches (fig. 442).

**(E)** Conduire les mains l'une vers l'autre en avant du genou, paumes vers l'intérieur (fig. 443).

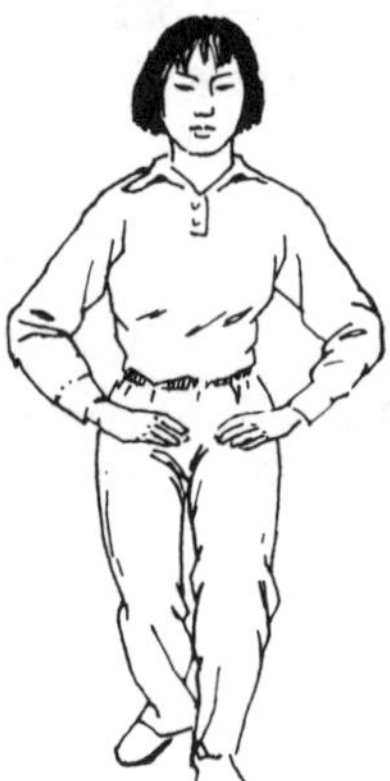

Figure 440.

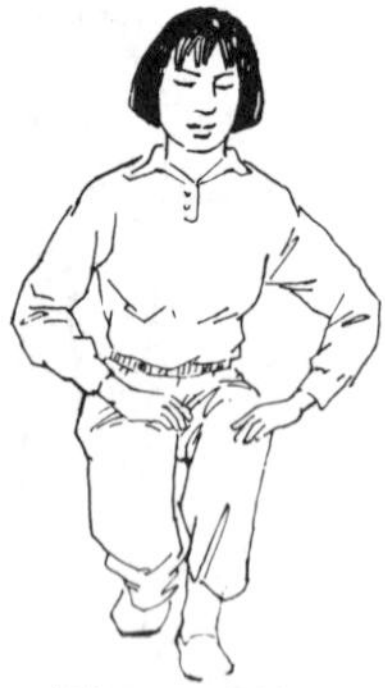

Figure 441.

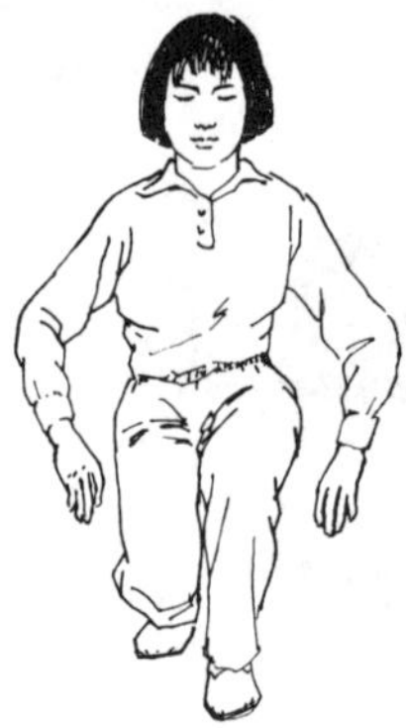

Figure 442.

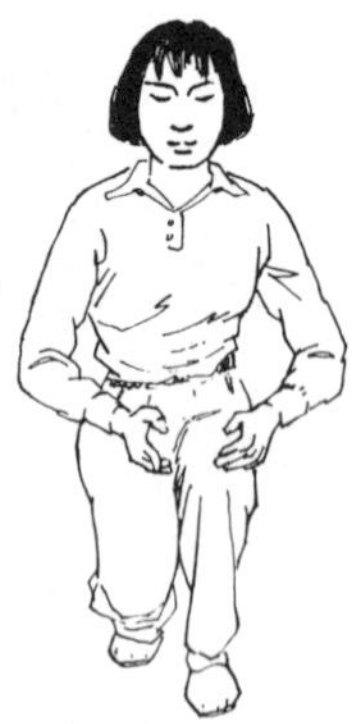

Figure 443.

**(I)** Revenir en position debout : relever lentement le corps, le poids du corps est sur la jambe arrière. En même temps, lever les mains, paumes vers le haut, jusqu'à la hauteur de la poitrine.

**(E)** Tourner les mains pour diriger les dos vers le haut ; ramener la jambe gauche en arrière, en position de départ, c'est-à-dire à côté de la jambe droite, l'une et l'autre devant être écartées de la largeur des épaules. Le poids du corps est de nouveau réparti sur les deux jambes. Abaisser lentement les mains à côté des cuisses.

Cet exercice peut aussi être utilisé comme exercice principal avec « changement de sens ». Il sera d'ailleurs décrit comme tel plus loin dans le livre.

*A bien surveiller :* en abaissant les mains de la poitrine jusque devant le genou, ceux souffrant d'hypotension doivent diriger les paumes vers le haut, ceux souffrant d'hypertension vers le bas, ceux dont la tension est normale vers le corps.

## Exercice principal

Selon la maladie dont il souffre, le pratiquant commencera sa marche du pied gauche ou du pied droit. S'il souffre de troubles cardiaques ou d'hypertension, il commencera l'exercice du pied gauche ; s'il souffre d'une maladie du foie ou des yeux, ce sera du pied droit.

Si l'on commence du pied gauche :

**(I)** Avancer le pied gauche d'un pas et le poser au sol par le talon (fig. 444).

Tourner le haut du corps vers la gauche, à partir de la colonne lombaire. En même temps, conduire la main droite devant le Dantian et la main gauche à côté de la cuisse gauche, un peu en arrière d'elle. Poser lentement toute la plante du pied gauche au sol, tout en tournant les paumes vers la droite. Porter le poids du corps sur la jambe gauche.

Le haut du corps exécute un mouvement tournant vers la droite ; quand il arrive en position médiane, soulever le talon droit. Les paumes, qui se sont entre-temps tournées vers la droite, se déplacent elles aussi vers la droite.

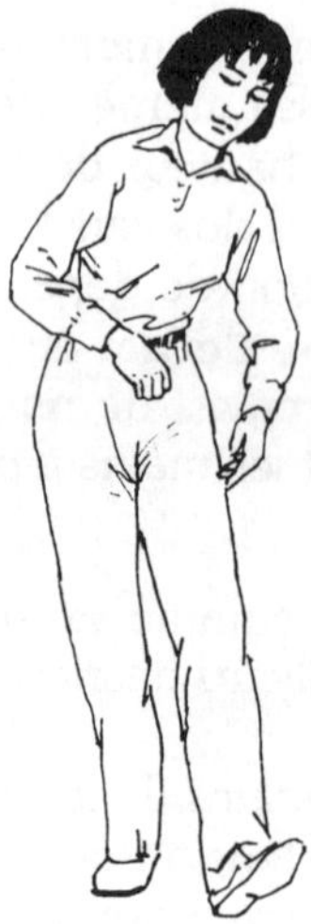

Figure 444.

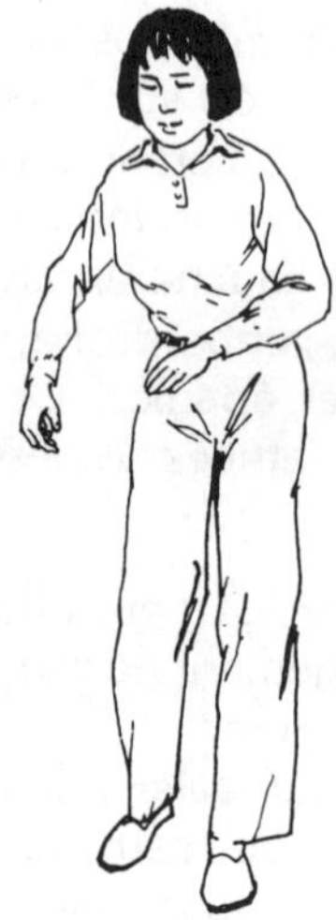

Figure 445.

**(E)** Avancer le pied droit d'un demi-pas et le poser au sol par le talon. Pendant ce temps la main gauche a été conduite devant le Dantian et la main droite à côté de la cuisse droite. Le corps a continué son mouvement tournant vers la droite (fig. 445).

Exécuter le même mouvement, mais en inversant les côtés. Avancer de la sorte pas à pas.

Avancer autant que possible les yeux fermés. Pour cela, déterminer à l'avance le nombre de pas qu'il est possible de faire sans heurter d'obstacle. Arrivé à une extrémité du lieu d'entraînement, changer de direction, se tournant de 90° ou de 180°, et continuer l'exercice.

* *Mouvement tournant à 90° :* supposons que le pied gauche soit en avant. Dans ce cas, porter le poids du corps sur la jambe droite et pivoter sur le talon gauche de 90° vers la gauche. Puis porter le poids du corps sur la jambe gauche, soulever le pied droit, tourner le corps à partir des hanches vers la gauche, et poser le pied droit à côté du pied gauche (écarté de celui-ci de la largeur d'un pied). Porter le poids du corps sur la jambe droite et continuer la marche en avançant le pied gauche, comme décrit au début de l'exercice principal.

*Mouvement tournant de 180°* : il se fait en tournant deux fois le corps de 90°, comme cela vient d'être décrit.

*A bien surveiller* : en cas d'essoufflement, faire une petite pause. Interrompre l'exercice en pratiquant « ouvrir et fermer » devant le Dantian et trois respirations-Qi. Reprendre l'exercice, au moment où l'on arrive de nouveau à respirer sans difficulté. Les articulations des bras et des épaules doivent être relâchées. Les doigts sont légèrement repliés, mais restent relâchés. Conduire la main droite (ou la main gauche) devant le Dantian a pour but de faciliter le retour du Qi dans le Dantian.

*Mode respiratoire* : la respiration doit être naturelle : inspirer au premier pas, expirer au deuxième. Cependant, en fonction du rythme de la marche, on peut être amené à inspirer sur deux pas et à expirer sur les deux pas suivants.

### Shou Gong

Pratiquer trois fois « ouvrir et fermer » devant le Dantian et trois respirations-Qi.

## Cinquième exercice : modeler le bâton avec les mains

Cet exercice a pour but de rendre de nouveau perméables et élastiques les vaisseaux sanguins. Il est donc particulièrement indiqué en cas de varices ou de thrombose, mais aussi en cas de bronchite chronique ou d'emphysème, car il augmente l'élasticité des alvéoles pulmonaires.

La description qui suit est celle de l'exercice pratiqué sur place. Mais il est possible aussi de le pratiquer avec déplacement. Grâce à la marche, le corps peut mieux se détendre et le cortex cérébral mieux se reposer.

La médecine chinoise utilise le bois de poivrier en tant que remède contre la thrombose. C'est la raison pour laquelle il est proposé de faire cet exercice avec un bâton fait du bois de cet arbre.

Le bâton ne devrait pas excéder 30 cm de long et avoir de 3 à 3,5 cm de diamètre. Les deux extrémités doivent être arrondies. (Il est bien sûr possible de se servir du bois d'un autre arbre pour exécuter l'exercice.)

## Jie Gong

En premier lieu, se tenir tranquillement debout, le corps relâché. Tenir le bâton d'une main en son milieu (les hommes de la main gauche, les femmes de la main droite), pouces et majeurs se touchant. L'autre main est posée sur le Dantian par la paume. La main qui tient le bâton est posée, par la pulpe du pouce, sur le dos de la main placée sur le ventre (fig. 446). Expirer et inspirer trois fois, pratiquer trois fois « ouvrir et fermer ». Puis, chaque extrémité du bâton dans une paume, tenir le bâton horizontalement devant le Dantian (fig. 447).

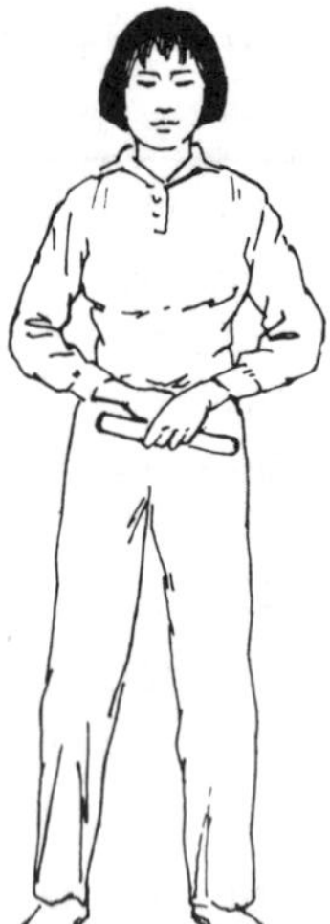

Figure 446.

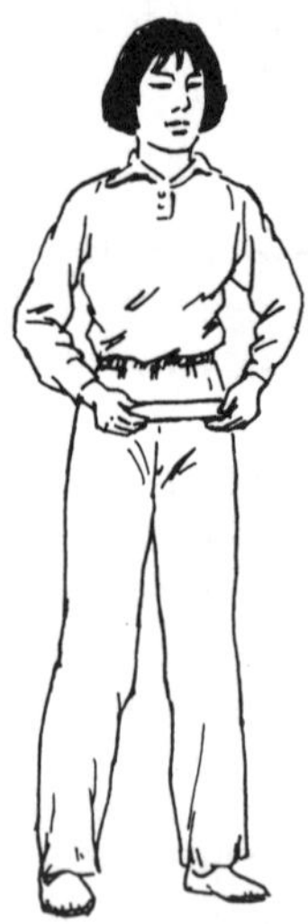

Figure 447.

## Exercice principal 1 : modeler le bâton en le tournant

**(I)** Tenir le bâton en sorte que chacune de ses extrémités soit placée dans une paume. Par un mouvement tournant des mains, faire tourner le bâton sur lui-même comme si on voulait le modeler. (Le poignet droit fait basculer la main droite vers l'avant, le poignet gauche fait basculer la main gauche vers le corps, puis les deux mouvements s'inversent ; pendant tout ce temps, les paumes se font face.) Tout en continuant à tourner sans arrêt le bâton, avancer le pied gauche d'un pas et le poser au sol, d'abord par la balle (les malades atteints de cancer poseront d'abord le talon) (fig. 448).

**(E)** Porter lentement le poids du corps sur la jambe gauche en avant ; ce faisant, toute la plante du pied gauche se pose au sol. Le talon droit se soulève.

**(I)** Reporter lentement le poids du corps sur la jambe arrière ; le pied gauche n'est plus posé au sol que par la balle, le pied droit l'est de toute la plante. Effectuer de la sorte quatre balancements d'arrière en avant et d'avant en arrière.

*Conclusion intermédiaire :* après le quatrième déplacement du poids du corps sur la jambe gauche en avant, lever la jambe droite

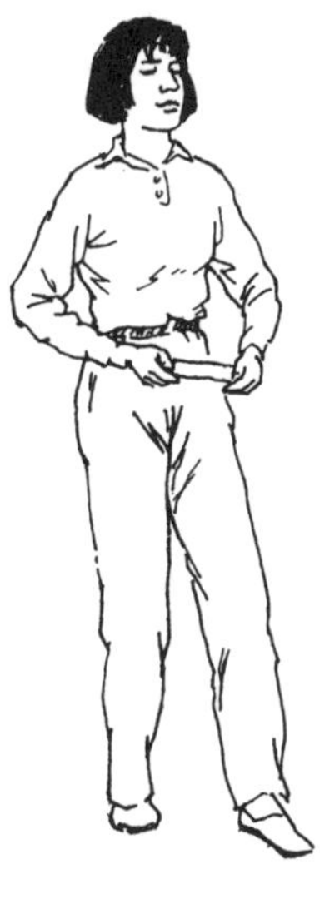

Figure 448.

« vide » et l'avancer d'un pas, la ramenant à côté du pied gauche (les pieds devant être écartés de la largeur des épaules). Pratiquer trois fois « ouvrir et fermer » devant le Dantian.

*Répétition :* l'exercice principal est ensuite effectué en avançant d'abord le pied droit. Effectuer l'ensemble quatre fois.

## Exercice principal 2 : en tournant le bâton, fléchir le genou

**(I)** Tout en faisant tourner sans interruption le bâton dans les paumes, avancer le pied gauche d'un pas et porter le poids du corps sur la jambe gauche ; le haut du corps s'incline légèrement vers l'avant.

**(E)** Prendre lentement la position accroupie, descendre jusqu'à ce que le mollet gauche soit à la verticale et la cuisse gauche à l'horizontale. Le genou droit vient à côté du pied gauche (fig. 449).

Le débutant ne pourra pas tout de suite prendre la position accroupie basse. Il s'abaissera donc autant que possible, sans que cela lui coûte.

**(I)** La colonne lombaire qui jusqu'à présent était relâchée, se tend maintenant et le corps est redressé. Pendant le redressement, reporter un peu le poids du corps sur la jambe arrière.

**(E)** Tout en faisant tourner sans interruption le bâton dans les paumes, porter tout le poids du corps sur la jambe arrière.

**(I)** Porter le poids du corps sur la jambe avant, et ainsi de suite…

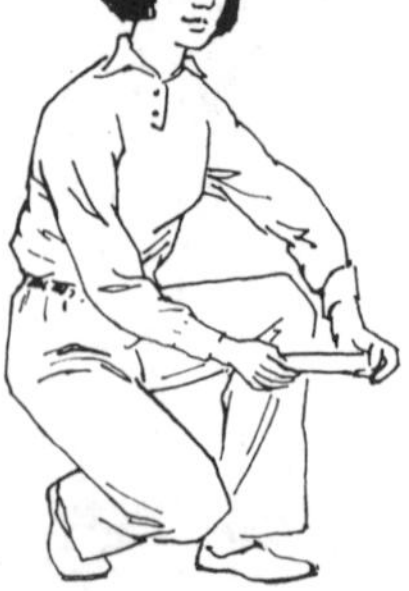

Figure 449.

*Répétition :* à exécuter quatre fois.

Lorsque le corps s'est redressé pour la quatrième fois, placer le pied droit à côté du pied gauche, l'un et l'autre devant être écartés de la largeur des épaules.

*Conclusion intermédiaire :* les hommes prennent le bâton dans la main droite, les femmes dans la main gauche. Pratiquer une fois « ouvrir et fermer » devant le Dantian.

**(I)** Avancer le pied droit d'un pas. Effectuer le même exercice que celui qui vient d'être décrit, mais en inversant les côtés.

*Répétition :* à exécuter quatre fois ; puis refaire une « *Conclusion intermédiaire* », comme elle vient d'être décrite.

## Exercice principal 3 : faire tourner le bâton tout en le déplaçant vers la gauche et la droite

Après le dernier exercice de « *Conclusion intermédiaire* », tenir de nouveau le bâton entre les paumes.

**(I)** Avancer le pied gauche d'un pas, porter le poids du corps sur la jambe gauche. Le pied droit pivote sur son talon vers la droite.

**(E)** Tourner le haut du corps vers la droite (lentement), à partir de la colonne lombaire ; pendant ce temps les mains font sans cesse tourner le bâton. Les épaules sont tombantes, les coudes abaissés. Les genoux doivent être relâchés.

**(I)** Tourner de nouveau le haut du corps vers la gauche, charger un peu plus le pied gauche, et ainsi de suite (fig. 450).

*Répétition :* exécuter l'ensemble quatre fois.

*Conclusion intermédiaire :* ramener le pied droit à côté du pied gauche, l'un et l'autre devant être séparés de la largeur des épaules ; pratiquer trois fois « ouvrir et fermer » devant le Dantian.

Continuation de l'exercice principal : avancer le pied droit d'un pas, faire pivoter le pied gauche de 90° vers la gauche, et ainsi de suite...

Après avoir effectué une nouvelle « *Conclusion intermédiaire* », passer à l' « *Exercice principal 4* ».

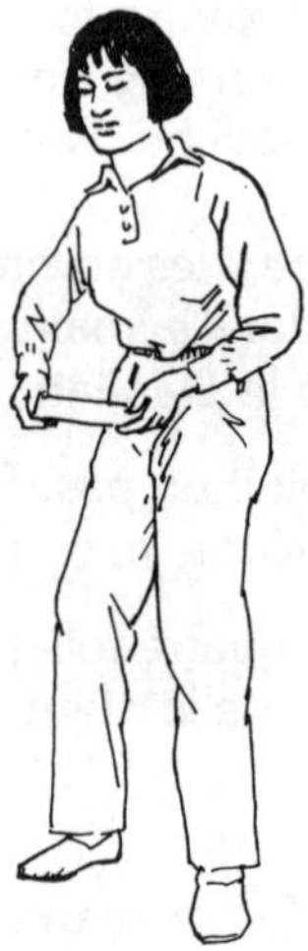

Figure 450.

*A bien surveiller :* lorsque le corps effectue un mouvement tournant vers la droite, le pied gauche pivote légèrement sur son talon vers l'intérieur tandis que le pied droit est posé au sol par la balle. Pendant le mouvement tournant du corps vers la gauche, le pied droit pivote légèrement sur son talon vers l'intérieur tandis que le pied gauche est posé au sol par la balle. Le mouvement tournant du corps doit être d'environ 45° à chaque fois.

## Exercice principal 4 : faire tourner le bâton au-dessus des points céphaliques Yamen (15 VG) et Baihui (20 VG)

**(I)** Après la dernière « *Conclusion intermédiaire* » de l'exercice précédent, avancer le pied gauche d'un pas. Les plantes des pieds sont fermement posées au sol. Les bras s'élèvent lentement jusqu'au-dessus de la tête en faisant tourner sans interruption le bâton dans les paumes. Pendant ce mouvement, on aura progressivement porté le poids du corps sur la jambe arrière, de sorte que la jambe avant est devenue « vide » (fig. 451, 452 et 453).

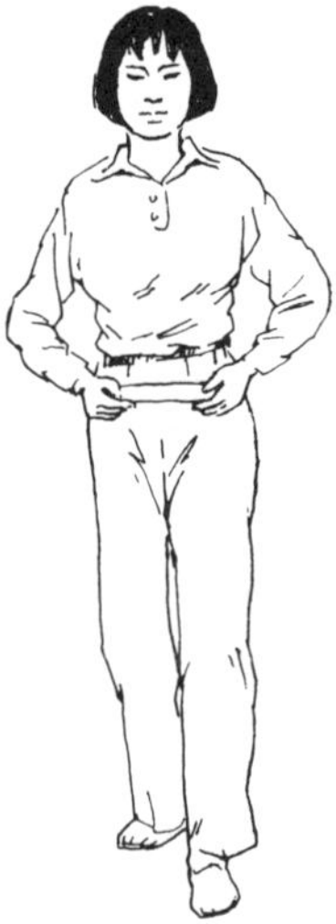

Figure 451.

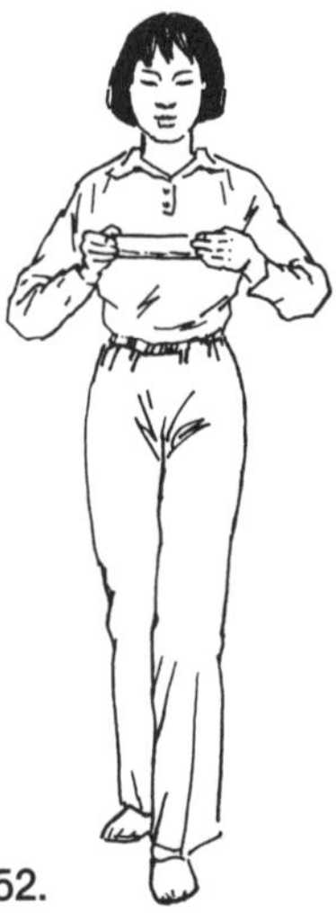

Figure 452.

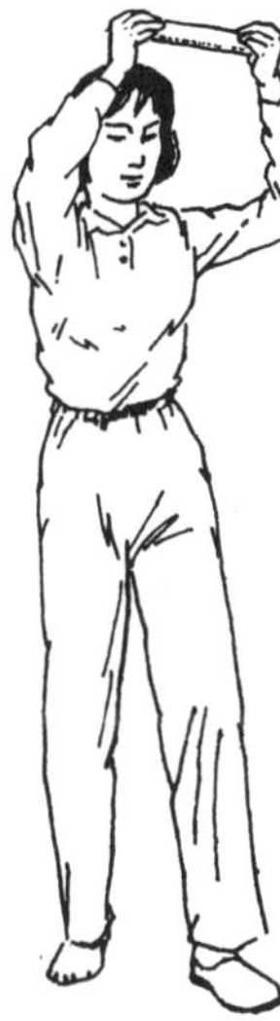

Figure 453.

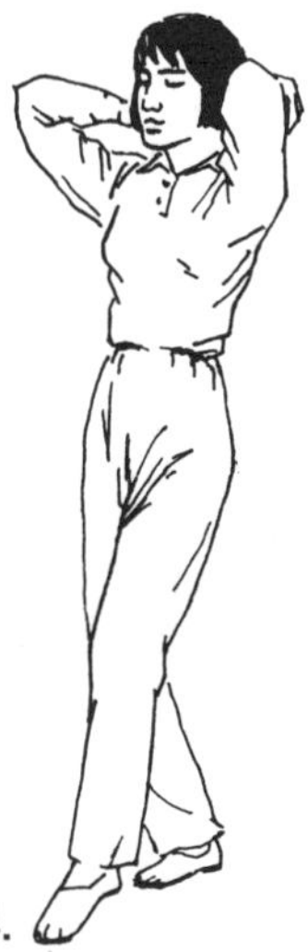

Figure 454.

**(E)** Lorsque le bâton arrive au-dessus du point Baihui, fléchir légèrement le tronc vers l'arrière, puis tourner le talon du pied gauche avant, un peu vers l'intérieur. Le talon est ensuite abaissé, de sorte que l'un et l'autre pied reposent fermement au sol ; fléchir légèrement le haut du corps vers l'arrière, le pied gauche n'est alors plus posé au sol que par la balle.

**(I)** Conduire le bâton très bas sur la nuque, au point Yamen, tout en continuant de le faire tourner dans les mains (fig. 454).

**(E)** Élever les mains (sans cesser de faire tourner le bâton), reporter progressivement le poids du corps sur la jambe avant (la jambe gauche), la rendant ainsi « pleine » ; le genou gauche se fléchit. On se trouve dans la position du « pas arqué » à gauche, et le bâton s'abaisse progressivement devant le ventre, à la hauteur du Dantian.

*Répétition :* élever mains et bâton jusqu'à la nuque, puis les conduire devant le Dantian. Exécuter le tout quatre fois.

*Conclusion intermédiaire :* au quatrième abaissement du bâton devant le Dantian, prendre le bâton dans une main, avancer le pied droit d'un pas (le poser à côté du pied gauche, écarté de lui de la largeur des épaules). Pratiquer trois fois « ouvrir et fermer » devant le Dantian.

Continuer l'exercice principal, mais en le commençant avec le pied droit. La suite est identique à ce qui a été décrit précédemment, sauf que les côtés sont à inverser.

*Répétition :* à exécuter quatre fois.

## Shou Gong

Après la deuxième « *Conclusion intermédiaire* », c'est-à-dire après avoir effectué trois fois « ouvrir et fermer », avancer d'un pas. Les hommes avancent le pied gauche, les femmes le pied droit. Le bâton est dans une main, la main droite pour les hommes, la main gauche pour les femmes. Porter toute son attention sur le Dantian (de la « *Conclusion intermédiaire* » précédente les mains sont encore posées sur le Dantian). La main qui tient le bâton s'élève lentement devant le corps ; le pied arrière, dont le talon s'est entre-temps soulevé et qui reposait sur la balle, est de nouveau posé fermement au sol (fig. 455 et 456).

La main qui tient le bâton décrit à présent un large cercle vers le côté. L'autre main, qui était posée sur le Dantian, s'est déjà abaissée ; elle pend à côté de la cuisse. Pendant que le bras qui tient le bâton s'abaisse, l'autre main vide s'élève du côté opposé, comme un « pôle magnétique contraire », en décrivant un large mouvement circulaire vers le haut (fig. 457).

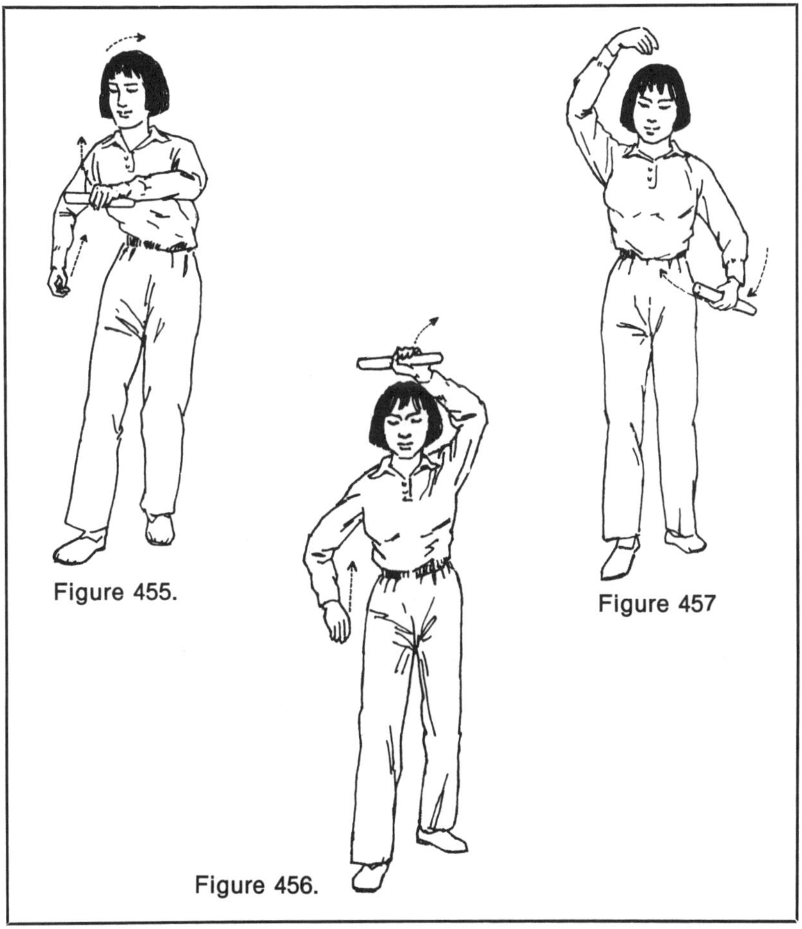

Figure 455.

Figure 456.

Figure 457

Puis la main vide s'abaisse devant le corps. La main qui tient le bâton s'élève de nouveau devant le corps ; arrivée au-dessus de la tête, elle décrit un arc de cercle latéral vers le bas, pendant que la main vide décrit un arc de cercle latéral vers le haut du côté opposé.

*Répétition :* élever et abaisser les bras quatre fois. A la quatrième fois, la main ne s'élève ou ne s'abaisse que jusqu'à la hauteur des épaules. Ensuite, les deux mains s'abaissent ensemble jusqu'au Dantian pour la « *Conclusion intermédiaire* ». Pratiquer trois fois « ouvrir et fermer » puis exécuter Shou Gong, mais cette fois avec l'autre main et en avançant d'abord le pied opposé à cette main.

A exécuter quatre fois.

*Conclusion intermédiaire :* ramener le pied arrière à côté du pied avant, l'un et l'autre devant être séparés de la largeur des épaules ; pratiquer trois fois « ouvrir et fermer ».

La main vide est à présent devant le ventre à la hauteur du Dantian, racines des paumes vers le corps, doigts pointant vers l'avant (c'est-à-dire pointant dans le sens opposé par rapport au corps). La main qui tient le bâton conduit l'extrémité de celui-ci jusque dans la paume de la main vide. La main qui tient le bâton pratique trois fois « ouvrir et fermer » et, à chaque fois, place l'extrémité du bâton dans la paume vide qui, elle, reste immobile. Puis c'est l'autre main qui tient le bâton ; la même séquence de mouvements est alors exécutée quatre fois du côté opposé.

Le Shou Gong de cet exercice est composé de diverses formes de mouvements. A la première lecture, les descriptions peuvent décontenancer, mais leur exécution est simple. Grâce à ces diverses formes le Qi est très minutieusement reconduit de toutes les directions dans le Dantian.

## Sixième exercice : élever, ouvrir, fermer et abaisser, ouvrir, fermer avec changement de direction

### Jie Gong

Fermer les yeux, poser les mains sur le Dantian, pratiquer trois respirations profondes. Maintenir entièrement sa pensée sur le Dantian.

### Exercice principal

**(E)** Après avoir accédé au calme, porter tout le poids du corps sur une jambe : la jambe droite pour les hommes, la jambe gauche pour les femmes. Puis lever la jambe « vide », l'avancer d'un pas et la poser au sol par le talon, relâchée ; tourner le corps à partir de la colonne lombaire d'environ 20° vers le côté correspondant au pied venant d'être posé en avant. Puis élever lentement les mains devant le ventre, à la hauteur du Dantian, les extrémités des majeurs se touchent presque (fig. 435).

**(I)** A présent, porter lentement le poids du corps sur le pied avant ; les mains, paumes vers le haut, s'élèvent lentement le long de la ligne médiane du corps jusqu'au point « Milieu de la poitrine » (entre les deux mamelons). Les épaules, les coudes et les poignets doivent rester relâchés.

Ceux souffrant d'hypertension artérielle élèveront les mains, dos (et non paumes) vers le haut ; ce mouvement sera également effectué plus rapidement que par ceux souffrant d'hypotension ; ces derniers élèveront les mains particulièrement lentement, afin qu'un maximum de méridiens puissent être alimentés en Qi par l'intermédiaire du Vaisseau Conception (fig. 1).

Le talon du pied arrière se soulève progressivement pendant le déplacement du poids du corps vers la jambe avant et pendant l'élévation des mains ; le haut du corps est légèrement étendu vers l'avant.

**(E)** Arrivées au point « Milieu de la poitrine », les mains se dressent lentement, les doigts pointant alors vers le haut ; les pouces et les paumes se font face ; élever les mains jusque devant le front (fig. 436).

**(I)** S'apprêter alors au mouvement « ouvrir » : tourner lentement les paumes vers l'extérieur, les pouces se placent l'un à côté de l'autre. Continuer de tourner les mains vers l'extérieur et, simultanément, les écarter vers la droite et vers la gauche, à la hauteur du front (le mouvement doit partir de l'articulation de l'épaule), jusqu'à ce que les dos des mains soient face à face, c'est-à-dire à un peu plus de la largeur des épaules (fig. 437). En même temps, reporter lentement le poids du corps de la jambe avant sur la jambe arrière ; ce faisant, le haut du corps revient lentement de la droite (ou de la gauche) à la position frontale (légèrement fléchi vers l'arrière). Le pied avant repose au sol par la balle, le talon s'est légèrement soulevé (fig. 438).

**(E)** A présent, dans un mouvement rond et souple, tourner les mains, les bras et les avant-bras, jusqu'à ce que les paumes viennent l'une en face de l'autre. Les bras conduisent les mains devant le front très près l'une de l'autre.

**(I)** Abaisser lentement les mains jusqu'à la hauteur de la poitrine ; là, les majeurs se font face et se touchent presque (fig. 439). Simultanément, reporter le poids du corps sur la jambe avant.

**(E)** Continuer d'abaisser les mains, jusqu'au Dantian. Tout en abaissant les mains, fléchir le genou avant jusqu'à ce que la cuisse soit à l'horizontale et le mollet perpendiculaire au sol. Le genou de la jambe arrière touche presque le sol, le pied arrière ne repose plus au sol par la balle.

**(I)** A présent, tourner les mains en sorte que les pouces pointent vers le bas et que les paumes se tournent vers l'extérieur. Conduire les mains en un arc de cercle vers l'extérieur (un peu plus ample que la largeur des hanches). Faire une courte pause (fig. 441 et 442).

**(E)** Tourner de nouveau les paumes vers l'intérieur et conduire les mains devant le genou, jusqu'à ce qu'elles se touchent presque (fig. 443). Les poignets doivent être un peu plus bas que les mains.

**(I)** Se redresser lentement. Élever les poignets, tendre légèrement la colonne lombaire, comme pour se lever d'un siège. Pendant le redressement, le poids du corps repose sur la jambe arrière, le pied avant est « vide ». Soulever le talon du pied avant. Pendant le redressement toujours, les mains s'élèvent jusque devant la poitrine.

**(E)** Tourner les mains, paumes vers le bas. Pendant le mouvement tournant des mains, le pied avant revient en position de départ, c'est-à-dire qu'il effectue un pas en arrière puis se place à côté du pied d'appui, séparé de lui d'une largeur d'épaules. Le poids du corps est de nouveau réparti sur les deux jambes. Abaisser lentement les mains jusqu'au Dantian, puis plus bas encore, de part et d'autre des cuisses.

*Répétition :* à exécuter trois fois.

*A bien surveiller :* ceux souffrant de maladies cardiaques, d'hypertonie, de leucémie, doivent abaisser les mains, majeurs se touchant. Quant aux hypotoniques, ils abaisseront les mains du front jusqu'à la poitrine, de part et d'autre de la tête et non devant le visage, puis ils les conduiront devant la poitrine et, là, tourneront les paumes vers le haut.

La position genoux fléchis est quelque peu difficile pour les débutants et ceux manquant de forces. Qu'ils se contentent de fléchir les genoux autant que possible. Ils doivent ne ressentir aucune gêne, sans quoi le Qi interne ne pourrait se mettre en mouvement.

Après trois exécutions de cette série de mouvements, intervient un changement de direction. En supposant que durant cette première série le pratiquant était tourné vers l'ouest, il se tournera maintenant vers le sud par un mouvement tournant de 90° vers la gauche. Après une deuxième série de mouvements, il se tournera vers le nord, puis finira par une série où il sera tourné vers l'est.

*Exécution du changement de direction (vers la gauche) :* après être revenu en position de départ, conduire le talon gauche vers le bord interne du pied droit, faire pivoter le pied gauche sur son talon de 90° vers la gauche ; porter le poids du corps sur le pied gauche, placer le pied droit à côté du pied gauche (séparé de lui d'une largeur de pied) ; le corps s'est ainsi tourné vers la gauche.

A présent, exécuter trois fois l'exercice principal vers le sud. Ensuite changer de direction : se tourner vers le nord grâce à un mouvement du corps de 180° (deux fois 90°) vers la gauche.

Exécuter l'exercice principal vers le nord (trois fois), puis changer de direction : se tourner vers l'est. Effectuer par conséquent un mouvement tournant vers la droite : porter le poids du corps sur le pied gauche. A présent, c'est la balle du pied qui fait fonction de pivot. Le talon droit pivote vers l'intérieur (à gauche) de 90°, le poids du corps se porte sur le pied droit. Puis, poser le pied gauche à côté du pied droit, séparé de lui de la largeur des épaules. Exécuter trois fois l'exercice principal dans cette direction.

Pour terminer l'exercice, avancer le pied arrière, celui-ci devant être séparé de la jambe d'appui de la largeur des épaules. Se tenir debout, relâché et tranquille.

## Shou Gong

L'attention est portée sur le Dantian, sans crispation. Élever les mains devant le Dantian, paumes vers le haut, puis jusqu'au point « Milieu de la poitrine ». Les extrémités des majeurs effleurent ce point d'acupuncture. Pendant ce temps, pratiquer trois respirations profondes. Ensuite, abaisser les mains, avec souplesse et légèreté, jusqu'au Dantian. Là, pratiquer trois fois « ouvrir et fermer » puis, mains posées par les paumes sur le Dantian, faire trois respirations-Qi. Ensuite, abaisser les mains de part et d'autre du corps et ouvrir lentement les yeux. Ce n'est qu'à cet instant que Shou Gong se termine. L'attention est libérée du Dantian.

Le point « Milieu de la poitrine » est le point de rencontre de plusieurs méridiens (méridien Yin du pied dit du « Rein », méridien Yin du pied dit de la « Rate », méridien Yang de la main dit de l' « Intestin Grêle », méridien Yang de la main dit du « Triple Réchauffeur »), le point donc où ceux-ci se jettent dans le Vaisseau Conception. Les anciens livres de médecine indiquent que ce point sert à soigner la coqueluche, le hoquet, les spasmes bronchiques, l'asthme, l'oppression pulmonaire, les insuffisances de formation de lait chez les femmes qui allaitent, le cancer du poumon, du rein et du sein.

# IV. Exercices spécialement adaptés au traitement du cancer

Il convient, avant toute chose, d'établir un programme d'exercices, lequel sera fonction de la localisation du cancer et de son stade d'évolution. Mais, quel que soit ce stade, on s'efforcera toujours de rééquilibrer le Yin et le Yang et, à cette fin, pratiquera de vigoureuses respirations-Vent, des exercices principaux et des exercices auxiliaires. Chaque exercice a pour but d'éliminer le Qi lié à des métabolites pathologiques et de favoriser l'apport de Qi neuf, agissant.

On distingue trois stades à la maladie cancéreuse :

1. Le cancer à son premier stade : la tumeur est locale, encore limitée.
2. Stade moyen : les ganglions lymphatiques sont atteints.
3. Le cancer a colonisé d'autres organes (métastases).

*
* *

## A. EXERCICES AU PREMIER STADE

En Chine, comme ailleurs, les médecins opèrent le plus vite possible après le diagnostic d'une tumeur cancéreuse. Après l'intervention chirurgicale, quand il n'y a plus de risque de récidive ou de métastases, les exercices à exécuter sont les suivants :

a) Vingt minutes de respiration-Vent avec marche rapide.

Pause de vingt minutes.

b) Trente minutes de respiration-Vent avec marche lente sur place, commencée tantôt du pied droit, tantôt du pied gauche.

Pause de dix minutes.

c) Une heure d'exercices à un, deux ou trois pas avec respiration-Vent.

Pause de trente minutes.

d) Trente minutes de respiration-Vent avec marche rapide.
Pause de vingt minutes.
e) Exercice « élever, ouvrir, fermer ; abaisser, ouvrir, fermer ».

(Cet exercice est également à exécuter en introduction, en tant que Jie Gong.)

Tous les exercices sont à exécuter à l'air libre. Il faut sans cesse s'assurer que toutes les conditions sont réunies : relâchement du corps, calme de l'esprit, souplesse et fluidité des mouvements. Ce qui est « rapide » l'est relativement, et c'est au pratiquant qu'il appartient de déterminer ce degré de rapidité. Le nombre de pas par minute est fonction des forces de chacun. Il ne faut pas interrompre les exercices, ne serait-ce qu'un jour. Le moment le plus favorable pour la séance est le matin, tôt. Quant à la deuxième séance, elle devrait avoir lieu le soir, l'une et l'autre devant durer entre deux et trois heures. Celui qui dispose de moins de temps certains jours devrait pratiquer les exercices une heure le matin et une heure le soir (cela est mieux que de rester une journée entière sans s'exercer).

*

* *

## B. EXERCICES AU STADE MOYEN

*Exercice préparatoire :* « élever, ouvrir, fermer ; abaisser, ouvrir, fermer », puis :

a) Vingt minutes de respiration-Vent avec marche rapide.
Pause de vingt minutes.
b) Vingt minutes de respiration-Vent avec marche lente sur place.
Trente minutes de respiration-Vent de degré moyen pendant l'exercice à un pas.
c) Vingt minutes d'exercice à deux pas avec respiration-Vent.
Vingt minutes d'exercice à trois pas avec respiration-Vent.
Pause de trente minutes.

d) Vingt minutes de respiration-Vent avec marche lente.

Vingt minutes de respiration-Vent avec marche moyennement rapide.

Vingt minutes de respiration-Vent avec marche rapide.

Pause de vingt minutes.

e) Exercice « élever, ouvrir, fermer ; abaisser, ouvrir, fermer ».

Puis pratiquer les exercices auxiliaires tels que décrits plus loin.

*
* *

## C. EXERCICES AU STADE AVANCÉ

*Exercice préparatoire :* « élever, ouvrir, fermer ; abaisser, ouvrir, fermer », puis :

a) Vingt minutes de respiration-Vent avec marche rapide.

Pause de vingt minutes avec repos en position allongée.

b) Quinze à vingt minutes de respiration-Vent avec marche calme sur place.

c) Vingt minutes de respiration-Vent avec marche rapide.

d) Exécuter trois fois « élever, ouvrir, fermer ; abaisser, ouvrir, fermer ». Pratiquer trois respirations-Qi.

On ajoutera à ces exercices des exercices de déblocage des hanches et de la colonne lombaire (cf. description des différents exercices).

Ces exercices, en particulier ceux comprenant la respiration-Vent, seront pratiqués de préférence à l'extérieur, dans un jardin ou un parc, ou bien en forêt. En revanche, pour des raisons de tranquillité, on préférera pratiquer les massages de la tête et des pieds chez soi.

L'ordre de l'inspiration et de l'expiration est également chargé de sens. Dans certains états pathologiques, il convient de tonifier et de construire. Dans ces cas-là, on commencera les exercices par l'inspiration. Si, en revanche, il convient surtout d'éliminer des éléments néfastes à l'organisme, on commencera par l'expiration.

Pendant le massage des points, il convient de veiller au sens des rotations. Les massages exécutés dans le sens des aiguilles d'une montre correspondent à une tonification ; ceux effectués en sens inverse sont employés lorsqu'il s'agit d'éliminer des déchets nocifs. Au stade avancé du cancer, il faut habituellement éliminer. (Pendant la grossesse ou les règles, les femmes ne doivent pas pratiquer de massages de la tête ou des pieds.)

Grâce à l'attention, on conduit le Qi pur en direction de l'organe malade par les méridiens et les points de commande des organes ; ne jamais conduire vers la périphérie le Qi d'une tumeur chargé de déchets nocifs. Si le Qi qui vient d'être absorbé est suffisamment fort et puissant, le Qi usé de l'organe malade est éliminé grâce aux voies sanguines et lymphatiques (par exemple par les reins et les poumons).

Les exercices exécutés en marchant sont les plus importants pour le traitement du cancer par le « nouveau Qi Gong ». La marche tend et détend alternativement la musculature de part et d'autre de la colonne lombaire. Il convient de ne pas omettre de « ressentir » les mouvements et de prendre garde, à chaque pas, au déplacement du poids du corps d'une jambe sur l'autre. Avec l'expérience, se développe la conscience de son corps. Sans l'attention, les mouvements ne relèvent que de la gymnastique et sont sans effet thérapeutique. Le rôle du cortex cérébral dans la mobilisation des forces défensives a déjà été discuté. Celui-ci doit être mis au repos ; il faut n'avoir qu'une seule pensée : libérer la capacité de conscience. Voir sans voir, entendre sans entendre. Ce n'est qu'à cette seule condition que le Qi peut circuler dans le corps et le système nerveux central.

Le pratiquant novice, accablé par ses soucis et abattu à cause de sa maladie, peut craindre de ne jamais arriver à acquérir l'attitude d'esprit requise. Qu'il se rassure : la concentration nécessaire dès le début à une bonne exécution des mouvements et une respiration correcte seront un moyen suffisant pour empêcher le vagabondage mental. Les suggestions faites au début du chapitre précédent sur la manière de choisir un thème de pensée et de se maintenir à ce thème unique suffisent à éduquer sa capacité de concentration.

*

* *

## Premier exercice : marche simple avec respiration-Vent de degré moyen

L'alternance de tension et de détente des muscles pendant la marche permet au Yin et au Yang de trouver un nouvel équilibre. Extérieurement on paraît calme et tranquille, mais intérieurement naît un Qi puissamment actif. « Marche simple avec respiration-Vent » est un exercice pouvant déjà être utilisé pendant le trajet au lieu d'entraînement.

Une fois sur place, on se tient tranquillement debout, pieds écartés de la largeur des épaules, genoux relâchés. Vérifier si la nuque et la colonne lombaire sont relâchées. Comme décrit précédemment, les lèvres sont à la fois closes et pas closes, le bout de la langue posé contre le palais, en arrière des incisives supérieures. Fermer les yeux et laisser se ralentir les mouvements respiratoires. Imaginer que les jambes et les pieds deviennent lourds et qu'ils s'enracinent dans le sol. Ces préliminaires ont la vertu de libérer des soucis quotidiens.

### Jie Gong

Poser les mains sur le Dantian et effectuer trois respirations-Qi. L'attention est alors portée sur le thème de concentration choisi. Les pratiquants qui ont une plus grande expérience du Qi Gong concentrent leur attention uniquement sur le Dantian. Après quoi, pratiquer trois fois « ouvrir et fermer » devant le Dantian.

*A bien surveiller :* Jie Gong ne doit jamais être considéré comme une charge ou comme un exercice superflu.

### Exercice principal

Ouvrir lentement les paupières et regarder droit devant soi. Porter le poids du corps sur une jambe : la jambe droite pour les hommes, la jambe gauche pour les femmes.

Premier pas : les hommes avancent le pied gauche, les femmes le pied droit, sauf dans le cas de certaines maladies où il n'est pas tenu compte du sexe (dans le cas de maladies du cœur ou d'hypertension, hommes comme femmes avancent le pied gauche ; dans le cas de maladie du foie c'est le pied droit qu'il convient d'avancer d'abord). Lorsque le foyer de cancer est situé dans la moitié gauche du corps, la marche doit être commencée du pied gauche ; s'il est à droite, elle est à commencer du pied droit.

Supposons que la marche soit à commencer du pied gauche. Soulever légèrement et doucement le pied gauche, le poser un pas en avant par le talon. Puis porter lentement le poids du corps sur le pied avant ; celui-ci se pose alors au sol de toute la plante. Ensuite, c'est le talon droit qui se soulève. Le poids du corps vient alors entièrement sur la jambe gauche. Le pied droit est avancé d'un pas et posé au sol, d'abord par le talon, puis de toute la plante ; le poids du corps est porté sur la jambe droite.

La colonne vertébrale tout entière doit participer à la « simple marche ». Lorsque le pied gauche avance, le haut du corps se tourne légèrement vers la gauche à partir de la colonne lombaire ; la tête effectue un mouvement tournant à partir de la colonne cervicale, un peu plus ample que le reste du corps (marche de l'Ours polaire). Ce mouvement a pour effet de détendre les capsules et les ligaments des articulations intervertébrales, de mobiliser et d'étirer d'importants méridiens longeant la colonne vertébrale ; en outre, le mouvement tournant de la colonne vertébrale effectue comme un massage de points d'acupuncture. Ce massage a des répercussions particulièrement sensibles sur les points situés sur le rebord postérieur du crâne, à l'endroit où s'insèrent les muscles de la nuque et le muscle sterno-cléido-mastoïdien. L'effet de détente est particulièrement sensible aux articulations entre la première et la deuxième vertèbres cervicales.

Lorsque le pied droit avance d'un pas, le haut du corps effectue un mouvement tournant vers la droite et la tête un mouvement tournant un peu plus ample encore. On avance de la sorte pas à pas.

Les bras aussi participent au mouvement. Lorsque le talon gauche est posé au sol, la main droite est conduite devant le Dantian et la main gauche (paume vers la gauche) un peu à l'oblique en arrière de la hanche gauche. Lorsque le pied gauche se pose en avant, à plat, le poids du corps repose de manière égale sur les deux jambes, et, après un court instant, se porte sur la jambe gauche. Lorsque le talon droit se soulève, les bras font tourner les mains de sorte à diriger les paumes vers la droite.

Ensuite, avancer le pied droit d'un pas. Élever la main gauche devant le Dantian, le bras droit conduit la main droite sur le côté, un peu en arrière de la hanche droite. La main gauche est éloignée du Dantian d'environ une largeur de poing. Tous les mouvements doivent être souples et fluides ; il faut notamment éviter de tourner les mains de manière abrupte et anguleuse. Toutes les articulations doivent être bien relâchées, les coudes fléchis sans raideur, afin que les mains puissent se déplacer sans peine devant le Dantian. La colonne lombaire doit être particulièrement bien relâchée car si les articulations de la colonne lombaire et le muscle long du dos à cet endroit ne sont pas détendus, le Qi ne peut pas circuler dans le corps.

*A bien surveiller :* les mouvements des membres supérieurs ne doivent pas se limiter aux mains et aux avant-bras ; ce sont les bras qui doivent conduire les mains, par un mouvement partant des épaules. De cette manière, c'est toute la musculature qui se tend et se détend. Et cela est indispensable pour que le Qi puisse couler de la tête aux pieds, des extrémités des doigts jusque dans la tête et le reste du corps.

*La respiration pendant la marche :* la respiration utilisée pour le traitement du cancer est la respiration-Vent, un mode respiratoire qui régénère et construit.

La respiration-Vent se distingue de la respiration-Qi par les points suivants : pendant la respiration-Qi, on inspire par le nez et expire par la bouche ; elle est silencieuse, inaudible. Pendant la respiration-Vent, on inspire et expire par le nez, on inspire en fait deux fois rapidement (le malade doit entendre son inspiration) ; l'expiration, en revanche, est lente et inaudible, la musculature abdominale détendue. La force relative de l'inspiration fait légèrement rentrer la musculature abdominale. La respiration-Vent est donc une « respiration régulée ». (A l'expiration, l'air doit couler lentement hors du corps, ne pas être poussé hors du corps.)

En posant le talon en avant (c'est-à-dire au premier pas), inspirer deux fois, rapidement et de manière audible. Au deuxième pas (c'est-à-dire en posant l'autre talon en avant), expirer lentement et de manière inaudible, la paroi abdominale étant parcourue comme par un mouvement de vague.

Pour le déroulement du mouvement, on se reportera à la figure 417 et au texte correspondant.

### Shou Gong

Lorsqu'on veut interrompre l'exercice principal (ce qu'on doit d'ailleurs faire après vingt minutes de marche), il convient de s'immobiliser et de ramener la jambe arrière à côté de la jambe d'appui, les deux pieds devant être séparés d'une largeur d'épaules. Rester un instant immobile. Puis pratiquer trois fois « ouvrir et fermer » devant le Dantian et trois respirations-Qi, paumes posées sur le Dantian.

*A bien surveiller :* après Shou Gong, faire une pause de cinq à dix minutes ; on peut mettre ce temps à profit pour se promener tranquillement ou (en cas de trop grande faiblesse) pour se reposer en position assise ou allongée. Après cette pause, reprendre l'exercice deux fois (chaque fois durant vingt minutes).

## Deuxième exercice : marche tranquille sur place avec respiration-Vent de degré moyen

Cet exercice est exposé et décrit en pages 326 et suivantes, figures 430 et 431.

## Troisième exercice : pas tranquille sur place avec respiration-Vent, mains posées sur la région rénale

Cet exercice est décrit en pages 329 et suivantes et par les figures 432 à 434. Il est recommandé dans toutes les maladies du système uro-génital (reins, vessie, organes génitaux).

## Quatrième exercice : exercice à un pas et respiration-Vent

Cet exercice se distingue de celui décrit en page 323 dans la mesure où il comporte deux inspirations et une expiration pour un seul pas. La fréquence respiratoire est donc plus élevée. Par sa forme particulière, le mouvement permet de conduire le Qi aux huit méridiens secondaires verticaux et à leurs communications transversales, ainsi qu'aux méridiens horizontaux. Le Qi lié aux métabolites résiduels est éloigné du corps en plus grande quantité.

### Jie Gong

La préparation consiste soit à pratiquer la respiration-Qi suivie du mouvement « ouvrir et fermer » devant le Dantian, soit à choisir un des exercices de Jie Gong décrits précédemment (par exemple « élever, ouvrir, fermer ; abaisser, ouvrir, fermer »).

### Exercice principal

Si l'on décide de commencer la marche du pied gauche, porter le poids du corps sur la jambe droite (le genou droit étant légèrement fléchi). Puis tourner le bassin vers la gauche, soulever le pied gauche, l'avancer d'un pas à gauche et le poser par le talon. Incliner le haut du corps légèrement vers l'avant par une flexion de l'articulation de la hanche, conduire la main droite devant le Dantian et la main gauche à côté de la hanche gauche. Simultanément, pratiquer deux inspirations rapides.

Porter le poids du corps sur la jambe gauche, poser le pied gauche au sol de toute la plante ; ce faisant, expirer assez lentement. Soulever ensuite le pied droit ; les mains ont tourné leurs paumes vers la droite dans un mouvement lent et rond.

Puis avancer le pied droit d'un pas et le poser par le talon ; pendant ce temps, conduire la main gauche devant le Dantian et la main droite vers l'extérieur, à l'oblique, un peu en arrière de la cuisse droite. En posant le talon droit, inspirer deux fois.

Porter le poids du corps sur la jambe droite ; ce faisant, toute la plante du pied droit se pose au sol ; simultanément les mains se tournent, les paumes venant pointer vers le côté gauche. En même temps le bassin s'est également tourné vers la droite, entraînant avec lui le haut du corps. L'expiration s'est faite pendant que la plante droite se posait au sol.

## Exercice principal avec modification du rythme respiratoire

Au lieu d'effectuer deux inspirations rapides en posant le talon, n'en effectuer qu'une seule (de type Vent) et expirer en posant toute la plante du pied au sol.

## Exercice principal avec modification du rythme de mouvement

Poser le talon gauche et inspirer deux fois ; poser la plante gauche et expirer une fois. Puis, au lieu d'avancer le pied droit de manière fluide, garder la jambe gauche « pleine », chargée de tout le poids du corps, et conduire le pied droit, pointe vers le bas, jusqu'à côté du bord interne du pied gauche ; taper une fois du gros orteil contre le sol. Pendant ce temps, observer une pause respiratoire.

Puis avancer le talon droit et le poser au sol, inspirer deux fois, poser toute la plante du pied, expirer, observer une pause respiratoire pendant laquelle on conduit le pied gauche, pointe vers le bas, jusqu'à côté du bord interne du pied droit. Taper du gros orteil contre le sol.

L'exercice principal est recommandé dans les cas de bronchite chronique, d'emphysème pulmonaire et de maladies des voies respiratoires supérieures dues au froid, mais surtout pour la prévention et le traitement du cancer des poumons (l'exercice est efficace même dans les cas de cancer du poumon avec métastases). Dans ce cas, l'attaque doit être supérieure à la défense.

La forme modifiée avec « taper du gros orteil contre le sol » est un des exercices les plus efficaces pour la régulation du Yin et du Yang. Il stimule le corps dans sa production de Qi interne. (Se reporter aux exercices destinés à renforcer et à guérir les Cinq Organes, pages 293 et suivantes, ainsi que les figures correspondantes.)

### Shou Gong

On conclut par le même exercice que celui ayant servi à introduire l'exercice principal. Pour terminer, effectuer trois respirations-Qi.

## Cinquième exercice : exercice à deux pas avec respiration-Vent

Dans cet exercice l'attaque et la défense sont en équilibre. Mais, bien que le nombre des mouvements respiratoires et leur amplitude soient réduits de moitié, la quantité de Qi en circulation est à peine moindre que lors de l'exercice précédent.

### Jie Gong

On choisira en introduction un des exercices déjà décrits et dont l'exécution comprend le mouvement « ouvrir et fermer ».

### Exercice principal

Après le dernier mouvement de l'exercice d'introduction, conduire la main droite devant le Dantian et la main gauche un peu en arrière de la hanche gauche. En même temps, porter le poids du corps sur la jambe droite.

Soulever doucement le pied gauche et le poser un pas en avant par le talon (légèrement à gauche par rapport à l'axe de déplacement). En même temps, par un mouvement partant du bassin, tourner le haut du corps légèrement vers la gauche ; tourner simultanément les paumes de sorte à les diriger vers la droite.

Effectuer une inspiration-Vent en posant le talon gauche au sol.

Poser toute la plante du pied gauche au sol, porter le poids du corps sur la jambe gauche. Le haut du corps entreprend un mouvement tournant vers la position médiane et les mains un mouvement vers la droite. Conduire les mains de plus en plus vers la droite, en sorte que la gauche vienne devant le Dantian et la droite à côté de la hanche droite. Pendant ce temps, on aura soulevé le pied droit et posé le talon droit un pas en avant ; pendant ce temps également on aura tourné les paumes vers la gauche.

Faire une inspiration-Vent en posant le talon. Simultanément, conduire les mains vers la gauche, la main droite venant devant le Dantian et la main gauche à côté de la hanche gauche, paume vers l'extérieur gauche.

En expirant, conduire le pied droit en arrière, la pointe du pied droit à côté du bord interne du pied gauche mais sans lui faire toucher le sol. Les paumes qui se sont entre-temps tournées vers la droite, sont conduites par les bras vers la droite. La main gauche est à présent placée devant le Dantian et la main droite à côté de la hanche droite. Pendant le prochain mouvement des pieds et du corps les mains observent un temps de pause.

Pendant la pause respiratoire, le gros orteil droit tape contre le sol. Il est plus avantageux, ici, de ne pas descendre directement le pied mais de commander son abaissement par un léger mouvement des hanches. De cette façon, le gros orteil touche automatiquement le sol (ce faisant, légèrement fléchir le genou gauche).

Ce premier pas comporte donc quatre unités de mouvement rythmées par la respiration : inspiration, inspiration, expiration, pause.

Le même mouvement, comme décrit ci-dessus, est exécuté ensuite du côté opposé (commençant du pied droit). Avancer ainsi pas à pas.

## Shou Gong

Pour achever cet exercice ne plus avancer le pied correspondant, mais le placer à côté de la jambe d'appui, à une largeur d'épaules. Puis pratiquer le mouvement « ouvrir et fermer » devant le Dantian et trois respirations-Qi.

## Sixième exercice : exercice à trois pas avec respiration-Vent

Dans cet exercice, la défense est plus forte que l'attaque. Il est recommandé dans les cas de maladies cancéreuses, mais aussi dans les cas d'hypotonie, d'anémie, d'inflammation pulmonaire chronique, de diabète et dans toutes les maladies cardiaques, parce que toutes ces maladies impliquent de lourdes pertes de Qi. (La congestion pulmonaire rend la respiration difficile.)

Pendant l'exercice fermer presque complètement les paupières, ce qui calme l'ensemble du système nerveux. Lorsque les yeux sont clos, le Qi pur, interne, est plus facilement mis en mouvement, si bien que son « potentiel » et sa « vitesse de circulation » en sont augmentés.

### Jie Gong

Le Jie Gong de cet exercice consiste en trois respirations-Qi, trois mouvements « ouvrir et fermer » devant le Dantian ou « ouvrir, fermer, élever ; ouvrir, fermer, abaisser ».

### Exercice principal (commençant à gauche)

Après le dernier mouvement de Jie Gong, conduire la main droite devant le Dantian et la main gauche à côté de la hanche gauche, légèrement en arrière d'elle. Porter le poids du corps sur la jambe droite ; ce faisant, tourner les paumes, la main droite vient à côté de la hanche droite et la main gauche devant le Dantian. En même temps, tourner légèrement le haut du corps vers la gauche à partir de la colonne lombaire ; le bas du dos droit, incliner un peu le haut du corps vers l'avant gauche.

Soulever doucement le pied gauche et le poser un pas en avant par le talon (légèrement à gauche de l'axe de déplacement).

Pratiquer une inspiration rapide par le nez.

Poser le pied gauche à plat, porter le poids du corps sur la jambe gauche ; tourner légèrement le haut du corps vers la droite, à partir de la colonne lombaire ; bas du dos (colonne lombaire/sacrum) étendu, incliner légèrement le haut du corps vers l'avant droit.

Tourner les paumes, conduire la main gauche à côté de la hanche gauche et la main droite devant le Dantian. Soulever doucement le pied droit et le poser au sol un pas en avant par le talon.

En même temps, pratiquer une inspiration rapide par le nez.

Poser le pied droit de toute la plante, porter le poids du corps sur la jambe droite. Tourner les paumes, conduire la main gauche devant le Dantian et la main droite à côté de la hanche droite. Simultanément tourner le haut du corps légèrement vers la gauche ; bas du dos étendu, l'incliner un peu vers l'avant à partir de l'articulation des hanches.

Poser le talon gauche un pas en avant, tout en expirant.

Porter lentement le poids du corps sur la jambe gauche (en continuant d'expirer lentement), conduire lentement les deux mains à côté des cuisses. Conduire la pointe du pied droit vers le bord interne du pied gauche (ne pas le poser au sol). Fléchir légèrement le genou ; par ce mouvement le gros orteil tape contre le sol.

*Pause dans le mouvement :* inspirer et expirer une fois, de manière naturelle.

Puis le mouvement continue, c'est-à-dire qu'on effectue trois pas supplémentaires en commençant du pied droit. Son déroulement reste le même, seuls les côtés sont à inverser. On avance de la sorte pas à pas, pendant vingt minutes.

## Shou Gong

Pratiquer trois mouvements « ouvrir et fermer » devant le Dantian et devant le point Yintang, ainsi que trois respirations-Qi.

*Exercice à trois pas, commençant du pied droit :* identique à celui venant d'être décrit, sauf qu'il est à effectuer du côté opposé. (Ce qui était effectué à droite l'est à présent à gauche et inversement.) C'est la nature de la maladie qui détermine s'il faut commencer la marche du pied droit ou du pied gauche.

*Exécution des exercices en marchant :* le mouvement, par lequel le gros orteil tape contre le sol, a différents effets : il stimule les trois méridiens Yin du membre inférieur ; le déplacement du centre de gravité du corps vers le bas (pendant que le gros orteil tape contre le sol) détend la musculature de la nuque et des épaules ; la phase de pause dans le mouvement facilite l'équilibrage du Yin et du Yang.

Quels que soient les exercices exécutés, ne jamais perdre de vue que les mouvements doivent être ronds, souples et lents. Le regard est ample. Les mouvements de Qi Gong ne sont généralement pas anguleux, à certains moments seulement leur efficacité est due à des mouvements abrupts, à une apparente dureté. L'ampleur des mouvements ne doit jamais menacer la stabilité et l'équilibre.

L'action de la respiration-Vent est extraordinaire dans les maladies de l'arbre respiratoire. Ceux qui ont l'expérience du rassemblement mental (qui ne s'acquiert qu'avec le temps), le décrivent ainsi : « Là où il y a attention, il y a Qi ; là où il y a Qi, il y a attention. »

La nécessité de Shou Gong est soulignée une fois encore. Le raccourcir ou le modifier risque en effet de provoquer de grossières erreurs de circulation du Qi.

## Septième exercice : marche accélérée et respiration-Vent

La marche accélérée est essentiellement utilisée pour traiter le cancer. Ses particularités sont : deux inspirations-Vent (rapides) (en posant le pied au premier pas), une expiration lente et longue au pas suivant, c'est-à-dire en posant l'autre pied.

Cette manière de marche stimule l'élimination par les reins des résidus et des toxines.

### Jie Gong

Pratiquer trois inspirations-Qi, trois fois le mouvement « ouvrir et fermer » devant le Dantian, ou bien le mouvement « ouvrir, fermer, élever ; ouvrir, fermer, abaisser ».

## Exercice principal (commençant à gauche)

Après Jie Gong, élever la main droite du côté droit devant la poitrine (au point « Milieu de la poitrine ») ; conduire la main gauche en arrière de la hanche gauche. Porter le poids du corps sur la jambe droite ; le haut du corps se tourne légèrement vers la gauche et s'incline un peu vers l'avant. Soulever avec souplesse le pied gauche, l'avancer d'un pas et le poser (par le talon d'abord mais, aussitôt après, le dérouler entièrement). Pendant ce « déroulement » de la plante au sol, pratiquer deux inspirations-Vent (rapides).

Porter le poids du corps sur la jambe gauche ; simultanément, conduire le bras droit vers la droite jusqu'à ce que la main vienne légèrement en arrière de la hanche droite (paume dirigée obliquement vers l'extérieur) ; élever la main gauche jusque devant le point « Milieu de la poitrine ». Le poids du corps est alors entièrement sur la jambe gauche.

Tourner le haut du corps vers la droite et l'incliner vers l'avant, soulever le pied droit, l'avancer d'un pas, expirer en déroulant le pied au sol.

Avancer de la sorte pas à pas : avec deux inspirations-Vent quand le pied gauche est en avant, avec une expiration quand c'est le pied droit. La respiration doit être suffisamment profonde, mais non violente.

## Exercice principal (commençant du pied droit)

Son déroulement est identique au précédent (commençant à gauche), mais les côtés sont à inverser.

## Shou Gong

Pratiquer trois fois « élever, ouvrir, fermer ; abaisser, ouvrir, fermer », puis trois respirations-Qi.

*Particularités :* grâce au « pas accéléré avec respiration-Vent », le Qi se met à couler multiplié dans les méridiens Yin et les méridiens Yang. Les deux inspirations suivies d'une expiration facilitent de plus le renouvellement du Qi en plus grande quantité. Les méridiens Yin qui parcourent le corps en profondeur sont donc alimentés plus abondamment en Qi frais, de sorte que les organes peuvent passer à l' « offensive ».

Il convient de veiller à bien effectuer les déplacements du poids du corps d'une jambe sur l'autre, même en marche accélérée ; la jambe chargée doit être « pleine », l'autre jambe « vide ». Pendant les transferts, quand la jambe « pleine » devient « vide » et inversement, le poids du corps est un très court instant réparti de façon égale sur les deux jambes.

Inspirer à droite, expirer à gauche, signifie élever le Qi Yin et abaisser le Qi Yang. Inspirer à gauche et expirer à droite produit une élévation du Qi Yang et un abaissement du Qi Yin.

Pendant la marche accélérée, le mouvement des pieds se fait assez rapidement, ce qui est riche de sens. Si l'on étudiait ce mouvement au ralenti, on verrait que la moindre modification de position se fait avec un maximum d'intensité. Et cette intensité n'est pas que mécanique, elle porte également sur le flux d'énergie. C'est l'intensification du flux énergétique qui est thérapeutique et donc justifie le Qi Gong.

*Durée de l'exercice :* vingt minutes ; observer ensuite une pause de vingt minutes (évidemment après avoir exécuté Shou Gong).

*Répétition :* à exécuter trois fois.

## Huitième exercice : marche rapide avec respiration-Vent

Pendant l'exécution de la « marche rapide » le talon du pied arrière se soulève déjà lorsque le talon du pied avant se pose au sol.

### Jie Gong

Pratiquer soit trois respirations-Qi suivies de trois mouvements « ouvrir et fermer » devant le Dantian, soit le mouvement « élever, ouvrir, fermer ; abaisser, ouvrir, fermer », avec changement de direction.

## Exercice principal (commençant à droite)

Après avoir achevé Jie Gong, élever la main gauche devant la poitrine (au point « Milieu de la poitrine »), paume vers la poitrine. Placer la main droite en arrière de la hanche droite, paume à l'oblique vers l'extérieur droit.

Porter le poids du corps sur la jambe gauche, tourner le haut du corps légèrement vers la droite ; soulever le pied droit, l'avancer d'un pas et poser le talon droit au sol. Effectuer deux inspirations-Vent (rapides).

Entre-temps, le talon gauche s'est soulevé. Poser le pied droit au sol de toute la plante. Les paumes se tournent ; la paume gauche placée devant la poitrine vers le bas et la paume droite vers la gauche. Expirer en posant la plante du pied droit au sol.

Ce n'est qu'à ce moment-là qu'on porte tout le poids du corps sur la jambe droite et fait revenir le haut du corps en position médiane ; la main gauche commence à s'abaisser latéralement, la main droite à s'élever devant le point « Milieu de la poitrine ».

Lorsque la jambe droite est devenue « pleine », le haut du corps s'est légèrement incliné vers l'avant gauche. La main gauche est maintenant placée à côté de la hanche gauche, la droite devant le point « Milieu de la poitrine ».

Avancer à présent le talon gauche d'un pas, le poser au sol tout en soulevant le talon droit, de sorte que le pied droit ne repose plus au sol que par la balle ; effectuer deux inspirations-Vent (rapides).

Tourner de nouveau les paumes. Poser toute la plante du pied gauche au sol et expirer.

C'est seulement maintenant qu'on porte tout le poids du corps sur la jambe gauche et fait revenir le haut du corps en position médiane, et que commence le mouvement des mains. Continuer le mouvement tournant du haut du corps vers la droite, élever la main gauche devant la poitrine et abaisser la main droite à côté de la hanche droite.

Avancer de la sorte pas à pas, à une cadence qui permette la maîtrise de chaque mouvement et le maintien de l'équilibre.

### Exercice principal (commençant du pied gauche)

Identique à celui venant d'être décrit, mais effectué du côté opposé.

### Shou Gong

La forme de Shou Gong est fonction de l'exercice préparatoire. Si l'introduction consistait en un exercice pratiqué dans quatre directions, utiliser cette même forme pour conclure. Pour conclure l'exercice, pratiquer trois respirations-Qi.

*Durée de l'exercice :* vingt minutes de marche rapide, puis Shou Gong suivi d'une pause.

## Neuvième exercice : marche particulièrement rapide avec respiration-Vent

Pendant cet exercice, se déplacer assez rapidement. Le mouvement tournant des mains reste cependant souple et rond, il ne doit pas être abrupt. En posant le talon au sol effectuer une inspiration-Vent ; expirer en posant le talon opposé. L'exercice charge fortement en Qi les méridiens des Reins et de la Rate et stimule la fonction intestinale. Le patient se sent revigoré, son appétit augmente et il se sent la tête légère. Chez les cancéreux on constate avec plaisir une nette amélioration de l'humeur et de la force morale.

### Jie Gong

Comme pour le huitième exercice.

### Exercice principal (commençant à gauche)

Les mouvements sont identiques à ceux de l'exercice précédent ; les deux exercices diffèrent seulement par leur mode respiratoire : en avançant le pied gauche effectuer une inspiration-Vent, en avançant le pied droit expirer en une seule fois.

Après cinq à dix minutes, s'immobiliser et pratiquer trois fois « ouvrir et fermer » devant le Dantian ; puis rester immobile pendant quelques minutes. Continuer en avançant le pied droit. (Rester debout sur la jambe arrière et ramener le pied avant à côté du pied arrière.)

## Shou Gong

Conclure en restant en appui sur le pied avant et en ramenant le pied arrière à côté du pied avant. Pratiquer trois fois « élever, ouvrir, fermer ; abaisser, ouvrir, fermer », puis trois respirations-Qi.

## Exercice principal (commençant à droite)

Identique à celui venant d'être décrit, mais effectué du côté opposé.

*

* *

**Effets des huitième et neuvième exercices :** toutes les formes en marche rapide avec respiration-Vent conviennent pour le traitement des cancers, aussi bien à leur premier stade qu'à leur stade avancé. Les malades atteints d'un cancer avancé ou ceux qui sont trop affaiblis choisiront d'abord d'autres exercices afin de reconstituer leurs forces. En effet, le Qi frais inspiré avec l'air pénétrerait rapidement dans le foyer de la maladie. Ce serait là une attaque directe, laquelle est absolument à éviter dans un premier temps. L'usage du Qi Gong à des fins thérapeutiques a pour but de maintenir l'équilibre entre l'apport et l'élimination de Qi. Le moindre déséquilibre est susceptible de déclencher des maladies. La maladie est le signe d'une congestion, soit de Qi pur, soit de Qi nourricier. Cette congestion doit être possible grâce à un juste dosage des exercices.

L'efficacité du Qi Gong thérapeutique ne se manifeste pas tout de suite ; seule la persévérance conduit au succès.

## V. Exercices complémentaires de détente

D'importants méridiens longent ou passent dans toutes les articulations du corps ; c'est la raison pour laquelle on insiste tellement sur la souplesse des articulations. La colonne lombaire est pour le Qi un endroit du corps particulièrement important. Ce n'est pas seulement là que se situe le seuil entre le Dantian et le Vaisseau Conception, c'est aussi de là que les méridiens des Reins montent vers le cœur. Seule une détente complète (en particulier du bas du dos) est capable d'ouvrir les lieux de passage et de franchissement, de méridien à méridien. Mme Guo Lin propose des exercices ayant pour but de détendre le bas du dos ; ces exercices étaient déjà connus dans la Chine ancienne sous le nom d' « exercices élégants ».

Lesdits exercices ne servent pas seulement à renforcer la musculature du bas du dos ; ils augmentent aussi l'élasticité des tendons et des capsules articulaires entre les corps vertébraux lombaires. Si ceux-ci ne sont pas assez détendus, d'importants méridiens s'en trouvent comprimés, ce qui bloque la circulation du Qi.

### Premier exercice : détendre la colonne lombaire en décrivant des cercles avec le haut du corps

#### Jie Gong

Pratiquer trois respirations-Qi et trois fois « ouvrir et fermer » devant le Dantian.

#### Exercice principal

A la suite du dernier mouvement de Jie Gong, poser le dos de la main gauche sur la région rénale et la paume de la main droite sur le Dantian.

**(I)** Conduire la main droite le long de la ligne médiane du corps (Vaisseau Conception) vers le haut ; à la hauteur du visage, tourner la paume vers l'extérieur. Conduire la main, paume vers le haut, au-dessus de la tête (point Baihui).

**(E)** Fléchir le genou gauche, légèrement et en souplesse ; porter le poids du corps sur la jambe droite. Tourner le haut du corps vers la droite, à partir de la colonne lombaire (sans la participation des hanches). En même temps, conduire la main droite en un arc de cercle très large vers l'arrière et le bas, puis de nouveau devant la hanche droite et, de là, devant le Dantian.

Effectuer trois mouvements tournants l'un à la suite de l'autre, sans interruption. Puis placer les deux mains devant le ventre et pratiquer trois fois « ouvrir et fermer ».

Après la « *Conclusion intermédiaire* », refaire le même exercice mais avec la main gauche, en tournant le corps vers la gauche, à partir de la colonne lombaire.

### Shou Gong

Pratiquer trois fois « ouvrir et fermer » devant le Dantian, puis trois respirations-Qi.

## Deuxième exercice : mouvement tournant de la colonne lombaire en pas arqué

### Jie Gong

Comme pour le premier exercice.

### Exercice principal (commençant à droite)

Porter le poids du corps sur la jambe gauche. Poser le pied droit un pas en avant. Puis porter le poids du corps sur la jambe droite, fléchir le genou droit en pas arqué à droite. Les dos des mains sont posés sur la région rénale. Le pouce appuie sur l'extrémité du majeur, le poids du corps reste sur la jambe droite. Bien relâcher la colonne lombaire et les hanches.

**(I)** Tourner le haut du corps vers la gauche, à partir de la colonne lombaire ; la tête se tourne encore un peu plus à gauche que le tronc, à partir de la colonne cervicale. Regarder vers la gauche et le haut. Rester dans cette position et compter jusqu'à 9 (pause respiratoire).

**(E)** Ramener le corps en position médiane.

*Répétition :* à exécuter trois fois.

Puis tirer le pied gauche vers le pied droit, en sorte que les deux pieds soient parallèles et écartés l'un de l'autre de la largeur des épaules.

*Conclusion intermédiaire :* pratiquer trois fois « ouvrir et fermer ».

### Exercice principal (commençant à gauche)

Identique à l'exercice principal précédent, mais effectué du côté opposé. A exécuter également trois fois.

### Shou Gong

Mêmes mouvements que pour Jie Gong.

## Troisième exercice : fléchir le haut du corps vers l'arrière

### Jie Gong

Pratiquer trois fois « élever, ouvrir, fermer ; abaisser, ouvrir, fermer ». Ne cependant pas s'accroupir pendant l'abaissement ; pratiquer « ouvrir et fermer » devant le Dantian.

## Exercice principal (commençant à droite)

Après le dernier mouvement « élever, ouvrir et fermer », conduire les mains vers le bas, le long du Vaisseau Conception, jusque devant le Dantian, puis derrière le dos, le long de la ceinture ; poser les dos des mains sur la région rénale. Les pouces effleurent l'extrémité des majeurs.

Porter le poids du corps sur le pied gauche, avancer le pied droit en pas arqué. Porter le poids du corps sur la jambe droite.

**(I)** Fléchir le haut du corps à partir de la colonne lombaire, vers l'arrière (aussi loin que possible). Le poids du corps se reporte lentement sur la jambe arrière. Lorsque, par cette flexion en arrière le centre de gravité du corps se situe très exactement entre les deux jambes, tourner le visage vers le haut.

**(E)** Reporter le poids du corps sur la jambe avant placée en pas arqué à droite ; la tête est de nouveau verticale. Rester tranquillement debout, le corps détendu. Exécuter le tout trois fois.

*Conclusion intermédiaire :* ramener le pied arrière à côté du pied avant, à une largeur d'épaules, puis pratiquer trois fois « ouvrir et fermer » devant le Dantian.

## Exercice principal (commençant à gauche)

Effectuer la même séquence de mouvements mais à gauche, c'est-à-dire en avançant le pied gauche en pas arqué à gauche. Fléchir le tronc vers l'arrière, trois fois, comme décrit ci-dessus.

## Shou Gong

Mêmes mouvements que pour Jie Gong ; puis conclure par trois respirations-Qi.

## VI. Exercices complémentaires : massages par pression

Les points à masser sont tous situés sur des méridiens Yang. Il est bien connu que les massages peuvent faire disparaître les douleurs, mais ils peuvent aussi régulariser des fonctions physiologiques perturbées.

Masser ne veut pas dire ici exercer une forte pression. Les doigts décrivent des cercles autour des points, les pulpes les effleurant à peine. Il ne faut en aucun cas exercer la moindre pression ! Cette méthode permet de se passer de l'acupuncture sur ces points et surtout des médicaments.

Mais elle présente d'autres avantages encore, en particulier d'être praticable en tous lieux, à tout moment et sans matériel. On met en mouvement le Qi avec ses mains. Comme les exercices de massage s'exécutent bras et mains levés, il faut veiller à ne pas tendre la musculature de la nuque, des épaules et des bras. Maintenir les épaules abaissées.

Le massage des points situés au début ou à la fin du trajet des méridiens Yang a des effets sur toutes les maladies organiques. Les points dont il s'agit sont tous situés à la tête (fig. 458, 459 et 460).

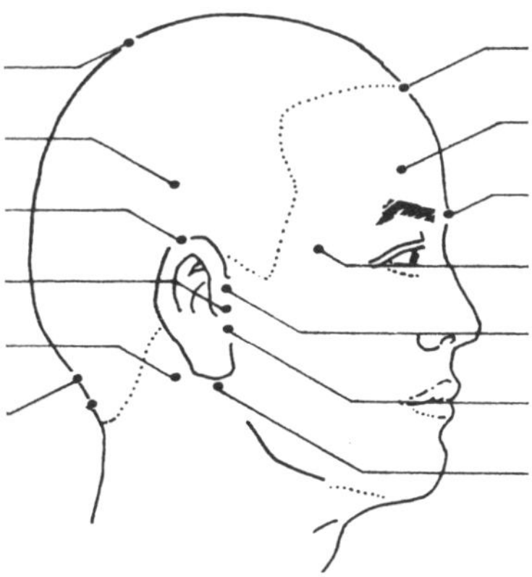


Figure 458.

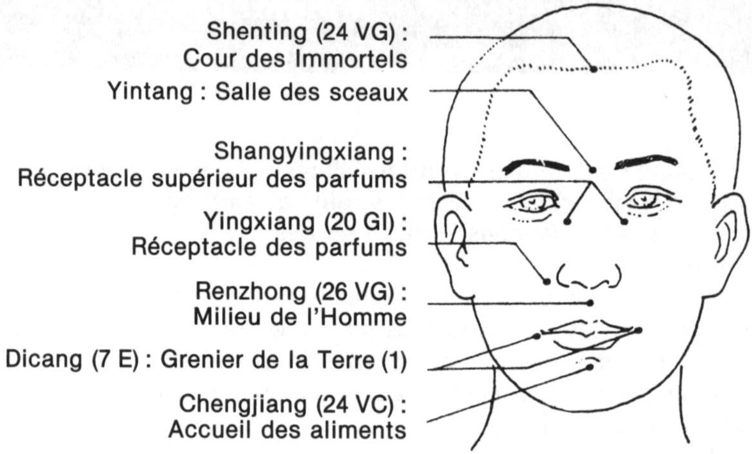


Figure 459.

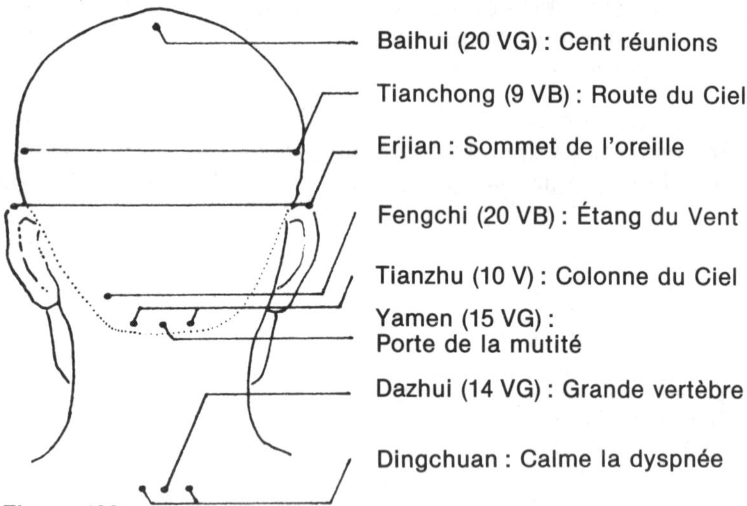


Figure 460.

1. Ce point est appelé 4 E dans la nomenclature internationale, et non plus 7 E qui correspond à une nomenclature ancienne que les Chinois n'utilisent plus (N.d.T.).

L'efficacité du massage se manifeste de manière non négligeable même sur l'artériosclérose cérébrale avec calcification. Les points de la tête ne doivent cependant pas être massés dans les cas de tumeur du cerveau et de métastases cérébrales.

Pour se masser, on s'assiéra de préférence sur un tabouret rembourré, juste assez haut pour que le mollet et la cuisse forment entre eux un angle de 90°. Comme l'exercice dure au moins vingt minutes, le siège doit être suffisamment mou pour ne pas comprimer les méridiens Yang des membres inférieurs et ne pas entraver la circulation du Qi.

## Préparation

Rester tranquillement assis, les yeux fermés. (On aura auparavant enlevé les barrettes des cheveux et déposé les prothèses dentaires, dégagé taille et poignets.) Poser les mains d'abord sur les cuisses et les détendre jusqu'à ce que l'agitation due à la vie quotidienne se soit estompée. Puis poser les mains sur le Dantian, respirer trois fois profondément et pratiquer trois fois « ouvrir et fermer » devant le Dantian (fig. 461).

Le massage se déroule de la manière suivante : les pulpes d'un ou de plusieurs doigts se posent sur un point déterminé, avec la

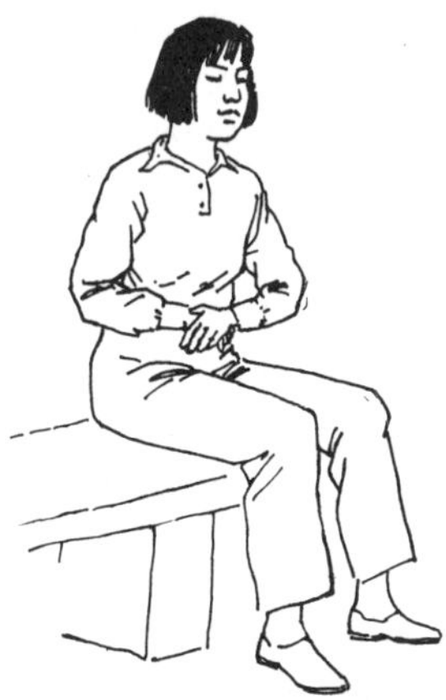

Figure 461.

même délicatesse que si elles touchaient un objet fragile. La pulpe décrit sur le point de petits mouvements circulaires. En général, les mouvements circulaires dans le sens des aiguilles d'une montre signifient « construire » chez l'homme et « éliminer » chez la femme, et inversement. Cependant, pour le massage des points de la tête, le sens des mouvements prend la même signification chez l'homme et chez la femme. Les exceptions seront mentionnées au fur et à mesure.

Pour les points latéraux, les rotations se font dans le sens suivant : du haut vers l'avant, puis vers le bas, puis vers l'arrière, et ainsi de suite. Pour les points situés de part et d'autre de la ligne médiane de la tête les rotations se font du haut vers la ligne médiane, puis vers le bas, puis vers l'extérieur, et ainsi de suite (tonification). Les massages en sens inverse ont pour effet la destruction, l'élimination. Dans les cancers (comme dans les inflammations) il s'agit d' « éliminer ».

## 1. Massage du point situé sur le front, entre les sourcils (Yintang)

Enlever doucement les mains du Dantian ; les doigts ne sont pas complètement étendus, mais légèrement fléchis (les majeurs se touchent presque). Les pouces sont légèrement écartés. Lever lentement les mains tout en les gardant détendues (ceux souffrant d'hypotension artérielle tourneront les paumes vers le haut et ceux souffrant d'hypertension dirigeront les dos des mains vers le haut). Ceux dont la tension est normale tourneront les paumes vers le corps.

Puis élever les mains le long de la ligne médiane du corps (Vaisseau Conception) jusqu'à la poitrine. Là, sans interrompre le mouvement d'élévation, les mains se tournent dans les poignets en sorte que les doigts pointent vers le haut. Continuer d'élever les mains jusqu'au point situé entre les sourcils (fig. 462 et 463).

Ici, modifier la position des mains : l'extrémité du pouce effleure la pulpe de l'extrémité de l'annulaire et l'auriculaire se place légèrement sous l'annulaire. Le majeur et l'index sont étendus l'un contre

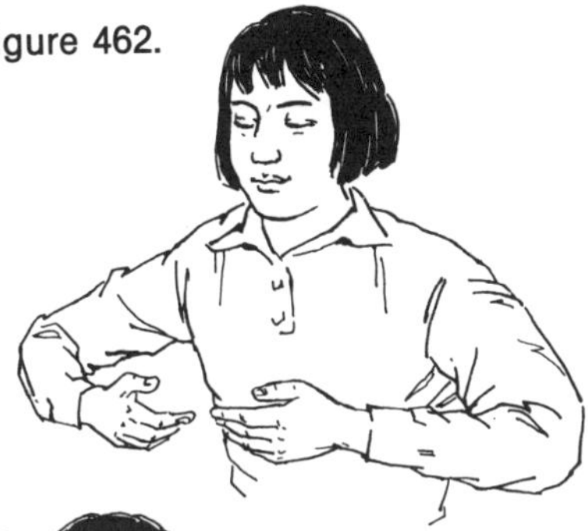

Figure 462.

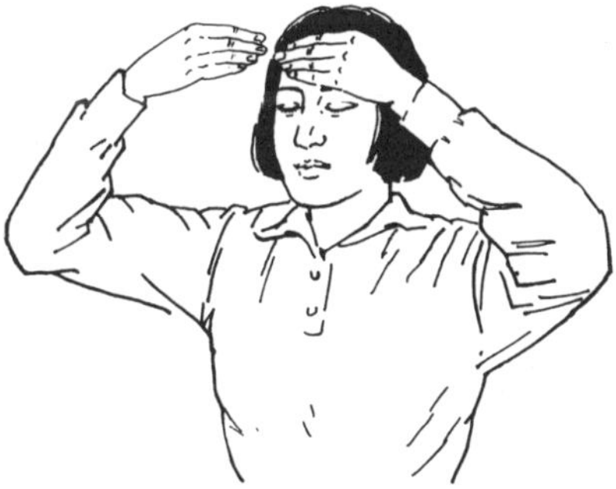

Figure 463.

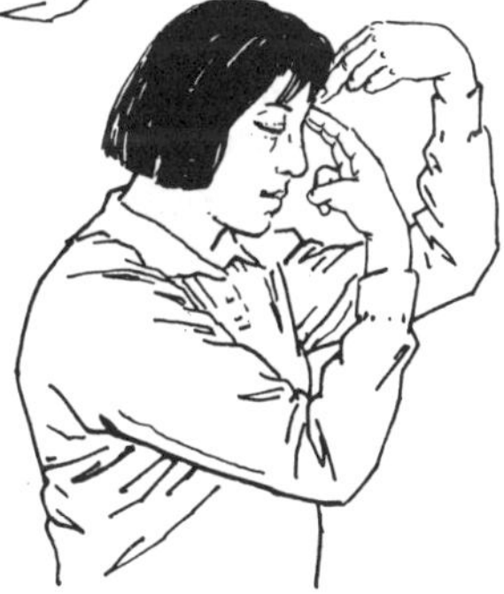

Figure 464.

l'autre. Cette position de la main sera appelée « main en flèche » dans les descriptions qui vont suivre. Les poignets sont fléchis de telle sorte que les majeurs soient parallèles l'un à l'autre (fig. 464). Les pulpes des majeurs sont posées sur le point situé entre les sourcils (Yintang) et y effectuent un léger massage circulaire, neuf fois dans le sens des aiguilles d'une montre, neuf fois en sens inverse. Pendant le massage, pratiquer une respiration abdominale profonde, naturelle. Ceux qui en sont déjà capables concentreront leur attention sur le Dantian, les autres s'exerceront à la concentration au moyen d'un thème choisi à cet effet.

Le sens de rotation est fonction, bien sûr, de la maladie à traiter.

*A bien surveiller* : dans les cas de cancer et de maladies inflammatoires, il convient de commencer à masser en sens inverse afin de favoriser l' « élimination ».

A la fin du massage, il convient de changer de mode respiratoire. Pendant le massage, nous l'avons dit, la respiration abdominale est naturelle. Après le massage, adopter la respiration régulée : inspirer par le nez, le bout de la langue placé derrière les incisives supérieures, et expirer par la bouche, le bout de la langue placé derrière les incisives inférieures. Pendant l'inspiration, le haut du corps doit être bien redressé ; pendant l'expiration, la colonne lombaire peut légèrement se voûter, c'est-à-dire la colonne vertébrale légèrement se tasser. Pendant l'expiration, la pulpe des majeurs appuie doucement sur les points à masser. La « pression » est plus imaginée que réelle ; il est très important de garder toute son attention sur le Dantian.

Après avoir effectué une pression légère sur le point Yintang, pratiquer des mouvements d'effleurement rapide le long de la ligne médiane du front vers le haut, le long de l'arête du nez jusqu'à la lèvre supérieure. Le massage par effleurements ponctuels s'achève au point Renzhong (26 VG) (fig. 458), point de terminaison du Vaisseau Gouverneur.

Puis abaisser les mains au Dantian (doigts arrondis, extrémités des doigts se faisant face).

Le massage du point Yintang est indiqué dans les cas de céphalées, de vertiges, ainsi que dans les maladies des yeux et du nez.

## 2. Massage des tempes (point Taiyang)

Ce point est situé de part et d'autre de la tête, à l'extérieur du rebord de l'orbite osseuse, au-dessus de l'os de la paumette (fig. 460). Il est relié à la branche du nerf trijumeau qui s'étend vers l'oreille.

A la suite de l'exercice précédent, tourner les mains dans un geste souple, détendu ; les poignets sont détendus et les bras participent au mouvement tournant, doigts fléchis et souples. Lever les mains, comme dans l'exercice précédent, jusqu'à la hauteur de la poitrine, puis, en modifiant la position des mains, jusqu'au point Yintang. Au Yintang, la position des mains est modifiée une deuxième fois, les doigts se plaçant de sorte à former la « main en flèche » ; en outre, les mains se séparent et l'on parcourt de l'extrémité des majeurs la ligne des sourcils jusqu'au point Taiyang. C'est alors qu'on pratique un léger massage circulaire. La pulpe du doigt est maintenue sur le point Taiyang et ne doit pas glisser sur la peau pendant le massage. La peau autour du poignet est mobilisée sous l'effet du massage. Masser neuf fois du haut vers l'avant, de l'avant vers le bas et du bas vers l'arrière (fig. 465). Ce sens de rotation signifie « reconstruction ». Puis y ajouter neuf rotations en sens inverse, ce qui équilibre le Yin et le Yang. Pendant ce massage la respiration reste naturelle.

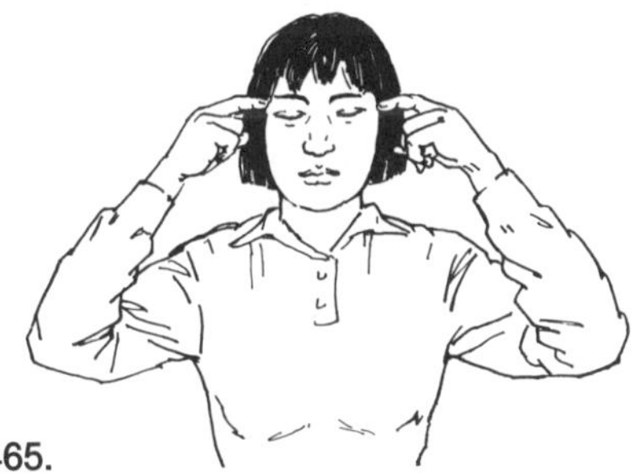

Figure 465.

Puis exécuter trois respirations régulées, en inspirant par le nez (la langue placée derrière les incisives supérieures) et en expirant par la bouche (la langue placée derrière les incisives inférieures). Pendant l'expiration laisser la colonne vertébrale s'affaisser légèrement et appuyer légèrement les doigts sur le point Taiyang.

Après la pression des majeurs sur ce point, les pulpes des doigts percutent doucement les joues vers le bas, jusqu'au menton. De là, elles effleurent la peau du cou et les mains puis, tout en continuant de s'abaisser, reprennent la même position que dans l'exercice précédent. En cas de tension artérielle normale les paumes sont dirigées vers le corps ; en cas d'hypertension les dos des mains sont tournés vers le haut et en cas d'hypotension les paumes. Abaisser les mains jusqu'au Dantian en expirant.

*Effets thérapeutiques :* agitation psychique, céphalées, douleurs cardiaques, inflammation du larynx, paralysie faciale, affections oculaires et maladies hématologiques.

## 3. Massage des sourcils et des points des oreilles

### Localisation et description des points

— Zanzhu (2 V) à l'extrémité interne du sourcil, près de la racine du nez (fig. 466). Il est en liaison avec le territoire nerveux du nerf facial et de la première branche du nerf trijumeau.

— Trois points en avant du conduit auditif externe (fig. 460) : Ermen (21 TR), Tinggong (19 IG), Tinghui (2 VB).

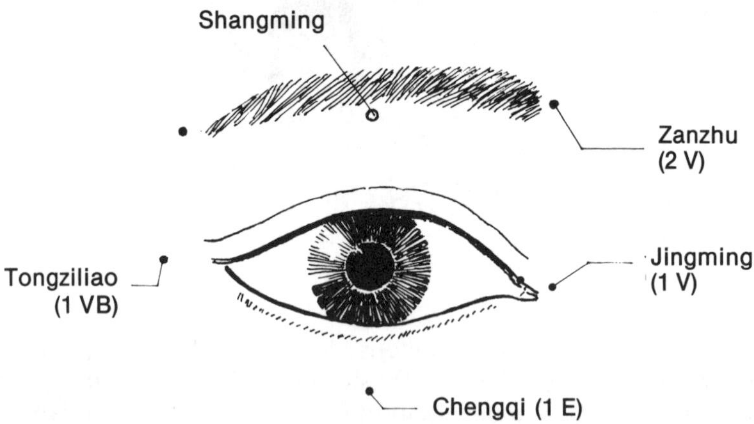


Figure 466.

### Technique de massage

Après l'abaissement des mains, à la fin de l'exercice précédent, tourner de nouveau les mains, les élever jusqu'au point situé entre les sourcils (comme décrit précédemment). Les doigts sont souples et fléchis.

L'extrémité du majeur se pose à la racine du sourcil et le pouce sur le point Taiyang (fig. 460). Le majeur effleure trois fois la ligne du sourcil, lentement, latéralement (jusqu'à toucher le pouce) (fig. 467). Puis le pouce se pose sur la pulpe de l'auriculaire ; l'index, le majeur et l'annulaire décrivent avec la pulpe trois fois un cercle autour de l'œil. Ensuite, poser l'index, le majeur et l'annulaire par la pulpe sur les trois points de l'oreille, en sorte que la paume soit tournée vers l'avant (fig. 468).

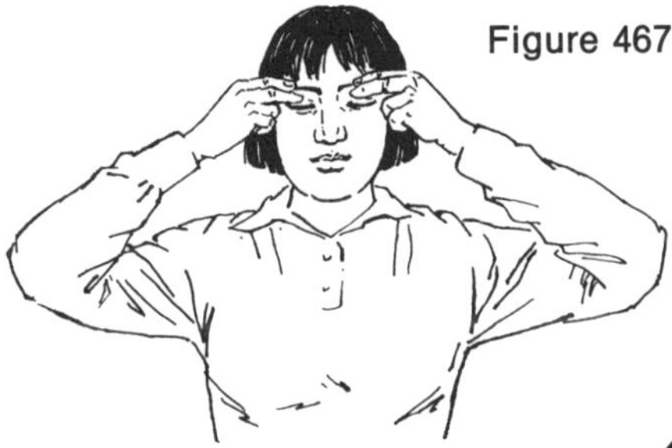

Figure 467.

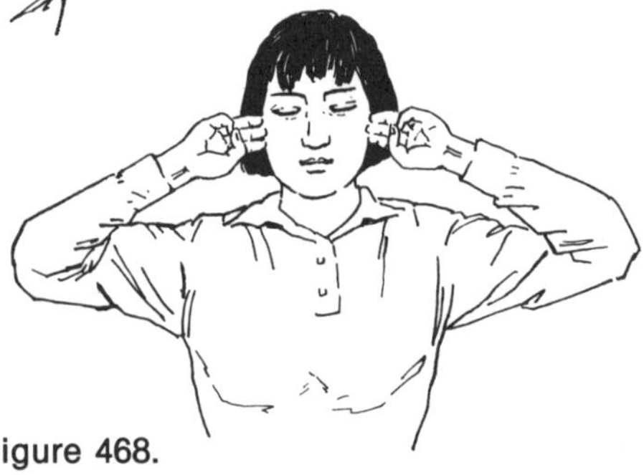

Figure 468.

Masser neuf fois vers l'avant et neuf fois vers l'arrière en exerçant une légère pression. Puis effectuer trois respirations, en inspirant par le nez et en expirant par la bouche (à l'expiration la langue est placée en arrière des incisives inférieures). A l'expiration les doigts exercent une légère pression sur les points de l'oreille. A l'inspiration, redresser le corps (bien étendre la colonne lombaire) ; à l'inspiration la colonne vertébrale peut légèrement s'affaisser.

Puis ouvrir doucement les doigts. Les pulpes des doigts tapotent légèrement les joues vers le bas, jusqu'au menton, puis elles effleurent le cou jusqu'à la poitrine. Après quoi, les mains s'abaissent au Dantian dans leur position habituelle.

*Effets* : l'exercice agit en particulier sur le corps ciliaire de l'œil, sur les céphalées et les « vertiges oculaires ».

## 4. Massage des points de l'œil

### Description et localisation des points

— Jingming (1 V). Le point se situe à 1 mm à l'intérieur de l'angle palpébral interne. Il constitue le point de départ d'un flux énergétique vers le revêtement élastique de l'orbite et la musculature du front et des paupières. Cinq méridiens s'y rejoignent (4 méridiens Yang et 1 méridien Yin) (fig. 466).

— Tongziliao (1 VB) est situé à un travers de doigt à l'extérieur de l'angle palpébral externe (fig. 466).

— Chengqi (1 E) est situé au milieu du rebord orbitaire inférieur, à 1 mm au-dessus du rebord osseux, donc sur la paupière inférieure. Il constitue le point de départ d'un flux énergétique vers les muscles moteurs oculaires droits et obliques. Il agit sur les territoires innervés par la deuxième branche du nerf du trijumeau et une branche du nerf facial (fig. 466).

— Shangming (point curieux) n'est situé sur aucun des 12 méridiens d'organes. Il se trouve un peu au-dessous du milieu du rebord orbitaire supérieur, entre celui-ci et le globe oculaire (fig. 466).

### Technique de massage

Élever les mains, comme précédemment, jusqu'au point Yintang. Puis les fermer en poings peu serrés, le pouce se posant en travers de l'ongle, de l'index, du majeur et de l'annulaire. L'auriculaire est écarté, avec souplesse. Poser délicatement la pulpe de l'auriculaire sur le point Jingming près de l'angle interne des paupières (fig. 469). Masser neuf fois en un geste circulaire du haut vers l'intérieur, vers l'extérieur, vers le haut ; chaque massage circulaire devant être accompagné d'une respiration abdominale naturelle. Puis, masser neuf fois en sens inverse. Après quoi, effectuer trois pressions du point avec respiration régulée. A l'expiration placer la langue derrière les incisives inférieures. Effectuer les pressions pendant l'expiration. Puis, avec l'auriculaire, suivre la fente palpébrale vers l'extérieur. Faire neuf massages circulaires sur le point Tongziliao, puis

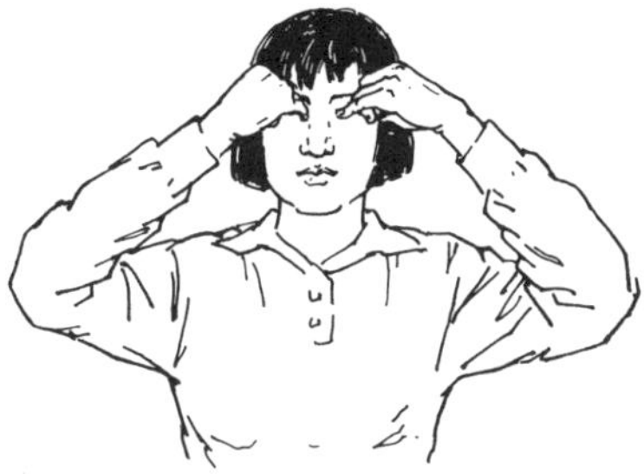

Figure 469.

neuf massages en sens inverse. Compléter par trois pressions légères du point. Ensuite, ouvrir la main, effectuer avec les extrémités des doigts des tapotements légers sur les joues, vers le bas, jusqu'au menton. De là, abaisser les mains au Dantian de la manière habituelle.

## Massage de Chengqi et Shangming

Inspirer et élever les mains jusqu'au point Yintang. Là, les mains modifient leur position : les fermer en poings peu serrés et poser le pouce en travers de l'ongle, de l'index, du majeur et de l'annulaire. La pulpe de l'annulaire effleure alors le point Chengqi (fig. 466). Si l'on ne recherche qu'un équilibrage du Yin et du Yang, effectuer neuf massages circulaires vers l'intérieur, neuf massages circulaires vers l'extérieur, puis trois pressions du point pendant l'expiration (comme précédemment avec une respiration régulée).

Ensuite, conduire les mains encore plus haut et poser la pulpe de l'annulaire sur le point curieux Shangming. Y effectuer le même massage. Puis effectuer la pression du point, ouvrir les mains et masser les joues au moyen de tapotements vers le bas, jusqu'au menton. De là les mains descendent plus bas, effleurant le cou et la poitrine (jusqu'au point « Milieu de la poitrine »). Après quoi, abaisser les mains au Dantian de la manière habituelle.

*A bien surveiller :* pendant le massage des points des yeux, il est important de veiller à ce que les avant-bras restent souples, que les épaules restent abaissées et que la musculature du cou ne se raidisse pas.

*Effets :* cet exercice est indiqué dans les cas de vue trouble, de céphalées provoquées par le froid. Le massage du point Shangming est particulièrement efficace dans les névralgies du trijumeau et les atrophies du nerf optique. Le massage du point Chengqi est bon en cas de myopie, mais également d'atrophie du nerf optique.

Mme Guo Lin conseille l'exercice suivant dans les cas de glaucome : le massage des points des yeux étant achevé, conduire de nouveau les mains vers le haut, fermer les mains en poings peu serrés, et effectuer avec la pulpe de l'auriculaire (de l'une et l'autre main évidemment) un massage en tapotant la peau (millimètre après millimètre). Partant de la racine du nez (Jingming, fig. 466), tapoter toute la ligne des sourcils puis tout le pourtour orbitaire. On compte environ quarante tapotements pour effectuer un tour complet d'orbite. Ce massage autour de l'orbite est à exécuter trois fois. Puis appuyer trois fois sur le point Jingming en pratiquant une respiration régulée. Après quoi abaisser les mains au Dantian de la manière habituelle.

## 5. Massage des points du nez

### Description et localisation des points

— Yintang (point curieux), entre les sourcils (fig. 458).
— Shangyingxiang, sur le bord osseux du nez (fig. 458).
— Yingxiang (20 GI), de part et d'autre des ailes du nez.
— Dicang (7 E) (2) de part et d'autre des lèvres.
— Chengjiang (24 VC), situé sur la ligne médiane entre le menton et la lèvre inférieure.

---

2. Dans la numérotation des points actuellement utilisée en Chine et servant de nomenclature internationale, ce point n'est plus le 7 e point du méridien de l'Estomac, mais le 4 e, donc 4 E. Cela ne change rien à sa localisation et à ses indications (voir le *Précis d'acupuncture chinoise*, rédigé par l'Académie de Médecine traditionnelle chinoise de Pékin et édité aux Éditions Dangles en 1977, p. 132) (N.d.T.).

### Technique de massage

Élever les mains comme dans les exercices précédents. Au point « Milieu de la poitrine » commencer à modifier la forme de la main, la transformant lentement en « main en flèche ». Poser les majeurs sur le point Yintang et les y laisser quelques instants ; puis, du bout des doigts, effleurer la peau en direction du point Shangyingxiang (fig. 470). Y laisser les doigts quelques instants, puis continuer jusqu'à la commissure des lèvres (Dicang) ; après quoi les majeurs se rejoignent au-dessus du menton (24 VC).

Retirer alors les mains du visage et exécuter encore deux fois l'ensemble de ce massage par effleurement. En cas de sinusites fréquentes, il est conseillé de l'exécuter neuf fois. Dans les cas rebelles, il est même recommandé de pratiquer sur ces cinq points le massage circulaire par pression. En conclusion, exercer une deuxième pression sur chacun des points, puis abaisser les mains au Dantian de manière habituelle.

*Effets :* l'exercice est indiqué dans les cas de troubles de l'odorat, de sinusite, d'ulcère du pylore, de paralysie faciale.

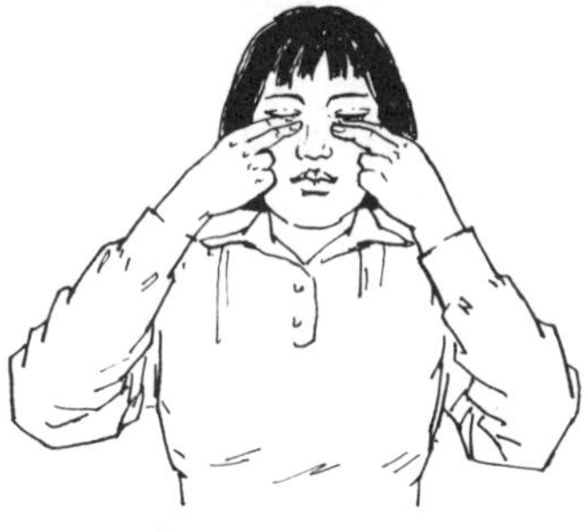

Figure 470.

## 6. Massage du sommet de la tête et de la nuque

### Description et localisation des points

— Baihui (20 VG), au sommet de la tête (fig. 20).

— Yamen (15 VG), au milieu, juste sous le bord postérieur du crâne, à l'endroit où la 1re et la 2e vertèbres cervicales sont reliées au « grand os du crâne » (occiput). A ce point le méridien Yangwei Mai se jette dans le Vaisseau Gouverneur (fig. 459).

— Yangbai (14 VB), sur le front, au-dessus du milieu du sourcil (fig. 460).

## Technique de massage

Élever les mains jusqu'au point Yintang comme dans les exercices précédents. Là, la forme des mains se modifie : poser la pulpe du pouce sur l'ongle de l'auriculaire. Lever les coudes à la hauteur des épaules (tout en gardant l'articulation de l'épaule abaissée). L'index, le majeur et l'annulaire sont placés les uns à côté des autres, la main étant fléchie et souple. Poser la pulpe du majeur sur le point Yangbai, celle de l'index et de l'annulaire à la verticale, par-dessus et par-dessous respectivement. Effectuer un massage circulaire, neuf fois dans un sens et neuf fois dans l'autre (l'ordre des sens dépendant de la maladie à traiter). Les rotations allant du haut vers l'intérieur puis vers le bas, puis vers l'extérieur, correspondent à la « construction ». Pour terminer, effectuer trois pressions du point, en expirant (fig. 471).

Puis ouvrir les mains. Les doigts, hormis le pouce, se touchent et se font face. Poser les mains sur la tête, de sorte que les majeurs touchent le point Baihui. Les racines des mains sont posées sur les

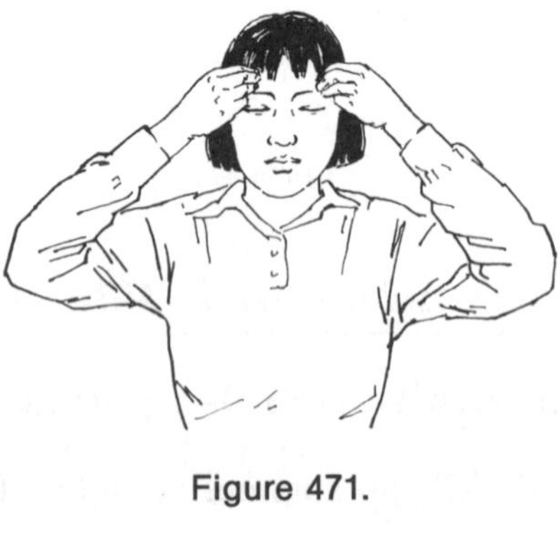

Figure 471.

oreilles. Après une pause de quelques instants, ôter les mains de la tête avec souplesse, puis les poser de nouveau sur l'arrière de la tête, mais un peu plus bas. Recommencer le même mouvement, posant à chaque fois les mains toujours plus bas.

Lorsque les mains atteignent la nuque, les transformer en « flèche ». Poser les majeurs sur le point Yamen et exécuter deux ou trois séries de neuf massages circulaires. Cette fois les rotations dans le sens gauche, haut, droite, bas signifient « construction » pour les femmes (pour les hommes c'est l'inverse) (fig. 472).

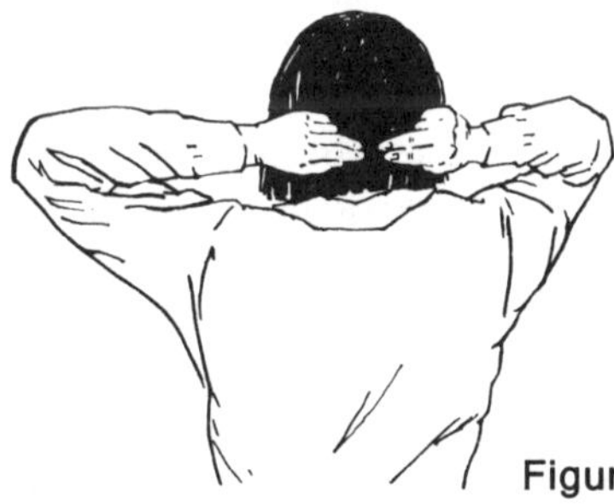

Figure 472.

Le massage achevé, effectuer trois pressions du point. Puis ôter les mains de la nuque, les ouvrir, effleurer du bout des doigts le cou vers le bas, jusqu'au point « Milieu de la poitrine » ; de là, abaisser les mains au Dantian de la manière habituelle.

*Effets :* le massage du point Yangbai est efficace en cas de troubles oculaires. Le massage du point Baihui l'est en cas d'hémiplégie, de dépression, de manque de mémoire, de vue trouble et dans nombre de maladies psychiques. Il est même indiqué dans les cas de prolapsus rectal.

## 7. Massage de l'arrière de la tête

### Description et localisation des points

— Fengfu (16 VG), situé à environ 3 cm au-dessus du Yamen, sur le tubercule osseux au-dessus du trou occipital. A ce point, d'importants méridiens se jettent dans le Vaisseau Gouverneur (fig. 460).

— Tianzhu (10 V), à deux travers de doigt de part et d'autre du point Yamen (fig. 459).

## Technique de massage

Élever les mains, comme dans les exercices précédents, mais cette fois avec lenteur jusqu'au Baihui. Leur position est la même que dans l'exercice précédent, c'est-à-dire les pulpes des majeurs posées sur le point Baihui, les racines des mains placées sur les oreilles. Après quelques instants, ôter doucement les mains de la tête et les abaisser sur l'arrière de la tête sans modifier leur position ; pendant ce temps, effleurer l'arrière de la tête à plusieurs reprises (comme dans l'exercice précédent).

Au point Fengfu, les mains prennent la position dite en « flèche » ; poser la pulpe du majeur sur ce point et y pratiquer à deux ou trois reprises un massage circulaire, neuf fois dans un sens et neuf fois dans l'autre. Sur ce point, le sens haut, droite, bas, gauche signifie « élimination » et le massage dans le sens haut, gauche, bas, droite « construction » (aussi bien pour les femmes que pour les hommes). Le massage achevé, effectuer trois pressions du point avec expiration par la bouche (fig. 473).

A présent, ôter les mains de la tête, placer l'index, le majeur et l'annulaire les uns à côté des autres (le pouce leur faisant face, en position de saisir). A partir du point Tianzhu pétrir vigoureusement la musculature de la nuque vers le bas, toujours un peu plus

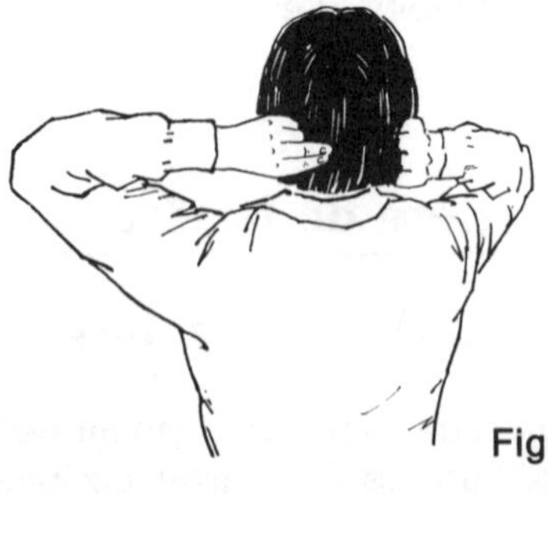

Figure 473.

bas. Au 6e pétrissage les mains atteignent la musculature horizontale de l'épaule. A exécuter trois fois (fig. 474).

A présent, la pulpe du pouce touche la pulpe de l'auriculaire. Les trois autres doigts touchent délicatement par la pulpe les masses musculaires venant d'être pétries. Ce léger tapotement est également à effectuer trois fois du haut vers le bas. Puis ouvrir les mains. Les doigts glissent vers le bas le long du cou, jusqu'à la poitrine. De là, abaisser les mains au Dantian.

*Effets :* paralysie de la langue, hémiplégie, inflammation du nez et du pharynx. Le massage du point Tianzhu est particulièrement efficace en cas de difficulté respiratoire, de douleurs dans la nuque, le cou et le dos, de vertiges et de sensation de froid.

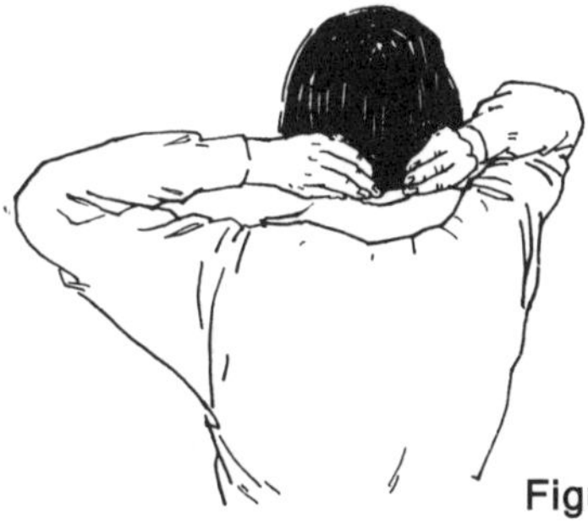

Figure 474.

## 8. Massage du point Fengchi sur l'arrière de la tête

### Description et localisation du point

Fengchi (20 VB) est situé à 3 cm de part et d'autre du point Fengfu (fig. 459).

### Technique de massage

Inspirer et conduire les mains jusqu'au point Baihui (comme dans l'exercice précédent) ; de là sur l'arrière de la tête vers le bas, jusqu'au point Fengfu (fig. 460).

A présent, transformer les mains en flèches. Poser les pulpes des majeurs à droite et à gauche sur le point Fengchi. Effectuer neuf massages circulaires vers l'intérieur, neuf massages vers l'extérieur (équilibrage du Yin et du Yang) ; en cas de besoin, modifier l'ordre des sens de rotation.

Le massage achevé, effectuer trois pressions du point en expirant. Puis faire glisser les extrémités des doigts le long du cou. Après quoi, abaisser les mains au Dantian comme dans les exercices précédents.

*Effets :* recourir à ce massage en cas d'insuffisance de transpiration, d'accumulation de chaleur (en cas de fièvre), de vertiges, de vue trouble, de bouche amère, de raideur de la nuque, de douleurs dans le dos et la région lombaire.

## 9. Massage de la région latérale du cou

### Description et localisation des points

— Yifeng (17 TR), sous le lobe de l'oreille (fig. 460).

— Yiming, à la même hauteur mais un peu en arrière, sur le muscle sterno-cléido-mastoïdien (fig. 460).

### Technique de massage

Comme dans les exercices précédents, élever les mains jusqu'au point Baihui. Là, les mains se séparent, descendent par les côtés, sur les oreilles puis jusqu'à l'angle de la mâchoire. Là, les transformer en « flèches ».

Poser la pulpe du majeur sur le point Yifeng sous le lobe de l'oreille. Puis exécuter neuf mouvements circulaires dans le sens haut, avant, bas, arrière, puis neuf mouvements en sens inverse. (En fonction du résultat recherché, opérer un triple changement de sens.) Après quoi, effectuer une pression du point en expirant (fig. 475).

Ensuite, fléchir le majeur et le poser sur le pouce, et appuyer avec la pulpe de l'index sur le point Yiming. Après quoi, effectuer

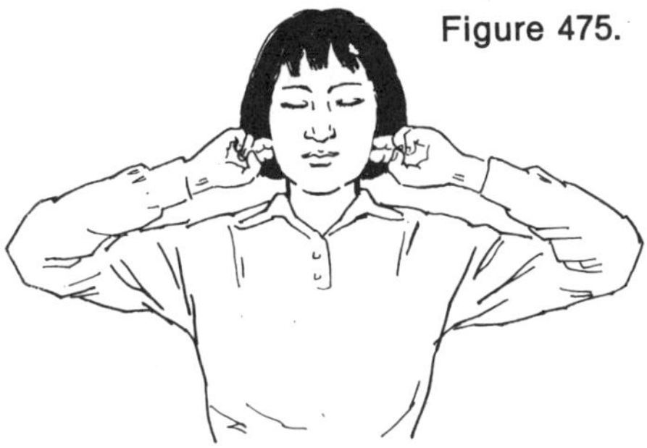

Figure 475.

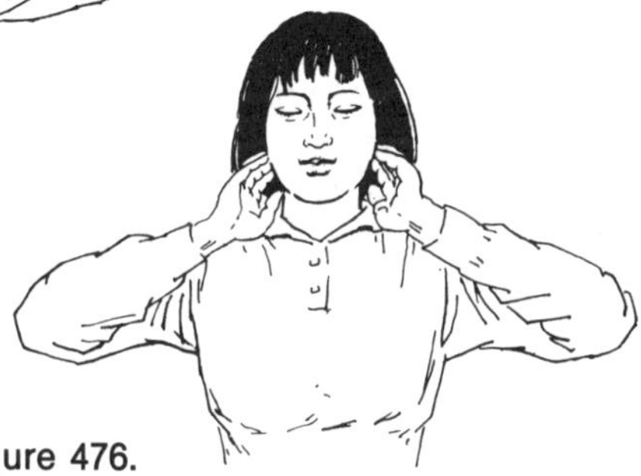

Figure 476.

un massage circulaire comme précédemment, puis une pression du point pendant l'expiration (fig. 476).

Le massage achevé, les doigts effleurent par la pulpe le cou puis la poitrine (jusqu'au point « Milieu de la poitrine ») ; de là, abaisser les mains au Dantian.

*Effets :* le massage du point Yifeng est indiqué contre la surdité, la paralysie faciale ; le massage du point Yiming l'est en cas d'atrophie du nerf optique, de myopie, de bourdonnements d'oreille, d'astigmatisme, d'insomnie, d'agitation, d'inflammation de la glande parotide.

*
* *

Ainsi s'achève le massage des points importants de la tête. Le débutant aura des difficultés à exécuter les mouvements avec souplesse et rondeur, et dans la détente tout en portant toute son attention sur le Qi. La persévérance est, là encore, gage de réussite.

### Shou Gong

Après le massage, le Qi doit de nouveau être ramené dans le Dantian. Aussi convient-il de porter son attention sur le Dantian. Élever les mains jusqu'au point Yintang, de la manière habituelle. Là, les doigts s'écartent, relâchés, et les doigts se croisent aux troisièmes phalanges. Conduire les mains sur la nuque. Les paumes ne doivent pas toucher la tête. Les doigts se décroisent lentement, les pulpes des doigts effleurent le cou, puis la poitrine (allant jusqu'au point « Milieu de la poitrine »). Puis abaisser les mains de la manière habituelle au Dantian. Ensuite, tourner les mains en souplesse et exécuter de nouveau l'ensemble du mouvement. (A exécuter trois fois en tout.) Puis pratiquer trois « ouvrir et fermer » devant le Dantian, poser les mains sur le Dantian et pratiquer trois respirations-Qi.

Après quoi, poser les mains sur les cuisses et respirer naturellement pendant quelques minutes ; puis, ouvrir lentement les yeux. Il est recommandé de se reposer pendant quelques minutes en position allongée. A ce point, la pensée s'est entièrement libérée du Dantian. La langue ne touche plus le palais.

## 10. Massage du point du pied

La tête de l'homme correspond au Ciel (ne pas confondre la notion chinoise Tian — Ciel — avec la notion occidentale de « ciel »). Le pied est en liaison avec la Terre ; il constitue la racine du corps humain. Par exemple, dans les cas d'hypertension où la tête est pleine et le pied vide, la tête est lourde et le pied léger ; l'équilibre Yin-Yang est rompu. La plante du pied comporte plusieurs points qui, par les méridiens, sont en relation avec les organes. (Étant donné que les maladies se reflètent à cet endroit, il est possible de les diagnostiquer par la plante du pied.)

Nous ne décrirons ici que le massage du point Yongquan (« Source jaillissante ») (fig. 477). Ce point est situé entre la balle du gros orteil et celle du 5e orteil. Le méridien du Rein, un des méridiens Yin du pied, émerge à ce point de la profondeur.

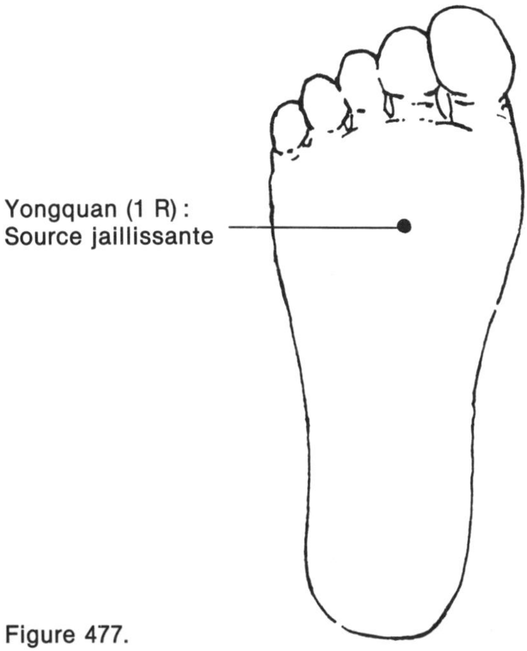


Figure 477.

Pour effectuer le massage du point Yongquan, s'asseoir sur un banc ou sur le bord d'un lit : la hauteur du siège doit correspondre à la longueur de la jambe. En guise de préparation, pratiquer trois fois « ouvrir et fermer » devant le Dantian. Puis poser la jambe gauche, genou fléchi (par exemple sur le lit), à plat, en sorte que la plante du pied (qui pend du lit) soit tournée vers la droite.

Le dos de la main gauche est posé sur la région du rein gauche (fig. 478). (Celui qui éprouve quelque difficulté peut poser cette paume sur le ventre (fig. 479), mais en aucune façon s'il souffre de tumeur abdominale ou de quelque autre maladie de l'abdomen. Dans ce cas, il la posera sur la cuisse gauche.)

A présent, tourner la paume droite vers le point Yongquan, le point qui sera au centre du massage circulaire qui va suivre. Construire et « nourrir et entretenir le Qi » s'obtient par une rotation dans le sens des aiguilles d'une montre pour les femmes, en sens inverse

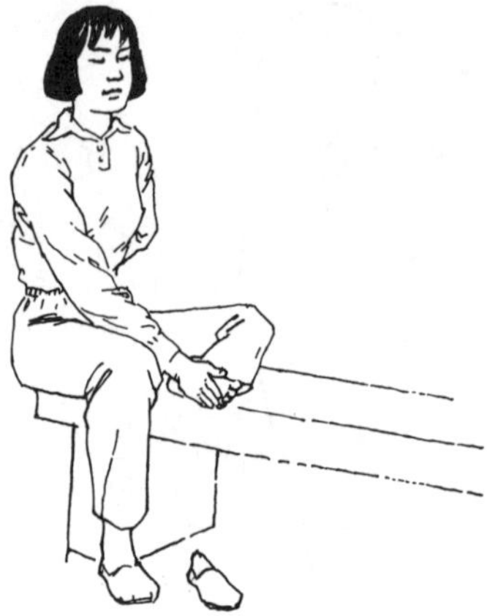

Figure 478.

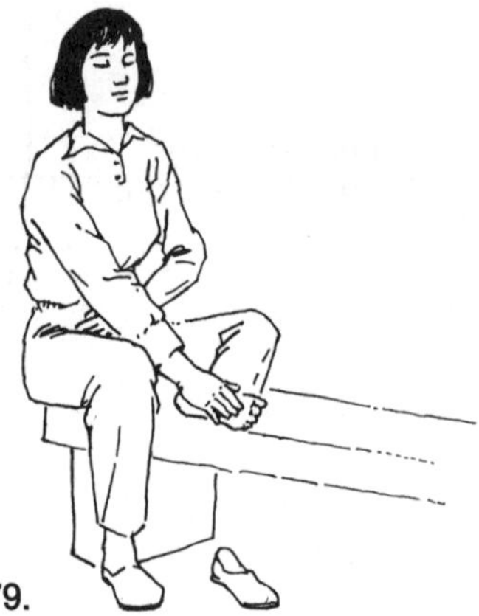

Figure 479.

pour les hommes. Éliminer le mauvais Qi, le Qi usé, s'obtient par une rotation en sens inverse des aiguilles d'une montre pour les femmes, dans le sens des aiguilles pour les hommes. (Ceux atteints de cancer ou d'inflammations commenceront toujours le massage par la phase d'élimination ; dans toutes les autres maladies commencer par la phase de construction.)

Le massage de construction comprend une rotation de construction, une rotation de destruction et une rotation de construction. Lorsque la nature de la maladie impose l'élimination, le massage comprend une rotation d'élimination, une rotation de construction et une rotation de destruction.

S'il ne s'agit que de rééquilibrer le Yin et le Yang, effectuer une rotation de construction, puis une rotation d'élimination. Deux ou trois rotations constituent ce qu'on appelle une « rotation complète ».

Combien de rotations complètes convient-il d'exécuter ? Leur nombre doit être un multiple à la fois de 6 et de 9. 6 correspond au Yin et 9 au Yang. Donc 18, 36, 54 ou 72. Celui qui désire nourrir surtout les méridiens Yin n'utilisera que des multiples de 6 ; celui qui, au contraire, désire nourrir surtout les méridiens Yang n'utilisera que les multiples de 9. Ne jamais dépasser soixante-douze rotations.

## Technique de massage

Décrire avec la paume de petits cercles autour du point Yongquan. Après quoi, laisser reposer la paume pendant quelques instants sur le point et effectuer trois respirations régulées (c'est-à-dire inspirer par le nez et expirer par la bouche). Ceux atteints de cancer font d'abord une expiration par la bouche et ensuite seulement une inspiration par le nez. Puis poser le pied gauche au sol de toute la plante et commencer le massage de la plante du pied droit. La technique est la même, mais les rotations se font en sens inverse.

L'attention ne doit pas se disperser pendant le massage. Celui qui ne réussit pas à conduire le Qi dans les méridiens recourra à la représentation mentale.

Pour conclure l'exercice, poser le pied droit au sol, à côté du pied gauche, parallèlement à lui, à une distance égale à la largeur des hanches. Se concentrer sur le Dantian ; pratiquer trois fois « ouvrir et fermer » devant le Dantian. Puis poser les paumes sur le bas-ventre et faire trois respirations régulées.

Si l'on souhaite pratiquer l'exercice plusieurs fois par jour, veiller à ce que le nombre des rotations effectuées soit chaque fois le même. Après l'exercice de conclusion, rester assis quelques minutes, les mains posées sur les cuisses (avec respiration naturelle). Puis ouvrir lentement les yeux ; si possible, se reposer encore une dizaine de minutes en position allongée.

Ce massage peut être considéré comme un exercice indépendant. Mais si on souhaite l'exécuter à la suite d'autres exercices, respecter des pauses de dix minutes entre eux et lui. Après le massage des points de la tête, attendre une heure avant d'exécuter quelque autre exercice.

Le comptage des rotations ne doit pas devenir l'activité principale de la pensée. S'en tenir aux trois « principes négatifs » : ne pas fixer, ne pas poursuivre, ne pas retenir. Il faudrait compter sans vraiment compter. L'erreur de comptage n'est pas grave. Plus grave serait de s'affermir consciemment dans le comptage, laissant l'esprit être gagné par la tension.

*Indications :* sensation de peur, langue sèche, sensation de pression dans la gorge (glande thyroïde), douleurs dans le dos, constipation, angine de poitrine, céphalées, « vertige oculaire », sensation de gêne dans tout le corps, sensation de froid dans la région rénale, pieds et mains froids.

# Conclusion

Dans ce livre ont été rassemblés un certain nombre d'exercices de Qi Gong, les uns traditionnels, les autres remaniés au cours des dernières années. Ils ont la vertu d'entretenir la santé. Quant aux personnes qui sont « envahies » par des maladies, elles peuvent atténuer leurs souffrances ou même guérir si elles pratiquent ces exercices avec persévérance.

Grâce à la partie théorique, le lecteur aura pu se faire une idée de l'un des domaines de la très ancienne science médicale chinoise et pu comprendre la forme et le contenu des exercices proposés.

Ces nouvelles conceptions thérapeutiques nous réjouissent et sont sources d'espoir. Cependant, l'essentiel des possibilités de soins qu'elles offrent — neuves pour les Occidentaux — réside dans la manière dont y sont envisagées la santé et la genèse de la maladie. Un être vivant n'est pas constitué d'éléments isolés ; la division en corps et esprit (âme) produit une séparation artificielle, une conception dualiste de l'organisme. Mais des sociétés manifestement demeurent qui, étant soumises aux restrictions d'une structure de pensée analytique, d'une écriture et d'une grammaire analytiques, explorent également la nature de manière analytique.

La science chinoise, elle, a toujours considéré comme essentielle la corrélation de tout ce qui existe dans la nature. La recherche analytique conduit au dualisme, la recherche synthétique, en revanche, conduit à la corrélation, à la relativité — une relativité de mouvement et de non-mouvement, d'énergie et de matière, de Yin et de Yang — si bien qu'on aboutit à un mode d'examen d'un autre ordre. On se met à penser davantage en termes de catégories, comme l' « équilibre dynamique » qui, sitôt atteint, est rompu par la reprise du mouvement de pulsation.

Ce mouvement pendulaire, ayant pour objet l'équilibre, existe en tout être vivant. S'il est trop fort d'un côté, chroniquement trop fort, l'harmonie est rompue, des maladies naissent. L'individu en jeu n'est jamais étranger à la rupture de cette harmonie. Il est lui-même un des facteurs qui permettent à la maladie de naître. En conséquence, on peut dire qu'il n'est pas tant celui que la maladie vient « envahir » que celui qui « admet » la maladie. Il prépare le terrain et permet à tous les autres « agents pathogènes » d'agir dans le sens d'une complexion.

Grâce à cette conception de la pathologie et aux moyens d'agir contre elle, le malade peut rompre le cercle infernal, puisque lui-même en est le facteur primordial. La disposition à préparer le terrain à la maladie potentielle s'établit dès l'enfance. C'est pourquoi, plutôt que de parler de mécanismes de dégénérescence « dus à l'âge », nous préférons parler de manifestation de vieillissement conditionnés dès la jeunesse.

Cette approche de la maladie commence à se répandre également en Europe. Par contre, le « principe énergétique » (appellation d'ailleurs imprécise) y a été jusqu'à présent complètement négligé. Seule, la notion de « dystonie neurovégétative » est proche d'une vision globale de l'organisme. Pour ce qui est de la neuralthérapie, de la thérapie par l'eau selon la technique de Kneipp, de l'homéopathie, elles ne font pas partie de l'enseignement de nos écoles de médecine.

Notre approche médicale ne tient pas non plus compte de la coordination des fonctions des organes sensoriels. L'exemple suivant montre pourtant combien ces fonctions sont liées : devant un son ou un bruit persistant, si l'on met des lunettes ou se couvre les yeux avec les paumes, la perception qualitative du son est modifiée. On ne perçoit plus certains harmoniques ni toute l'intensité sonore. Une détonation inattendue peut faire apparaître des étincelles ou d'autres phénomènes optiques dans le champ visuel. L'obstruction des conduits auditifs modifie la sensation du toucher aux extrémités des doigts. L'ampleur de l'influence des nerfs gustatifs sur d'autres organes des sens reste à vérifier. Après tout, les organes sensoriels à la tête sont tous entourés des points de terminaison ou de départ des méridiens Yang.

Le Qi et ses voies de conduction ne sont pas une fiction, mais un fait. Celui qui, il y a 200 ans, aurait affirmé l'existence de l' « électricité » aurait sans doute été considéré comme sorcier et traité en conséquence. Aujourd'hui, nous en usons quotidiennement, tout en continuant d'ignorer ce qu'elle est au juste. Il en va de même des forces comme le magnétisme ou la gravitation. Les Chinois ont perçu le Qi, ils ont reconnu son existence sans chercher à l'expliquer. Ils ont sondé sa légitimité, reconnu et montré comment l'homme, par son « comportement », peut maintenir la fonction du Qi dans un équilibre dynamique. Si celle-ci est en état de déséquilibre et que des maladies sont nées, on peut, grâce au Qi Gong, rétablir l'harmonie.

*

* *

On peut apprendre par soi-même les exercices cités dans ce livre. Il est néanmoins préférable d'avoir un maître. Peut-on apprendre la méditation tout seul ? Oui, mais il est préférable d'avoir un maître.

Par expérience, je conseillerais à tous les malades, quelle que soit leur maladie, d'adopter « la méthode à dix-huit facettes » (p. 193 et suivantes) comme pratique quotidienne de base. L'effet principal d'une telle pratique est d'assouplir les articulations de la colonne vertébrale ainsi que les importantes articulations. Les asymétries de la statique, qui accompagnent la plupart des maladies, disparaîtront avec le temps, comme d'ailleurs l'irritation des ganglions nerveux le long de la colonne vertébrale. Comme dit à plusieurs reprises, les exercices peuvent être appris même par les personnes âgées et ils sont actifs dès le départ, même s'ils ne peuvent pas encore être pratiqués en attitude de conscience méditative.

Les cinq différentes manières de marcher (dont chacune correspond à un organe en particulier) sont elles aussi d'une très grande utilité. Chaque pas a pour effet de tourner et de fléchir la colonne lombaire, ce qui ouvre le point d'acupuncture « Porte de la Vie ». Par ce point, le Qi peut couler de droite à gauche et de gauche à droite ; en outre, lorsque le gros orteil tape contre le sol, il y a massage des points situés au début des méridiens Yin du pied.

C'est précisément dans le traitement des cancers que le Qi Gong peut être un adjuvant, qu'il convient de ne pas négliger, aux méthodes de traitement proposées par la médecine officielle occidentale. La formation de thérapeutes appropriés ne représenterait qu'un investissement minime comparé aux sommes dépensées dans notre système sanitaire par la Recherche sur le cancer et les examens de prévention. Étant donné les résultats obtenus en Chine par ce traitement médical, l'Occident devrait prendre exemple sur elle et explorer le Qi Gong, cet antique « Tao (Voie) de l'autoguérison ». Même si — du moins à ce jour — nous ne pouvons « expliquer scientifiquement » le système énergétique du Qi, les résultats obtenus, qui seuls intéressent le malade, sont suffisamment éloquents.

# **Appendice** (février 1987)

Ce livre serait incomplet s'il ne signalait pas les erreurs pouvant très facilement être commises durant les exercices.

A chaque préparation, que celle-ci se fasse assis ou debout, avec ou sans mouvement, ou encore avec déplacement, il convient de veiller notamment aux points suivants :

1. Maintenir l'esprit en attitude de méditation.
2. Détendre les yeux et la bouche, qui doivent être comme empreints d'un sourire.
3. Détendre toute la musculature, la colonne vertébrale doit s'élever droite au-dessus de la colonne lombaire (sans lordose).
4. « Enraciner » les pieds dans le sol ; en position assise, charger symétriquement les deux ischions.

Commençons par la méditation. Le terme latin « *meditari* » signifie : être passé au centre. Ce centre est celui du corps, exactement à trois pouces en dessous du nombril, juste sur la ligne médiane. L'œil de l'esprit, c'est-à-dire la représentation mentale, se porte à ce point derrière la paroi abdominale. Aucune pensée ne doit agiter le cortex cérébral. Nous devons nous concentrer sur ce centre du milieu du corps, le Dantian. C'est la première difficulté. « Je ne peux pas ne pas penser », entend-on souvent dire pendant les séances de Qi Gong. Au début, ce sera en effet très difficile, car il faudra accorder trop d'attention à l'exécution des mouvements. Mais, par la suite, lorsque par un entraînement assidu les mouvements nous seront devenus suffisamment familiers pour pouvoir se dérouler sans notre intervention, alors il n'y a plus de raison de leur accorder un tant soit peu notre pensée.

Certains demanderont : « Comment puis-je ne pas penser ? » Par la mise au repos des yeux et de la langue qui sont les seuls organes des sens mis en mouvement par la musculature volontaire. Mais ils ont une deuxième particularité : celle d'être reliés, par des muscles, à l'os sphénoïde qui forme la base du crâne. La cinésiologie a montré, à l'aide de coupes tomographiques réalisées par ordinateur, que l'os sphénoïde est mis en mouvement, si peu que ce soit, par l'activité des muscles des yeux et l'activité musculaire à la base de la langue (muscles ptérygoïdiens). Par ces mouvements tous les os du crâne reçoivent de l'information, mais pas qu'eux : notre architecture, c'est-à-dire notre squelette, en reçoit également, en particulier le fondement de notre corps, le bassin et, là spécialement, le milieu du bassin, le sacrum, situé entre les deux ailes iliaques. Sacrum veut dire « os sacré » ; dans toutes les langues que je connaisse, cet os porte le nom d' « os sacré » (en chinois, il porte le nom de « Di gu », os de la base). Si l'axe du sacrum n'est pas vertical, la colonne vertébrale n'est pas droite, non plus que le coccyx d'où il résulte des torsions et des scolioses (déformation en « S » de la colonne vertébrale). Le méridien superficiel central Du Mai ainsi que les méridiens profonds longeant la colonne peuvent en être obstrués.

Mais revenons aux yeux. Vous pouvez facilement vous convaincre des mouvements induits dans le crâne par ceux de la musculature oculaire. Il suffit de faire cette expérience : posez les deux paumes sur la tête, à droite et à gauche de la ligne médiane. Sans bouger la tête, tournez les yeux largement vers la droite et vers la gauche. Vous ressentirez nettement ce mouvement sous vos mains. Ou faites cette autre expérience : laissez les mains reposer calmement sur la tête, ne bouger ni la tête ni les yeux, et pensez simplement que vous regardez tantôt à droite, tantôt à gauche ; vous aurez la même sensation sous vos mains. Les pensées sont de l'énergie ; lorsqu'une pensée va et vient, son énergie se déplace avec elle. Autre chose encore : celui qui pense bouge toujours les yeux.

« Le regard fixe », de son côté, n'est pas apte à engendrer une détente optimale du sacrum et des différents endroits du corps qui y sont liés. Vous pouvez le contrôler par vous-même : souriez avec la bouche et les yeux en complète détente ; tout en gardant le sourire à la bouche, prenez un regard sérieux, voire méchant ; changez de regard à plusieurs reprises (du regard souriant, passez au regard sérieux ou au regard méchant, fâché). Vos mains sentiront de légers mouvements dans les yeux, sur le front au-dessus du nez et au sommet du crâne. Un regard continuellement sérieux, voire méchant ou inquiet, met par exemple sous tension le début du méridien de la Vessie, de part et d'autre de la racine du nez. Mais ce n'est là qu'un seul des nombreux effets dont nous puissions nous convaincre. Si, en plus, nous prenons en considération que l'œil (comme chacun des autres organes des sens) est une réplique de l'homme tout entier, il est compréhensible que des yeux tendus de manière chronique puissent nuire à l'organisme tout entier.

Ces petites actions dans l'œil, telles que commentées à l'instant, ont pour conséquence directe des modifications sur les autres organes des sens, sous la forme de mouvements analogues. Posez les pulpes des majeurs dans les pavillons des oreilles (par l'auriculo-acupuncture, nous savons que le pavillon de l'oreille est une réplique de l'homme tout entier) ; en exécutant les mouvements oculaires décrits ci-dessus, vous sentirez également un mouvement dans le pavillon de l'oreille.

Les plantes des pieds et les paumes des mains sont également des répliques du corps dans son entier. Il suffit de bouger un peu la balle d'un gros orteil pour ressentir un mouvement dans le pavillon de l'oreille. Une mauvaise position des pieds (nous en reparlerons plus loin) a une immense influence sur les fonctions internes du corps.

Chaque organe des sens est donc à considérer comme une sorte d'hologramme du corps : chacun d'eux étant un microcosme et le corps baigné de Qi, c'est-à-dire vivant, un macrocosme. Au moyen de mouvements de la langue et des lèvres, vous pouvez, une certaine sensibilité étant acquise, élargir sans cesse ce champ d'expérience.

Après cette brève esquisse, ces constatations fascinantes, nous pouvons mieux comprendre l'exigence du regard calme et souriant à la fois durant la préparation aux exercices et pendant les exercices. La tête en devient légère comme une plume, les insertions musculaires qui relient la nuque à la tête se détendent au maximum. Faites cette dernière expérience : ressentez le fait de pousser agressivement les yeux en avant dans les orbites, mais aussi celui de les tirer légèrement vers l'arrière, détendus. L'agréable sensation ressentie vous fera clairement comprendre la répercussion, dans le corps tout entier, de ce retrait souriant des yeux. Le bout de la langue, qui touche le palais en arrière des incisives supérieures, permet la jonction des deux méridiens curieux Vaisseau Gouverneur et Vaisseau Conception. En outre, cette position de la langue permet d'élargir et de détendre la base de la langue, ce qui élimine la traction du muscle ptérygoïdien sur l'os hyoïde.

Les lèvres sont à garder mi-closes, mi-ouvertes. Nous vous laissons le soin de vérifier toutes les petites modifications qu'entraîne pour la peau et la musculature du visage, pour les yeux et les paupières, le fait de serrer un peu les lèvres à droite ou à gauche. Il faut donc éviter d'être « pincé », aussi bien pendant les séances de Qi Gong que dans la vie quotidienne. Il faut éviter de « serrer les dents », c'est-à-dire éviter que les arcades dentaires se touchent. Il n'est fait ici qu'une simple allusion au rapport entre les dents, les méridiens et les organes. La disparition de l'asymétrie dentaire a d'heureuses répercussions sur les migraines mais aussi sur les altérations de la colonne vertébrale. C'est chose connue des orthopédistes du maxillaire qui traitent par des procédés naturels.

Ce qui vient d'être dit permet de comprendre qu'il est indispensable de maintenir les yeux, la langue et les lèvres détendus, si l'on veut que l'os sphénoïde soit pour le crâne une base bien médiane, facteur de symétrie. Un visage détendu permet ainsi de « bien asseoir sa tête ». Songeons encore une fois que l'énergie « Qi » inspirée circule dans les méridiens Yang depuis les doigts jusqu'au visage (vis-age/vis-ion) ; durant l'expiration, le Qi coule depuis les yeux jusque dans les pieds et les orteils. La détente et le maintien de la symétrie à la base du crâne, à l'os sphénoïdal, constituent des conditions optimales pour le flux de Qi.

En cas de déviation du bassin, la symétrie du fondement du corps, le bassin (constitué du sacrum, des ailes iliaques situées de part et d'autre et reliées à lui par les articulations sacro-iliaques), ne peut être rétablie que lentement par le Qi Gong. Le principe architectonique de ces deux os fondamentaux fait penser, par sa forme, à un papillon ; et y aurait-il ressemblance plus grande que celle entre la colonne vertébrale et l'architecture d'une chenille ? En plaçant sa pensée à l'intérieur du corps, en son milieu, il est possible, non seulement de ressentir une mauvaise position du bassin mais de progressivement la corriger. En effet, l'os est lui aussi un tissu vivant, dans sa fonction comme dans sa structure, et donc capable de se modifier au fil de la vie. C'est pourquoi il est si important, durant les exercices, de séjourner dans le milieu du corps, le Dantian, par la représentation mentale, l'œil de l'esprit, et d'y retourner inlassablement. La modification posturale du bassin et des hanches est clairement perceptible quand la pensée est placée dans le Dantian.

Deux colonnes supportent le bassin : les jambes, posées sur les pieds, où l'os unique de la jambe se prolonge en 5 segments, 5 organes de préhension. Il est triste de constater combien nous négligeons nos pieds, qui pourtant nous portent. Nous avons coulé du béton entre eux et la terre, nous avons désappris à ressentir cet organe si sensible qu'est la plante des pieds, à sentir si les plantes sont plus ou moins fermement posées au sol. Tous les méridiens Yang se terminent aux orteils et tous les méridiens Yin commencent aux orteils ou sous la plante des pieds. Nous devons nous assurer de la force avec laquelle la balle de l'un et l'autre gros et petit orteils est posée au sol et nous devons apprendre à restaurer l'activité des deux voûtes plantaires : la voûte plantaire transversale sous la balle et la voûte plantaire longitudinale entre la balle et le talon.

Il serait trop long, dans cette conclusion, d'aborder les exercices en décrivant tous ceux qui sont susceptibles de renforcer progressivement les pieds et de les ramener dans leur fonction et leur posture originelles. Hildegarde von Bingen parle de trois états : un état originel, un état faussé — auquel nous nous sommes habitués — et un état final dans lequel nous pouvons nous établir de nouveau par la conscience. Faites cette expérience : appuyez très fort la balle du gros orteil sur le sol ; vous ressentirez toutes les répercussions de votre geste rien que dans l'articulation de la hanche, tant du point de vue du mouvement que de la modification posturale. Aimons nos pieds, jouons avec eux, en tout temps et en tous lieux. Cela nous fera un grand bien.

Ce qui a été dit des pieds est également valable pour les mains. Goethe dit : « Rien n'est de l'esprit qui ne soit sensible dans la région de la main ou du bras. » Pendant l'inspiration, le Qi Yang coule depuis les doigts jusqu'au visage ; pendant l'expiration, il coule depuis le visage jusque dans les pieds, dans la Terre. L'homme relie ainsi, en un seul mouvement respiratoire, le Ciel et la Terre. Un léger déplacement de pression de la balle du pied sur le talon peut avoir une répercussion décisive sur le flux de Qi dans tout l'organisme. C'est pourquoi, il conviendrait d'augmenter légèrement la pression de la pointe des pieds sur le sol à l'inspiration et celle du talon à l'expiration.

Pendant les mouvements tournants du corps, nous ressentirons le flux respiratoire tantôt plus intensément au côté droit, tantôt plus intensément au côté gauche. A cet égard, faites encore un petit test ! Posez l'index de la main gauche dans la paume gauche, ou l'index droit dans la paume droite. Dans le premier cas, vous ressentirez le flux respiratoire et le flux de Qi dans la moitié gauche du corps, dans le deuxième, dans la moitié droite. Maintenant, si vous imaginez seulement, avoir posé l'index gauche dans la paume gauche ou l'index droit dans la paume droite, vous ressentirez également ce flux dans l'une ou l'autre moitié du corps. Notons que dans les danses rituelles aux Indes et à Bali, seuls les mouvements des mains et des pieds sont agissants ; il en est de même dans la danse du ventre et le flamenco. Finalement, tous les mouvements de danse sont des exercices énergétiques. Il y aurait infiniment plus à dire sur les mains et les pieds, infiniment plus encore à faire dans ce domaine.

Il est primordial de ressentir le lieu de sa respiration. Il faut apprendre à percevoir les mouvements de son diaphragme. Un nouveau petit test peut vous être utile à cette fin : souriez, tant avec la bouche qu'avec les yeux, et dirigez votre pensée sur le diaphragme. Prenez un air fâché, ou simulez même la colère, puis reprenez un air souriant, et ainsi de suite. Vous prendrez nettement conscience d'une alternance de tension et de détente dans la région du diaphragme. Lorsque nous sommes en colère ou soucieux, ou lorsque nous avons peur, les mouvements respiratoires ne se déroulent que dans le thorax. Tous les muscles sont raidis. Il est donc avantageux de se libérer de tout mouvement d'humeur générateur de tension, tant pendant les exercices de Qi Gong que dans la vie de tous les jours.

*
* *

En conclusion, souvenons-nous que nous sommes vibration (comme toute chose dans le cosmos). Nous sommes constitué de vibrations de longueurs d'onde et d'amplitudes tellement variées mais aussi tellement variables, au point que nous nous désaccordons nous-mêmes (nos organes, des parties de notre corps et notre âme) ; mais, pouvant nous désaccorder, nous sommes également en mesure de nous rendre l'harmonie. Chaque mouvement de l'âme trouve son analogie en des lieux très précis du corps. Nous pouvons apprendre à voir l'apparemment important selon une échelle de valeurs différente. En nous détendant, nous lâchons prise et voyons différemment ce qui se meut en notre âme. Nous voyons aussi différemment le « moi » ; nous le voyons comme microcosme à l'intérieur du macrocosme. Si nous considérons notre « moi » par rapport au globe terrestre, il devient alors très petit, aussi petit que l'est à son tour le globe terrestre par rapport au cosmos. Avec le sourire, nos sentiments n'atteignent plus la haute amplitude par laquelle nous influençons les vibrations de notre organisme dans le sens de la perturbation. Nous rendons l'harmonie à ce qui était désaccordé. Notre corps n'est alors pas troublé dans sa fonction ; nous agissons pour notre bien et celui des autres. Étant donné l'interdépendance des choses dans le cosmos, nous pouvons considérer cela comme notre devoir, et le Qi Gong peut nous aider à l'accomplir.

# Bibliographie


Académie de Médecine traditionnelle chinoise (Pékin) : *Précis d'acupuncture chinoise* (Éditions Dangles).

Attali, Jacques : *Die Kannibalische Ordnung* (Campus Verlag, Frankfurt/New York, 1981).

Chia, Mantak : *Énergie vitale et autoguérison* (Éditions Dangles, 1984).

Guo Lin : *Xin Qigong Liaofa* (Éditions scientifiques et techniques de la province d'Anhui, 1980).

Guo Lin : *Xin Qigong Fangzhi Aizhengfa* (Éditions sportives populaires, Pékin, 1980).

Han Jiusheng : *Tiaoxibu Qigong* (Éditions sportives universitaires, Pékin, 1980).

Han Qiusheng : *Qigong Ziwo Kongzhi Liaofa* (Symposium de la recherche sur le Qi Gong, Pékin, 1981).

Hu Yaozhen : *Wugin Xi* (Éditions Santé du Peuple, Pékin, 1962).

Hu Yaozhen : *Qigong He Baojiangong* (Éditions Hygiène du Peuple, Pékin).

Jiang Min Da : *Qigong Qiangshengfa* (Éditions éducatives, Shanghai, 1980).

Jiao Guorui : *Baduanjin Taijiquan* (Éditions sportives universitaires, Pékin, 1980).

Lawson-Wood, D. et J. : *Akupunktur und chinesische Massage* (Aurum Verlag, Fribourg-im-Briesgau, 1977).

Li Shaopo : *Zhenqi Yunxingfa* (Éditions populaires de la province de Gansu, Lanzhou, 1980).

Liu Guiyan : *Qigong Liaofa Shupian* (Éditions populaires de la province de Hebei, 1962).

Sapin, Jean-Claude : *L'Art du T'ai-chi chuan* (Éditions Dangles, 1984).

Unschuld, Paul U. : *Medizin in China* (Verlag C.H. Beck, Munich, 1980).

Wangzhu Yuan : *Neigong Tushuo* (Éditions Santé du Peuple, Pékin).

Yang Shaoqin : *Yingang Qigong* (Éditions scientifiques et techniques, Shanghai, 1980).

Zhang Dongsun : A Chinese Philosopher's Theory of Knowledge, *Yenching Journal of Social Studies* (vol. I, Pékin, 1939).

Zhuang Yuanming : *Liangong Shibafa* (Éditions culturelles, Shanghai).

# Table des matières

Troisième partie :

**EXERCICES DE QI GONG AVEC MOUVEMENT DU CORPS**

La composition et l'impression de cet ouvrage
ont été réalisées par CLERC S.A.
18200 SAINT-AMAND - Tél. : 02-48-61-71-71
pour le compte des ÉDITIONS DANGLES
18, rue Lavoisier - 45800 ST-JEAN-DE-BRAYE

Dépôt légal Éditeur n° 2439 - Imprimeur n° 7583

Achevé d'imprimer en juin 2001

*Dans la même collection :*

## André PROTIN :

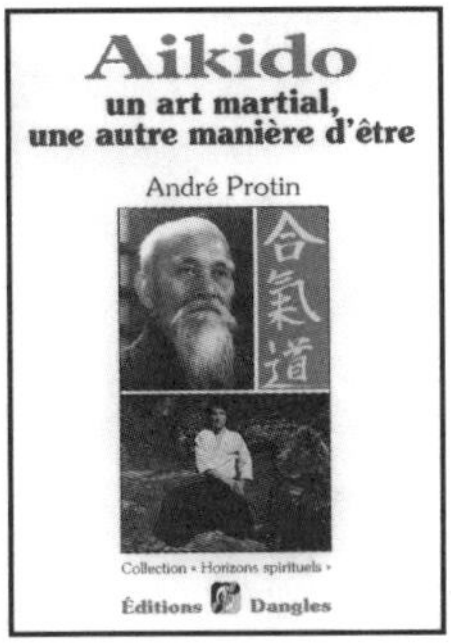


# AIKIDO, UN ART MARTIAL, UNE AUTRE MANIÈRE D'ÊTRE.

*Format 15 x 21 ; 296 pages ; illustré.*

L'aïkido, art martial originaire du Japon, va bien au-delà du simple art de combat. Son but suprême est de donner à l'être humain l'occasion de retrouver, outre la maîtrise du mouvement, cet état d'équilibre naturel – tant psychique que physique – qui lui permettra l'harmonisation spontanée de son existence avec la vie cosmique où, au-delà des apparences, tout est complémentarité, ordre et paix.

Arme de dissuasion par excellence, ses techniques de combat sont essentiellement défensives et permettent de répondre à toute espèce d'agression. Faisant appel à l'ensemble des aptitudes corporelles et mentales coordonnées et constamment animées par un esprit de **non-violence** et de **paix,** l'aïkido ne vise qu'à neutraliser l'intention agressive de l'adversaire, et cela sans porter atteinte à son intégrité, ni chercher à le détruire ou à l'humilier.

Intelligemment transposé dans le monde présent, cet art martial encore tout imprégné de la tradition chevaleresque japonaise peut – et doit – servir à **réduire toute attitude commune et négative d'opposition, de dualisme, et à envisager l'avenir dans une perspective plus fraternelle et plus humaine.** Plus qu'un art martial, il s'agit en fait d'une autre manière d'être dans laquelle les actions humaines sont imprégnées, jusque dans le combat, d'altruisme, de bonté et de mieux.

**EXTRAIT DE LA TABLE DES MATIÈRES :**

**D'hier à aujourd'hui** – Synthèse culturelle – Ambiguïté, importance et valeur du bushido – L'influence du bouddhisme zen – Fond historique – Du bujutsu au budo et au Do – La genèse de l'aïkido – L'œuvre de O'Sensei Morihei Ueshiba.

**Vers une définition** – Qu'est-ce que l'aïkido ? – L'Aïkido et le sport, les arts martiaux, la danse – Philosophie et religion – Vision d'ensemble – Vers la maîtrise du geste – Singularité de l'aïkido – Aïkido, un art martial – Aspect général des arts martiaux – Les principes de l'aïkido – L'efficacité de la non-résistance – Le non-lutter – Attitude de muga – Une théorie de la défense – Une pratique de la non-violence – La véritable maîtrise.

**Contenu et signification** – Le dojo – Étiquette et rituel – Seiza : posture du retour à soi – La magie du souffle – Posture méditative ; respiration volontaire – Aïkido et yoga – La symbolique de l'aïkido – Une légende : les trois joyaux...

**Dimensions sociale et humaine** – Limites de l'art martial considéré comme sport – Les dangers du sport – Le retour à la maîtrise technique – La valeur de la tradition martiale – La psychologie de l'aïkido – Au-delà des concepts habituels – L'esprit de l'aïkido – L'aïkido du corps et de l'esprit – Du combat à la vie.

**Psychosomatique et aïkido** – Une autre définition de l'homme – Un héritage lourd – Le hara, centre d'union – Le ki – Les causes actuelles de l'incohérence – Au-delà des limites humaines habituelles – Mobilisation et disponibilité de l'énergie – Le dépassement de l'apprentissage – Le corps retrouvé – Le Do – Le kokyu.

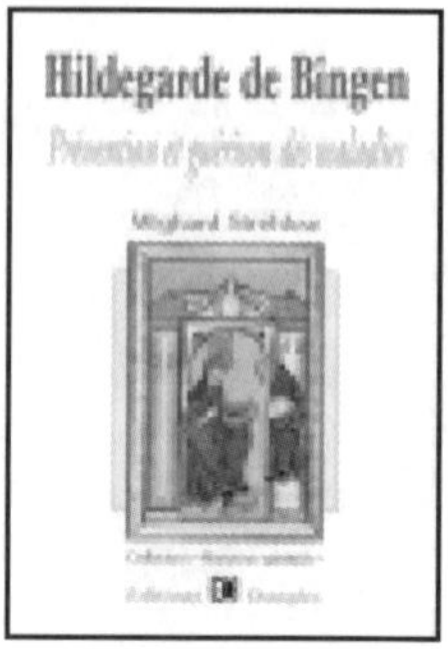


*Dans la même collection :*

**Wighard STREHLOW :**

# HILDEGARDE DE BINGEN.
## Prévention et guérison des maladies.

*Traduit de l'allemand par Marie-Béatrice Jehl.*
*Format 15 x 21 ; 288 pages.*

Personne n'a déchiffré mieux que Hildegarde de Bingen la signature de Dieu dans la création. Son extraordinaire connaissance des lois cosmiques et de la nature, elle l'a mise au service d'une définition, d'un ordre de vie et d'un art de vivre. Hildegarde part de l'idée que la création tient d'innombrables remèdes efficaces à notre disposition, des remèdes qui soignent l'être humain dans sa totalité.
La mise en application des principes médicaux définis par la sainte, ainsi que des thérapeutiques qu'elle a conçues voilà plus de huit cents ans, ont été largement couronnées de succès en notre propre siècle.

L'auteur de ce livre, Wighard Strehlow (naturopathe), avec le Dr Hartzka qui l'a précédé et formé, en est le pionnier. Depuis 1993, il dirige d'ailleurs la première maison de cure de Hildegarde (sur les rives du lac de Constance), où les éléments de cette science médicale sont scrupuleusement respectés. Il montre ici la façon de prévenir et de soigner les maladies de civilisation qui font tant de ravages (maladies cardio-vasculaires et de la peau, cancers, rhumatismes, maladies spécifiques à la femme, maladies gastro-intestinales). Une aide reste toujours possible, y compris dans les maladies lourdes.

Un livre important pour celles et ceux qui veulent garder la santé, ou encore la retrouver, et qui s'intéressent aux médecines naturelles. Il renferme le fruit des longues années d'expérience de l'auteur, qui offre en plus, au lecteur, un plan global de vie saine en tenant compte des exigences de la vie moderne.

**EXTRAIT DE LA TABLE DES MATIÈRES :**

Introduction : **Quand l'ancien devient avant-garde.**

I. **Les principes et les fondements de la médecine de Hildegarde** – De l'origine de la vie – À la source de la vie – L'homme au centre du cosmos – Les quatre éléments...

II. **La thérapeutique de l'âme de Hildegarde** – Les vertus curatives de l'âme...

III. **L'activation de la pharmacopée de l'âme par le jeûne** – La cure de jeûne et de régénération – Pour augmenter l'efficacité du jeûne...

IV. **L'alimentation comme thérapeutique** – L'épeautre, remède clef chez Hildegarde...

V. **Guérir le corps et l'âme.** L'immunologie neuropsychique – Généralités – Lorsque la flore intestinale se dégrade...

VI. **Éveiller les forces curatives de l'organisme par la saignée** – Propriétés...

VII. **Le cœur, chef d'orchestre de la symphonie physiologique** – Cœur et circulation sanguine, quelques généralités – Des remèdes pour le cœur – L'artériosclérose...

VIII. **L'écosystème du corps humain.** Un estomac et un intestin sains – Généralités – La thérapeutique alimentaire – Les maladies gastro-intestinales.

IX. **Guérir le corps en profondeur.** Le traitement du cancer et des états précancéreux...

X. **Des douleurs affectant tout le corps.** Les rhumatismes et la goutte – Généralités – Le traitement allopathique des rhumatismes...

XI. **Vivre en rythme avec la nature.** Un art de guérir pour les femmes – Concevoir un enfant sain – Vivre au rythme de la nature...

XII. **La peau, miroir de l'âme** – Généralités sur les affections dermatologiques...

Bibliographie – Index des maladies et de leurs causes – Index des remèdes.

*Dans la même collection :*

## Jean-Claude SAPIN :

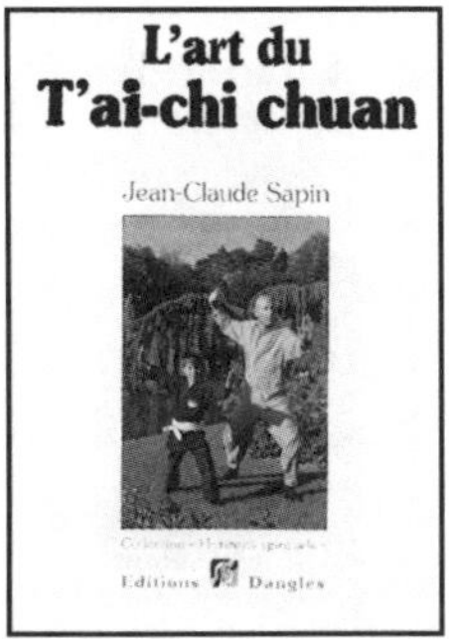


# L'ART DU T'AI-CHI CHUAN.

*Format 15 x 21 ; 200 pages ; illustré.*

Le T'ai-chi chuan est à la fois un **art martial,** une **voie de méditation** et une **gymnastique douce ;** il est pratiqué quotidiennement en Chine, tant par les jeunes que les plus âgés. Il s'est énormément développé en Europe et aux USA, notamment du fait de sa parfaite adéquation aux besoins actuels d'équilibre et de détente. C'est une succession de mouvements qui s'écoule à partir du bassin à un rythme très lent, et dont le but essentiel est d'**actualiser l'énergie intérieure,** le Ch'i, et d'en assurer la circulation dans tout le corps. Pour le pratiquant, c'est une recherche de la « conscience du ventre », du centre de gravité du corps, un travail d'équilibre et de respiration profonde. Cette discipline peut être pratiquée par tous, quels que soient l'âge ou le sexe. Ses effets physiologiques sont nombreux, entre autres : maintien de la souplesse vertébrale, régularisation de la circulation sanguine, amélioration du retour veineux, etc.

Le T'ai-chi chuan c'est aussi :
- Une méthode efficace pour surmonter les stress de la vie moderne.
- L'art de se mettre à l'écoute de soi et de l'autre.
- Un apprentissage qui commence dans le silence des mots, par une attention au surgissement du geste nouveau dans celui qui s'efface.
- La danse à son essence : aurore constante, vague sans cesse renouvelée et toujours différente.
- Un moyen de transformation mentale qui cherche « l'instant vivant ».
- Un plaisir réel, une grande beauté, l'harmonie corps/esprit enfin réalisée.

Ce guide pratique et vécu, **illustré de plus de 260 photos,** vous permet, chez vous et à votre rythme, de vous initier à cette « méditation en mouvement » dont vous ne tarderez pas à ressentir les innombrables effets psychosomatiques.

**EXTRAIT DE LA TABLE DES MATIÈRES :**

❑ PREMIERE PARTIE : **PRATIQUE DU T'AI-CHI CHUAN**

**Organisation et progression** – La séance de T'ai-chi – Seiza – L'échauffement – Le petit T'ai-chi – Self-défense et entraînement à deux – La position juste ; les principes essentiels – Plein et vide – Lenteur et continuité – Les postures fondamentales – Le travail des mains – Le travail des pieds : positions et coups.

**La forme Yang** – Les différentes « formes » – Description des 8 premiers mouvements – Consolidation du petit T'ai-chi – Respiration, mise en souffle – Progression – Description des 56 mouvements suivants (abondamment illustrée).

❑ DEUXIEME PARTIE : **T'AI-CHI CHUAN ET TRADITION ORIENTALE**

**T'ai-chi chuan et méditation** – Les champs de cinabre – Les 3 joyaux – Taixi ou comment « Remplir le ventre » – La respiration embryonnaire – Les respirations du souffle – La petite et la grande circulation – Cunsi ou comment « Vider le cœur ».

**T'ai-chi chuan et arts martiaux** – L'idéal des arts martiaux – Principes, positions, techniques – L'entraînement et les exercices.

**La genèse taoïste** – La question essentielle – Le mythe fondateur taoïste.

**La « psychologie » du T'ai-chi** – La notion de Centre, de Simultanéité, de Vacuité.

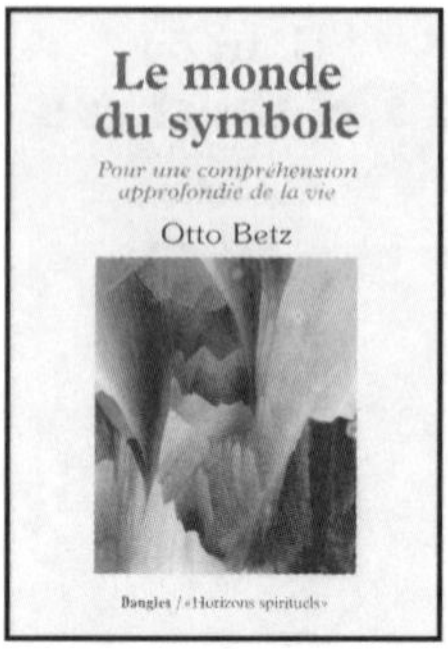


*Dans la même collection :*

## Otto BETZ :

# LE MONDE DU SYMBOLE.
## Pour une compréhension approfondie de la vie.

*Traduit de l'allemand par Marie-Béatrice Jehl.*
*Format 15 x 21 ; 192 pages.*

Les symboles constituent le fondement de toutes les choses visibles. On pourrait les comparer à des portes ou des clefs donnant accès aux plans profonds de la réalité, qui demeurent cachés à l'esprit et aux sens non exercés.

Otto Betz a une très longue expérience du décryptage des symboles, qu'ils soient de l'ordre de la nature ou de la religion – chrétienne ici. Au cours de ses recherches, il s'est sans cesse attaché à pénétrer leurs contenus et leurs significations. Son livre peut être regardé comme un **cours d'introduction au langage symbolique fondamental.** Il dévoile au fur et à mesure la sagesse profonde de la création, la nature (éléments, nombres, couleurs, forces primordiales) et la relie aux faits essentiels de la foi chrétienne, entre autres l'Annonciation, la naissance de Jésus, la Cène, la Crucifixion, la Résurrection, la Pentecôte... Et, pour commencer, le lecteur apprend à ouvrir grands ses sens, en sorte précisément qu'ils puissent se faire portes d'accès aux profondeurs symboliques.

Otto Betz a conçu son livre pour les hommes d'aujourd'hui, avec la volonté de rendre fructueux le monde des symboles pour leur foi et leur vie quotidienne. Il montre comment déceler les symboles au-dedans de soi et à devenir sensible à leurs contenus et significations.

**EXTRAIT DE LA TABLE DES MATIÈRES :**

L'approche symbolique – Apprendre à décrypter les symboles.

**Sens et organes sensoriels** – L'oreille et l'ouïe – L'œil et la vue – Le nez et l'odorat – Le palais et le goût – La peau et la perception tactile.

**Les quatre éléments** – La terre qui nous porte, la terre qui nous nourrit – L'eau de la vie, l'eau de la mort – La force primordiale du feu – Le vent : souffle et esprit.

**Les nombres** – Le un et le deux – Le trois et le quatre – Le cinq, le six et le sept – De huit à douze – Quarante, cinquante et à l'infini.

**La lumière et les couleurs** – Le rouge – Le bleu – Le jaune et l'or – Le vert et la force du vert – Le noir et le blanc.

**La croix** – La croix et l'expérience du corps – La croix, signe de vie et signe de mort – La croix, signe d'avenir.

**Quelques motifs essentiels de l'art chrétien** – Adam et Ève – Marie – L'Annonciation – La Nativité – Les noces de Cana – La Transfiguration – La Cène – Le Lavement des pieds – La Crucifixion – La Pietà – La Résurrection – L'Ascension – La Pentecôte – Le retour du Christ et le Jugement dernier – La Toussaint – Saint Christophe.

*Dans la même collection :*

## Alexander BERZIN :

# L'INITIATION DE KALACHAKRA.
## Fondements théoriques et pratiques.

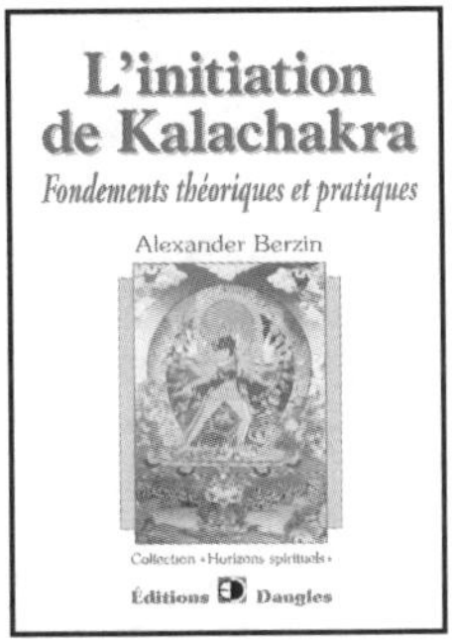


*Traduit de l'américain par Marie-Béatrice Jehl.*
*Format 15 x 21 ; 272 pages.*

Kalachakra, un système supérieur de tantras, vise à abolir les limites imposées par les cycles du temps extérieur et intérieur, et qui nous empêchent d'accéder à la bouddhéité pour le bien de tous. Ces dernières décennies, nombre de grands maîtres tibétains, dont Sa Sainteté le Dalaï-Lama, ont conféré cette initiation à travers le monde. Des pratiquants du tantra ont ainsi reçu la pleine transmission de pouvoir de Kalachakra, mais des milliers de néophytes ont également pris part à ce beau rituel en tant qu'observateurs, recevant ainsi une inspiration certaine pour leur progression spirituelle.

*L'Initiation de Kalachakra* constitue une version élargie des enseignements oraux qu'Alexander Berzin a donnés pendant plusieurs initiations afin de rendre plus riche le vécu des participants. Il y présente la théorie des tantras, les vœux, les engagements et leurs implications dans la vie, les critères permettant de décider si l'on est prêt ou non pour l'initiation effective, ainsi que l'ensemble des visualisations. Mais il fait également ressortir la relation entre les enseignements de Kalachakra et le karma, l'astrologie et la médecine tibétaine, les terres légendaires de Shambala et la paix mondiale – sujet passionnant s'il en est.
Ce livre s'adresse à ceux qui ont déjà pris part à une initiation de Kalachakra, de même qu'à ceux qui portent de l'intérêt au tantra et au bouddhisme en général.

**EXTRAIT DE LA TABLE DES MATIÈRES :**

I. **Introduction au tantra** – Le besoin d'une approche réaliste – Qu'est-ce que le tantra ? – Le yoga de la déité – Entraîner son imagination...

II. **Un survol du système de Kalachakra** – Cycles de temps et karma – La libération du temps extérieur et du temps intérieur – La propagation de Kalachakra...

III. **Kalachakra extérieur** – Un tantra au sens clair – La tradition scripturaire – Les représentations de l'univers – Les particules d'espace et l'origine de l'univers...

IV. **Kalachakra intérieur** – Les quatre modes de naissance – Ce qui subsiste de vie en vie – Les gouttes créatives très subtiles et les particules d'espace...

V. **Kalachakra autre** – Trouver un maître qualifié – Le type d'enseignant à éviter – Définition du disciple qualifié – Demander ou non l'initiation effective...

VI. **Engagements de refuge et vœux de bodhisattva** – Engagements et vœux – Prise de refuge et instructions en matière de conduite...

VII. **Les vœux du tantra** – Un survol – Les vœux du tantra communs à la classe supérieure de tantras – Les vœux fondamentaux du tantra de Kalachakra...

VIII. **Conduite maîtrisée et pratique des liens étroits** – Les différents modes de conduite maîtrisée – La pratique des liens étroits – Le yoga en six parties.

IX. **La cérémonie préparatoire** – Ne pas dévoiler notre mode de participation – La technique de visualisation – La claire lumière comme base de visualisation...

X. **Premier jour de la transmission effective de pouvoir** – Étapes préliminaires – Nous visualiser en couple et prendre les vœux – Le yoga intégral – Garder le secret...

XI. **Deuxième jour de la transmission effective de pouvoir** – Fondements théoriques – Relation entre la nature de Bouddha et élimination des obstacles...

XII. **Résumé de l'initiation** – La cérémonie préparatoire – Le premier jour de la transmission effective de pouvoir – Le deuxième jour de la transmission effective de pouvoir.

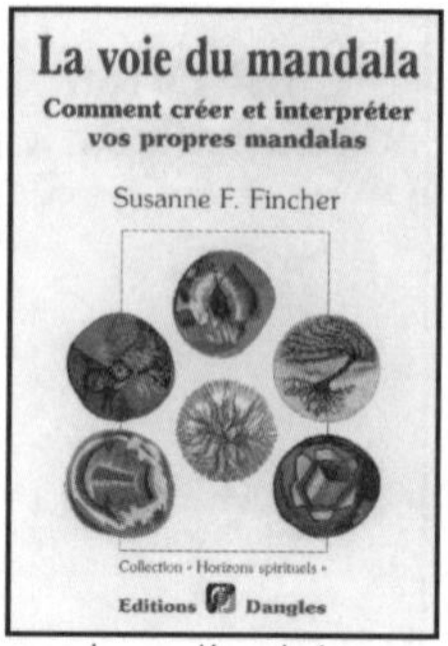


*Dans la même collection :*

## Susanne F. FINCHER :

## LA VOIE DU MANDALA. Comment créer et interpréter vos propres mandalas.

*Traduit de l'américain.*
*Format 15 x 21 ; 262 pages dont 8 pages hors texte couleurs.*

L'idée du mandala a été introduite dans la psychologie par Jung. À quelqu'un qui lui demandait quel serait de nos jours l'archétype dominant de l'humanité, Jung répondit sans hésitation et avec véhémence : la *désintégration.* Cette désintégration est assurément le plus grand danger qui menace le monde d'aujourd'hui. Cependant, la psyché nous offre un remède : le *mandala*, au moment où il nous est le plus nécessaire.

La voie du mandala décrite dans ce livre consiste en une **méditation active et curative** visant au développement et à l'enrichissement personnels. Le mandala contient et organise les **énergies archétypales de l'inconscient,** d'une manière qui devient assimilable par la conscience. En dessinant un mandala, **nous créons notre propre espace sacré,** un lieu de protection, un centre de réunification sur lequel concentrer nos énergies.
Susanne Fincher, thérapeute par l'art qui possède une longue expérience du mandala, nous relate l'histoire du mandala dans différentes cultures et son usage rituel dans ces traditions. Elle nous guide ensuite dans le choix des matériaux, des techniques et des couleurs pour créer nos propres mandalas. Puis elle aborde le symbolisme des couleurs, des nombres, des formes et motifs pour les *interpréter,* permettant ainsi à chacun de trouver sa propre vérité intérieure.

Le mandala nous met en contact avec notre sagesse profonde, et nous permet de devenir celui ou celle que nous sommes vraiment destinés à être. **La voie du mandala est une célébration du don même de la vie :** l'occasion de nous développer, d'aimer et d'être.

**EXTRAIT DE LA TABLE DES MATIÈRES :**

**Le mandala : un reflet du Soi.**
**Créer et interpréter un mandala.**
**La couleur dans les mandalas** – Noir, blanc, rouge, bleu, jaune, vert, orange, violet/pourpre, lavande, rose, pêche, magenta, brun, turquoise, gris.
**Les systèmes de couleurs** – La roue des couleurs – Les couleurs des saisons – La Roue de médecine – La kundalini yoga et les chakras – Le noir et le blanc – La théorie des couleurs de Goethe – Les couleurs du symbolisme alchimique – Les combinaisons de couleurs.
**Nombres et formes** – Le symbolisme des nombres de 1 à 13 – Animaux, oiseaux, papillon, cercle, croix, gouttes, œil, fleurs, mains, cœur, infini, éclair, arc-en-ciel, spirale, carré, étoile, arbre, triangle, toile d'araignée.
**La Grande Ronde des formes dans le mandala** – Le vide – La béatitude – Le labyrinthe ou la spirale – Le commencement – La cible – Le combat avec le dragon – La quadrature du cercle – L'ego au fonctionnement efficace – La cristallisation – Les portes de la mort – La fragmentation – L'extase transcendante.
**Dansons la ronde** – Le moment de la décision – L'année du changement – Choisir l'équilibre – Guérir de l'intérieur.

*Dans la même collection :*

**Swami Sivananda RADHA :**

## HATHA YOGA. LE LANGAGE CACHÉ.
**Symboles, archétypes et métaphores.**

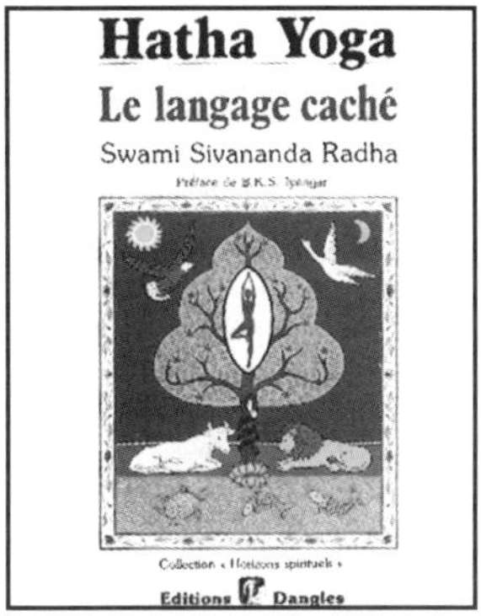


*Traduit de l'américain par André Riehl.*
*Format 18,5 x 23,2 ; 324 pages ; abondamment illustré (340 dessins).*
**Préface de B.K.S. Iyengar.**

Ce livre se propose de conduire le pratiquant de Hatha Yoga à des niveaux supérieurs de conscience et de compréhension par la voie du symbolisme – ou « langage caché ». L'étude des symboles permet de découvrir les enseignements profonds des asanas, non seulement sur le plan psychologique mais au-delà, et amène à vivre véritablement son corps en tant qu'instrument spirituel.

L'approche de Swami Sivananda Radha est fondée sur un choix pertinent d'asanas traditionnels. Le pratiquant y est invité à explorer les mots désignant les différentes postures pour décrypter les caractéristiques et la réalité symbolique qu'elles recouvrent. Rapportant alors ces images et idées à sa propre personne, il cherche à dégager leurs messages en lui-même. (Exemple : *la Montagne*. Une montagne est puissante, massive, impossible à déplacer, haute, insurmontable. Quels sens lui ont donné d'autres cultures ? Et *pour moi,* que signifie-t-elle : la force intérieure, le manque de mobilité [l'entêtement ?], l'effort laborieux, les obstacles, les idéaux élevés... ?)

Tout asana est comme cacheté ; il faut en briser peu à peu les sceaux en joignant la réflexion à la pratique physique. Allant de plus en plus profond, jusqu'au plan spirituel, le pratiquant permet alors à la lumière de pénétrer dans une mesure égale son esprit et son corps, et s'ouvre finalement à l'inspiration divine.

**EXTRAIT DE LA TABLE DES MATIÈRES :**

**Psychologie du yoga et yogathérapie** – Le yoga et la personne globale – Psychologie en Orient et en Occident – Le symbolisme et la parole – Explorer le mental – La personnalité, ses divers aspects – La réflexion – Le symbolisme dans la vie quotidienne.
**Les structures** – Tadasana/la Montagne – Salamba shirshasana/équilibre sur la tête – Salamba sarvangasana/posture inversée en équilibre sur les épaules – Utthita trikonasana/le Triangle – Paschimottanasana/inclinaison avant en posture assise – Ardha matsyendrasana/la torsion vertébrale.
**Les outils** – Halasana/la Charrue – Dhanurasana/l'Arc.
**Les plantes** – Vrikshasana/l'Arbre – Padmasana/le Lotus.
**Les poissons, reptiles, insectes** – Matsyasana/le Poisson – Bhujangasana/le Cobra – Kurmasana/la Tortue – Vrishchikasana/le Scorpion.
**Les oiseaux** – Kukkutasana/le Coq – Mayurasana/le Paon – Garudasana/l'Aigle – Bakasana/la grue – Hamsasana/le Cygne.
**Les animaux** – Gomukhasana/la tête de Vache – Simhasana/le Lion.
**Shavasana/le Cadavre** – Brahmacharya/le Célibat.
Conclusion : **Asanas, leur langage caché.**

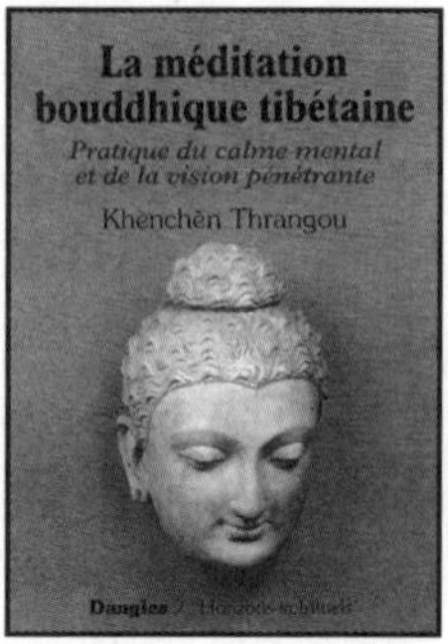


*Dans la même collection :*

## Khènchèn THRANGOU :

# LA MÉDITATION BOUDDHIQUE TIBÉTAINE.

## Pratique du calme mental et de la vision pénétrante.

*Traduit de l'anglais par Sylvie Carteron.*
*Format 15 x 21 ; 192 pages.*

Khènchèn Thrangou, maître éminent de la lignée Kagyu du bouddhisme tibétain, nous offre un guide complet aux deux types de méditation qui constituent le cœur même de la pratique spirituelle bouddhique : la méditation dite *śamatha,* dont le but est l'apaisement mental, et la méditation dite *vipaśyanā,* dont le but est la claire vision, ou vision pénétrante de la nature de tous les phénomènes. Il en aborde les modalités en détail, depuis les premiers pas jusqu'au stade de l'Illumination totale.

Pour exposer et expliquer ce système unifié de méditation, Thrangou Rinpoché sait allier une érudition hors pair et un pouvoir de clarifier les notions les plus subtiles ainsi que leur mise en application. Son livre étant par ailleurs très progressif, il s'adresse autant aux méditants novices qu'à ceux déjà plus confirmés.

Les enseignements donnés sont extraits du *Trésor de connaissance,* dont l'auteur est Jamgön Kontrul, un maître réputé du XIXe siècle. Grâce aux commentaires d'un maître accompli comme Khènchèn Thrangou, cette œuvre encyclopédique, complexe, est enfin rendue accessible aux pratiquants occidentaux de la méditation bouddhique.

**EXTRAIT DE LA TABLE DES MATIÈRES :**

**Introduction à la méditation du calme mental et de la vision pénétrante** – Les raisons de méditer – Nature de śamatha et de vipaśyanā – Étymologie – Complémentarité – Ordre progressif de méditation.

❑ PREMIERE PARTIE : **LE CALME MENTAL** *(shi nè)*
**Śamatha : la méditation du calme mental** – Conditions préliminaires de la pratique de śamatha – Classifications et stades de śamatha – Posture – Les quatre objets de méditation – Les quatre obstacles à la méditation – Les étapes spécifiques de la méditation.
**Identification des expériences dans la méditation de śamatha** – Les cinq défauts – Les huit antidotes – Six forces, neuf stades, quatre degrés de concentration – La tradition des instructions orales – La réalisation de śamatha – Le but de la réalisation de śamatha.

❑ DEUXIEME PARTIE : **LA VISION PÉNÉTRANTE** *(lhag thong)*
**Vipaśyanā : la méditation de la vision pénétrante** – Conditions préliminaires de la pratique de vipaśyanā – Les différentes voies : vipaśyanā des Tirthika, du Hīnayāna, du Mahāyāna, du Vajrayāna – Classifications de vipaśyanā : les quatre modes, les trois portes, les six investigations – La pratique – La réalisation.

❑ TROISIEME PARTIE : **L'UNION** *(zoung 'joug)*
**L'union de śamatha et de vipaśyanā** – Méthodes menant à l'union de śamatha et de vipaśyanā : dans la tradition des Sūtra, dans la tradition du Vajrayāna – L'état d'union – Le résultat de l'union – Différentes formes de śamatha – Niveaux et résultats de la méditation.

**Glossaire – Translittération et prononciation des termes tibétains – Bibliographie.**

<u>*Dans la même collection :*</u>

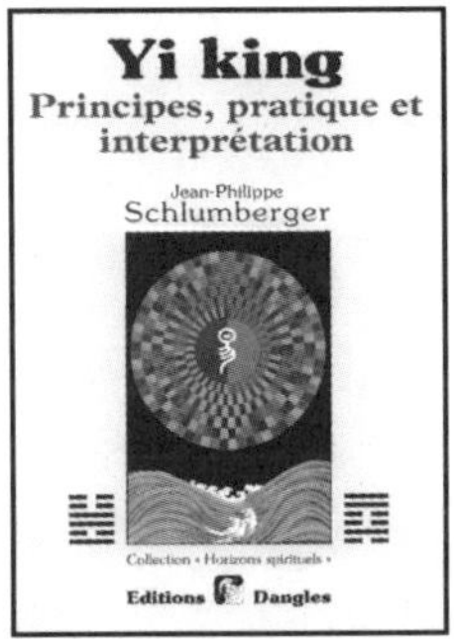


## Jean-Philippe SCHLUMBERGER :

# YI KING. Principes, pratique et interprétation.

*Format 15 x 21 ; 464 pages ; illustré.*

Le Yi king, ou *Livre des mutations,* antique méthode de divination chinoise, ne cesse de se développer en Occident. En effet, toute personne qui interroge cet oracle ne tarde pas à reconnaître, dans ses réponses, d'**étonnantes correspondances.** Du fait de leur ancienneté et de leur caractère spécifiquement chinois, les conseils et les images que nous propose le Yi king peuvent s'avérer parfois difficiles à comprendre. Le présent livre vise à **faciliter la lecture de l'oracle** en se référant autant que possible aux figures de base que constituent les hexagrammes et les trigrammes, dont la symbolique et la logique profonde sont de valeur universelle. Nous y trouvons une explication claire des principes fondamentaux ainsi que de nombreuses suggestions pratiques sur la manière d'interpréter les symboles. Cela devrait permettre à chacun de découvrir et de développer sa propre intuition naturelle, premier résultat appréciable de l'utilisation du Yi king.

Mais une pratique assidue aura bien d'autres effets : assouplissement de nos mécanismes mentaux, élargissement de nos points de vue individuels et, surtout, intégration de notre être à l'ensemble des mouvements du monde... car le Yi king est avant tout un **livre de sagesse.**

**<u>EXTRAIT DE LA TABLE DES MATIÈRES :</u>**

**Le Livre des mutations** – Utilité de la pratique – Intuition et inspiration – Autres procédés de divination – Le « vrai » et le « faux » – La coïncidence significative – L'état d'esprit du consultant. – Brève définition.
**Les matériaux** – Le Yin et Yang – Les trigrammes – Les ordres de trigrammes – Les hexagrammes – Les traits – Rapports de position.
**L'interprétation** – Qu'est-ce qu'une situation ? – Hexagrammes sans traits mutants – Un seul trait mutant – Trigrammes – Hexagrammes – Traits – Expérimentation sur les traits non mutants – Commentaires des traits – Plusieurs traits mutants – Les trois types d'hexagrammes – Les aspects invisibles – Seconde question – Les textes.
**Questions** – Le temps – Le moralisme du Yi king – Pour soi ou pour les autres – La sagesse du Yi king – Conseils pratiques pour le tirage.

**Analyse des 64 hexagrammes** – Le Créatif – Le Réceptif – La Difficulté initiale – La Folie juvénile – L'Attente – Le Conflit – L'Armée – La Solidarité, l'Union – L'apprivoisement ou la Retenue par le petit – La marche – La Paix – La Stagnation – La Communauté avec les hommes – Le Grand avoir – L'Humilité – L'Enthousiasme – La Suite – Le Travail sur ce qui est corrompu – L'Approche – La Contemplation – Mordre au travers – La Grâce – L'Éclatement – Le Retour – L'Innocente – La Retenue par le grand – Les Commissures des lèvres – La Prépondérance du grand – L'Insondable – Ce qui s'attache – L'Influence – La Durée – La Retraite – La Puissance du grand – Le Progrès – L'Obscurcissement de la lumière – La Famille – L'Opposition – L'Obstacle – La Libération – La Diminution – L'Augmentation – La Percée – Venir à la rencontre – Le Rassemblement – La Poussée vers le haut – L'Accablement – Le Puits – La Révolution – Le Chaudron – L'Ébranleur – L'Immobilisation – Le Développement – L'Épousée – L'Abondance – Le Voyageur – Le doux, le Pénétrant – Le Joyeux – La Dissolution – La Limitation – La Vérité intérieure – La Prépondérance du petit – Après l'accomplissement – Avant l'accomplissement.